Orfanos-Boeckel

Nährstoff- & Hormontherapie –
Der Präventions-Leitfaden

Liebe Leserin, lieber Leser,

wenn es um die eigene Gesundheit geht, darf man nichts dem Zufall überlassen. »Für eine bessere Medizin und mehr Gesundheit im Leben«: So lautet das Qualitätsversprechen der Marke Thieme. Ärztlich Tätige, Pflegekräfte, Physiotherapeuten oder Hebammen – sie alle verlassen sich darauf, dass sie von Thieme, dem führenden Anbieter von medizinischen Fachinformationen und Services, die entscheidenden Informationen zur richtigen Zeit am richtigen Ort bekommen. So können sie die Menschen, die sich ihnen anvertrauen, bestmöglich unterstützen. Auch Sie können sich auf die TRIAS Ratgeber mit dem Thieme Qualitätssiegel verlassen! Diese Informationsangebote helfen Ihnen dabei, die richtigen Entscheidungen zu treffen, wenn es um Ihre Gesundheit geht, selbst daran mitzuwirken, gesund zu werden, sich gesund zu erhalten oder das Fortschreiten einer Erkrankung zu vermeiden. Mit einem TRIAS Titel aus dem Hause Thieme überlassen Sie Ihre Gesundheit nicht dem Zufall!

Ihr TRIAS Team

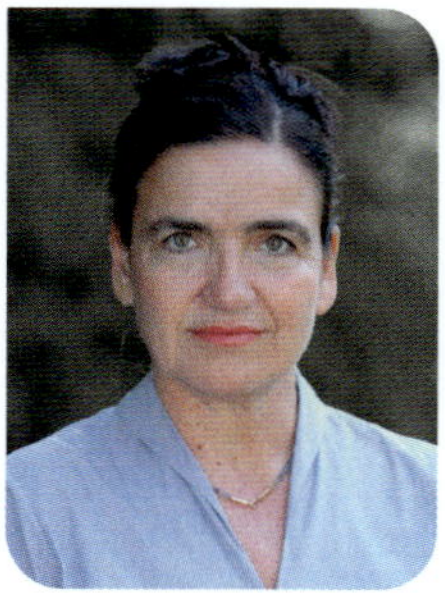

Dr. med. Helena Orfanos-Boeckel ist ganzheitlich praktizierende Ärztin für Innere Medizin und Expertin auf dem Gebiet der Nährstoffe und körpereigenen Hormone. Sie absolvierte ihre Facharztausbildung zur Internistin mit Schwerpunkt Nephrologie an der Freien Universität Berlin, heute Charité Berlin. Besonders die Zeit in der Nieren-Transplantationsambulanz hat sie nachhaltig geprägt. Seit 2002 arbeitet Helena Orfanos-Boeckel in ihrer eigenen Praxis für ganzheitliche Innere Medizin, Stoffwechsel- und Präventivmedizin in Berlin-Charlottenburg. Hier ging sie von Anfang an neue Wege, die klassische internistische Medizin mit den neuen Erkenntnissen der funktionellen Medizin zu verbinden. Helena Orfanos-Boeckel ist Pionierin einer neuen Medizin – der Nährstoff- und Hormonmedizin. Bei dieser werden Nährstoffe und körpereigene Hormone anhand einer umfassenden, individuellen Labordiagnostik kurativ und vor allem präventiv eingesetzt, um Folgen von altersbedingten Erkrankungen zu vermeiden. Ihre beiden ersten Ratgeber sind Bestseller, die sowohl Anwenderinnen als auch Fachleute inspirieren und für die Wege einer neuen und präventiv schützenden Medizin begeistern.

Dr. med. Helena Orfanos-Boeckel

Nährstoff- & Hormontherapie

Der Präventions-Leitfaden

Welche Laborwerte frühzeitig auf Erkrankungen hinweisen und wie Sie diese optimal einstellen.
Ihr Diagnostik- & Therapieplan für ein langes gesundes Leben

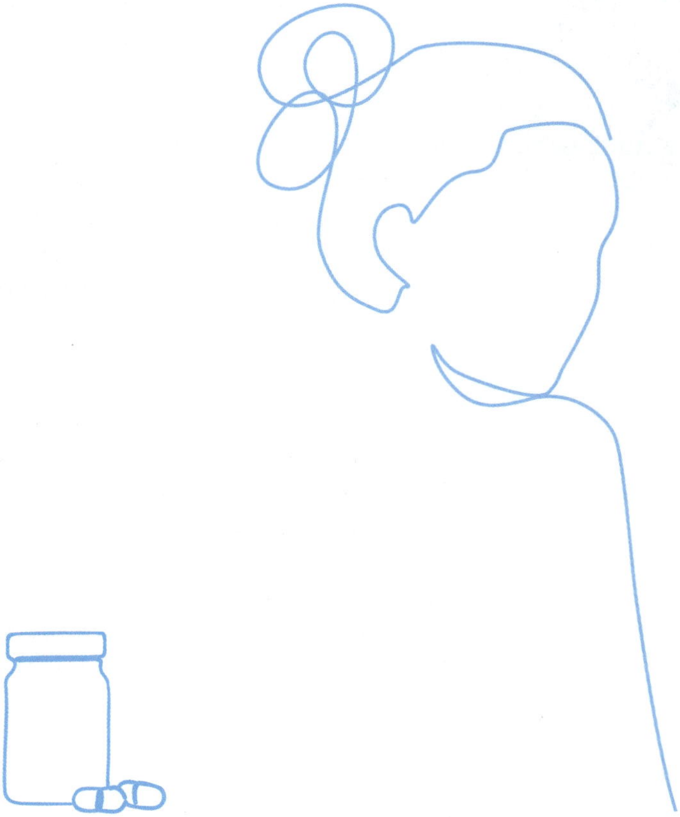

TRIAS

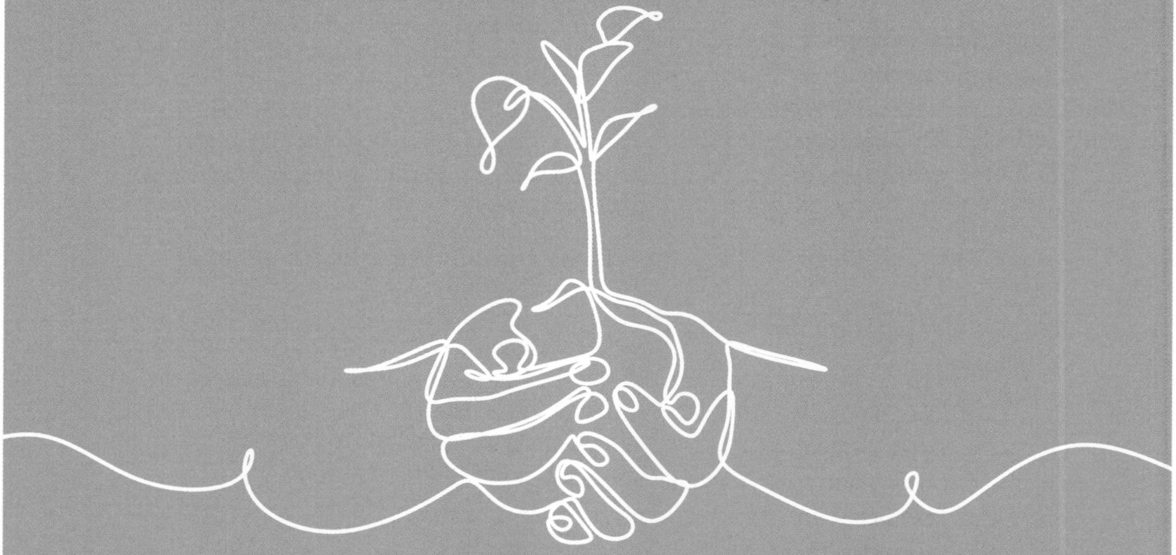

Liebe Leserinnen und Leser,

die Idee, die diesem Buch zugrunde liegt, ist, mit individuell dosierter Nährstoff- und vor allem Hormontherapie (NHT), ergänzt durch ein gesundes Verhalten und ggf. auch Medikamente, gar nicht mehr an den Folgen von Osteoporose und Arteriosklerose zu erkranken. Dafür müssen – im Sinne einer Ultra-Prävention – aber lebenslang die entsprechenden Knochen- und Gefäßkrankwerte im Blut niedrig bleiben, sie dürfen eben nicht altersgemäß steigen. Wie das geht und wie Sie die NHT für sich gezielt nutzen können, das erfahren Sie in diesem Präventions-Leitfaden.

Denn, wenn Sie früher wissen, wo Sie innerlich bezüglich Ihres Risikos für Osteoporose und Arteriosklerose stehen, können Sie spezifisch etwas tun, um in Ihrem Inneren diese Prozesse zu stoppen und so dafür sorgen, dass Sie auf Organebene von vor allem Herz, Nieren und Gehirn gesund bleiben. Ich erkläre Ihnen, welche medizinischen Diagnosen man aus Ihren erhöhten Krankwerten im Blut formulieren kann und wo und wie Sie sich damit Hilfe im Gesundheitssystem holen können. In diesem zeitlichen »Gap«, in dem Sie innerlich schon messbar krankhaft älter werden und die klassische Medizin therapeutisch noch nichts Spezifisches macht, da spielt die individuelle Nährstoff- und Hormontherapie nach Labor eine entscheidende präventive Rolle.

Seit dem Erscheinen meiner beiden Nährstofftherapie-Bücher bei TRIAS im Januar 2022 (»Nährstofftherapie«) und im Oktober 2023 (»Nährstofftherapie – Der Praxisleitfaden«) ist sehr viel passiert: Viele Menschen haben erstmals verstanden, dass zum einen unsere innere Stoffwechselgesundheit über eine funktionelle Labordiagnostik aus dem Blut objektivierbar ist, und zum anderen, dass eine individuelle NHT nach Labor die gesunde Stoffwechselfunktion präventiv unterstützt und ggf. kurativ auch wiederherstellen kann. Viele von Ihnen nutzen nun schon Nährstoffe und auch Hormone. Sie gehen begeistert auch allein zum Labor und lassen, so wie ich es im zweiten Buch, dem Praxisleitfaden, beschrieben habe, Ihr Blut neugierig auf Gesundmach-, Schlüssel- und auch auf Krankwerte vor und unter Therapie untersuchen. Das ist großartig, danke!

Aber die Laborwerte richtig für die Gesundheit zu interpretieren, ist anspruchsvoll. Dafür brauchen Sie medizinisches Wissen, vor allem dahingehend, was es bedeutet, wenn klassische Krankwerte in der Labordiagnostik etwas erhöht sind. Deswegen gehe ich in diesem dritten Buch mit Ihnen nun den nächsten Schritt: Sie erfahren, wie Sie anhand von erhöhten Krank- und nicht optimalen Schlüsselwerten im Blut, ergänzt durch Bildgebung, Ihre Stoffwechsel-Ultra-Prävention diagnostisch und therapeutisch aktiv in die Hand nehmen können.

Der Impuls, über das Thema Prävention als Nächstes ein Buch zu schreiben, kam tatsächlich vor allem auch durch die ganzen Fragen und Kommentare, die ich als Reaktion auf meine Posts und Storys bei Instagram bekommen habe. Hier und in vielen Gesprächen in der Praxis, auf Veranstaltungen, in Podcasts, in Interviews und auf Kongressen mit anderen präventiv denkenden Kolleginnen und Kollegen wurde mir bewusst, wie schlecht die Menschen in diesem Zeit-Gap, in dem sie schon im Labor messbare Krankheitsentwicklung haben, aber noch als zu gesund gelten, versorgt sind und wie wenig sie auch selbst über ihre Möglichkeiten, etwas zu tun, wissen.

Wichtig zu verstehen: In unserem sehr guten kurativen »Notfall-System« wird – vor allem in der Inneren Medizin – zu lange gewartet, bis gehandelt wird. Selbst wenn erhöhte Krankwerte erhoben werden, passiert lange nichts, weil es ja auf Organebene »noch nicht schlimm genug« ist. Es wird sich leider im System nicht aktiv um die Vermeidung von altersbedingten Organschäden auf dem Boden von Osteoporose und Arteriosklerose gekümmert, obwohl das möglich ist.

Es macht mich wütend, dass viele Menschen, vor allem aber Frauen, über Themen wie Vorbeugung, Laborwerte, Nährstoffmedizin, Hormonersatztherapie (HRT), Wechseljahre, Schilddrüsenhormon-T3-Therapie etc. jetzt zum Teil besser informiert sind als ihre rein kurativ behandelnden Ärztinnen und Ärzte im System. Und mich bestürzt, dass mit mehr richtig ausgelesener Labordiagnostik und individueller NHT so viel geholfen werden könnte, es aber nicht passiert, obwohl die Menschen gültige systemrelevante Diagnosen haben.

Das möchte ich mit Ihnen zusammen ändern und deswegen erkläre ich Ihnen in diesem Buch, wie man bei sich selbt den inneren Knochen-, Gefäß- und ggf. auch Organzustand diagnostiziert und wie man das mit NHT und ggf. auch Medikamenten, je nach präventivem Knochen- und Gefäßrisiko, therapeutisch beantworten kann.

An einigen Stellen dieses Buches verweise ich auf eines meiner beiden anderen TRIAS-Nährstofftherapie-Bücher (dort steht dann: siehe *1. Buch Nährstofftherapie* bzw. siehe *2. Buch Praxisleitfaden*), denn die Nährstoff- und Hormontherapie ist ein riesiges Fachgebiet und ich wiederhole hier bewusst, auch aus Platzmangel, nur die Informationen, die zum Verständnis erforderlich sind. Aber ich gehe nicht in die Tiefe bei Aspekten, wie z. B. den Nährstoffdosierungen, die ich bereits ausführlich in den beiden vorherigen Büchern beschrieben habe.

Zum Schluss: Ich will mit diesem Buch nicht nur den medizinischen Laien, also den Betroffenen, sondern auch allen an Prävention interessierten Ärztinnen und Ärzten eine Strategie zur Verfügung stellen, wie man anhand von erhöhten Knochen- und Gefäßkrankwerten im Blut systematisch mit medizinisch ausgerichteter NHT nach Labor für die Gestaltung, den Erhalt und die Wiedererlangung von innerer Stoffwechselgesundheit vorgehen kann. Ergänzend dazu können sich auch gern Entscheiderinnen und Entscheider in der Politik, der Wissenschaft, den Universitäten, den Krankenhäusern, den medizinischen Fachgesellschaften, den Ärztekammern, den Gesundheitsämtern, den Krankenkassen, der Kassenärztlichen Vereinigung und der Wirtschaft von dieser präventiven Strategie zum Wohle der Menschen in diesem Land inspirieren lassen. Denn sehr viel Leid und viele Kosten wären vermeidbar, wenn nur die oder der Einzelne wüsste, wo sie oder er innerlich genau steht und wenn ihr oder ihm spezifisch stofflich früher geholfen werden würde, das, was heute im Alter »normal« ist, zu Lebzeiten nicht zu erleben.

Mit gezielter Diagnostik und präventiver Nährstoff- und Hormontherapie, ergänzt durch ein möglichst gesundes Verhalten und ggf. auch niedrig dosierte Medikamente ist es möglich, dass viele Menschen trotz Alterung in ihrem Inneren relativ lange gesund und fit bleiben, sodass sie eine gute Lebensqualität und damit Lebensfreude haben. Das ist es auch, was vor allem Ärztinnen in der immer weiblicher werdenden Medizin wollen, wir wollen im System (!!) helfen und beschützen, wir wollen, dass es unseren Patientinnen und Patienten gut geht, auch, wenn sie älter werden. Es gibt so viel, was wir tun können. Packen wir es alle gemeinsam an.

Viel Freude beim Lesen,

Ihre Helena Orfanos-Boeckel

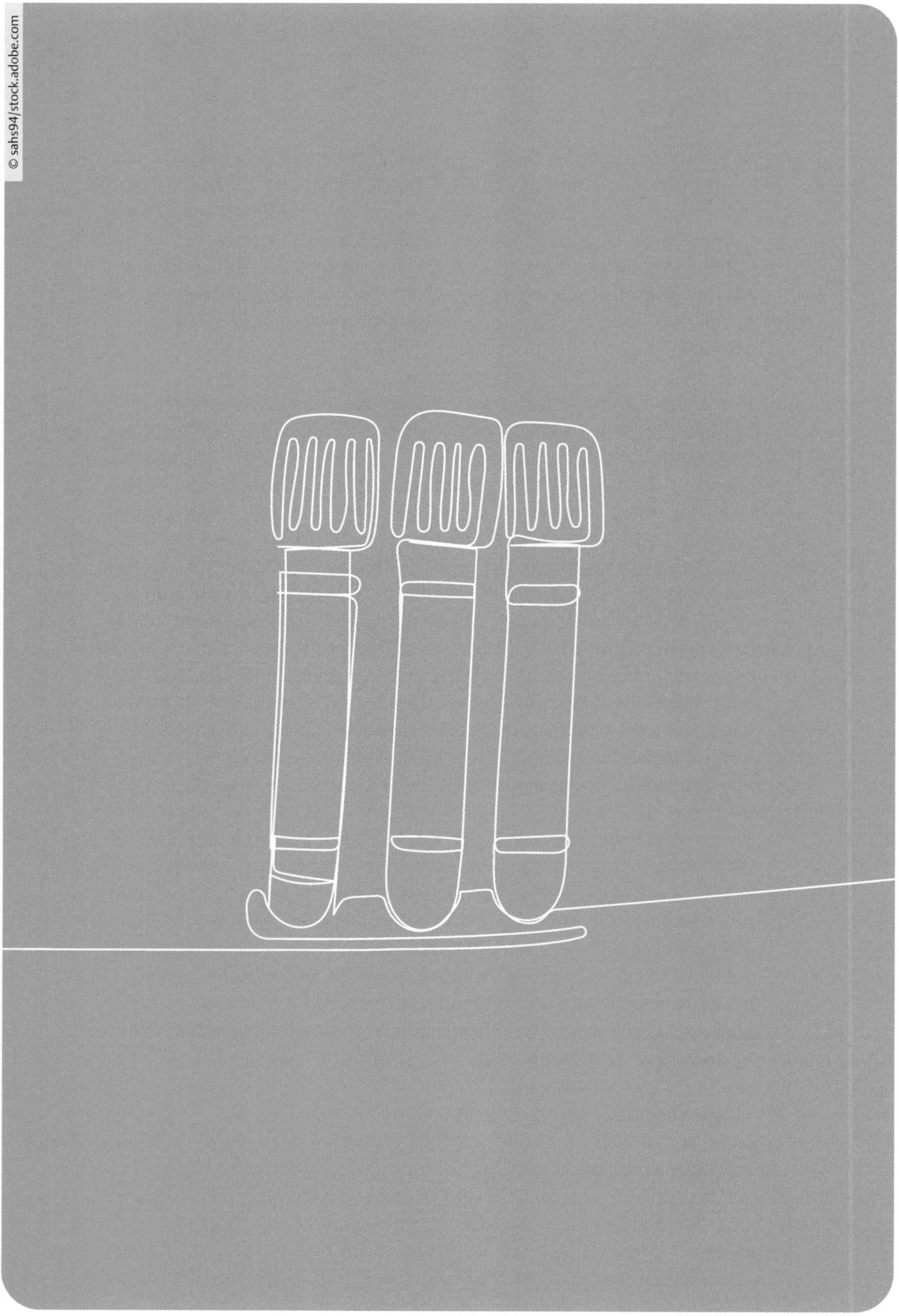

Laborwerte für die Gesundheit nutzen

Welcher Laborwert ist medizinisch relevant? Ab wo wird es gefährlich? Ab wann muss man therapeutisch etwas tun? Und, für die Prävention viel wichtiger: Wo muss der – zu 100 % – gesunde Wert eigentlich liegen?

Mich erstaunt immer wieder, wie wenig über Blutwerte und deren Aussagekraft gewusst wird. Selbst wenn einzelne Laborwerte thematisch richtig einem Organsystem zugeordnet werden können, bleibt die Bedeutung der Höhe der Zahl vielen Menschen, auch in der Ärzteschaft, noch ein Rätsel.

Das System funktioniert kurativ – nicht präventiv

Wir Ärztinnen und Ärzte lernen Labordiagnostik, um Krankes oder Gefährliches effizient und schnell abzuklären oder auszuschließen und, um unter Therapie Krankes auf weniger Krankes einzustellen. Wir lernen an der Uni und in den Kliniken *nicht*, wo die Laborwerte sein müssen, wenn man die perfekte Gesundheit sucht. Wir lernen auch *nicht*, bei einem Menschen viele Blutwerte aus verschiedenen Fachbereichen vernetzt auszulesen. Wenn wir aus der Klinik in die Praxen gehen, sind wir trainiert auf Ausschluss von akut schwer krank, aber wir sind *nicht* geschult, mit der Labordiagnostik die Gesundheit zu bestätigen oder abzuklären. Hinzu kommt, dass im System nur gefährliche oder sehr kranke Laborwerte »gelten«. Nur diese »schlimmen Zahlen« haben eine bezahlte diagnostische und therapeutische Konsequenz. Das bedeutet, dass selbst wenn der Hausarzt oder die Fachärztin zu den leicht abweichenden Laborwerten etwas »Gesünderes« wüsste, macht es keinen Sinn, das anzusprechen, weil dafür im System keine weiterführende Konsequenz vorgesehen ist. Auch eine präventive Beratung darüber gibt es nicht, selbst wenn dies medizinisch sinnvoll wäre.

Das ist erst einmal so und das müssen Sie auf Ihrem Weg der Aufklärung über Ihre präventiven Möglichkeiten berücksichtigen. Bitte nicht mit den tapferen Kassen-Ärztinnen und -Ärzten schimpfen, die müssen das, was ich jetzt alles beschreibe, so nicht wissen und vor allem nicht machen.

Bitte bleiben Sie charmant, auch wenn Sie wütend sind, sonst verlassen diese Heldinnen und Helden auch noch das System und dann gibt es keinen mehr, der sich in den Praxen um Sie kümmert, wenn Sie wirklich schwer krank sind. Das System ist jetzt schon mit den kranken Menschen überfordert, wie soll sich da der oder die Einzelne zusätzlich noch um Prävention und die Gesundheit kümmern, das schaffen die Kolleginnen und Kollegen nicht, selbst, wenn sie dafür bezahlt werden würden. Es ist das System, das geändert werden muss – weg von spät kurativ reparierend, hin zu früher präventiv schützend!

Mit Wissen selbstermächtigt denken und handeln

Mit der Weitergabe meines Wissens über Laborwerte und der dazugehörigen sinnvollen diagnostischen Konsequenz und Therapie möchte ich Sie aufklären, damit Sie konstruktiv logisch im System mitwirken können. Sie können mit dem Wissen aus meinen Büchern viel besser mitdenken, mitreden und ggf. mit etwas Geld erst einmal selbst gestalten, was Sie präventiv spezifisch für sich selbst Sinnvolles tun wollen. Ich will Ihnen helfen, selbstermächtigt besser auf Ihre innere Gesundheit aufpassen zu können. Ich möchte, dass Sie verstehen, wie wir innendrin internistisch funktionieren. Es ist eine neue Perspektive auf die Laborwerte, die ich hier aufzeige, und ich erkläre mit einer neuen Methode, wie man Laborwerte auf der Basis von Krank-, Schlüssel- und Gesundmachwerten für die Gestaltung der inneren Stoffwechsel-Gesundheit aktiv nutzen kann. Dafür müssen Sie lernen, das »normale Labor« *neu* aus der Perspektive der Gesundheit heraus auszulesen.

Bin ich krank oder bin ich gesund?

Es ist ein riesiger Unterschied, ob wir ein Labor bei jemandem machen, der krank ist, oder bei jemandem, der relativ gesund ist. Wichtig zu verstehen ist, dass gleiche Laborergebnisse je nach Fragestellung und Kontext eine ganz unterschiedliche, teilweise sogar gegensätzliche Aussage haben können. Insofern kann es sein, dass der, der die Gesundheit finden will, mit dem Ergebnis unzufrieden ist, und die, die eine lebensbedrohliche Krankheit ausschließen möchte, mit dem gleichen Ergebnis zufrieden ist. Aus Sicht der Notfallmedizin ist die Zahl also »o.k.«, aus Sicht der Präventionsmedizin ist die gleiche Zahl aber nicht »o.k.«. Es kommt auf die Perspektive, den Kontext und die Frage an, die ich mit der Zahl beantworten will. Mein Vorteil war, dass ich als Assistenzärztin, internistische Fachärztin und dann später Nephrologin in einer sehr großen Abteilung an einer Uni-Klinik den Blick auf das Labor aus kurativer und präventiver Perspektive sehr intensiv mit vielen schwerkranken Menschen trainieren und schulen konnte. Man macht einfach in der Nephrologie mehr Blutdiagnostik als in der Gastroenterologie oder in der Orthopädie, weil das Blut für uns der Hauptort des Nieren-Geschehens ist. Im Blut bekommen wir Antworten auf unsere diagnostischen und therapeutischen Fragen wie: Wie gut oder schlecht arbeiten die Nieren? Was ist die Ursache der Nierenerkrankung? Ist das Geschehen akut oder chronisch? Welche Stoffwechseldiagnosen liegen vor, die die Nieren schädigen? Was sind davon die Auswirkungen auf den Stoffwechsel? Und ganz wichtig: Was ist therapeutisch zu tun? Welche Medikamente werden benötigt, um die Verschlechterung der Nierenfunktion aufzuhalten und welche Nährstoffe und auch Hormone sind wichtig, um die Nierenfunktion zu unterstützen?

Messen – wissen – machen – messen

Retrospektiv war deswegen die Arbeit in der Nieren-Transplantations-Ambulanz die Zeit, die mich am meisten für das, was ich heute mache, geprägt hat. Wir haben da als Team auf unsere Patientinnen und Patienten aufgepasst mit regelmäßigen Blutkontrollen und einer fortwährenden Anpassung der internistischen pharmakologischen Therapie, damit die Funktion der neuen Niere lebenslang erhalten bleibt. Dafür mussten wir durch eine aufwendige medikamentöse Therapie den Stoffwechsel des Transplantat-Empfängers »zwingen«, stabil gesund die neue Niere nicht zu »ärgern«. Dieses nephrologische »messen – wissen – machen und wieder messen« habe ich in den letzten 23 Jahren in meiner eigenen Praxis einfach nur übertragen auf gesündere jüngere Menschen, um sie vor dem, was ich früher in der Klinik behandeln durfte, zu bewahren und zu beschützen.

1. Kapitel

Gesund alt werden – geht das?

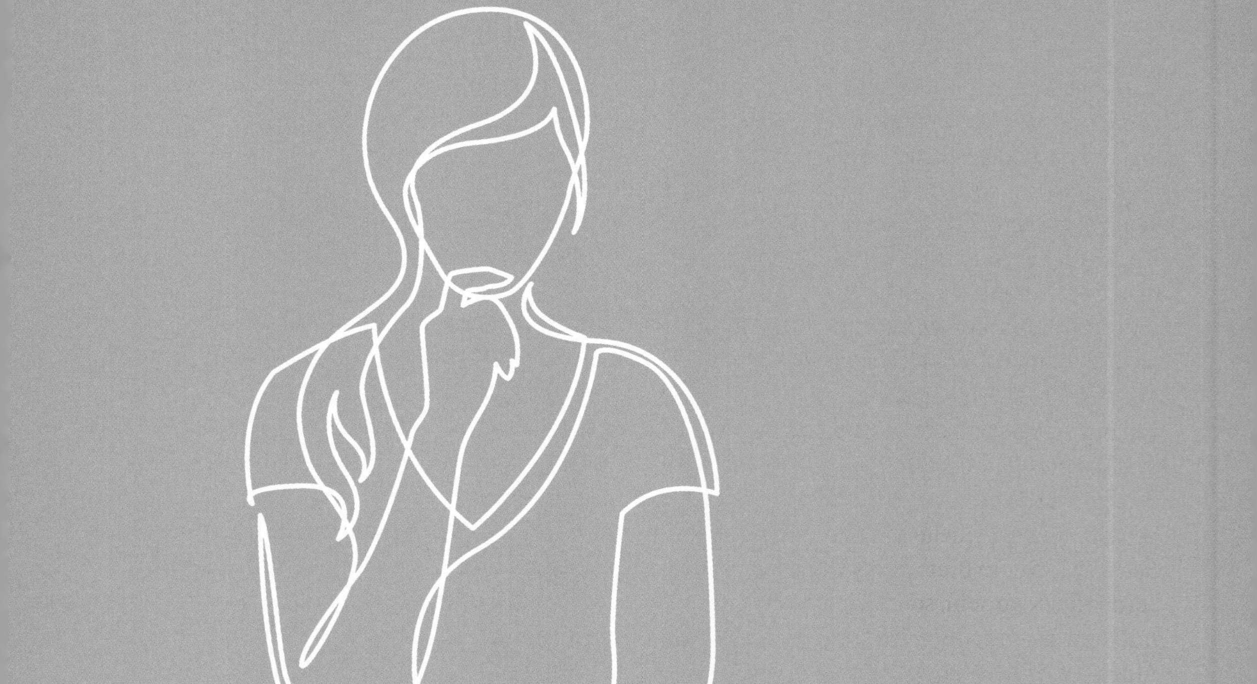

Unser Inneres sichtbar machen – unsere IBSE

Ich dachte bis vor 15 Jahren auch noch, dass es für eine lebenslange Gesundheit bis ins hohe Alter reicht, sich gesund zu ernähren, Sport zu machen, gut zu schlafen und vom Leben begeistert zu sein. Aber so ist es nicht.

Die aktuelle Wahrheit: Je älter wir werden, desto kränker werden wir. Auch wenn wir uns gesund verhalten, reicht das nicht sicher aus, um auch bis in unsere 80er-Jahre keine altersbedingten Beschwerden, Krankheiten und Erkrankungsfolgen zu haben, dazu später mehr. Es muss also etwas geben, was übersehen wird, wenn man einfach »nur« macht. Und ich behaupte, dass ein wichtiger Ort, den wir besser zur Objektivierung unserer inneren Gesundheit nutzen müssen, das Blut ist. Ergänzend zu *allem*, was gesund Sinn macht, auch feinstoffliche geistige und spirituelle Methoden, ist es als Basis wichtig, im Blut »gesund« im Sinne von »ordentlich« zu sein, sonst funktioniert das mit dem gesunden Stoffwechsel bis ins hohe Alter – ohne beispielsweise Schlaganfall oder Herzinfarkt – nicht. Es gibt in unserem Inneren einfach zu viele Prozesse, die im Verlauf des Lebens und Älterwerdens genetisch und epigenetisch bedingt unbemerkt gestört ablaufen können, ohne dass wir das anhand einer bestimmten und spezifischen Symptomatik mitbekommen. Wir merken jahrzehntelang nicht, ob wir in unserem Inneren gesund oder krank älter werden.

Unser Stoffwechsel ist von außen nicht objektivierbar

Die Dermatologie, die Zahnmedizin und auch die Sportmedizin haben es leicht: In diesen Fachdisziplinen ist es für beide Parteien (Patienten- und Ärzteschaft) einfacher, medizinische Probleme und auch das Fortschreiten von Alterung zu objektivieren, denn alle können die Haut und ihre Probleme sehen und anfassen, auch Zähne sind sichtbar und Zahnschmerzen, wie auch Zahnfleischrückgang, merken und sehen wir. Auch die Muskelgröße und die Gelenkschwellungen sind sichtbar und spürbar. Dagegen ist die Innere Medizin mit ihrem innen liegenden »Stoffwechselzustand« von außen nicht sichtbar; und spüren können wir viele krankhafte Prozesse, die mit der »normalen« Alterung zusammenhängen (wie beispielsweise Leberverfettung,

Knochendichteverlust, arterielle Gefäßverkalkung, Herzmuskelverdickung, Nierenschwäche und Gehirnatrophie) nicht, selbst wenn sie schon recht fortgeschritten sind. Wenn wir also früher wissen wollen, was in Wahrheit in unserem Inneren – nicht spürbar – abgeht, brauchen wir dafür eine besondere Art der Diagnostik, die früh die funktionellen Stoffwechsel-Prozesse objektiviert, die später unbehandelt zu kranken und dann auch symptomatischen inneren Zuständen führen.

Voll-Chaos im Blut

Schlüsselpersonen für die enttäuschende Erkenntnis, dass ein gesundes Verhalten nicht ausreicht, um sicher bis in die 80er-Jahre gesund zu bleiben, waren schöne, etwa 48-jährige Frauen, die zu mir in die Praxis kamen, weil sie sich nicht wohlfühlten, obwohl sie sich gesund verhalten haben. Ich war sehr erstaunt über das Zahlen-Chaos, das sich mir in der Blutdiagnostik offenbarte und noch überraschter war ich darüber, dass sich bei ihnen auch schon in der Bildgebung Hinweise für den Beginn von altersbedingten Stoffwechselerkrankungen wie Osteopenie (dünner Knochen) und/oder Arteriosklerose (arterielle Gefäßverkalkung mit Plaques und Wandverdickung) zeigten. Im Blut fanden sich neben erstaunlichen Nährstoff-Mängeln oder -Bedürfnissen, hormonellen Störungen, Zeichen von Zellstress, Schwermetallbelastungen und immunologischen entzündlichen Veränderungen mit Allergien oder Autoimmunität, vor allem auch schon erhöhte Krankwerte, die für altersbedingte Stoffwechselerkrankungen stehen: wie die Beta-CrossLaps (Knochenabbauwert), das LDL-Cholesterin (Fettstoffwechsel), der HbA1c-Wert (Langzeitzuckerwert) oder das Kreatinin (Nierenwert).

Hohe oder niedrige (= robuste) IBSE

Mit diesem Blut-Chaos hatte ich auf jeden Fall eine biochemische Erklärung gefunden, für das »Sich-nicht-Fühlen« oder das »Zu-empfindlich-Sein« dieser eben doch nicht mehr richtig gesunden Frauen. Diese Frauen waren nicht verrückt, sie fühlten richtig, denn sie waren innerlich zwar nicht schlimm krank, aber sie waren auch nicht richtig gesund. Für diesen empfindlich machenden Dazwischen-Chaos-Zustand habe ich in meinen beiden ersten Büchern einen Begriff kreiert: Individuelle Biochemische Stoffwechsel-Empfindlichkeit, kurz genannt IBSE (Seite 17, 18). Mit dieser »IBSE« will ich diesem Ort im Blut, wo man ablesen kann, wie innendrin der Stoffwechsel funktioniert, wo aber im System noch niemand so richtig systematisch hinschaut, einen Namen geben. Unsere IBSE kann niedrig und robust sein oder sie kann zu hoch und damit zu empfindlich sein. Wenn unsere IBSE hoch und wir damit empfindlich sind, fühlen wir uns nicht gut, denn wir sind innerlich funktionsgestört. Das kann dazu führen, dass wir »ohne Grund« infektanfällig, müde, traurig und erschöpft sind. Es kann auch sein, dass wir schlecht schlafen, nicht denken können, Bauchschmerzen und Durchfall haben. Die Haut juckt, ist trocken und nervt und die Haare können ausfallen. Die Augen können trocken sein und die Ohren können piepsen, aber alles nur ein bisschen, nichts richtig schlimm, aber schön und gesund ist das alles auch nicht.

Mit Nährstoffen und Hormonen lebt es sich gesünder

Mit diesen Frauen habe ich auch verstanden, wie wichtig Nährstoffe und vor allem Hormone für einen funktionierenden und fitten Stoffwechsel sind, denn wenn sie relativ oder absolut fehlen, ist im Inneren die lebensnotwendige Zellarbeit mehr und mehr gestört. Das merken wir nicht spezifisch an einem Symptom, wir gewöhnen uns auch daran, aber irgendwann im Rahmen der Alterung fängt das immer gestörtere Befinden einfach an zu »nerven«. Mit 48 Jahren waren diese Schlüsselfrauen natürlich in den Wechseljahren und das war dann auch mit einer der Hauptgründe, warum der Körper das Biochemie-Chaos nicht mehr stabil kompensiert in Ordnung halten konnte. Ich weiß, es hat nicht jede Frau die klassischen Beschwerden wie Schwitzen und Schlafstörungen im Rahmen der Wechseljahre, aber trotzdem wird »innendrin« gealtert, auch wenn sie meint, das nicht zu spüren, es passiert.

Wir merken nicht spezifisch, wie sich einzelne Zellfunktionen altersgemäß verändern, erst, wenn eine größere Struktur kaputtgeht, gibt es ein Symptom. Die Wahrheit ist, dass, wenn man nur mal richtig die Frauen befragen würde, wie es Ihnen mit 48 Jahren geht, dann hätten alle irgendein Symptom, das mit den Wechseljahren zusammenhängt. Es wird das Symptom aus der HNO, der Urologie, der Orthopädie, der Kardiologie und der Psychiatrie nur nie in Verbindung gebracht mit den hormonellen Veränderungen, wie sie ab 40 Jahren bei jeder Frau verändert ablaufen.

Das Gute: Es lässt sich im Blut *Jahrzehnte vorher* ablesen, wie groß das Risiko ist, ob im Verlauf der »normalen Alterung« (ohne Hormone) internistisch im Stoffwechsel etwas in Richtung Krankheit entsteht oder nicht. Das Schlechte: Unser Krankensystem nutzt dieses frühe Auslesen leider nicht für die internistische Prävention, man wartet lieber,

Die IBSE

Die Individuelle Biochemische Stoffwechsel-Empfindlichkeit, kurz genannt IBSE, soll der inneren zellulären Stoffwechselordnung, die im Blut durch eine eingehende Labordiagnostik ablesbar und messbar ist, einen Namen geben. Die IBSE wird beeinflusst durch genetische und epigenetische Einflüsse. Wenn Krankwerte niedrig und Schlüsselwerte optimal sind, bei gleichzeitig satten Gesundmachwerten, ist die IBSE niedrig und robust. Gesundmachwerte und einige der Schlüsselwerte bestehen aus Nährstoffen und Hormonen. Es gibt also Gesundmach- und Schlüsselnährstoffe und -hormone. Fehlen der zellulären Stoffwechselfunktion und -regulation, u. a. alterungsbedingt, vor allem Schlüsselnährstoffe und -hormone, wird die IBSE, je älter wir werden, zunehmend empfindlich und die Wahrscheinlichkeit für ernsthafte Krankheiten steigt. Umgekehrt ist es möglich, durch eine gezielte individuelle Nährstoff- und Hormontherapie, unabhängig vom Verhalten, über eine Verbesserung der funktionellen Stabilität des Stoffwechsels, Gesundheit aktiv zu gestalten.

bis alles im Inneren so krank und kaputt ist, dass notfallmäßig an den Folgen, der Folgen von den Folgen, etwas getan werden muss. Erst dann kümmert sich das System ernsthaft um die Menschen, aber dann ist im Inneren schon so viel irreversibel auf Organebene zerstört, dass man medizinisch nur noch auf niedrigem Niveau reparieren und am Leben erhalten kann mit mehr und mehr

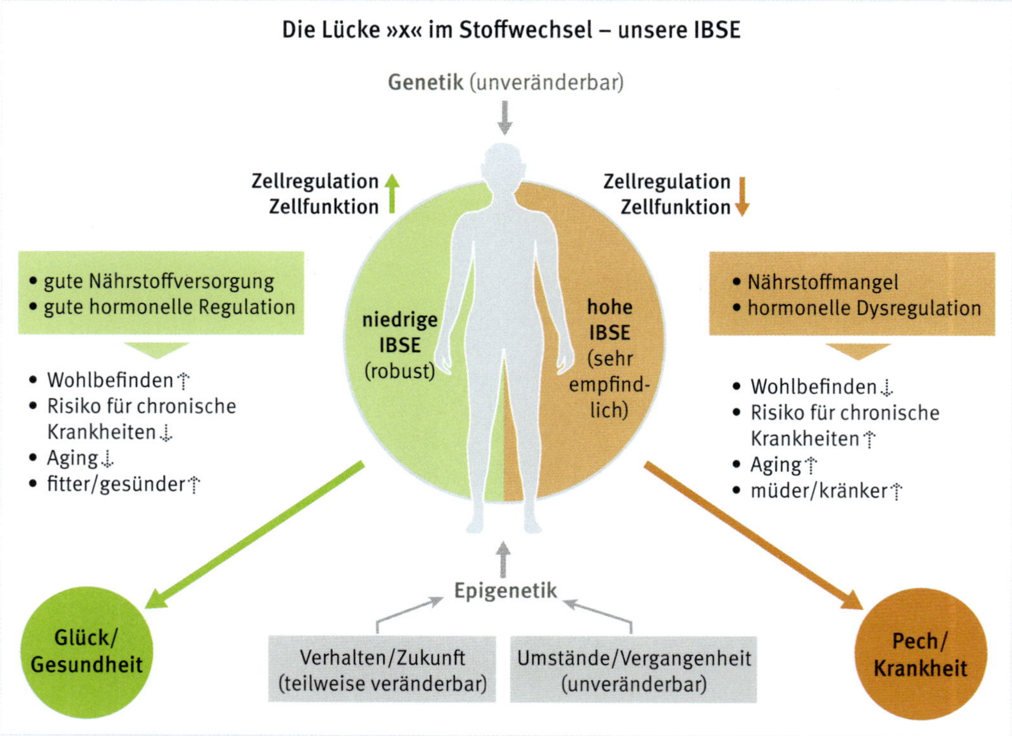

eingeschränkter Lebensqualität bis hin zum Pflegefall. Das muss nicht sein. Mit einer robusten IBSE lässt es sich viel besser altern.

Unsere »Zahlen« können wir gesund gestalten

Der Punkt, auf den ich mit der IBSE hinauswill, ist der folgende: Wir können einiges ändern (Verhalten, Haltung, Bewusstsein und einige Umstände in der Zukunft), aber vieles andere eben auch nicht. Nicht beeinflussbar für uns sind z. B. unsere Gene, unsere Familie, unsere Vergangenheit, inklusive der Traumata unserer Vorfahren, die Umweltbelastung, zukünftige Infektionen und Unfälle, bestimmter Stress, Geldnot und Verlust oder Krankheit von denen, die wir lieben. Was wir aber immer heute und morgen robust im Sinne von gesund gestalten können, ist unsere innere Zahlenwelt, *ergänzend* zu allem anderen, was gesund Sinn macht. Das müssen Sie sich vorstellen, wie Ihr Bankkonto für die Altersvorsorge. Sie dürfen mit 40 nicht schon große biochemische Schulden, Defizite und Belastungen angesammelt haben, egal ob bewusst oder unbewusst, sonst funktioniert das mit der stabilen Stoffwechsel-Gesundheit ab 60+ nicht. Es braucht einen guten biochemi-

Bei guter Nährstoffversorgung und guter hormoneller Regulation ist und bleibt unsere Individuelle Biochemische Stoffwechsel-Empfindlichkeit (= IBSE) niedrig (linke grüne Seite). Damit erhöht sich die Wahrscheinlichkeit, dass wir im weiteren Verlauf des Lebens gesund bleiben.

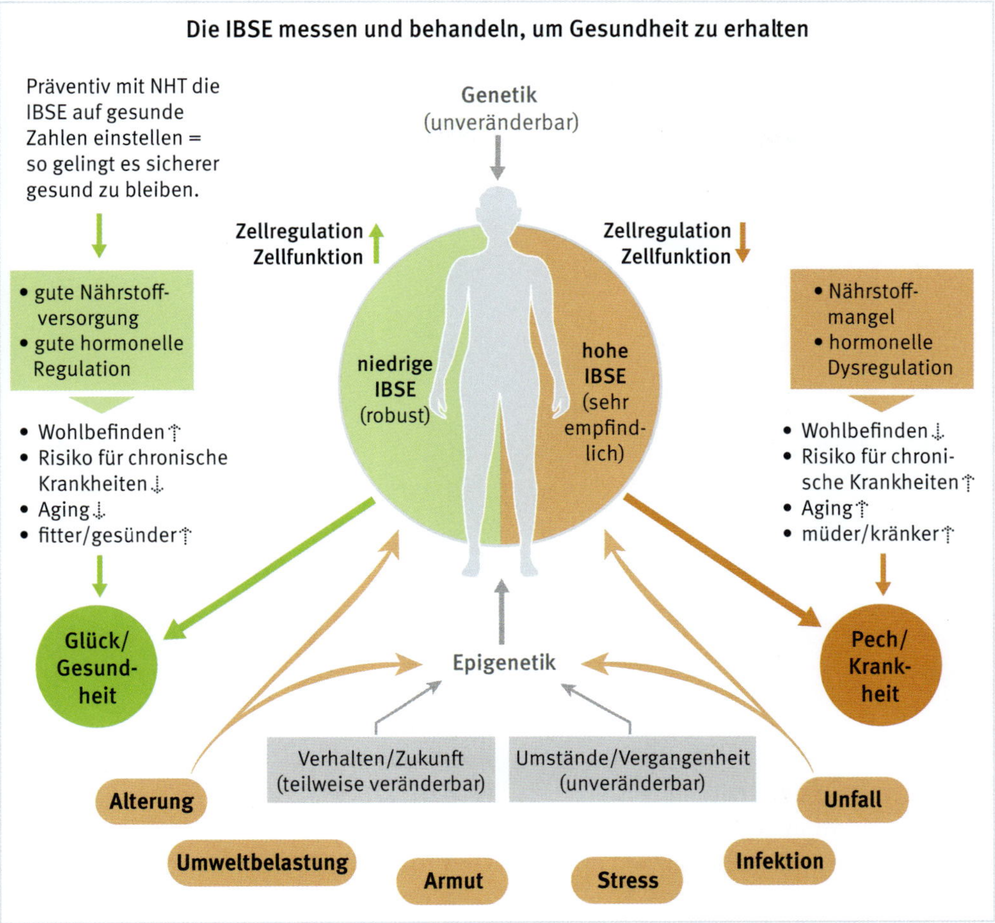

schen »Kontostand«, der Sie gut gefüllt und mit intakten Stoffwechsel-Funktionen ins Alter begleitet. Das Interessante ist, wenn wir gute Zahlen im Blut haben und *halten*, ist das nicht nur eine Zahl, es ist ein komplexer Zustand, eine daraus entstandene Realität, auf die man »bauen« kann. Mit gesunden Zahlen *ist* der Körper da, wofür die Zahl im Stoffwechsel eine Bedeutung hat, *sicher* und objektiv gesund.

Der IBSE-Trick – mit Laborwerten gesund bleiben

Wenn unser Stoffwechsel mit guten Zahlen, mit niedriger IBSE, dank guter Nährstoffversorgung, gepaart mit einer ausreichenden hormonellen Ausstattung (ggf. auch ergänzt durch Pharmaka, wenn es sein muss), gut aufgestellt und behandelt ist, dann geht es uns heute besser. Das heißt, wir sind weniger empfindlich, also robuster, stressresistenter und wir haben morgen mehr Glück, wenn etwas Unangenehmes oder Belastendes passiert oder wir einfach sehr alt werden, weil wir auf Zellebene gut »antworten« können. Wir bleiben stabil, obwohl es draußen nicht gut läuft und/oder wir älter werden.

Der IBSE-Trick: Wir stellen unsere körpereigene Biochemie mit NHT so ein, dass Zellfunktion und -regulation so gut funktionieren, dass ihnen Stress, Alterung und Umwelteinflüsse nichts anhaben können. Ergebnis: Wir werden bzw. bleiben gesund.

Laborwerte differenziert auslesen

Was ergänzend zum Ort des Geschehens (Blut/Stoffwechsel/Zellen) auch für die Prävention verstanden werden muss, ist, dass wenn wir die IBSE auf gesunde Zahlen halten und einstellen wollen, wir auch wissen müssen, wohin, also auf welche gesunde Zahlenhöhe, wir hinzielen müssen.

Diese Perspektive war auch für mich neu, denn so einen suchenden Blick nach Gesundheit lernen wir in der kurativen universitären Medizin nicht, zumindest nicht in der Form, wie ich das jetzt aufzeige. Wir lernen »nur« eine meist sehr minimalistische Labor-Ausschlussdiagnostik. Das ist das, was Sie in der normalen Haus- oder Facharztpraxis und in der Notfallmedizin bis auf wenige Ausnahmen erleben. Es wird geschaut, ob Sie punktuell lebensbedrohlich gefährdet sind. Es wird nicht geschaut, wie gesund Sie sind. Nicht schimpfen, das ist »normal«, weil wir ein kuratives Krankensystem und kein präventives Gesundheitssystem haben, das uns beschützt. Das ist einfach jetzt noch so. Bisher reagieren wir »nur« auf die »schlechten Zahlen«, wir nutzen sie nicht umgekehrt als Technik, um Gesundheit zu erhalten. Der Trick hierbei ist, die Zahlen, die sich im Rahmen von Alterung und Krankheit »normal« verschlechtern, nicht »schlecht« werden zu lassen. Wenn Sie Ihr Gesundheitskonto schuldenfrei mit positiven aufgebauten biochemischen Ressourcen ins Alter mitnehmen, sind Sie gut geschützt vor unnötigem Pech.

Das Ernste, Bedrohliche, das wird auf Kassenkosten ausgeschlossen und ggf. auch behandelt. Das ist unser Glück, denn sonst würde es richtig teuer für uns. Wenn wir ernsthaft erkranken, können die meisten von uns die dann notwendige Hightech-Medizin nicht bezahlen. Und trotzdem, auch wenn das ein Riesenfortschritt ist, dass wir für Dialyse, Intensivstation nach Herzversagen oder stationäre und ambulante Behandlung bei onkologischer Erkrankung gut versorgt und versichert sind. Was könnten wir durch frühe, gute innere Prävention mit Gesundheitsbildung, gesunder Ernährung, Sport, Stressreduktion, Nährstoff- und Hormonmedizin und ggf. auch früher kleinsten Dosierungen von Pharmaka, alles an späterem Leid und Kosten vermeiden …?

Darüber ärgere ich mich und Sie wahrscheinlich auch, aber das können wir so jetzt erstmal nicht ändern. Aber nur weil ich oder wir allein das System und seine Regeln nicht von heute auf morgen verändern können, will ich es trotzdem so nicht belassen. Deswegen kläre ich Sie darüber auf, was präventiv diagnostisch und therapeutisch möglich ist und für Sie Sinn macht, dann können Sie aktiv werden und mithelfen, das System hin zu einem präventiven System zu verändern, indem Sie Ihr Schicksal und das Ihrer Lieben besser in die Hand nehmen können. *Where attention goes, energy flows.*

Drei verschiedene Laborwert-Kategorien

Nun zu den Zahlen im Blut: Stellen Sie sich vor, dass es im Blut drei Kategorien von Zahlen gibt, die sich unterschiedlich im Raum bewegen, wenn es darum geht, Gesundheit oder Krankheit »herzustellen« oder widerzuspiegeln. Die erste Kategorie, die sogenannten »Krankwerte«, die im Rahmen von Stoff-

Das Zusammenspiel von Krank-, Schlüssel- und Gesundmachwerten in unserem Stoffwechsel entscheidet über unseren inneren Funktionszustand. Also langfristig darüber, ob wir gesund sind und bleiben – oder nicht.

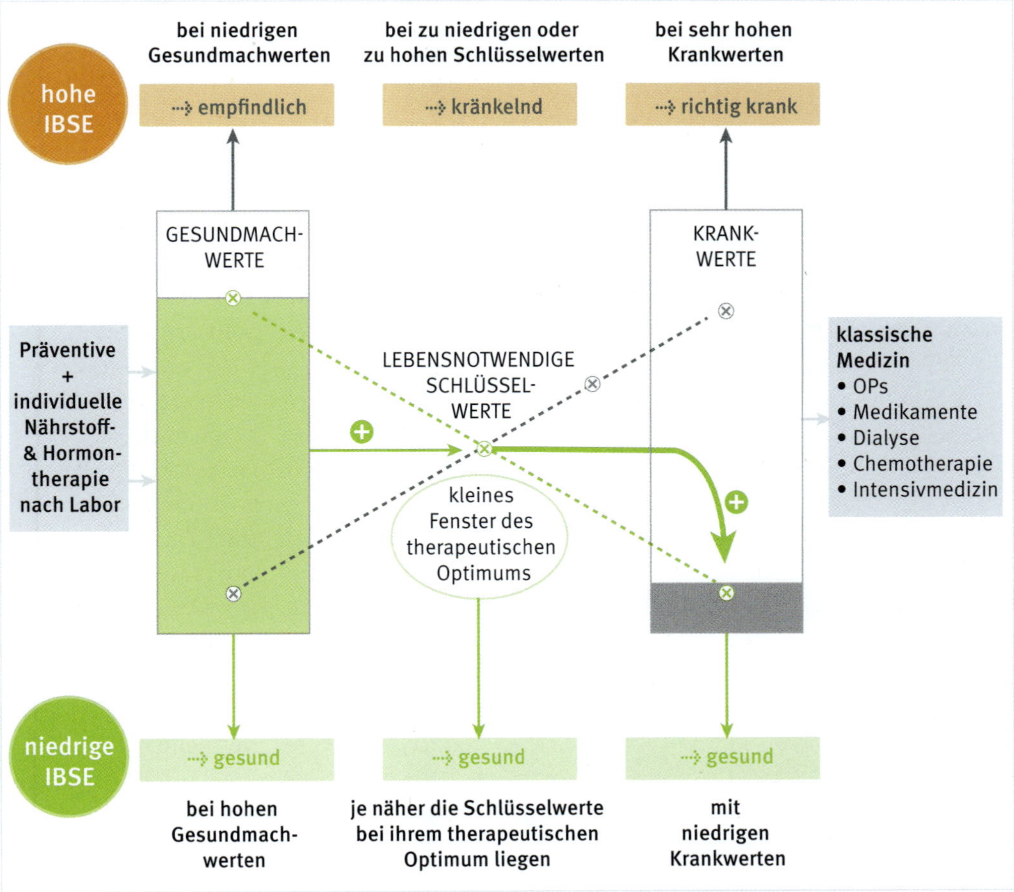

wechselkrankheiten und Alterung steigen. Hier ist es gesund, negativ (also nicht messbar) oder möglichst niedrig in der Referenz zu sein (in der Abbildung die rechte graue Säule). Daneben gibt es als Zweites die Kategorie »Schlüsselwerte« und als Drittes die Kategorie »Gesundmachwerte« (in der Abbildung die linke grüne Säule). In diesen beiden zuletzt genannten Gruppen befinden sich die essenziellen Nährstoffe und die körpereigenen Hormone.

Der Labor-Trick: Mit der Nährstoff- und Hormontherapie niedrige Gesundmach- und Schlüsselwerte optimieren. Dann wandern erhöhte Krank- und Schlüsselwerte in Richtung Gesundheit.

Schlüsselwerte sind für die Zukunft und das »Schicksal« entscheidender als die Gesundmachwerte. Sie haben gesund ein kleines therapeutisches Optimum in der Referenz (in der Abbildung die Mitte). Wenn sie deutlich zu hoch oder zu niedrig sind, gibt es ein medizinisches erstes Problem. Gesundmachwerte dagegen haben eine große therapeutische Breite und in der Akut- und Notfall-

Die eigene IBSE auf ein gesundes Zahlenbild einstellen

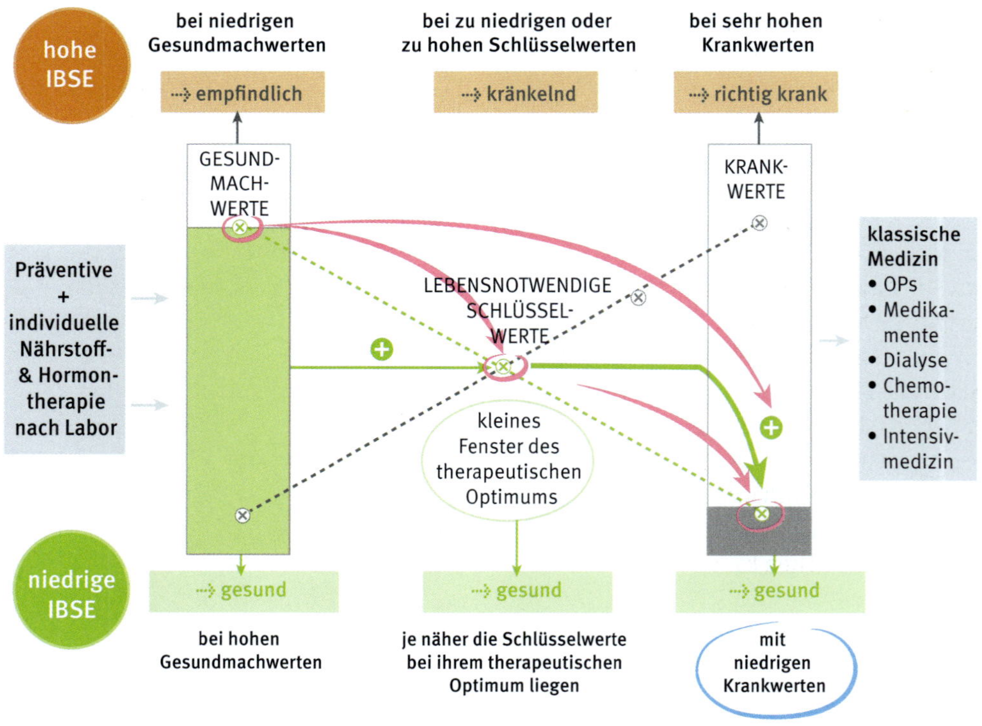

Wo liegen die gesunden Zahlenziele?

3 Kategorien von Laborwerten: **niedrige robuste IBSE:**

- Gesundmachwerte → hoch
- Schlüsselwerte → optimal
- Krankwerte → niedrig

Die Wahrscheinlichkeit, stoffwechselgesund zu bleiben, steigt!

medizin spielen sie nie eine Rolle. Selbst wenn sie sehr niedrig sind, ist das akut egal, nicht gefährlich und wir merken das sehr lange nicht. Hier ist wichtig zu verstehen, dass die Referenzbereiche der Gesundmachwerte nicht das Ziel der Therapie sind. Wenn man bezüglich der Gesundmachwerte gut versorgt sein möchte, müssen die Zahlen – weg von der statistischen normalen Mangel-Realität – an oder über dem oberen Rand der Referenz sein, um auf den Stoffwechsel funktionell eine positive Wirkung zu haben (in der Abbildung die linke grüne Säule).

Der Labor-Trick: Im Blut schon die Therapie suchen

Die IBSE-Labordiagnostik ist genial, weil man hier so viel sehen und finden kann. Wir sehen nicht nur die beginnenden Stoffwechsel-Diagnosen, mögliche genetische und epigenetische Ursachen und das Krankheitsrisiko für die Zukunft, sondern wir können hier gleichzeitig auch schon das suchen, was wir in welcher Dosis für die Therapie brauchen. Der Trick einer kontrollierten individuellen und präventiven Nährstoff- und Hormontherapie nach Labor ist, im Blut je nach Befinden, Klinik, Geschlecht und Alter entsprechend niedrige Schlüssel- und Gesundmachwerte zu suchen und zu finden, mit denen man dann therapeutisch die vorhandenen zu hohen Schlüssel- und Krankwerte senken oder niedrig und optimal halten kann.

Prävention nach Plan mit Laborwerten

So wie ich das hier als systematische innere Präventionsmethode beschreibe, hat das meines Wissens aber noch nie jemand gemacht. Natürlich benötigen wir diesbezüglich noch mehr präventive Forschung, aber die ist aufwendig, denn der Beweis für gesundheitliche Prävention, ist die »ewig lange« Abwesenheit von Krankheit, Verfall, Pflegebedürftigkeit und zu frühem Tod. Dafür bräuchten wir einen Beobachtungszeitraum von 20, 30 oder 40 Jahren. Das abzuwarten, dafür haben wir Jetzt-Lebenden keine Zeit. Ich bin aber sicher, dass wir schnell, in den nächsten 5–10 Jahren, mithilfe der Digitalisierung und künstlichen Intelligenz auch zu gesicherten Erkenntnissen kommen werden, was die Bedeutung der gesunden und kranken Zahlen betrifft. Es wird nicht lange dauern, bis neben der wachsenden Longevity (Langlebigkeits-)Community auch Wirtschaft und Politik verstanden haben, was für ein Potenzial in diesem Labor-Stoffwechsel-Blut-Wissen für uns alle steckt. Bis dahin müssen wir eben »allein« schauen, was individuell möglich ist.

> **Formel für die Gesundheit in der IBSE-Zahlenwelt**
>
> niedrige Krankwerte + optimale Schlüsselwerte + satte Gesundmachwerte
> = niedrige IBSE
> = robuster und gesunder Stoffwechsel
> = präventiv: Erhalt und Herstellung von Gesundheit

Nach Lektüre dieses Buches – so hoffe ich – werden Sie besser verstehen, worauf es in der präventiven Inneren Medizin ankommt und wie Sie es anstellen können, dass Sie trotz oder gerade wegen Ihrer präventiven Herangehensweise im System doch noch Unterstützung von Ihren Haus- und Fachärztinnen und -ärzten bekommen. Vernünftig ist, sich über etwas auffällige Werte nicht zu ärgern oder gar zu ängstigen, sondern diese neuen IBSE-Informationen in Form von Diagnosen zu nutzen, um im System ernst genommen zu werden, auch wenn Sie noch ganz o.k. aussehen und nicht schrecklich leidend oder blutend dastehen.

Die Macht der richtigen Zahlen

Zur Information: Erhöhte Krank- und abweichende Schlüsselzahlen haben in der Medizin eine objektive Aussagekraft und damit haben sie eine große Macht, denn sie führen im System zu geltenden Diagnosen. Mit »richtigen Diagnosen« wiederum, haben Sie einen Platz im Krankensystem und damit dann auch Rechte auf bestimmte diagnostische oder therapeutische Leistungen. Unter anderem ist deswegen das System – das vor allem die Wirtschaftlichkeit an erster Stelle hat – so geizig mit Labordiagnostik. Wenn Laborwerte abweichen, hat das System, der Arzt in der Praxis oder die Ärztin in der Klinik ein Problem, er bzw. sie müssen dann etwas tun. Sie müssen den Wert im Verlauf kontrollieren und sie müssen den Wert zur Abklärung in einen Kontext einbetten, also weitere Diagnostik machen, und das kostet Geld. Das will das System vermeiden. Noch meint das System, dass es aus wirtschaftlicher Sicht nur herangezogen werden muss,

Unser Inneres – die IBSE – lässt sich über eine eingehende Blutdiagnostik sichtbar machen. Damit können wir die Entstehung vieler Stoffwechselstörungen schon Jahre und Jahrzehnte vorhersehen, bevor sie sich als echte und irreversible Erkrankung zeigen.

Ein bisher nicht gesehener »Ort« im Körper – unsere IBSE

IBSE: das DAZWISCHEN (im Blut) sichtbar machen im Labor

- Zellfunktion, zellulärer Energiestoffwechsel
- Mitochondrienfunktion
- Blutzusammensetzung, Hämatologie
- Nährstoffversorgung/Nährstoffmängel
- hormonelle Versorgung/Dysbalancen
- Entgiftung, Umweltbelastung
- Zeichen von/für Entzündung
- Infektiologie
- Fett-/Zuckerstoffwechsel
- immunologische Haltung/ Antwort/Antikörper
- Allergien, Intoleranzen
- Darm/Verdauungsfunktion
- Knochenstoffwechsel
- Proteinsynthese
- Herzinsuffizienz
- Niereninsuffizienz
- Leber-/Pankreasinsuffizienz
- Drüsendysfunktion/-insuffizienz
- Elektrolyt-/Säure-/Basenhaushalt
- Genetik
- etc.

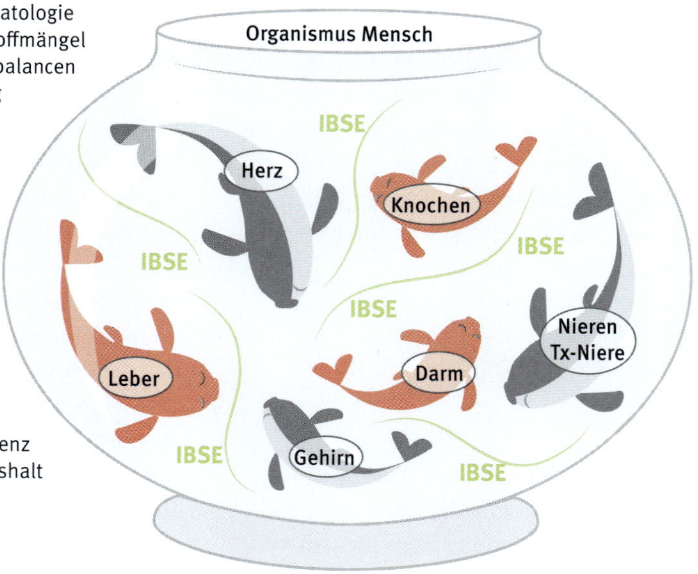

wenn die Zahlen so »ernst« sind, dass zeitnah Gefahr im Anmarsch ist, denn wenn dann nichts passiert, wird es zu teuer. Das ist auf unsere Gesellschaft, die alt wird, und in der altersbedingte Stoffwechselerkrankungen 20–30 Jahre brauchen, um »todernst« zu werden, hochgerechnet und langfristig betrachtet, unwirtschaftlich. Besser wäre es, wenn man erhöhte Krank- und Schlüsselwerte früher detektierte, um dann mit spezifischen Maßnahmen das Fortschreiten der krankhaften Veränderungen zu verhindern. Wie? Mit spezifischen Maßnahmen wie: *Big Five, Little Three* und kontrollierter Nährstoff- und Hormontherapie, ggf. auch Pharmakotherapie nach Labor.

Wenn das System die Krankwerte nicht früher, wenn Sie noch gefühlt gesund sind, bestimmt, dann machen Sie das eben jetzt mit meinen Büchern allein. Damit schaffen Sie objektive Fakten, und ggf. muss das System sich dann doch kümmern. Auch wie das dann ablaufen müsste, werde ich beschreiben. Es gibt so viele – vor allem internistische Diagnosen –, die sich allein über eine Blutdiagnostik offenbaren können (siehe Abb. Seite 24), das ist der Hammer! Das Wissen dazu ist groß, enorm auch in den letzten 20 Jahren gewachsen, aber es dringt nicht in die ambulante Medizin, weder zu uns Ärztinnen und Ärzten in die Praxen, noch zu Ihnen als Patientinnen und Patienten, weil die präventive Nährstoff- und Hormonmedizin nach Labor im System nicht existiert. Es ist »prähistorisch«.

In diesem dritten Buch gebe ich Ihnen im 3. Kapitel zum Thema Knochenschutz und im 4. Kapitel zum Thema Gefäßschutz eine Anleitung, die Sie bei krankhaften Befunden ggf. auch wieder ins System zurückführen kann. Denn mit dem Wissen um Ihre nun sichtbaren und objektivierbaren inneren Diagnosen oder biochemischen Prozessbeschreibungen bekommen Sie Argumente zur Verfügung gestellt, mit denen Sie sich wieder an die kassen- oder auch privatärztlichen Haus- und Facharztpraxen wenden können. Diese dürfen das positive Lipo(a) oder krankhaft erhöhte Kreatinin nicht wegdiskutieren und müssen sich um Sie und Ihr Krankheitsgeschehen kümmern und zumindest aufpassen, dass es nicht schlimmer wird – mit welcher bezahlten Maßnahme auch immer.

Wir werden alt – und krank

Bevor ich genauer auf die Eigenschaften und Unterschiede der Krank-, Schlüssel- und Gesundmachwerte eingehe, hier nochmal ein paar Gedanken und Zahlen zu unserem Älterwerden.

Für ein präventives Engagement, das ohne große Not Aufwand, Zeit und Geld bereitstellt, ist es wichtig zu verstehen, was man eigentlich vermeiden will. Wenn man das für sich persönlich besser begreift und fühlt, hält man im Hier & Jetzt den Aufwand und auch den manchmal nervigen und lästigen Ärger, der Sie ggf. in vielen Arztpraxen erwartet, besser durch. Die Wahrheit: Sie sind in unserem Krankensystem internistisch präventiv null beschützt und versorgt. Ja, es gibt Impfungen, das ist schon gut, aber es gibt keine Maßnahmen gegen die *nicht* übertragbaren altersbedingten Stoffwechselerkrankungen, an deren Folgen wir doch so massenweise erkranken und dann auch sterben. Das, was beim KV-Check 35+ im Kassensystem[1] an Laborwerten für die innere Vorsorge zuzahlungsfrei gemacht wird, ist für die Prävention ein Tropfen auf den heißen Stein. Diese 5 Werte Gesamt-Cholesterin, LDL-Cholesterin, HDL-Cholesterin, Triglyzeride (TG) und der Nüchternblutzucker verraten alle 3 Jahre kaum etwas über die Qualität Ihrer IBSE. Das sind zu wenige Daten, um den inneren Ist-Zustand zu bewerten und um Ihnen Ihre Zukunft genauer berechnen zu können.

Innere Vorsorge gibt es fast nicht im System

Das Gemeine: Selbst wenn diese fünf Werte leicht erhöht sind, macht niemand etwas. Man lässt alles, wie es ist, beobachtet alle 3 Jahre, wie die Werte weiter steigen, um dann irgendwann kurz vor oder nach einem Herzinfarkt eine Therapie im Rahmen einer sekundären Prävention zu beginnen. Ich gebe nicht den klinisch tätigen Ärztinnen und Ärzten dafür die Verantwortung, die gebe ich dem System, das die Rahmenbedingungen für unsere ärztliche Arbeit mehr und mehr in den letzten 20–30 Jahren wirtschaftlich bestimmt. Wir dürfen und können uns gar nicht individuell mit Zeit und Ruhe um Sie kümmern. Wir arbeiten ab, was sein muss, mehr ist in ein paar Minuten nicht zu schaffen. Und im Kassensystem

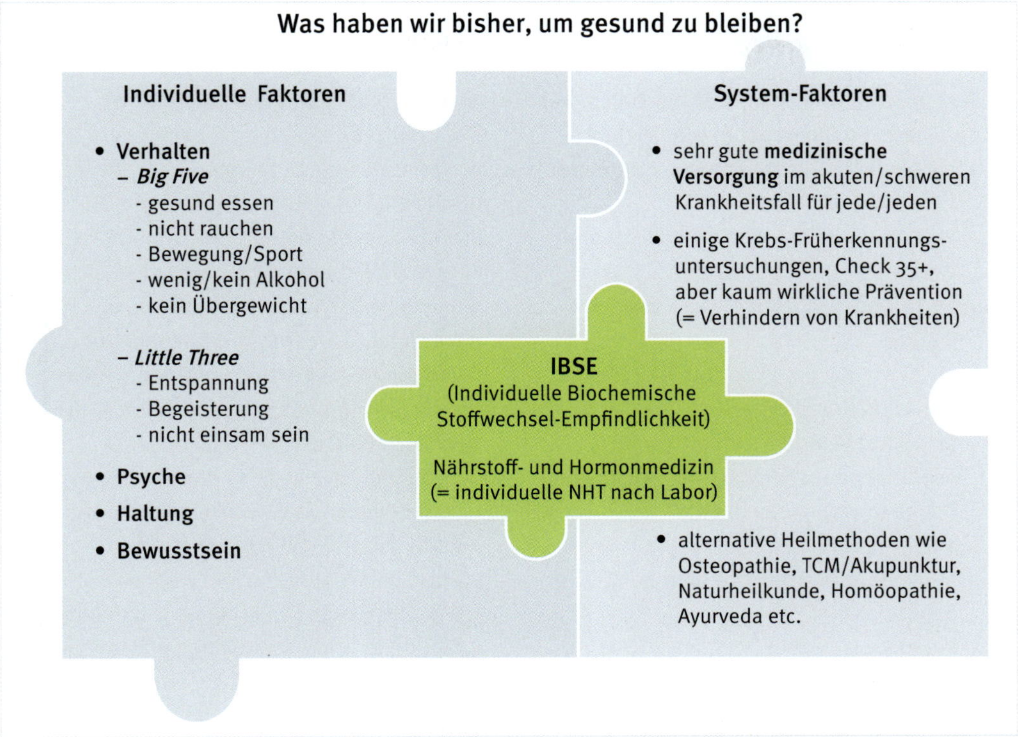

fehlt außerdem auch Ihre Gesundheitsbildung – die Patientinnen und Patienten werden zu wenig eingebunden und aufgeklärt. Aber für Prävention müssen Sie natürlich auch mitmachen. Es ist so mühevoll für uns Ärztinnen und Ärzte, Ihnen immer wieder zu sagen, was ein gesundes Verhalten ist. Das müsste schon in den Schulen beginnen, vor allem bezüglich Ernährung und Sport, und bei der Ausbildung und Arbeit fortgesetzt werden.

Auch bei den Krebserkrankungen gibt es fast »nur« Früherkennungsmaßnahmen[2], keine wirkliche Vorsorge im Sinne von Vermeidung von Krebs. Ausnahme ist die Darmspiegelung, die ich wirklich jedem ab 50 Jahren empfehle. Hier kann man Schleimhautpolypen, die entzündlich verändertes Drüsengewebe enthalten

Im System haben wir unterschiedliche Möglichkeiten, uns um unsere Gesundheit zu kümmern. Vieles liegt in den Händen der Menschen selbst. Das System ist zwar bei schweren Erkrankungen kurativ o.k. bis sehr gut, aber präventiv gibt es bezüglich der inneren altersbedingten Stoffwechselerkrankungen zu wenig Maßnahmen. Laborwerte werden zu spät und zu wenig genutzt, obwohl innerlich vieles schon Jahrzehnte vorher in seinen Anfängen zu erkennen ist. Das Puzzlestück »IBSE« ist eine interessante präventiv nutzbare Schnittstelle zwischen dem, was der/die Einzelne für ihre/seine Gesundheit machen kann, und zwischen dem, was das System kurativ übernimmt und zur Verfügung stellt.

Einige Früherkennungsangebote des Gesundheitssystems[3]

Was gesetzl. versicherten Menschen neben den klass. Impfangeboten u. a. zusteht:

- ab 18 alle 6 Monate Zahnvorsorgeuntersuchung
- ab 18 bis 35 einmal ein Check-up, ohne Labor
- ab 35 Check 35+ mit etwas Labor, alle 3 Jahre
- ab 35 einmal ein Blutscreening auf Hepatitis B und C
- ab 65 bei Männern einmaliger Ultraschall der Bauchschlagader (Ausschluss Bauchaortenaneurysmen)
- Vorsorge Frau Zervixkarzinom: PAP-Abstrich ab 20 einmal pro Jahr, ab 35 alle 3 Jahre
- Vorsorge Frau Brustkrebs: ab 30 jährliche Brust-Untersuchung, ab 50 bis 75 alle 2 Jahre Mammographie
- Hautkrebsscreening ab 35 alle 2 Jahre
- Darmkrebsvorsorge Mann und Frau ab 50: alle 2 Jahre Test auf Blut im Stuhl oder zwei Darmspiegelungen im Abstand von 10 Jahren
- Vorsorge Mann ab 45 (Prostatakrebs)

Stand Juli 2025

Niemand beschützt uns »innendrin«

Die Laboruntersuchungen beim Check 35+ umfassen Gesamtcholesterin, LDL-Cholesterin, HDL-Cholesterin, Triglyzeride, Nüchternblutzucker und eine Urinstix-Untersuchung. Dieser Check 35+ steht gesetzlich Versicherten alle 3 Jahre zu. Es ist klar, dass sich mit diesem Minimalangebot keine innere Prävention im Sinne meines therapeutischen Ansatzes, den ich in diesem Buch beschreibe, machen lässt.

- Es fehlen Krankwerte für die wichtigsten altersbedingten Stoffwechselerkrankungen.
- Es fehlt der Blick in die Zukunft.
- Es fehlt an Interventionen, um Stoffwechselerkrankungen und Folgen zu verhindern.
- Es fehlt das Wissen um das präventive Auslesen der Laborwerte, unterteilt in 3 Kategorien: Krank-, Schlüssel- und Gesundmachwerte.
- Es fehlt das Wissen, wie man Nährstoff- und Hormonmedizin zur Prävention, aber auch in der kurativen Medizin für das Wohl der Menschen nutzen kann.

(Adenome), also die Orte, wo sich später der Darmkrebs ausbilden kann, bei Entdeckung abtragen und so entfernen. Wenn man keine Polypen hat, kann man keinen Darmkrebs bekommen, das ist wirklich eine echte präventive Maßnahme. Da alles so ist, wie es ist, lade ich Sie mit diesem Buch ein, zu lernen, wie Sie die Bedeutung der wichtigsten Laborwerte aus dem Blick der Gesundheit richtig lesen und interpretieren können. Darum wird es genauer in Kapitel 3 und 4 gehen.

Je älter, desto kränker

Auch wenn das theoretisch vielleicht in der Zukunft geht, gesund 120 Jahre alt sein, unsere Realität ist das heute nicht. Im Gegenteil: Je älter wir werden – und wir werden alt – desto kränker sind wir. Es haben jetzt schon in Deutschland über 50 % der Über-50-Jährigen mindestens eine chronische Erkrankung, allen voran Bluthochdruck und von den Über-90-Jährigen sind mehr als 75 % pflegebedürftig. Und das soll unsere Zukunft sein?

Wir werden alt

Im Jahr 2020, also noch vor der Corona-Pandemie, belief sich die durchschnittliche Lebenserwartung in Deutschland für Männer auf 78,5 und für Frauen auf 83,4 Jahre. Damit hat sich die Lebenserwartung gegenüber der 1870er-Jahre von etwa Mitte 30 mehr als verdoppelt. In den Corona-Jahren ist die Lebenserwartung etwas gesunken, aber seit 2023 steigt sie wieder. Laut einer Prognose des statistischen Bundesamtes ist es möglich, dass bis 2070 die durchschnittliche Lebenserwartung für Männer auf 84,6 Jahre und für Frauen sogar auf 88,2 Jahre ansteigt. Das bedeutet, dass wir alle im Schnitt 80 Jahre und älter werden, egal, ob wir arm, reich, dick, dünn, krank oder gesund sind. Über 80 Jahre alt zu werden, gelingt dem Durchschnitt, das bedeutet, dass die, die sich heute in ihren 20–60ern mit ihrem Verhalten aktiv um die eigene Gesundheit kümmern, Chancen haben, noch viel älter zu werden.

Je älter, desto kränker

Nach einer Studie der Stiftung Gesundheitswissen von 2021[4], in der 1255 Menschen ab 16 Jahren befragt wurden, haben 40 % ab dem 16. Lebensjahr mindestens eine chronische Erkrankung. Sie haben also eine Krankheit, für die es keine richtige Heilung gibt. Dreißig Prozent der Befragten leben dann mindestens 20 Jahre oder auch länger mit dieser chronischen Erkrankung.
Passend dazu waren im Jahr 2023 die Haupttodesursachen zu knapp 34 % Krankheiten des Herz-Kreislauf-Systems und zu gut 23 % Krebserkrankungen, gefolgt von gut 7 % Atemwegserkrankungen und knapp 7 % psychischen Erkrankungen. 2023 waren 40 % der Gestorbenen über 85 Jahre alt und seit 1999 hat sich die Zahl der Pflegebedürftigen von 2 Millionen auf knapp 5 Millionen in 2023 mehr als verdoppelt, was einer gesamtgesellschaftlichen Pflegequote von 5 % entspricht. Der überwiegende Teil der Pflegebedürftigen ist älter als 60 Jahre. Die Pflegequote steigt in der Altersgruppe der über 75-Jährigen von rund 14 % auf mehr als 76 % bei den über 90-Jährigen. Das bedeutet, dass bei den über 90-Jährigen nur jeder Vierte keine Pflege beansprucht.
Laut der Prognose des statistischen Bundesamtes soll es bis zum Jahr 2050 in Deutschland etwa 6,5 Millionen pflegebedürftige Menschen geben.

In Deutschland wird trotz teurer Medizin früher gestorben

Wenn Sie noch mehr wissen wollen, wie es um unsere europäische Gesundheit bestellt ist, können Sie sich sehr gut in der neuen OECD-Studie[5] belesen, die im November 2024 veröffentlicht wurde. Eine der wichtigsten Erkenntnisse ist, dass laut OECD in Deutschland die durchschnittliche Lebenserwartung trotz massiver Investitionen in den Gesundheitssektor mit 81,2 Jahren erstmals unter den Mittelwert der EU gesunken ist. Deutschland liegt damit 2,6–3 Jahre hinter Spanien, Italien und der Schweiz, obwohl Deutschland die höchsten Ausgaben für das Gesundheitssystem tätigt (in 2023 11,8 % des BIP).

In Deutschland geben wir in Europa das meiste Geld für Gesundheit aus, leben aber kürzer als in Ländern, die viel weniger Geld ausgeben. Da kann doch bei uns etwas nicht stimmen! Ein Grund dafür ist, dass die Patientinnen und Patienten zu spät und zu krank in unsere medizinische Hightech-Versorgung gelangen. Wenn jemand richtig schlimm krank ist, bekommt er oder sie eine exzellente Versorgung mit Intensivstation, Herzkatheter, Beatmung, Dialyse, künstlicher Lunge u.Ä., auch wenn er bzw. sie über 80 Jahre alt ist und aus dem Pflegeheim kommt. Ich kritisiere das nicht, ich sage nur, dass vieles von dem, was heutzutage sehr teuer und mit viel Leid auf allen Seiten verbunden ist, erst sehr spät mit Hightech-Medizin behandelt wird.

Mit dem Altern verliert zum einen unser Körper wichtige Funktionen, die wir für unsere Gesunderhaltung brauchen, und es kommen aber zum anderen auch neue Prozesse dazu, die unsere Alterung fördern. Viele dieser 12 Merkmale des Alterns sind direkt oder indirekt durch eine individuelle NHT nach Labor positiv zu beeinflussen.

Die Merkmale des Alterns

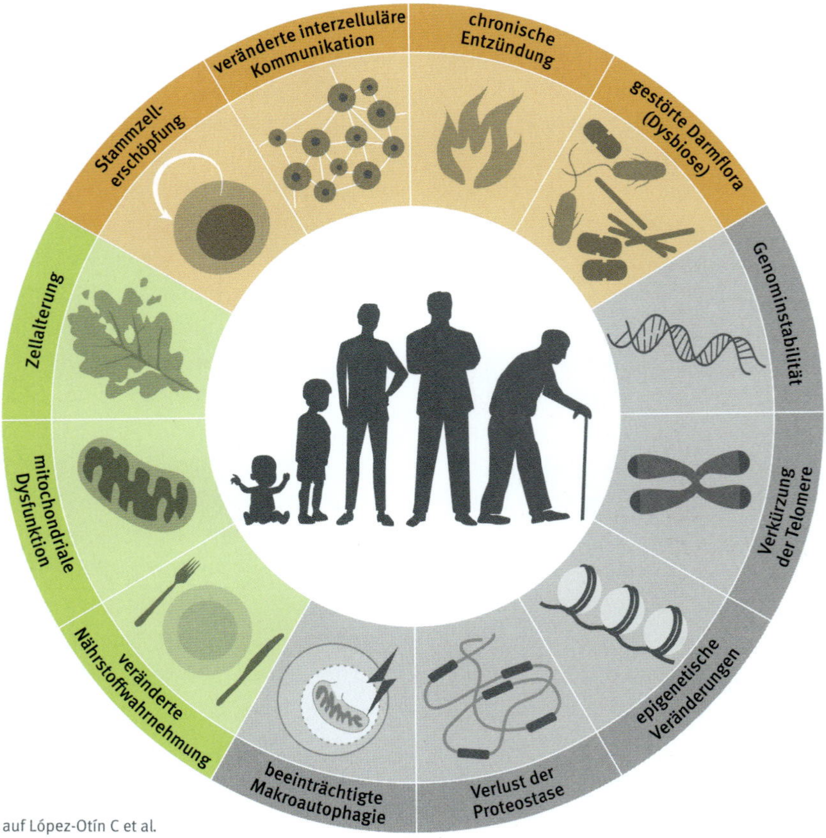

Basierend auf López-Otín C et al. Hallmarks of aging. Cell 186 (2023)

Dabei wäre gerade das vermeidbar, wenn wir nur viel früher präventiv den Stoffwechsel der noch gesunden Menschen analysieren und spezifisch so behandeln würden, ergänzend zum gesunden Verhalten und allem anderen, was gesund Sinn macht, dass sie gar nicht erst so krank werden, trotz oder mit ihren 80 Jahren. Dafür muss erstmal verstanden werden, dass Alterung per se zu Veränderungen führt, die die Basis sind für altersbedingte Stoffwechselerkrankungen. Wir verändern uns nicht nur im Außen (Falten im Gesicht), sondern auch innerlich beim Älterwerden auf eine systematische Art und Weise, die bei jedem Menschen auf dem Weg zum Tod ähnlich abläuft, so wie die Schwangerschaft und die Geburt. Die Basis dieser altersbedingten Veränderung ist der Verlust von gesund erhaltender Zellfunktion und -regulation.

Mittlerweile sind 12 Merkmale des Alterns (Hallmarks of Aging[6]) bekannt, die insgesamt dazu führen, dass der Organismus Funktionen verliert, die früher geholfen haben, sich immer wieder reparieren und ordentlich halten zu können. Das sind altersbedingte »normale Prozesse«, die sich in unserem Inneren abspielen und die sich im Laufe der Zeit negativ auswirken, auch wenn Sie sich vorbildlich verhalten. Wichtig ist, sich die »normale Alterung«, die genetisch und epigenetisch bei jedem von uns unterschiedlich ist, auch im Alter bei guter Gesundheit im Stoffwechsel »leisten« zu können. In diesem Buch wird es deswegen nicht darum gehen, Ihnen zu helfen, einfach »nur« noch älter zu werden. Das ist es nicht, was aus meiner Sicht in der heutigen Zeit Sinn macht. Für mich macht es Sinn, Ihnen erstmal zu helfen, aktiv biochemisch aus diesem Chronisch-krank-Pflege-Zukunftsszenario auszutreten und Zeit zu gewinnen. Zeit, in der Sie erstmal nicht in Ihrem Inneren unnötig kränker alt werden. Dann können Sie in Ruhe schauen, was genau Sie präventiv und ggf. auch kurativ ganzheitlich in Ihrem Leben machen wollen.

Lernen, wie Laborwerte präventiv zu verstehen sind

Um sich orientieren zu können, wo Sie im Feld der Gesundheit stehen, möchte ich Sie dabei unterstützen, die Laborwerte der Inneren Medizin aus präventiver Sicht besser zu verstehen. Ich werde Ihnen Wege aufzeigen, wie Sie die nächsten 20–30 Jahre im Stoffwechsel sicherer gesünder bleiben können. Dafür müssen Sie nur lernen, wie Sie die Laborwerte besser präventiv auslesen und wie Sie diese Erkenntnisse für sich nutzen können. Vor allem diesen Rattenschwanz an Leid, der durch die Folgen von Osteoporose, Arteriosklerose und chronischer Entzündung entsteht, den möchte ich helfen zu verhindern, denn der ist in diesem Ausmaß von Leid zu einem großen Anteil unnötig und vermeidbar.

Gesundes Verhalten ist die Basis

Ja, ich weiß, das Wichtigste neben Frieden und Bildung sind für den einzelnen Menschen die *Big Five:* gesunde Ernährung, Sport oder Bewegung, nicht adipös werden, nicht rauchen und wenig oder keinen Alkohol. Damit könnte man schon so viele Krankheiten und Folgen verhindern, zum Guten modulieren, und so weiter und so fort. Wenn man dann dazu noch die *Little Three* nimmt: Entspannung, inkl. guter Schlaf, begeistert und nicht einsam sein, dann gelingt das Lange-gesund-Bleiben noch viel besser. Aber es ist unrealistisch, dass die Masse der Menschen in den Zeiten, wie sie eben sind, das gesunde Verhalten ab morgen perfekt umsetzt. Natürlich kann jede und jeder von uns was Kleines und vielleicht auch was Größeres von diesen acht Punkten umsetzen, aber so richtig frei, sich den ganzen Tag mit der eigenen Gesundheit beschäftigen zu können, sind die wenigsten. Bei vielen ist mit der ein oder anderen Diagnose »das Kind auch schon in den Brunnen gefallen«, und es sind Fakten entstanden, mit denen man leben muss, dann reicht es oft nicht mehr, »nur« das Verhalten zu ändern. Man muss dann gezielter und spezifischer den Stoffwechsel diagnostizieren und ergänzend zum neuen gesünderen Verhalten behandeln. Wenn unter den besseren und optimalen Lebensumständen die Krankwerte gesunken sind und sich auch in der Bildgebung keine Verschlechterung zeigt, kann man ja Stoffe, ggf. auch Pharmaka, reduzieren oder manches auch wieder absetzen.

Es stört mich, dass – gerade bei uns Frauen – es nur noch um die Gesundheit gehen soll. Nicht nur sollen wir schön sein, jetzt auch noch gesund. Und wenn wir das nicht schaffen, haben wir versagt. Was für ein Unsinn! Gesundes Verhalten und Entspannung etc. kosten Zeit und Geld und es braucht Wissen und Gesundheitsbildung. Geld und Zeit hat aber nicht jede und jeder von uns. Selbst wenn Frauen (und Männer) das Wissen haben, können sie es oft nicht umsetzen. Ja, natürlich geht da was, aber wer soll denn arbeiten, die Familien versorgen, die Wäsche waschen, einkaufen, kochen, Kinder großziehen, Eltern pflegen, Elternabende besuchen und die Welt retten? Die Umweltbelastung ist groß, die Lebensmittel, die Luft und das Wasser belastet, zu viel Infos, Lärm und Licht. Keine Ruhe, wenig Natur, Supermärkte voll mit ungesunden Sachen, zu viel Computer, zu wenig Bewegung, zu wenig echte Umarmungen, zu viel Stress, zu viel, was man dann auch noch für die Gesundheit tun muss.

Das System muss mehr die Gesundheit unterstützen

Ich bin dafür, dass die Medizin und das System auch mithelfen sollten, uns gesund zu halten und vor unnötigen Folgen von altersbedingten Stoffwechselerkrankungen zu beschützen, ergänzend zu dem, was der oder die Einzelne tun kann. Meiner Meinung nach sollte der kassenärztliche KV-Check 35+ erweitert werden um einige wichtige Krankwerte, wie z. B. CRP quantitativ oder high sensitiv CRP (Seite 229), HbA1c (Seite 181), Kreatinin (Seite 242), GPT (Seite 260) und ergänzend zum LDL-Cholesterin (Seite 173) noch das Lp-PLA2 (Seite 180). Bei leichter Erhöhung müssten diese Zahlen dann aber auch eine weiterführende Konsequenz haben. Vor allem müsste bei den Betroffenen über die Bedeutung der Erhöhung eine aufklärende Beratung erfolgen, das kann auch ein Webinar oder eine künstliche Intelligenz machen. Es müssen nicht die niedergelassenen Ärzte alle diese zusätzlichen präventiven Aufgaben übernehmen. Es können die Gesundheitsämter mithelfen durch Beratungs- und Screening-Angebote. Es könnte das Fach »Gesundheit« in den Schulen gelehrt werden. Es könnte eine Gesundheits-Kasse gegründet werden, in die man einzahlt, um die Gesundheit bezahlt zu bekommen. Die Arbeitgeber könnten mit Betriebsärzten und Arbeitsmedizinerinnen mehr machen als nur den Rücken, die Impfungen und die Sicherheit am Arbeitsplatz im Blick zu haben. Das Essen müsste »sauber« sein, die Kantinen müssten Geld ausgeben für gute Lebensmittel und gesunde Mahlzeiten etc.

Wechseljahre – ein wichtiges Thema für alle

Allein, wenn nur das Thema »Wechseljahre« mehr Beachtung in der Medizin, in der Arbeitswelt und in der Politik bekäme, könnte das helfen, sehr viele kostenreiche Folgen, wie Verlust von weiblichen Arbeitskräften, Scheidungen, Altersarmut und chronische Pflegebedürftigkeit von Frauen zu verringern.

Durch die erste deutschlandweite MenoSupport-Studie zu Wechseljahresbeschwerden am Arbeitsplatz, durchgeführt unter der Leitung von Prof. Dr. Andrea Rumler (HWR Berlin), ist gesichert, dass die gesundheitlichen Belastungen durch die Menopause erhebliche Auswirkungen auf den Arbeitsmarkt haben – und damit auf die gesamtwirtschaftliche Leistungsfähigkeit.[7]

Laut der Befragung von über 2119 berufstätigen Frauen zwischen 28 und 67 Jahren hat ein relevanter Anteil der befragten Frauen aufgrund von Beschwerden wie Erschöpfung, Schlafstörungen oder depressiven Verstimmungen ihre Arbeitszeit reduziert, war krankgeschrieben oder hat den Arbeitsplatz gewechselt. Besonders alarmierend: 10 % der Befragten gingen deshalb früher in Rente – bei den über 55-Jährigen waren es sogar fast 20 %.

Und trotz des wachsenden Anteils älterer Frauen in der Arbeitswelt gibt es bislang kaum betriebliche Angebote zur Unterstützung in den Wechseljahren, was tatsächlich einen erheblichem wirtschaftlichen Schaden für die Unternehmen bedeutet. Fazit: Die Wechseljahre sind nicht nur ein medizinisches Thema, sondern auch ein total unterschätzter Wirtschaftsfaktor.

Seit 2022 engagiere ich mich in der Initiative »#wirsind9millionen« mit dafür, dass das Thema Wechseljahre in der Politik und der Bevölkerung mehr Aufmerksamkeit bekommt. Miriam Stein, Autorin, Aktivistin, Feministin und zusammen mit der Gynäkologin Dr. Sheila de Liz, Haupt-Gründerin unserer Initiative #wirsind9millionen, kämpft mit viel Engagement für mehr Aufmerksamkeit für das Thema Frauengesundheit und Wechseljahre. Wir benötigen dringend in unserem Gesundheitssystem Veränderungen, die das Thema Wechseljahre und deren Auswirkungen spezifisch berücksichtigen. Wir benötigen mehr Aufklärung und Information von den Krankenkassen, und wir benötigen mehr ärztliche Ausbildung im Medizinstudium, aber auch in der Facharztausbildung. Es wird leider in der Inneren Medizin noch gar nicht verstanden, wie relevant die Folgen der hormonellen Veränderungen für die altersbedingten internistischen Erkrankungen sind. Miriam Stein, Dr. Sheila de Liz, Dr. Judith Bildau, Anke Sinningen, Peggy Reichelt, Susanne Liedtke und Stephanie Hielscher haben schöne Bücher zu dem Thema Wechseljahre geschrieben, ich werde sie Ihnen im Anhang alle nennen. Wir fordern gegenüber der Politik, dass eine Menopausen-Strategie in Deutschland eingeführt wird. Der Antrag[8] dazu wurde am Weltmenopausen-Tag, am 18. Oktober 2024[9], von Emmi Zeulner von der CSU-Bundestagsfraktion eingereicht und parteiübergreifend angenommen. Erfreulich ist, dass nun auch das Thema Wechseljahre Einzug in die Koalitionsvereinbarungen gefunden hat. Die Wechseljahre sind politisch geworden. Mal sehen, wie es weitergeht, vor allem auch, weil interessanterweise unsere aktuelle Gesundheitsministerin, Nina Warken, Juristin, Mutter von 3 Kindern, mit ihren 46 Jahren genau im richtigen Alter ist, um zu verstehen, wovon ich hier schreibe.

2. Kapitel

Laborwerte verstehen

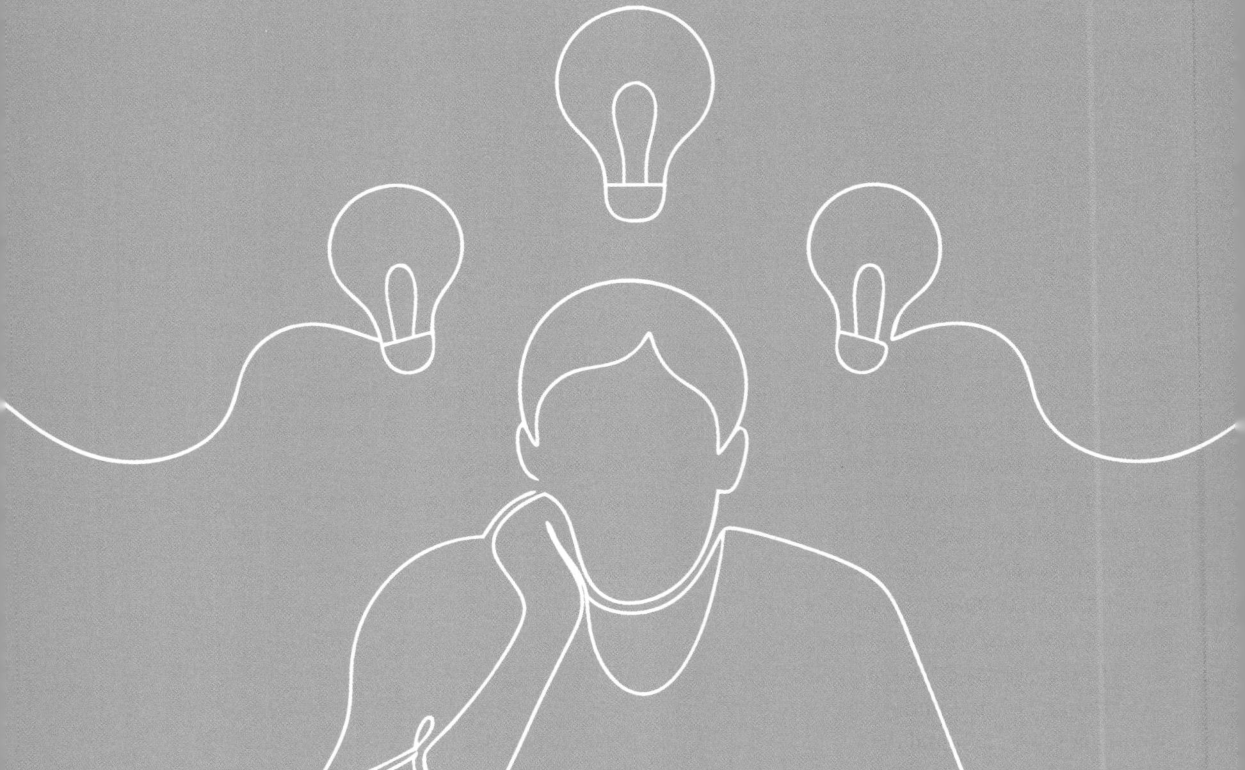

Krank-, Schlüssel- und Gesundmachwerte

Nun zu den inneren Präventionsstrategie-Hauptdarstellern, den Laborwerten. Um die innere Stoffwechselgesundheit zu objektivieren, ist es wichtig zu wissen, wo der Wert sein muss, wenn er denn zu 100 % perfekt gesund sein soll.

Das Schwierige bei den ganzen Laborwerten ist, dass sie sich in ihrem Verlauf von gesund zu krank nicht gleich verhalten. Laborwerte bewegen sich gesund in unterschiedliche Richtungen.

Manche Werte müssen niedrig oder null = negativ sein, um gesund zu sein, andere Laborwerte müssen möglichst in einem kleinen engen Optimalbereich in der Referenz sein, und wieder bei anderen Werten ist es akut egal, wo sie sind, selbst wenn sie sehr niedrig sind, sterben wir nicht, aber langfristig für die Gesundheit wäre es besser, wenn sie relativ hoch sind und gern können sie so richtig gesund auch mal dauerhaft über der oberen Referenz liegen. Hinzu kommt, dass ein Wert mit einer guten Zahl nicht reicht, um von Ganzkörper-Gesundheit sprechen zu können. Das ist zu groß und so funktioniert auch Gesundheit nicht. Es gibt aber einige Bereiche, in denen sich Gesundheit nur übers Blut sicherstellen lässt, und das betrifft viele Stoffwechselprozesse, die zwar nur einen Teil unserer Gesundheit darstellen, aber dieser Teil spielt eine entscheidende Rolle, je älter wir werden. Je nachdem, welche Frage man stellen möchte, muss man wissen, welche Werte daran wie zusammenarbeiten und das muss man vernetzt auslesen. Das Zahlenergebnis muss dann auch wieder verbunden werden mit der Bildgebung, den bekannten Diagnosen, dem Befinden, dem Alter, dem Geschlecht, den ggf. eingenommenen Medikamenten und so weiter, um dann eine Aussage über Zustand, Prognose und Therapie stellen zu können. Ja, ich weiß, das ist komplex und das werden Sie so wie ich oder andere funktionell denkende Kollegen und Kolleginnen jetzt nicht sofort können. Aber wir fangen einfach langsam an und ich erkläre Ihnen die ersten wichtigen Schritte, quasi das Alphabet der gesunden inneren Labordiagnostik.

Auf abweichende Krank- und Schlüsselwerte achten: Ganz wichtig zu verstehen, das geht hier vor allem an die ärztlichen Kolleginnen und Kollegen, aber auch an alle medizinischen Laien: Es geht bei der individuellen und gern möglichst präventiven Nährstoff- und Hormontherapie kontrolliert nach Labor nicht darum, irgendwelche Vitaminspiegel anzuheben. Nein, es geht darum, mit Nährstoffen und Hormonen, also unserer körpereigenen Biochemie, den alternden Stoffwechsel, trotz Stress und Umweltbelastung, mit der Genetik, wie sie eben ist, in der Zahlen-Gesundheit zu halten oder ggf. wieder zurückzuführen, ergänzend zum gesunden Verhalten.

Das Wichtigste und die Hauptorientierung beim Blutauslesen sind neben der Klinik (Befinden, Symptome, Aussehen & Diagnosen) die abweichenden Krank- und Schlüsselwerte. Da ist der Anfang von des Rätsels Lösung. Da liegt bei uns allen der Beginn altersbedingter Stoffwechselerkrankungen, da haben sich Genetik und Epigenetik zu einer schicksalshaft unguten Partnerschaft zusammengetan. Hier, bei den von der Gesundheit ggf. auch nur minimal abweichenden Krank- und Schlüsselwerten, liegt der präventive therapeutische Ansatz, sozusagen das Eintrittstor zur Präventions-Strategie. Deswegen sind auch das 3. und 4. Kapitel nach diesen Krankwerten und den dazugehörigen Themen sortiert und geordnet.

Krankwerte (K)

Krankwerte (auch: »Krankheitswerte«), also Werte, die für die Entstehung von Krankheiten stehen, sind neben weiteren wichtigen Schlüsselwerten die Haupt- und Standard-Blutwerte, die täglich millionenfach in den Kliniken und Praxen abgenommen und gemessen werden. Sie bestimmen tagaus und tagein, was in der Notfallmedizin, der Intensivstation, der Fach- und Hausarztmedizin passiert, oder eben auch nicht. Sie werden massenhaft zur Ausschlussdiagnostik verwendet. Meist werden pro Abnahme bei einer einzelnen Person nur einige wenige davon abgefragt und selten geschieht das fachübergreifend. Jeder Arzt und jede Ärztin macht im System »nur« das, wofür er bzw. sie medizinisch verantwortlich ist. Sie werden in den Kliniken darauf trainiert, mit ein paar Werten fachspezifisch zeitnahe Gefahren und lebensgefährliche Situationen zu erkennen und sofort dazu passend die richtige rettende Behandlung einzuleiten.

In diese Kategorie gehören die meisten Werte, denen Sie auch schon öfter begegnet sind. Dazu gehören das Gesamt- und das LDL-Cholesterin, der Nüchtern-Blutzucker, aber vor allem auch der Langzeitzuckerwert, das HbA1c, der Nierenwert Kreatinin, die Leberwerte GPT, GOT und gGT und der Entzündungswert CRP. Diese Krankwerte wandern auf der Verlaufslinie für diesen Laborwert im Rahmen von Stoffwechselkrankheit und Alterung von links nach rechts. Die Zahl wird also größer, positiver. Wenn Sie Gesundheit wollen, müssen die Krankwerte möglichst niedrig bleiben oder gar nicht erst auftauchen.

Krankwerte früher ernst nehmen und für die Zukunft interpretieren

Der präventive Trick besteht nun darin, diese Krankwerte nicht erst dann ernst zu nehmen, wenn sie eine systemrelevante, »schlimme Höhe« erreicht haben, sondern sie schon früher zu nutzen. Die Krankwerte also schon bei leicht angestiegenen Werten für das Auslesen der Stoffwechselzustandsbeschreibung und die Risikoberechnung für die Wahrscheinlichkeit von Krankheits*entstehung* in der Zukunft zu nutzen. Besonders hilfreich ist es außerdem, mehrere Krankwerte zusammen auszulesen, denn wenn sie zu gehäuft auftreten, potenzieren sie sich gegenseitig.

Das können Sie mit dem Risikomanagement einer Versicherungsgesellschaft vergleichen, die Ihnen je nach Summe aller Ihrer Risiken Ihren Versicherungsbeitrag ausrechnet. Je mehr »Einzelrisiken« bei Ihnen bestehen, desto höher fällt der Beitrag aus, denn umso wahrscheinlicher ist es, dass ein Schadensfall eintreten könnte und die Schadenshöhe hoch sein wird. So ähnlich kann man sich das Zusammenspiel der unterschiedlichen Krankwerte auch vorstellen. Je mehr zusammenkommen, desto höher das Risiko für manifestierte Krankheitsfolgen, Leid, Schmerz und Funktionsverlust. Ich werde Ihnen im 3. Kapitel für die Gesundheit von Knochen und im 4. Kapitel für die Gefäßgesundheit die wichtigsten Krankwerte und die dazugehörigen anderen Krank-, Schlüssel- und auch Gesundmachwerte nennen, die mithelfen, den Zustand und das Stadium einzuschätzen und darüber dann die Therapie zu bestimmen. Ich werde Ihnen auch bei den beiden Krank-Themen die dazu passende Bildgebung nennen, die es benötigt, um wirklich zu wissen, wo man steht und ob man noch Zeit hat für die alleinige Verhaltensänderung, ggf. begleitet durch sanfte Biochemie in Form

Krankwerte im Verlauf: Wir setzen mit unserer Nährstoff- und Hormontherapie bereits schützend – präventiv – dort ein, wo das Gesundheitssystem noch keinen Handlungsbedarf sieht (gelber Bereich). Damit wir eben erst gar nicht in den roten, schlimm kranken Bereich kommen!

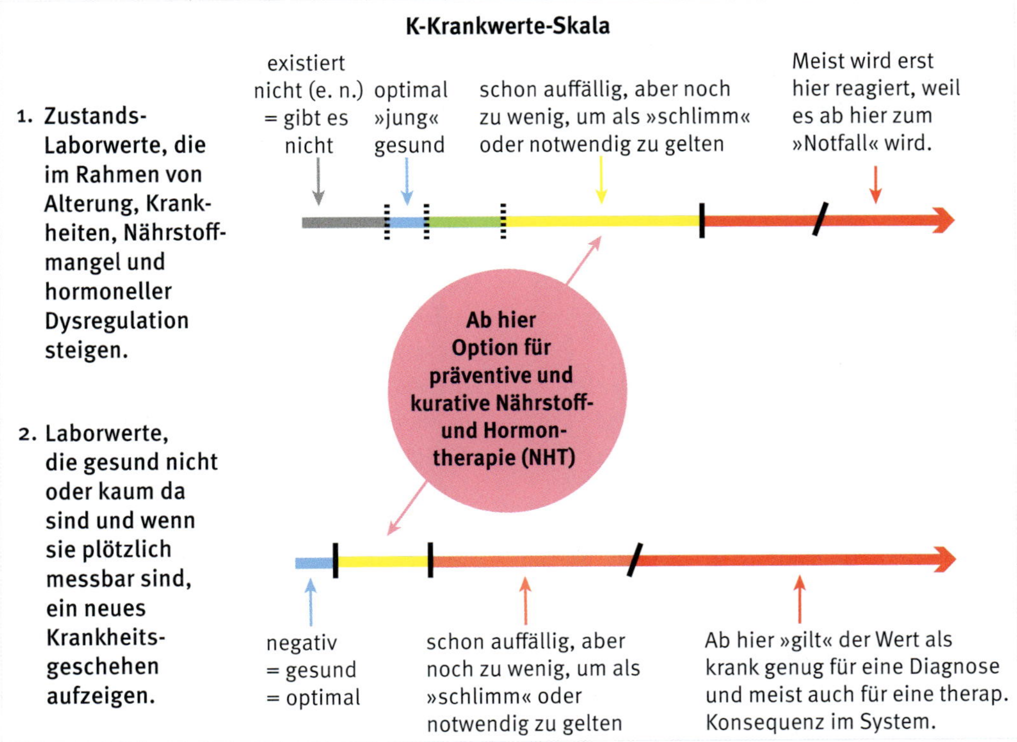

von individueller Nährstoff- und Hormontherapie nach Labor. Oder ob es doch schon angeraten ist, körperfremde Pharmaka, also richtige Medikamente zu nutzen.

Zwei Untergruppen bei den Krankwerten

Bei den Krankwerten gibt es zwei Kategorien (Abb. Seite 37). Es gibt erstens Werte, die gesund normal niedrig immer da sind, weil sie zum Zustand des Lebens dazugehören, wie Nieren-, Leber-, Zucker- und Harnsäurewerte und es gibt zweitens Werte, die nie da sind, wenn der Organismus top gesund ist und die, wenn sie erscheinen, bedeuten, dass irgendwo etwas schiefgeht. Das muss beim Erscheinen nicht zu spüren sein, und es kann auch sein, dass, selbst wenn wir präventiv nichts machen, dieser Wert – selbst, wenn er höher positiv ist – nie zu einer dramatischen, medizinischen Konsequenz führen wird. Aber dennoch ist das Erscheinen dieses Krankwertes nicht normal und nicht gesund. Sein Auftreten bedeutet einen Prozess, irgendwo, der abgewichen ist von der perfekten Zahlengesundheit. In diese zweite Gruppe gehören u. a. Tumormarker, Antikörper, toxische Metalle und bestimmte Entzündungswerte, wie das CRP. So richtig gesund ist eben KEIN CRP-Nachweis. Null, nichts.

In allen drei Skalen-Abbildungen (Seite 37 Krankwerte, Seite 41 Schlüsselwerte und Seite 46 Gesundmachwerte) entsprechen die schwarzen dicken Linien den offiziellen Referenzwerten oder/und den dem Labor technisch möglichen Messbereichen. Die gestrichelten Linien sind meine Abgrenzungen aus präventiver Sicht. Mit den Farbskalen bewerte ich die Laborwerte aus präventiver Sicht von Blau (= optimal gesund) über Grün (= o.k., noch gesund), dann Gelb (= schon auffällig, in Richtung krank), bis zu Rot (= krank). Damit soll der Unterschied zwischen der bisher üblichen kurativen Ausschluss-Diagnostik und der präventiven IBSE-Diagnostik herausgestellt werden, sodass klarer wird, wo man früher therapeutisch eingreifen kann.

In der Tabelle finden Sie ein paar schöne Beispiele für das differenzierte Auslesen von drei gängigen Krankwerten: HbA1c, Kreatinin und CRP. Zum Verständnis: Krankwerte sind Laborparameter, die bei chronischen Stoffwechselerkrankungen und Alterung steigen und erhöht sind. Diese Werte sind am oberen Rand der Referenz aus dem Blickwinkel der Gesundheit schon »krank«.

Eine Bitte an die Ärztinnen und Ärzte

Bitte, liebe Ärztinnen und Ärzte, seid nicht böse mit mir, dass ich uns hier so »begrenzt« darstelle, aber es ist doch so: Wenn wir mehr machen, dann liegt es an uns und es ist nicht das System und es sind schon gar nicht die Rahmenbedingungen in den Kliniken und den Kassenpraxen, die uns für dieses »Mehr« motivieren. Wir werden im System nicht unterstützt und nicht bezahlt, wenn wir neugierig, empathisch und ganzheitlich den Menschen helfen, wirklich ursächlich ihre medizinischen Probleme zu lösen. Wir werden trainiert und bezahlt, um nach Gesetz notwendig, zweckmäßig, ausreichend und vor allem wirtschaftlich zu reagieren und zu handeln (Sozialgesetzbuch[10]). Es steht da nirgends, dass es uns in erster Linie um das Wohl des Patienten oder der Patientin gehen muss, die oder der konkret vor uns sitzt. Ja, der Eid des Hippokrates sagt etwas anderes, den mussten wir aber nie, weder im Studium noch in der Facharztausbildung, schwören und die Politik, die Juristen und die Krankenkassen müssen den auch nicht beachten.

Beispiele für Krankwerte: Diese Werte steigen im Rahmen von Alterung und Krankheiten.

Wert	Bewertung	Bemerkung
HbA1c (Langzeit-Blutzuckerwert), Zustands-Laborwert Gehört zum Leben dazu, es gibt keinen Nullwert.	Ziel in der Diabetologie	< 7 %, weil schwer krank 8–14 %
	Diabetes-Diagnose	ab 6,5 %
	ABER: Prädiabetes	schon ab 5,7 % = Beginn krank/gestört
	richtig gesund	< 5,6 %, gern auch < 5,3 %. Super ist 5,0 %, das Niedrigste, was ich gesund mal gemessen habe, war 4,6 %.
Kreatinin (bis 1,0 mg/dl, Nierenwert), Zustands-Laborwert, auch hier gibt es keinen Nullwert. CKD steht für »Chronic Kidney Disease« (= chronische Niereninsuffizienz), die in der GFR in 5 Stadien oder Grade (G) eingeteilt wird. GFR bedeutet glomeruläre Filtrationsrate (= Nierenwaschfähigkeit in ml pro Minute pro 1,73m^2 nominierte Körperoberfläche).	terminale CKD G5, Dialyse	Kreatinin > 6 mg/dl +++ mit GFR von < 15 ml/min
	CKD G4, meist erfolgt erst dann die Überweisung zur Nephrologie	Kreatinin 2–3 mg/dl ++ mit GFR um 20 ml/min
	ABER: CKD G3 = nur noch 25 % Nierenfunktion vorhanden	Kreatinin 1,1 mg/dl + mit GFR < 60 ml/min (bei z. B. 60-j. Frau)
	richtig gesund	< 0,9 mg/dl mit GFR um 90–120 ml/min
CRP (Entzündungsmarker) Hier ist am gesündesten, wenn das CRP negativ, also nicht da ist; ein Nullwert ist das Beste.	lebensbedrohlich krank	> 200 mg/l (passt z. B. zu einer schweren Lungenentzündung, die in der Klinik behandelt werden muss)
	schwerer krank	> 50 mg/l (passt zu einer akuten, eitrigen Bronchitis oder auch einem schweren rheumatischen Geschehen)
	leicht erhöht	> 5 mg/l (ab hier markiert das Labor eine Erhöhung, 5–10 passt zu einem akuten, milden beginnenden Infekt, auch viral, aber auch einer dauerhaften, also chronischen Entzündung, z. B. im Rahmen eines rheumatischen Geschehens)
	ABER: Silent Inflammation	ab 1–5 mg/l (ab dauerhaft 2 stimmt sicher etwas nicht, vielleicht ein Zahn-/Kiefer-Problem oder eine chronische Divertikulitis?)
	präventiv sinnvoll	< 1,0 mg/l zu bleiben (das ist im Alter o.k./gut)
	richtig gesund	< 0,6 mg/l (negativ = nichts, ist gesund)

Schlüsselwerte (S)

Neben den Krankwerten werden in der klassischen universitären Leitlinienmedizin auch oft die Schlüsselwerte untersucht. Diese Laborwerte verschieben sich auf der Zahlen-Verlaufslinie bei einer Störung nach links *UND* nach rechts. Der gesunde Optimalbereich ist eher klein und liegt immer *innerhalb* des Referenzbereiches. Nur wenn jemand schwer krank ist, gehen diese Schlüsselwerte aus dem Referenzbereich nach oben *oder* unten heraus. Ein Schlüsselwert kann also zu niedrig oder zu hoch sein, beides ist nicht gesund. Wenn ein Schlüsselwert *oben oder unten* außerhalb der Referenz liegt, dann ist es meistens medizinisch bereits sehr ernst.

Wir können zwei Untergruppen unterscheiden:

1. Laborwerte, die, wie bei den Krankwerten, einen Zustand im Körper beschreiben, der je nach Position der Zahl auf der Schlüsselwert-Skala (Seite 41) krank oder gesund (= optimal) sein kann.
2. Laborwerte, die für einige Nährstoffe und Hormone stehen, deren Position im Optimalbereich essenziell für eine gesunde Stoffwechselfunktion ist.

Hier sind als Beispiel für die zweite Schlüsselwert-Untergruppe Calcium, Insulin und Cortisol zu nennen. Aber auch Natrium, Kalium und Estradiol sind Schlüsselwerte. Ihnen wird auffallen, dass es Werte sind, die durchaus in der klassischen Medizin eine pathologische Bedeutung haben. Meist kennt der Laie sie »nur« durch Warnungen, wenn die Spiegel davon zu hoch sind. Aber eben auch niedrige Spiegel von diesen Nährstoff- und Hormon-Schlüsselwerten sind für unser inneres Funktionieren störend. Das können wir durch gezielte Substitution behandeln, auch wenn das medizinisch nicht akut sofort notwendig, aber eben präventiv sinnvoll ist.

Schlüsselwertbeispiele aus der Physik

Damit Sie besser fühlen, was Schlüsselwerte sind und wie relevant und bedeutend sie für unser Leben sind, hier einige Vergleiche aus der Physik: Unser Blutdruck und unsere Körpertemperatur sind mächtige Schlüsselwerte. Wenn sie sehr niedrig sind, sterben wir, und auch wenn sie sehr hoch sind, ist unser Menschenleben bedroht. Ein Blutdruck von 40/20 mmHg bedeutet akute Lebensgefahr: Wenn nicht in ein paar Minuten oder Stunden etwas Therapeutisches passiert, stirbt der Mensch. Genauso ein viel zu hoher Blutdruck von 220/130 mmHg, das ist auch sehr ernst; man stirbt nicht unbedingt sofort, aber es kann sein, dass zeitnah etwas Schlimmes passiert, wie z. B. eine Hirnblutung. Oder wenn der Blutdruck über Jahre so hoch ist, besteht die Gefahr, dass die Nieren oder das Herz versagen – und auch dann ist das Leben ernsthaft gefährdet. Wenn nicht medikamentös oder operativ geholfen wird, stirbt der Mensch ebenfalls.

Ein stabiler Blutdruck ist für unser gutes Leben und Überleben so wichtig, dass der Körper zig Möglichkeiten zum Ausgleichen und Regulieren parat hält. Hier spielen Nährstoffe wie Calcium, Magnesium, Natrium und Kalium, aber auch Hormone, wie Cortisol, Aldosteron und Renin eine wichtige Rolle. Genauso wichtig wie ein stabiler Ruheblutdruck von 110/70 mmHg ist auch unsere Körpertemperatur. Sie beträgt gesund 36,5–37 °C; ab 37,5 °C ist die Temperatur erhöht, ab 38 °C sprechen wir von Fieber und ab einer Temperatur von über 40 °C wird es bei Erwachsenen ernsthaft lebensbedrohlich. Mehr als 42 °C Körpertemperatur sind tödlich, nicht immer sofort, aber irgendwann ist Schluss, der Körper kann dann nicht mehr das Leben halten. Genauso kann umgekehrt auch extreme Kälte für den menschlichen Körper »zu viel« sein. Liegt unsere Körpertemperatur länger andauernd unter 31 °C, können wir nicht überleben. Auch für die gesunde Regulation der Körpertemperatur spielen Hormone wie T3, Cortisol und Estradiol eine entscheidende Rolle. Es ist immer dieselbe Regel: Schlüsselstoffe (Nährstoffe & Hormone) regulieren mithilfe der Gesundmachstoffe (Nährstoffe & Hormone) andere Körper-Zustands-Schlüsselwerte und helfen so, dass Krankwerte nicht steigen.

Endokrinologie und funktionelle Hormontherapie – zwei Welten

Ganz wichtig zu verstehen ist, dass im Gegensatz zu dem, was ich weiter beschreiben werde, in der klassischen universitären

Schlüsselwerte im Verlauf: Es gibt erstens Schlüsselwerte, die einen Körperzustand beschreiben, und zweitens Schlüsselwerte, die für Nährstoff- und Hormonspiegel stehen. Der pink markierte und aus klassischer kurativer Sicht »Egal-Bereich« ist es, den wir mit der hier beschriebenen NHT behandeln. Wir sorgen präventiv und auch kurativ dafür, dass die Nährstoffe und Hormone in den blauen Optimalbereich kommen. Die klassische Medizin dagegen sieht erst Handlungsbedarf, wenn Schlüsselwerte – zu hoch oder zu niedrig – im roten, akut lebensbedrohlichen Bereich sind.

S-Schlüsselwerte-Skala

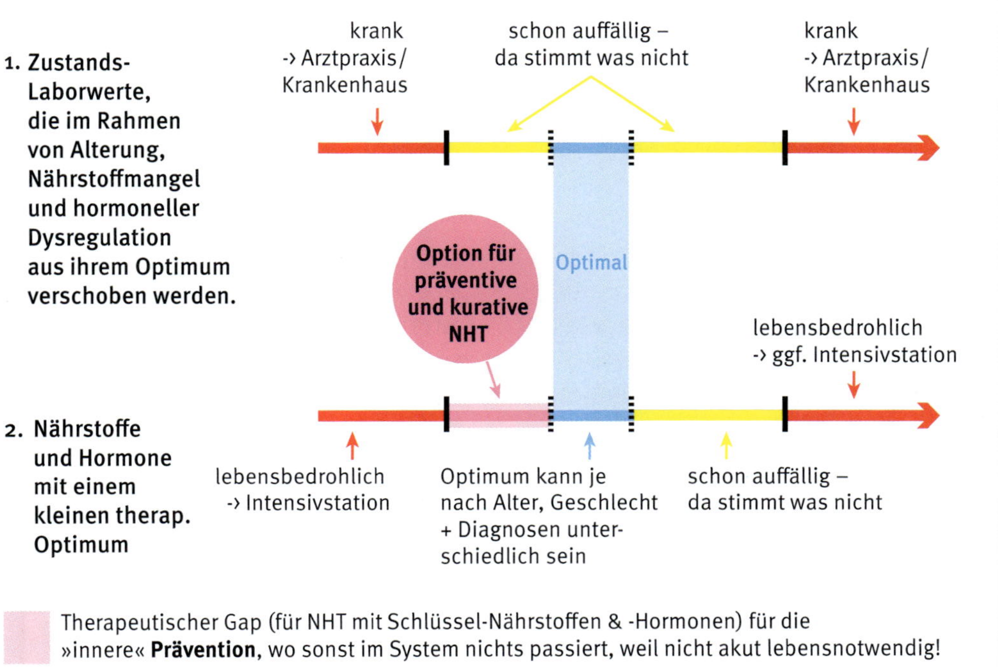

Medizin, vor allem in der Endokrinologie, Schlüsselhormone, die niedrig, aber noch in der Norm sind (pinker Bereich in der Abb. Seite 41), nicht substituiert werden. Die Leitlinien der medizinischen Gesellschaften finden diese niedrigen Schlüsselhormonwerte »o.k.«: Es wird keine Indikation zur Therapie gesehen, im Gegenteil, es wird sogar meist von einer Substitution abgeraten, denn es könnten ja die Probleme eines Zuviels auftreten. Das ist ein Riesenproblem, denn hier widerspreche ich, zusammen mit anderen, den endokrinologischen Expertinnen und Experten.

Die universitäre Medizin findet, dass nur behandelt werden muss, wenn die Hormonschlüsselwerte (als Beispiele seien hier genannt: Cortisol, Insulin, aber auch die Schilddrüsenhormone T3 und T4) außerhalb der Referenz liegen *UND* der Mensch schlimm leidet. Solange die Werte nicht deutlich unter der unteren Referenz liegen, wird nicht substituiert, auch wenn die Beschwerden der Betroffenen zu einer Unterversorgung mit dem Schlüsselhormon passen.

Bei den Gesundmachhormonen (große therapeutische Breite) ist es sogar noch gravierender: Mit denen wird in der klassischen Endokrinologie nie gearbeitet, weil wir ohne diese Hormone nicht sterben, sie also nicht akut lebensnotwendig sind. Als Beispiele seien hier DHEA, Progesteron (außerhalb der Hormonersatztherapie) oder auch Melatonin genannt. Es gibt für diese nicht akut lebensbedrohlichen Hormon-niedrig-Situationen keine Leitlinien und keine medizinisch notwendige Indikation. Das hat zur Folge, dass die Therapie mit diesen Hormonen nicht von den Krankenkassen erstattet wird.

Warum das in der Praxis so ist, hat viele, sehr unterschiedliche Gründe. Es würde den Rahmen dieses Buches sprengen, das hier zu diskutieren. (Für alle, die es näher interessiert, ich habe im *1. Buch Nährstofftherapie* einiges zu den Hormonen und den vielen Missverständnissen, die es zu ihnen gibt, geschrieben.) Es ist einfach so, dass ich – und andere – die Hormone im Sinne einer funktionellen Medizin sehr gern therapeutisch nutze, kurativ und präventiv, obwohl die klassische Endokrinologie das noch nicht nötig oder sogar falsch findet. Oft ist es auch so, dass manche Ärztinnen und Ärzte glauben, es sei gefährlich, dabei wird es einfach nur nicht bezahlt. Nur weil etwas im System nicht bezahlt wird, heißt das aber nicht, dass es gefährlich ist, es dennoch für die Gesundheit zu tun.

Gesunde Ernährung und Ballett zahlen die Kassen ja auch nicht. Es ist leider in den letzten 20–30 Jahren ein Riesen-Chaos um die altersbegleitende Hormontherapie entstanden, das mit der nützlichen, biochemischen Wirkung auf den Stoffwechsel überhaupt nichts zu tun hat. Unsere körpereigenen Hormone sind o.k., sie sind gut und sie haben von Haus aus keine Nebenwirkungen, also etwas Schädliches, was man nicht haben will. Alles, was ein Hormon im Körper auf Zellebene bewirken kann, will die Natur haben, und es ist einfach nur die Frage der richtigen Dosis (nicht zu viel oder zu wenig) zum richtigen Zeitpunkt für die entsprechenden Umstände. Deswegen haben körperfremde medikamentöse Hormonderivate, wie die Pille (Progesteron-Derivat = Gestagen) oder auch das Prednisolon (= Cortisol-Derivat), die meist nur eine Wirkung des Hormons verstärken sollen, u. a. auch

Nebenwirkungen, weil alles andere, was das Hormon sonst auch noch bewirken würde, nicht passiert. Zur Verteidigung der Endokrinologie: Es gibt einen belgischen Endokrinologen in vierter Generation, Dr. Thierry Herthoge, der intensiv präventiv und kurativ Hormontherapie nach Klinik und Labor zum Erhalt der Gesundheit und zur Behandlung von Krankheiten einsetzt. Er hat unglaublich viele gute, vor allem auch medizinische Bücher für Ärztinnen und Ärzte dazu geschrieben, von denen ich die wichtigsten im Anhang nenne (Seite 379).

Therapieoption bei niedrigen Nährstoff- und Hormonspiegeln

Gerade in diesem pinken »Egal-Bereich« liegen die enormen therapeutischen Optionen der kontrollierten Nährstoff- und Hormontherapie (NHT) nach Labor für den Erhalt unserer Gesundheit, insbesondere bei altersbedingten Stoffwechselfunktionsverlusten. Wenn Nährstoff- und Hormonschlüsselwerte schwach, niedrig oder »schlapp« sind und einige Krankwerte leicht erhöht, dann bedeutet das eine deutlich erhöhte Stoffwechselempfindlichkeit mit viel zu hoher IBSE. Mit dem Anheben von niedrigen Nährstoff- und Hormonschlüsselwerten können wir wirksam therapeutisch intervenieren: zur Herstellung von Stoffwechselgesundheit, denn diese Schlüsselstoffe sind mächtige Regulatoren.

Wenn sie zu hoch sind, ist das nicht gut, und wenn sie niedrig sind, dann ist das auch nicht gut. Es ist medizinisch kurativ und präventiv sinnvoll, das zu Niedrige nicht so zu lassen. Da Schlüsselwerte in der kurativen, klassischen Medizin eine große Bedeutung haben, wenn sie sehr niedrig oder sehr hoch sind, bedeutet das, dass sie auch in der Prävention eine Bedeutung haben *müssen*. Therapeutisch die optimale Position dieser Schlüsselwerte herzustellen, ist eines der funktionellen Hauptziele für die innere Prävention. Das werde ich Ihnen in den beiden Kapiteln 3 und 4 sowie in den beiden T3-Therapie-Fallbeispielen (Seite 321) zeigen.

Bei den Schlüsselwerten ist das Besondere, dass sie krank sowohl zu hoch als auch zu niedrig sein können. Gesund sind sie, wenn sie in ihrem Optimum liegen, was durchaus je nach Alter, Geschlecht und Umständen von Mensch zu Mensch unterschiedlich sein kann. Hier wichtig: Niedrige Hormon- und Nährstoffschlüsselwerte sind in der individuellen NHT nach Labor eine wichtige therapeutische Option. Dieser pinke »Egal-Bereich« ist die Therapielücke, die im System von niemandem gesehen wird. Mit »egal« meine ich, dass sie in der klassischen Medizin, vor allem in der Endokrinologie, für die Therapie nicht berücksichtigt werden, deswegen dieses »egal«, denn die Ärztinnen und Ärzte reagieren darauf nicht, sie machen nichts. Genau hier lässt sich aber präventiv (und auch kurativ) viel bewirken. Niedrige Schlüsselhormone und niedrige Schlüsselnährstoffe sind DIE therapeutische Maßnahme in einer wirksamen Nährstoff- und Hormonmedizin.

Schlüsselwerte hält der Körper – solange es geht – im Optimum

Vielleicht noch wichtig zum Verständnis der Schlüsselwerte: Der Körper tut alles, um diese Werte selbst mit seinen eigenen Kräften im Optimum zu halten. Sie werden also vom Körper aktiv gestaltet und reguliert, deswegen ist dort bei diesen Werten eine Abweichung auch so interessant. Sie ist kein Zufall, der Körper konnte es nicht besser kompensieren, auch da lohnt es sich, die Ursachen dafür anzuschauen. Je mehr Wissen man also um die inneren Zusammenspiele der verschiedenen Werte und Ebenen hat, desto besser kann man beim Blutlesen dann auch nachvollziehen, wie es zu den Störungen gekommen ist, um dann weitere therapeutische Möglichkeiten zu finden.

Schlüsselwerte sind Laborparameter mit einem kleinen Optimum innerhalb der Referenz. Sie müssen gesund optimal sein, d. h. weder zu hoch noch zu niedrig. Besonders interessant für die Therapie sind niedrige Schlüsselnährstoffe und Schlüsselhormone. In der Tabelle finden Sie ein paar schöne Beispiele für das unterschiedliche Auslesen mehrerer gängiger Schlüsselwerte:

- drei Zustands-Schlüsselwerte beim Blutbild: Erythrozytenzahl & Hämoglobinwert (Hb), Leukozytenzahl und Thrombozytenzahl,
- ein Schlüsselnährstoff wie Calcium und
- zwei Schlüsselhormone wie Cortisol und Insulin.

Schlüsselwerte haben ein kleines, therapeutisches Optimum in der Referenz – eine Abweichung über oder unter die Referenz ist ernst.

Parameter	Werte	Interpretation
Zustands-Schlüsselwerte		
3 verschiedene Blutzellen im **kleinen Blutbild**	rote Blutkörperchen/Hb (Erythrozyten/Hämoglobin)	zu niedrig: Anämie zu hoch: Polycythaemia vera
	weiße Blutkörperchen (Leukozyten)	zu niedrig: Leukopenie zu hoch: Leukozytose/Leukämie
	Blutplättchen (Thrombozyten)	zu niedrig: Thrombopenie zu hoch: Thrombozytose/-zytämie
Nährstoff- und Hormonschlüsselwerte		
Calcium i. Serum Schlüsselnährstoff (2,13–2,56 mmol/l)	um 2,45 mmol/l ‹ 2,4 mmol/l ‹ 2,13 mmol/l › 2,7 mmol/l	optimal (oberer Referenzbereich) bedeutet »Calcium-Hunger« bedeutet einen schweren Calcium-Mangel bedeutet eine krankhafte Ursache
Insulin i. Serum Schlüsselhormon	um 5 µU/ml ab › 10 µU/ml ‹ 2 µU/ml	morgens nüchtern optimal Hinweis auf Beginn e. Insulinresistenz (IR) V. a. evtl. Insulinmangel, Diabetes Typ I
Cortisol i. Serum Schlüsselhormon	um 100–120 ng/ml ‹ 80 ng/ml morgens ‹ 40 ng/ml morgens › 200 ng/ml morgens	morgens früh optimal Hinweis auf erschöpfte Nebennieren V. a. einen Morbus Addison V. a. Stress, Hypercortisolismus oder unter der Kombi-Pille bei stark erhöhtem SHBG

Gesundmachwerte (G)

Bei Gesundmachwerten gelten andere Regeln für die Referenzbereiche: Die Gruppe der Gesund*mach*werte besteht nicht aus Körperzustands- oder Prozesswerten, so wie alle Krankwerte und viele der Schlüsselwerte. Hier in dieser »Macher-Gruppe« finden sich die meisten essenziellen Nährstoffe und viele der nicht lebenswichtigen Hormone, die wir im Alter oder auch bei Stress entweder mehr verbrauchen (Nährstoffe) oder die uns im Alter und im Stress »natürlich« im Rahmen einer altersbedingten »normalen Drüsenerschöpfung« verlassen und fehlen (Hormone).

Die Gesundheit bei den Gesundmachwerten liegt oft über der Normreferenz: Alle Gesundmachwerte sind im Gegensatz zu den Krank- und Schlüsselwerten nicht Teil der Notfall- und Akutmedizin. Sie sind, wenn, dann Teil der Ernährungsmedizin, der Präventivmedizin oder bei ganz bestimmten Krankheiten auch Teil der ambulanten Fach- und Hausarztmedizin.

Das Problem bei den Gesundmachstoffen sind die Referenzbereiche, denn die sind irreführend. Anders als bei den Krank- und Schlüsselwerten ist es hier nicht schlimm oder gar lebensbedrohlich, an oder über der oberen Norm zu sein, da es bei den Gesundmachwerten nie um einen Körperzustand geht, sondern immer »nur« um die Qualität der Versorgung mit diesen Gesund*mach*stoffen. Diesen Stoffen habe ich bewusst ein Verb in ihren Namen integriert: Die machen gesund. Normalerweise bekommen wir Nährstoffe über die Ernährung und Hormone über unsere Drüsen. Beide »Quellen« können aber »stress-« und vor allem altersbedingt versiegen. Deswegen beruhen die Referenzbereiche bei den Gesundmachwerten »nur« auf einem rein statistischen Wert. Das heißt, der Referenzbereich eines Gesundmachwerts ist eine statistische Größe, die lediglich besagt, welche Werte für diesen Stoff in der Bevölkerung je nach Alter und Epigenetik »normal« sind, egal, ob gut oder schlecht. Das, was üblich ist, ist in der statistischen Referenz. Und da wir mit vielen Nährstoffen und auch Hormonen aus verschiedenen Gründen »normal« unterversorgt sind (Jod, Selen, Zink, Magnesium, B12, Folsäure und Vitamin D, DHEA, Progesteron, Melatonin etc.), sind bei vielen dieser Gesundmachnährstoffen die vom Labor genannten Referenzbereiche niedrig. Einfach, weil der Mangel an Nährstoff X oder an Hormon Y im Alter von 50 Jahren in der Bevölkerung, warum auch immer, häufig normal ist. Wir sterben deswegen nicht, denn zum Leben reicht es, aber nur, weil der niedrige Nährstoff- oder der abgesunkene Hormonspiegel zum Leben reicht und wir nicht sterben, heißt das nicht, dass dieser Spiegel gut oder sogar unter Therapie das gesunde Ziel ist. Wenn wir präventiv unterwegs sein wollen und eine Topversorgung anstreben, die auch für das »Morgen« eine Ressource für eine Notfall-Situation bietet, können wir uns nicht an den Norm-Referenzbereichen orientieren. Im Sinne der Prävention müssen Gesundmachwerte unter Therapie an oder über der oberen Norm liegen. Das ist dann nicht schädlich oder giftig, sondern schlicht und ergreifend das gesunde Top-Ziel.

Der Wirkbeweis: wenn Krankwerte sinken

Wenn die Spiegel der Gesundmachwerte in Relation zur Mangelnorm hoch und über der Norm sind, ist man einfach nur ENDLICH gut versorgt, das Ziel ist erreicht! Bei vielen Gesundmachwerten – Nährstoffen und auch nicht akut lebenswichtigen Hormonen – liegt der therapeutische Zielwert deswegen an oder in einem Bereich, der über der altersgemäßen Norm liegt. Nein, das ist so als Ganzes, wie ich es beschreibe, nicht in Anwendungsstudien placebokontrolliert erforscht (weil keiner finanziell davon profitiert). Sondern es ist meine tägliche Erfahrung in der Praxis. Und für mich ist der »Beweis« beim einzelnen Menschen, dass sich durch satte Gesundmachspiegel, für die Gesundheit wichtige Schlüsselwerte optimieren lassen und Krankwerte sinken oder zumindest nicht steigen. Das spricht doch dafür, dass wir in der inneren Biochemie etwas richtig machen. Was für alle pauschal das Beste (… und Günstigste) ist, das muss noch erforscht werden. Fakt ist, dass das, was heutzutage bei unserer IBSE »normal« ist, *nicht* das Beste für unseren Körper ist, erst recht nicht, wenn er altert. Es mangelt zum Erhalt der Gesundheit (also gegen die »Natur«) an allen Ecken und Enden.

Nochmal ganz genau, weil es wichtig ist, das zu verstehen: Referenzbereiche von Nährstoff-Gesundmachwerten spiegeln nicht die Gesundheit wider, sondern »nur« den Versorgungszustand dieses Nährstoffes in der gemessenen unbehandelten Bevölkerung. Wenn die Bevölkerung einen Selen-Mangel hat, weil die Böden selenarm sind, dann ist der »Normal-Bereich« dementsprechend niedrig, weil

Gesundmachwerte im Verlauf. Es gibt hier nur Nährstoffe und Hormone als Werte. Sie sind erst so richtig gut, wenn sie im oberen Bereich der Norm oder sogar darüber liegen.

G-Gesundmachwerte-Skala

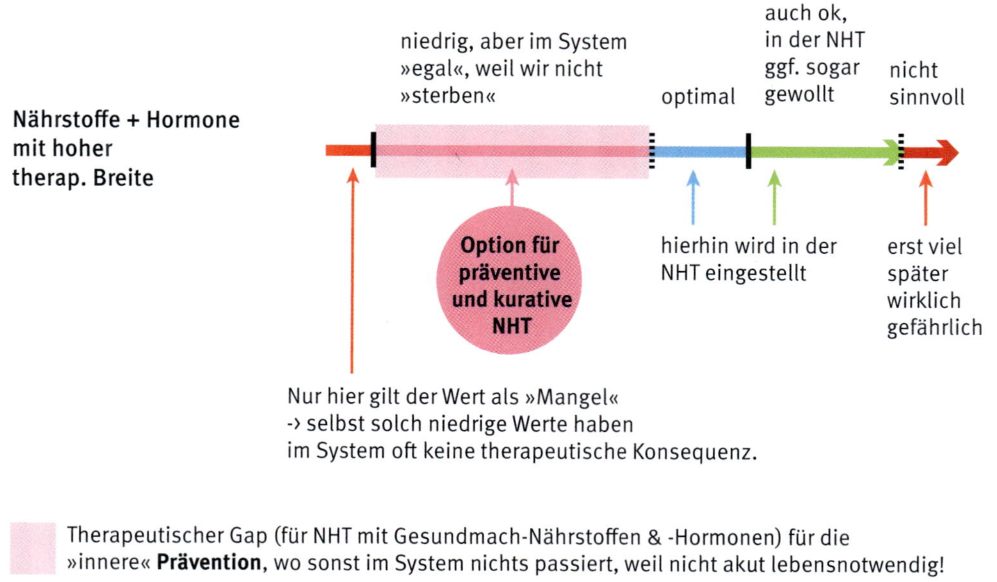

der Mangel die Normalität ist. Wenn die Bevölkerung eine sehr gute Selen-Versorgung hätte, wären die Referenzbereiche dementsprechend höher, weil dann der hohe Wert statistisch häufig wäre und das wäre dann die Normalität. Da es uns allen an vielen Nährstoffen eher mangelt, sollen und dürfen viele Nährstoffe *unter Therapie* am oder über dem oberen Rand der »normalen« Mangel-Referenz liegen. Erst dann ist es »gut«, im Sinne von therapeutisch *wirksam* auf zu hohe Krankwerte und verschobene Schlüsselwerte.

Das ist ein Riesenunterschied zu den Referenzbereichen von Krank- und Schlüsselwerten, bei denen ist es der Körper, der reguliert oder reguliert wird, wenn da die Werte aus der Referenz gehen, dann stimmt etwas nicht. Bei den Gesundmachwerten ist es andersherum. Die müssen hoch sein, um eine gute Wirkung zu haben. Quelle ist bei den Nährstoffen normalerweise unsere Nahrung und *nicht* unsere körpereigene Herstellung oder Regulation. Das ist der wichtigste Unterschied zu den vier Haupt-Nährstoff-Schüsselwerten: Calcium, Natrium, Kalium und Eisen. Hier mischt der Stoffwechsel aktiv an den Blutspiegeln mit, indem er diese Nährstoffe unterschiedlich im Körper (Zellen, Gewebe) verteilt und ggf. mithilfe von u. a. Hormonen bei Not oder Bedarf abruft. Streng genommen könnte man auch Selen, Jod und B6 im Körper zu den Schlüsselwerten zählen, denn theoretisch gibt es bei den drei Nährstoffen ein Zuviel, da aber unsere Realität so krass im Mangel ist, »rechne« ich sie zu den Gesundmachwerten.

Wie unterscheiden sich Gesundmach- und Schlüsselnährstoffe?

Der Unterschied von den Gesundmachnährstoffen zu den Schlüsselnährstoffen besteht also darin, dass der Körper die Konzentration von Schlüsselnährstoffen im Serum stabil hält. Das bewerkstelligt der Körper meist über hormonelle Regelkreise, wie beispielsweise zur Regulation von Calcium im Serum. Diesen Mechanismus gibt es bei den Gesundmachnährstoffen wie B12, Magnesium und auch Selen und Jod so aktiv nicht. Unsere Versorgung mit Gesundmachnährstoffen ist zu 100 % abhängig von der Aufnahme (meist oral-intestinal). Und wenn wir den Nährstoff nicht speichern können, was zum Großteil der Fall ist, müssen wir diesen täglich zuführen. Nährstoffe sind essenziell, wir müssen sie aufnehmen, aber es dauert Jahre bis Jahrzehnte, bis ein Mangel an einem einzelnen Gesundmachnährstoff so relevante Stoffwechselauswirkungen hat, dass sie für uns spezifisch spürbar sind und dann auch medizinisch objektivierbar werden. Deswegen wird sich bei Selen, B12 & Co. so gestritten. Ab wann ist ein solcher Nährstoff schlimm im Mangel? Die von der DGE empfohlenen täglichen Minimal-Dosierungen[11] reichen aus, um nicht zu sterben. Aber wenn wir eine qualitativ gute Stoffwechselfunktion erreichen wollen, brauchen wir mehr. Und *genau* hier liegt die therapeutische Option (pinker Bereich in den Abbildungen) einer individuellen Nährstofftherapie – kontrolliert nach Labor – für den Erhalt oder Wiedergewinn der Stoffwechselgesundheit.

Gesundmachhormone stellt der Körper selbst her

Bei den Gesundmachhormonen geht es nicht um etwas, was uns die Nahrung schenkt, sondern das sind Stoffe, die wir in unseren Drüsen selbst produzieren – oder auch nicht. Viele Hormone sind im Alter normal »weg«, einfach weil es natürlich im

Rahmen der Alterung so ist. Jetzt kommt's: NUR WEIL DAS NORMAL IST, MUSS MAN ES DOCH NICHT SO LASSEN. Sie tragen doch auch eine künstlich hergestellte Plastik- oder Metallbrille, weil es normal ist, dass die Augen im Alter schlechter werden. Sie werden da nicht schuldig erklärt, Sie müssen auch keine Übungen machen, um das allein wieder hinzubekommen. Sie erhalten einfach eine Brille. Sie und die Medizin akzeptieren auch ein neues Hüftgelenk und einen Herzschrittmacher, wenn Gelenk und Herzrhythmus nicht mehr funktionieren. Organtransplantation, Augenlinsen-OPs, Einlagen und Zahnimplantate, alles das ist nötig, weil unser Körper im Verlauf des Lebens Funktionen verliert, die er in der Gesundheit hatte.

Warum können wir dann nicht auch unsere körpereigenen Hormone, wenn sie verloren gehen, therapeutisch nutzen, um unsere Zellfunktion und -regulation zu unterstützen und in der Funktion zu halten (präventiv) oder wieder in die Funktion zu bringen (kurativ)? Ich verstehe das nicht. Das wäre doch nur logisch. Das Verrückte ist, dass auch oft in der schon sehr offenen ganzheitlichen und funktionellen Medizin der Verlust der Hormone nicht als Ursache »gilt«, obwohl man diese Ursache durch Substitution beheben kann. Nein, es darf das Hormon nicht benutzt werden, es muss durch etwas anderes kompensiert werden: Sport, Ernährung, Entspannung, Traumabehandlung, Phytotherapie, Ayurveda, TCM, Homöopathie und was noch alles, ist erlaubt, aber einfach das Hormon zu geben, was früher da war, oder was einfach biochemisch als passender Schlüssel helfen würde, das Problem (Schlafstörung, Muskelabbau, Osteoporose) zu lösen oder gar zu beseitigen, wird nicht erlaubt oder gefürchtet. Ich verstehe das nicht.

Gesundmachhormone sind so nützlich für den Erhalt der Gesundheit

Bei den Gesundmachhormonen ist die Quelle wie gesagt nicht die Nahrung, sie werden in unseren hormonproduzierenden Drüsen hergestellt. Wichtig zu verstehen bei den Hormonen ist, dass diese im Körper nach ihrer Herstellung in den Organen weiter verstoffwechselt werden. Und auch Hormon-Metabolite können eine hormonelle Wirkung haben.

Bestes Beispiel ist Vitamin D: Es ist auch ein Hormon, darüber habe ich in meinen beiden ersten Büchern schon viel geschrieben. Wir nehmen als Supplement das Cholecalciferol (Vor-Vitamin-D) auf, das wird dann in der Leber in das Gesundmachhormon Calcidiol (25-OH-Vitamin-D) umgewandelt und dieses wird dann vor allem in den Nieren, aber auch in anderen Zellen, in das Schlüsselhormon Calcitriol (1,25-OH-Vitamin-D) umgewandelt. Dieser Vitamin-D-Stoffwechsel ist individuell unterschiedlich gut, schnell, langsam oder gestört aufgestellt. Cofaktoren, wie u. a. die Nährstoffe Magnesium und Bor helfen oder stören diesen Prozess, je nachdem, ob sie fehlen oder nicht.

Beispiel Wechseljahre: Hinzu kommt, dass unsere Gesundmach-Hormonproduktion ganz natürlich den altersgemäßen Erschöpfungsprozessen unterliegt. Bestes Beispiel ist die normale ovarielle Insuffizienz (Erschöpfung) der Frau ab 40: die Wechseljahre. Was für ein Kampf ist es nun, dass wir Frauen diese Hormone substituieren dürfen: Obwohl wissenschaftlich gesichert ist, dass Estradiol und auch Progesteron wichtig sind für den Erhalt der Frauengesundheit, bekommt diese Therapie nicht jede Frau ganz selbstverständlich angeboten. Das wird sich hoffentlich in den nächsten Jahren ändern, denn alles, was die Frau ab 40 plagt, sollte parallel zur fachärztlichen Abklärung und Behandlung immer auch hormonell durchgedacht werden. Meist ergeben sich daraus ergänzend zum normalen medizinischen Vorgehen weitere, vor allem therapeutische Möglichkeiten mit einer wie auch immer gestalteten Hormontherapie, ergänzend zu allem anderen, was Sinn macht, um vor weiteren, durch Hormonmangel altersbedingten Problemen zu beschützen.

Bei den Hormonen scheiden sich die kurativen und präventiven Geister

In der Abbildung will ich mit dem pinkfarbenen Bereich bewusst machen, wo sich funktionell kurativ und präventiv mit einer Hormontherapie zuarbeiten lässt. Ja, ich weiß, dafür sind die Leitlinien nicht ausgerichtet, aber gerade die sind eben nicht die Wahrheit für die Gesundheit. Sie dienen nur der wirtschaftlich orientierten Basis-Rettung bei schlimmer Drüsen-Krankheit. Das muss und möchte ich gern mit Ihnen zusammen ändern. Ich muss Sie seelisch darauf vorbereiten, dass das, was ich therapeutisch bei den Hormonen vorschlage, sowohl bei den Gesundmachhormonen als aber auch bei den Schlüsselhormonen nicht von Ihren klassischen Ärztinnen und Ärzten so gesehen wird. Nicht schimpfen, das ist normal, da die Kolleginnen und Kollegen kurativ ausgebildet wurden und die Lehre auch so ist. Gerade hier bei den Hormonen scheiden sich die kurativen und präventiven Geister.

Wichtig bei den Gesundmachwerten: Niedrige Hormon- und Nährstoff-Gesundmachwerte sind in der klassischen Medizin nur akzeptiert krank, wenn sie sehr niedrig sind (unter der unteren statistischen Mangel-Referenz, quasi der Mangel im Mangel) und das dann auch noch über sehr lange Zeit. Sie sind aber für die Prävention schon früher eine wichtige therapeutische Option, um erhöhte Krankwerte oder verschobene Schlüsselwerte zurück in niedrigen und optimalen Bereichen zu halten (präventiv) oder zu bringen (kurativ). Das wird im System nicht so gesehen, im Gegenteil: Ein Großteil der Medizinerinnen und Mediziner denkt, dass es schädlich sei, wenn Gesundmachwerte über der statistischen Referenz liegen, was aber falsch ist. Das liegt daran, dass man die Gesundmachwerte gleichsetzt mit den Regeln der Krank- und Schlüsselwerte, bei denen es tatsächlich eine krankhafte Bedeutung hat, wenn diese Werte über der oberen Norm liegen (Krank- und Schlüsselwerte) oder sogar auch darunter (Schlüsselwerte). Dieses »An-oder-über-der-Norm-Liegen« ist aber bei den Gesundmachwerten das therapeutische Ziel. Wenn man nur diesen Unterschied in der klassischen Medizin begreifen und sehen würde, wären so viele Missverständnisse und völlig unnötige Ängste nicht vorhanden.

In der folgenden Tabelle finden Sie vier Beispiele für Gesundmachwerte: die Gesundmachnährstoffe Selen und B12 sowie die Gesundmachhormone Calcidiol (25-OH-Vitamin-D) und Progesteron. Gesundmachwerte sind Laborparameter mit hoher therapeutischer Breite. Sie können lange niedrig sein oder fehlen, ohne dass dies bemerkt wird. Im Gegensatz zu Krankwerten und Schlüsselwerten entspricht ihre Referenz nur der statistischen und altersgemäßen Norm in der Bevölkerung. Diese Norm ist bei vielen Menschen mangelhaft, deswegen liegt bei den Gesundmachwerten das gesunde Ziel unter Therapie meist AN oder ÜBER der oberen Referenz!

Beispiele für Gesundmachwerte: Sie sind nicht akut lebensnotwendig und haben eine große therapeutische Breite.

Gesundmachwert	Referenz	Ziel unter Therapie	Bemerkung
Nährstoff			
Vitamin B12 im Serum	200–2000 pg/ml	› 800 pg/ml	gern je nach Kontext auch › 1000–1200 pg/ml, auch noch höhere Werte sind nicht schlimm bzw. egal, nicht Angst haben
Selen im Vollblut	90–200 µg/l	› 140 µg/l	gern je nach Kontext und Selenoprotein-P auch bis 200 µg/l (nur unter Natriumselenit) Das Selenoprotein-P sollte gesund nicht dauerhaft über 8 mg/l liegen, optimal ist: 6,0–7,5 mg/l.
Hormon			
25-OH-Vitamin-D	30–100 ng/ml	50–70 ng/ml	gern auch höher, je nach Kontext und D-Ratio
Person/Zustand		**altersgemäße Referenz**	
Progesteron Männer	bis 0,15 ng/ml	Hier gibt es kein therapeutisches Ziel, die Gabe von Progesteron ist eine klinische Entscheidung.	
Progesteron Frauen			
Follikelphase	bis 0,5 ng/ml		
frühe Lutealphase	› 5,0 ng/ml		
mittlere Lutealphase	› 10 ng/ml (21. ZT)	(ist nur bei Zustand nach Eisprung › 10 ng/ml)	
Schwangerschaft 1.+2. Trimenon 3. Trimenon	 12–80 ng/ml 40–380 ng/ml		
Postmenopause	bis 0,15 ng/ml	Ziel unter HRT um 2–6 ng/ml	

Nephrologisches Blutlesen: Basis der Prävention

Bevor wir zum Diagnostik- und Therapieplan kommen, möchte ich Ihnen noch erklären, woher ich weiß, dass die Präventionsstrategien mit NHT nach Labor funktionieren, ohne dass ich dafür eine große Studie anführen kann.

Woher kommt meine Affinität zum Blut und dem Bedürfnis, da Ordnung zu schaffen? Auf jeden Fall ist das eine nephrologische Herangehensweise, weil die Nieren maßgeblich die Blutgesundheit bewachen und gestalten. Sie waschen es täglich, befreien es von Giften, gestalten den Wasser- & Elektrolythaushalt, den Blutdruck, das rote Blutbild und die Gefäß- und Knochengesundheit. Wenn die Nieren krank sind, wird schneller gestorben[12]. Ihre gesunde Funktion ist lebenswichtig.

Wenn wir im Krankenhaus wissen wollten, was aus nephrologischer Sicht innerlich mit dem Stoffwechsel der nierenkranken Patientinnen und Patienten los war, haben wir bestimmte Blutwerte gemessen. Nur mit diesen Blutwerten war es möglich – je nach klinischem Verlauf –, zusammen mit den anderen Befunden aus der Bildgebung, zu entscheiden, was und wie weiter diagnostisch und therapeutisch medikamentös oder invasiv vorzugehen ist. In der Nephrologie ist es normal, dass man aufgrund von mehreren »Zahlen« im Blut in die diagnostische und therapeutische Handlung gelangt, denn solange jemand Wasser lässt, also Urin produziert, ist das genaue Ausmaß des Nierenversagens nur über Blutwerte objektivierbar.

Die Zusammensetzung des Blutes ist in der Nephrologie die wichtigste Diagnostik, vergleichbar mit EKG und ECHO in der Kardiologie oder Röntgen und CT in der Orthopädie. Wir »sehen« im Blut den Verlust der Nierenfunktion, deren Folgen und oft auch deren Ursachen. Nieren sind selten primär nierenkrank (als Ausnahmebeispiel seien hier die eher seltenen genetischen Nierenerkrankungen wie z.B. die familiären Zystennieren genannt), sondern Nieren leiden im Laufe des Lebens unter den Bedingungen, unter denen sie arbeiten müssen. Je länger, je ungesünder und je kränker jemand lebt, desto mehr leiden die Nieren darunter. Insbesondere die altersbedingten Stoffwechselerkrankungen schaden auf Dauer den feinen Filterstrukturen, insbesondere den Nierenfilterchen (Glomeruli). Und weil das so ist, hat man in der Nephrologie einen eher ganzheitlich-internistischen Blick auf den Stoffwechsel, weil alles im Stoffwechsel mit der Nierenfunktion interagiert und umgekehrt. Durch diese Rolle mittendrin im Blut sind Nieren in alles irgendwie involviert und mischen zum Guten und Schlechten mit.

Etwas einzunehmen ist in der Nephrologie normal

Was dann auch sehr nephrologisch ist, ist die Art und Weise der Therapie: Man gibt in der Nephrologie Medikamente, viele Medikamente, denn die helfen, das, was Nieren sonst im Stoffwechsel machen würden, zu »ersetzen«. Auch bei der Leber ist das Vorgehen mit Cholesterinsenkern und Antidiabetika wie Metformin, SGLT2-Hemmern und GLP-1-Analoga ähnlich. Das macht doch auch Sinn, denn Nieren und Leber sind unsere zentralen biochemischen Entgiftungsorgane, die alles, was hereinkommt, »verstoffwechseln«. Wenn dieses biochemische Verstoffwechseln versagt, ist das nicht durch eine OP zu behandeln, sondern man muss das dann (auch) mit Biochemie-Therapie beantworten. In der konservativen Nephrologie (vor Dialyse – bei der chronischen Niereninsuffizienz) gibt man also den Betroffenen etwas Stoffliches zum Einnehmen, was im Inneren die »Zahlen« wieder in die gesunde Richtung bringt; und damit wird der Stoffwechsel stabil gehalten und vor weiterer (Nieren-)Schädigung bewahrt.

Vor allem in der Nieren-Transplantations-Ambulanz, wo wir sehr präventiv und beschützend auf die Patientinnen und Patienten aufgepasst haben, habe ich ein gutes Blutlesetraining bekommen. Schon kleinste Veränderungen der Nierenwerte waren Anlass etwas – meist etwas pharmakologisch-medikamentöses – zum Schutz der Transplantat-Nierenfunktion vorzunehmen. Aber auch körpereigene Hormone (Vitamin D, Erythropoietin) und Nährstoffe (Calcium, Kalium, Eisen, Folsäure, Vitamin B12) wurden je nach Laborergebnis eingesetzt, um den Transplantierten zu einer guten Lebensqualität mit Transplantat zu verhelfen.

Ja, es gibt auch selbstverständlich eine eingehendere Labordiagnostik in der Kardiologie, Gastroenterologie, Hepatologie, Rheumatologie, Endokrinologie, Diabetologie, Osteologie und natürlich auch in der Hämato- und Onkologie; aber hier wird sowohl in der Diagnostik als auch in der Therapie (noch) anders gedacht. In den genannten Fachrichtungen wird diagnostisch meist nur punktuell akut auf eine schlimme fortgeschrittene Krankheit reagiert, weil auch erst dann im System etwas Therapeutisches zur Verfügung steht. Es wird eben nicht so präventiv organverbindend im Blut geschaut, ob auch alles gut ist, wie wir es z. B. in der Nieren-Transplantations-Ambulanz betrieben haben, um die Transplantatniere zu beschützen. Man schaut in der kurativen Medizin »nur«, dass nichts Gefährliches passiert oder vorliegt. Es ist nicht vorgesehen, aktiv zu beschützen und lebenslang zu vermeiden, deswegen wird so oft einfach nur gewartet, bis es so schlimm ist, dass man etwas tun muss. Gerade in der Endokrinologie wird bei relativem Hormonmangel sehr lange therapeutisch nichts Spezifisches gemacht, u. a. weil es dort nur sehr selten akute notfallartige Situationen gibt. Man ist in der Endokrinologie nicht gewohnt und nicht trainiert, dass was passiert, wenn man nichts tut.

In der inneren »Krank-Medizin« wird zu lange gewartet

Die Krank- und Schlüsselwerte müssen in der Endokrinologie, aber auch in der Rheumatologie und Hämatologie, sehr hoch oder sehr verschoben sein und der Mensch muss sehr krank sein, damit eine spezifische Therapie eingeleitet wird. Das kann ich in der Hämatologie und Rheumatologie verstehen, weil hier oft antientzündliche und teilweise sehr stark immunsupprimierende Medikamente mit erheblichem Nebenwirkungspotenzial eingesetzt werden. Aber warum in der Endokrinologie, wo es doch darum geht, mit körpereigenen Hormonen (und auch Nährstoffen) zu therapieren, nicht früher gehandelt wird, verstehe ich nicht.

Es wird nicht präventiv, also vorbeugend, interveniert, auch wenn sichtbar ist, dass der Stoffwechsel durcheinandergeraten ist (hohe IBSE = große Empfindlichkeit) und auch, wenn absehbar ist, dass das so nicht »ewig« gutgehen wird. Es wird nur mit einzelnen Werten kontrollierend zugeschaut, dass nichts Bedrohliches entsteht. Gerade in diesem Gap, wo Krankheit schon entsteht, macht eine individuelle Nährstoff- und Hormontherapie nach Labor so viel Sinn. Das wird in der klassischen Medizin aber nicht gesehen. Dieser Gap ist unsichtbar, ein blinder Fleck, ein Nichts. Und hier liegt das große Problem, denn der Zeitraum von Beginn der Störung bis zu den schweren Folgen bedeutet bei den altersbedingten Stoffwechselerkrankungen so etwa 20–30 Jahre. Das wurde früher nicht erlebt, weil die Menschen vorher akut verstorben sind (Unfall, Infektion, Krieg, Hunger etc.).

Aber heute werden wir alt, statistisch wie gesagt um die 80 Jahre und Frauen mit knapp 84 noch älter, auch mit Zustand nach Herzinfarkt oder Schlaganfall, mit Niereninsuffizienz, mit Zustand nach Mammakarzinom und unter einer retroviralen HIV-Therapie. Das verursacht – abgesehen von hohen Kosten – vor allem unnötiges Leid. Wenn wir das mit innerer Prävention lindern, reduzieren oder gar vermeiden wollen, müssen wir uns in der Medizin früher um den Stoffwechsel der Menschen kümmern und sie besser mit allem, was sie ggf. auch schon an Diagnosen haben, auf das Altern vorbereiten.

Bitte jetzt nicht sofort die nephrologischen Praxen stürmen, weil ich Ihnen hier so von der nephrologischen Denkweise vorschwärme. Ich will nur erklären, wie ich durch meine fundierte internistisch-nephrologische Ausbildung und Prägung zu dieser Vorgehensweise mit präventivem Blutlesen und daraus folgender Nährstoff- und Hormontherapie gekommen bin, damit Sie spüren, dass ich mir das alles nicht neu ausgedacht habe. Es war und ist doch alles da: das medizinische Wissen über die Krankheitsentstehung, die Labordiagnostik, die Nährstoffe, die Hormone, die Medikamente und die Regeln der kurativen Medizin und die Theorie der medizinischen Prävention[13]. Auch das »Messen-wissen-machen-messen« ist nichts Neues, das wird überall (Industrie, Wirtschaft, Flug- und Verkehrssicherheit, Klimaforschung, TÜV etc.) selbstverständlich gemacht, nur wir Menschen werden medizinisch-internistisch in unserem Inneren nicht systematisch vermessen, nicht kontrolliert und es wird zu lange abgewartet.

Ich habe nur 1, 2 und 3 zusammengerechnet und dann habe ich das protektiv-nephrologische Vorgehen bei stabil chronisch Nierenkranken, auf Halb-Gesunde, die älter werden, übertragen. Die Realität in der kassenärztlichen nephrologischen Versorgungsstruktur ist natürlich anders: Die meisten nephrologischen Kolleginnen und Kollegen fühlen sich und sind auch nach den geltenden Bestimmungen erst zuständig, wenn die Nierenwerte fortgeschrittener erhöht sind. Sie bekommen keinen Termin in einer nephrologischen Praxis, wenn das Kreatinin normal oder minimal erhöht ist und sie sonst »gesund« sind. Viele denken in der ambulanten Nephrologie sehr intensivmedizinisch, einfach, weil das in der Klinik so war, und da wurden wir schließlich über 10–15 Jahre geprägt, bevor wir die Klinik verlassen haben, um uns niederzulassen. Das ist normal und vom System auch so gestaltet, etwas anderes wird nicht unterstützt und vor allem nicht bezahlt.

Das System fördert nicht das Gesundbleiben

Viele Ärztinnen und Ärzte würden sich gern besser und früher eingehend kümmern, aber das geht nicht in dem System, wie es ist. Punkt. Das System zahlt keine präventive Aufklärung über etwas gestörte Nierenwerte und schon gar nicht gesunde Nierenwerte. Das System bezahlt keine Beratung zur gesunden Lebensweise und erklärt nicht den präventiven nephroprotektiven Nutzen eines sehr guten Blutdrucks (110–120/70–80 mmHg) und Medikamenten wie z. B. ACE-Hemmern oder Sartanen. Ich sage damit nicht, dass es nicht viele einzelne Kolleginnen und Kolleginnen gibt, die das trotzdem tun, aber es ist nicht das System, das dieses vorsieht, und das muss sich ändern. Viele in der Ärzteschaft stellen das System sehr infrage, gerade auch die Jüngeren unter uns. Wir wollen nicht mehr nachher (= zu spät) aufwendig reparieren. Wir wollen helfen, heilen und beschützen. Dafür müssen aber auch die Menschen, muss das Volk gebildet sein und präventiv ausführlich aufgeklärt werden, sonst machen die Menschen nicht mit. Wieder ein Trick: Mit persönlichen Daten und den aktuellen Ist-Zustand-Fakten mit einer daraus ermittelten persönlichen Risikoberechnung ist es möglich, für den Einzelnen oder die Einzelne einen individuellen Bezug herzustellen. Diese Zahlen sind dann so beeindruckend, dass man selbst die Veränderung möchte und motiviert und überzeugt ist beim Handeln. Niemand will freiwillig chronisch krank und ein Pflegefall sein.

Gesundheit im Labor auslesen ist Detektivarbeit

Dass man Blutlesen auch für die Beurteilung und den präventiven Erhalt der Gesundheit nutzen kann, wusste ich früher in der Klinik nicht. Das lernen wir im Studium und in der Facharztausbildung nicht; wir lernen dort – auch heute ist das so – immer nur mit Einzelwerten den Ausschluss und die Kontrolle von Krankheiten. Meist wird sehr lange bei krankhaften oder gestörten Laborwerten nur zugeschaut und nichts gemacht, weil allen voran das System wirtschaftlich so organisiert und aufgestellt ist und weil die Leitlinien der medizinischen Fachgesellschaften das so vorsehen.

Auf den Spuren der Gesundheit: Gegenwart – Vergangenheit – Zukunft: Diese Art und Weise das Blut nephrologisch vernetzt im Sinne der IBSE für die Gesundheit auszulesen, ist aber genial. Auch wenn dieses Vorgehen (noch) nicht der Standard ist und vieles noch selbst bezahlt werden muss. Man begibt sich damit wie ein Detektiv auf die Suche nach dem Beginn einer Krankheit bzw. dem Vorhandensein von Gesundheit und kann so viele Fragen aus Gegenwart, Vergangenheit und Zukunft beantworten. Die Fragen, die sich auf die Gegenwart beziehen, sind die, die man hauptsächlich in der klassischen Medizin berücksichtigt. Wenn es hier »schlimm« aussieht, wird auch gehandelt, sowohl diagnostisch als auch therapeutisch. Auch Aspekte aus der Vergangenheit werden im kurativen »Krank-System« beachtet, meist aber nur benannt und die Umsetzung wird den Patientinnen und Patienten überlassen. Es erfolgt keine weitere Diagnostik, keine Beratung und auch keine spezifische Therapie. Die Zukunft wird meines Erachtens gar nicht gesehen, schon gar nicht auf die nächsten 20, 30, 40 oder 50 Jahre bezogen. Da wir aber alt werden, muss man das. Und was auch nicht gesehen wird und nicht verstanden oder gewusst wird, ist die Macht der gesunden Zahlen. Wenn wir die Zahlen der drei Kategorien in der Zukunft gesund halten: also Krankwerte niedrig/negativ, Schlüsselwerte optimal und Gesundmachwerte satt, dann bleibt der Zustand des Stoffwechsels gesund. Therapeutisch helfen hier Hormone, Nährstoffe und auch Pharmaka, ergänzend zu allem anderen, was medizinisch gesund und glücklich macht. Wichtig: Mit krank machenden Zahlen ist es schwierig, auf Dauer gesund zu bleiben, selbst wenn man glücklich ist und meint, im Verhalten alles richtig zu machen. Meine Erfahrung ist, dass das die wenigsten schaffen. Beides zu kombinieren, das wäre aber eine wirksame und vernünftige Prävention.

Anhand der Daten von Gegenwart und Vergangenheit, je nach Risiko die Zukunft gestalten: Die folgende Tabelle soll einen Überblick geben, was alles für Fragen, Gedanken und Überlegungen zum Zustand, der Diagnostik und der Therapie möglich sind, wenn man nur viele Daten (Anamnese und Klinik, ergänzt durch Laborwerte und Bildgebung) zum inneren Stoffwechsel hat. Sie erklärt auch den Unterschied der Herangehensweise zwischen klassischer, funktioneller und präventiver Medizin. Bitte an alle Expertinnen und Experten: Ich weiß, dass die Tabelle nicht vollständig ist. Es geht hier erst einmal um einen Überblick, damit das neue präventive Denken, Suchen, Fragen und HANDELN verstanden wird. Präventiv zu agieren (ohne heutige Not) ist viel schwerer als kuratives Reagieren bei einem Notfall, weil das, was man präventiv vermeiden will, so weit weg in der Zukunft liegt.

Sie sehen, was man medizinisch diagnostisch und therapeutisch so denken, überlegen und beachten muss oder kann. Ich hoffe, dass Sie mit dieser Tabelle verstehen, wie sich die

Den IBSE-Trick für sich nutzen

Die Gesundheit ist Ergebnis, aber auch Folge von gesunden Zahlen unseres Inneren: Das bedeutet, bestimmte Stoffwechselerkrankungen können sich ohne die dazugehörigen Zahlen nicht in uns manifestieren. Wenn die entsprechenden Krank- und Schlüsselwerte gesund bleiben, sind maßgebliche altersbedingte Stoffwechselerkrankungen und deren leidvolle Folgen unmöglich geworden. Osteoporotische Frakturen, thromboembolische Ereignisse, wie Herzinfarkt und Schlaganfall, Herzinsuffizienz, Niereninsuffizienz und Demenz, sind – zu einem sehr großen Anteil und vor allem in diesem Ausmaß – vermeidbar.

klassische, funktionelle und präventive Medizin in ihrer Grundstruktur unterscheiden und ergänzen. Die klassische Medizin reagiert kurativ auf Not, Symptome und Gefahren und will erstmal nur retten. Die funktionelle Medizin sucht im Stoffwechsel die Ursachen und will stabilisieren und helfen, wieder selbst regulieren zu können. Die präventive Medizin nutzt beides und sie will aber über die Gegenwart hinaus in Zukunft beschützen und vermeiden. Ultra-Prävention will, dass gar nicht erst die Krankheiten und Diagnosen entstehen, derentwegen primäre und sekundäre Prävention nötig werden könnte. Für die Ultra-Prävention eignet sich ganz besonders die Nährstoff- und Hormontherapie, die individuell nach Labor die IBSE robust erhalten oder wiederherstellen will. In Kapitel 3 gebe ich für den Knochen und in Kapitel 4 für die Gefäße jeweils 4 präventive Risikogruppen an. In Gruppe I ist alles perfekt und in Gruppe IV ist das, was man nicht wollte, schon eingetreten – der Organschaden (z. B. Knochenfraktur, koronare Herzkrankheit, chronische Niereninsuffizienz, Schlaganfall). Es sind die Gruppen II und III auf die ich sensibilisieren will. Hier sind Krankwerte schon erhöht messbar und in Gruppe III ist auch in der Bildgebung schon etwas zu sehen (Osteopenie und/oder arterielle Plaques). Das ist der Gap, der Zeitraum (meist im 40.–60. Lebensjahr), in dem für wirksame Vermeidung von Folgen (ab > 60–65) mehr interveniert werden muss. Hier lässt sich anhand der Laborwerte mit einer Nährstoff- und Hormontherapie helfen, sodass der Stoffwechsel sich wieder selbst regulieren und gesund halten kann.

Nun wird es konkret

Was können Sie nun mit diesem Wissen für Ihre Präventionsstrategie anfangen? Der Schlüssel für Ihre gesunde Zukunft sind zuallererst Ihre leicht erhöhten Krank- und verschobenen Schlüsselwerte. Wenn diese zwei Wertegruppen *en place* bleiben, ist die Wahrscheinlichkeit, in Ihrer Biochemie (im Stoffwechsel) gesünder und damit robust zu bleiben, groß. Wichtig: Die Werte im Labor können sich verschlechtern, auch wenn Sie alles richtig machen, einfach weil Sie altern. Nicht verzweifeln. Die Idee ist, auf der Alterung zu surfen und nie ins Wasser zu fallen. Die Alterung *per se* ist ein Prozess, der zu Funktionsverlust der Zellen, den *12 Hallmarks of Aging* (Abb. Seite 30) und damit letztlich zum automatischen Ansteigen von Krankwerten und Abweichen von Schlüsselwerten führt. Die Frage ist also nicht, *ob* Sie altern, sondern ab *wann* und *wie* Sie in Ihrem Inneren altern, bis Sie dann irgendwann sterben. Wann beginnt die Abweichung von der Gesundheit? Ab 30 oder ab 50 Jahren? Wie schnell oder langsam geschieht das, und wie gut oder schlecht kann Ihr Körper darauf reagieren? Wie viele krank machende Prozesse sind zeitgleich in Ihrem Inneren zugange? Wie viel IBSE-Schutz haben Sie und wie geht es Ihnen sonst im Leben? Das alles spielt eine Rolle; und der klare Vorteil der IBSE-Biochemie ist, dass wir hier handeln können, ganz individuell und spezifisch.

Jeder Mensch altert – irgendwann (bisher)

Begreifen Sie, auch wenn es wehtut: Auch wenn Sie sich noch so gesund verhalten und ganz erleuchtet, entspannt, beseelt, gütig und reich sind, irgendwann fängt auch bei Ihnen die Alterung an. Wir sind endlich. Wir sterben, sicher (bisher) irgendwann auf dem Weg zur 100. Die Frage ist nur, mit welcher Lebensqualität wir in den Jahren und Jahrzehnten (!!) vor unserem Tod leben. Dafür müssen Sie bitte bis zu Ihren 50ern wissen, wie hoch und wie schnell diese Werte bei Ihnen persönlich von der Gesundheit abweichen, denn dann können Sie noch etwas tun. Ja, man kann immer etwas tun, aber was kaputt ist, ist kaputt. Wichtig – ergänzend zum Labor – ist auch immer zu schauen, was parallel zum Blut auf der Strukturebene (Bildgebung, Radiologie) passiert.

Es geht mir in meinen Büchern auch darum, dass Sie mit dem Wissen um diese biochemische Schnittstelle die zwei Welten besser miteinander verbinden können: nämlich die Welt der hervorragenden westlichen universitären Hightech-Medizin mit klassischer Physio- und Psychotherapie, Hausarzt-, Facharzt-, Sport- und Zahnmedizin mit der Welt der alternativen, funktionellen, mentalen, geistigen, emotionalen, energetischen, homöopathischen, ayurvedischen und traditionellen chinesischen Medizin. Meine Erfahrung ist einfach, dass sich viele Expertinnen und Experten der einen oder anderen Fachrichtung auf ihren einen spezifischen Weg verlassen und sich dann wundern, warum die Rechnung am Ende nicht aufgeht. Ich fordere – ergänzend zu allem anderen – ein besseres inneres Hinschauen und OBJEKTIVIEREN, was im Blut im Stoffwechsel passiert, während man was auch immer macht; und ich fordere, endlich die nach Labor kontrollierte Therapie mit Nährstoffen und vor allem auch mit Hormonen aufzunehmen in die klassische Medizin und aber auch in die funktionelle und feinstoffliche Medizin. Und ich fordere eine Medizin, die sich wirklich um die Gesundheit aktiv kümmert, die früher interveniert und die Menschen beschützt – und die für die Menschen ohne Zuzahlung erhältlich sein muss!

Zusammenfassung Kapitel 1 und 2

Ich hoffe, ich konnte Ihnen in diesen ersten beiden Kapiteln verständlich erklären, was es mit den unterschiedlichen Laborwerten und deren Referenzbereichen in Bezug auf die Gesundheit auf sich hat. Dieses Wissen um die differenzierte Betrachtungsweise dieser drei unterschiedlichen Laborwerte-Kategorien ist der Denkschlüssel für alle weiteren Schritte der Diagnostik und Therapie, kurativ und vor allem präventiv. Wenn Sie den Unterschied zwischen Krank-, Schlüssel- und Gesundmachwerten verstanden haben, haben Sie Macht. Mit dem Wissen um den Stand der Dinge im »Jetzt« (Gegenwart) und dem Wissen um Ursachen und innere Zusammenhänge (Vergangenheit) haben Sie nun die Fähigkeit, Ihre medizinische Zukunft vorbeugend (präventiv) schützend zu gestalten. Sie sind nicht mehr abhängig von Ärztinnen und Ärzten, die Ihnen sagen, was o.k. ist und was nicht. Sie können Ihre Befunde lesen und wirklich verstehen, was ernsthaft krank, was wirklich gesund oder einfach nur interessant ist. Sie können mitreden, mitdenken und selbst die Detektivin oder der Detektiv sein, der sich auf die Spuren seiner eigenen Gesundheit aufmacht.

Wir müssen Gesundheit wollen und fordern: Ja, Ihre Ärztinnen und Ärzte werden vielleicht genervt sein, aber was soll ich oder besser was sollen wir machen? Die Politik und die Krankenkassen werden die Regeln nicht von allein ändern. Es braucht nun Sie, uns, die Menschen, das Volk, wir müssen Gesundheit wollen und fordern. Es muss und wird eines Tages Gesundheitskassen geben, die uns wirklich Möglichkeiten bezahlen, die uns helfen, gesund zu bleiben. Bis dahin müssen wir gesund bleiben und/oder mit Krankheiten, vor allem den altersbedingten, ein gutes Leben haben.

Überblick über mögliche Fragen, Gedanken und Überlegungen zum Zustand, der Diagnostik und der Therapie, wenn Daten zum inneren Stoffwechsel vorliegen

Gegenwart	Vergangenheit	Zukunft
1. Innere Diagnosen?	**1. Funktionelle Ursachen?**	**1. IBSE? Gesundheit? Risiko?**
Welche **Krankwerte** sind schon über der Norm erhöht? Welche **Schlüsselwerte** sind über der Norm nach oben oder unten verschoben? Welche **Gesundmachwerte** sind weit unter der Norm? Welche klassischen (Verdachts-) Diagnosen kann man schon nennen/beschreiben? Welche Diagnosen kann man im System weiterverwenden? Gibt es Diagnosen, die zusammen an einem Krankheitsgeschehen arbeiten? Gibt es Hinweise auf Organschäden durch Stoffwechselstörungen/Diagnosen?	Gibt es Hinweise auf die Ursachen der • erhöhten Krankwerte? • verschobenen Schlüsselwerte? • zu niedrigen Gesundmachwerte? Gibt es Hinweise auf Ernährungsfehler? Gibt es Hinweise auf eine Entzündung oder Autoimmunität? Gibt es Hinweise auf eine Belastung oder genet. Disposition? Ist die Leberentgiftung schwach? Ist die Darmfunktion gestört? Gibt es Hinweise auf Stress? Gibt es Störfelder im Bereich der Zähne oder des Kiefers?	Risiko: Welche und wie viele Mini-Krankwerte liegen vor? Genetik? Alterung? Wenn jetzt nichts verändert wird, wie wird es weitergehen? Wie hoch sind die Risiken im (hohen) Alter dann doch an altersbedingten Krankheitsfolgen zu leiden? Wie robust oder empfindlich ist die IBSE? Wie gesund ist der Stoffwechsel? Ziele: Symptomlinderung, kurative & präventive Unterstützung, Erhalt der Gesundheit trotz/mit Alterung (Ultra-Prävention) Welche Krank-/Schlüsselwerte müssen in die Gesundheit »gezwungen« werden?
2. Klinische Einschätzung? Diagnostik?	**2. Funktionelle Diagnostik?**	**2. Präventive Diagnostik = Therapie?**
Aktuelles Stadium/Ausprägung der Stoffwechselerkrankung/Diagnose? Zeitmanagement: Ist zeitnah Gefahr im Verzug oder hat man Zeit? Wie weit fortgeschritten ist der krank machende Prozess? Wann braucht es welche weitere fachärztliche Abklärung? Was braucht man an weiterführender Diagnostik/Bildgebung? Wo muss wann als Nächstes therapeutisch gehandelt werden? Was ist für das Überleben am wichtigsten?	Gibt es als Grundlage der Ursachen eine Genetik? Was ist genetisch bedingt unveränderbar? Was ist epigenetisch zu erklären? Welche Ursache ist veränderbar? Welche Labordiagnostik macht noch Sinn? • Gibt es zum Krankthema passende Schlüsselwerte? • Gibt es zum Krankthema passende Gesundmachwerte? • Gibt es zu den verschobenen Schlüsselwerten noch weitere interessante Werte?	Was braucht man noch an Diagnostik/Bildgebung? Geht es um Ultra-Prävention oder um primäre/sekundäre Prävention? Was kann spezifisch für diesen einen Menschen im Stoffwechsel getan werden? • Welche Mini-Krankwerte müssen/sollten sinken? Welche zu hohen Schlüsselwerte müssen herunter in den Optimalbereich? • Welche niedrig-normalen Hormone (Schlüssel- und Gesundmachwerte) können therapeutisch helfen? • Welche niedrig-normalen Nährstoffe (Schlüssel- und Gesundmachwerte) können therapeutisch helfen?

Gegenwart	Vergangenheit	Zukunft
3. klassische universitäre Therapie	**3. ergänzende funktionelle Therapie**	**3. IBSE-Trick: mit Nährstoff- und Hormontherapie gesund einstellen**
Werden akut oder dauerhaft pharmakologische Medikamente benötigt? Werden andere Therapieverfahren benötigt? Von wem? Überweisung dahin! **Innere Medizin:** Endokrinologie & Osteologie Diabetologie & Lipidologie Kardiologie & Nephrologie Allergologie & Immunologie & Infektiologie Hämatologie & Onkologie Gastroenterologie & Hepatologie Pneumologie & Schlafmedizin **andere fachärztliche Gebiete:** Gynäkologie Urologie & Andrologie Psychosomatische Medizin & Psychotherapie Psychiatrie/Neurologie Orthopädie & Physiotherapie Dermatologie & Chirurgie HNO & Augenheilkunde Arbeitsmedizin Radiologie & Nuklearmedizin Zahnheilkunde und Kieferchirurgie etc.	Welches gesündere Verhalten macht Sinn? • Ernährungsumstellung • Sport/Bewegung • Entspannung/Stressreduktion? • Verbesserung Schlaf? • Anders denken/fühlen? Spezifische Behandlung von konkreten Ursachen notwendig/möglich? • Zahn-/Kiefersanierung? • Darmsanierung? • Ausleitung von Umweltgiften? • Leberunterstützung? Phase I/II? Phytotherapie passend zu den erhöhten Krankwerten Nährstofftherapie mit niedrigen Schlüssel- und Gesundmachnährstoffen Hormontherapie mit niedrigen Schlüssel- und Gesundmachhormonen	Ergänzend zur klassischen und funktionellen Therapie: • niedrig-normale Gesundmachwerte präventiv satt anheben • niedrig-normale Schlüsselwerte Schritt für Schritt präventiv anheben: Ziel in der INNEREN Prävention mit individueller Nährstoff- und Hormontherapie (NHT) nach Labor: **robuste IBSE** • Krankzahlen müssen unten bleiben oder, wenn schon etwas erhöht, sinken. • Schlüsselwerte müssen sich in ihren Optimalbereich bewegen und/oder darin bleiben. • Dafür müssen Gesundmachwerte satt vorhanden sein. Labor-Verlaufskontrolle unter Therapie: **messen – wissen – machen – messen** Solange Krankwerte und Schlüsselwerte gesund bleiben, macht man vieles RICHTIG. wenn das nicht reicht: klassische universitäre Medizin

Prävention: Labor, Bildgebung & NHT nutzen

Im 3. und im 4. Kapitel will ich Ihnen zur Einschätzung und Erforschung Ihrer wichtigsten inneren Stoffwechsel-Schwachstellen im Rahmen der Alterung eine pragmatische und lösungsorientierte Anleitung zur Prävention geben.

Nochmal vorab für alle, die sich wahnsinnig viel Mühe geben mit der perfekt gesunden Lebensweise: Es geht *nicht* darum, mit dem, was ich hier als innere Präventionsstrategie in Kapitel 3 und 4 beschreibe, eine gesunde Lebensweise mit Sport, gesunder und lebendiger Nahrung und guten Beziehungen mit Begeisterung, für das was man tut, zu ersetzen.

Diagnostik & Therapie nutzen, um sich vor Krankheiten zu beschützen: Es geht in Kapitel 3 und 4 darum, dass Sie lernen, wie Sie die »normal-klassische« und ergänzend dazu die funktionelle Labordiagnostik, ggf. auch eine dazu passende Bildgebung, aus der Gesundheit heraus für sich und Ihre Prävention nutzen können. Es ist zentral, dass Sie in Zukunft in der Medizin mitdenken und überprüfen können, ob das, was Sie »draußen« machen auch reicht, um Sie sicher ohne schwerwiegende Altersfolgen bis ins hohe Alter in Ihrem inneren Stoffwechsel gesund zu halten. Das System kümmert sich internistisch-präventiv leider nicht genug um uns. Es beschützt uns nicht in unserem Inneren. Es reagiert zu spät auf unsere Daten. Solange sich das nicht ändert, möchte ich Ihnen das medizinische Wissen geben, dass Sie sich selbst vor den wichtigsten altersbedingten Folgen und Krankheiten beschützen können.

Dafür ist es neben dem neuen, anderen Blutauslesen sehr hilfreich, dass Sie lernen, wie genial wir Nährstoffe und Hormone individuell nach Labor zur inneren Prävention früher, bevor wir krank werden, nutzen können. Ganz wichtig: Ich möchte Ihnen helfen zu begreifen, wann Sie die klassische Medizin und richtige Medikamente nutzen müssen, um Schlimmeres zu verhindern. Glauben Sie mir, dieser Wunsch, ohne Medikamente, ohne »Schulmedizin« bis über 80 internistisch gesund zu bleiben, der ist in dem Leben, wie es jetzt bei uns ist, den meisten nicht möglich. Tut mir leid. Ob Sie eines dieser super gesunden Ausnahmetalente sind, die bis in hohe Alter keine externe Biochemie (körpereigen und fremd) brauchen, das sollten Sie spätestens ab Ihrem 50. Lebensjahr mit Labor regelmäßig überprüfen. Vorausgesetzt, Sie haben bis dahin wirklich nichts, gar nichts Körperschädliches erlebt, sehen blendend aus, haben noch alle Zähne, alle Haare, keine Falten und keine Brille. Sonst sollten Sie besser früher schauen, wo Sie in Ihrem Inneren gesundheitlich stehen.

Prävention – im Sinne von Vermeidung von Krankheitsentstehung – wird nicht bezahlt: Ich weiß, dass das alles Ihr Geld kostet, aber das ist kein Grund, mein Wissen für mich zu behalten. Ich muss Ihnen beschreiben, was heute alles schon möglich ist. Es ist nämlich alles da, das präventive Wissen, die Labordiagnostik, die Bildgebung, die Nährstoffe, die Hormone, die Medikamente und die Ärzteschaft. Nur, wenn Sie wissen, was möglich ist und es fordern, wird sich etwas in der Medizin ändern. Und ich nenne Ihnen auch bei jedem Thema, wenn Sie da etwas beginnendes Krankhaftes bei sich finden, wie Sie ins System zurückkommen können und welche Facharztdisziplin zuständig ist. In diesem Buch beschreibe ich – unabhängig davon, was es kostet–, was wann bei wem mit welcher Frage individuell medizinisch Sinn macht. Es muss geforscht und digitalisiert und mit künstlicher Intelligenz (KI) automatisiert werden, um das bezahlbar für alle in die Umsetzung zu bringen. Aber bleiben Sie entspannt, das wird kommen, das werden Sie sehen. Denn auch mit Gesundheit lässt sich viel Geld verdienen, das haben Politik, Wirtschaft, Kassen und Gesellschaft nur noch nicht verstanden.

Komplexe Zusammenhänge werden absichtlich vereinfacht: An alle Laien, Coaches, Patientinnen, Patienten, Ärzteschaft sowie Expertinnen und Experten anderer Wissenschaften: Ich bitte um Verzeihung, dass für die einen das, was ich zu den Laborwerten, der Bildgebung und der Therapie im Einzelnen ausführen werde, zu kompliziert und für die anderen derselbe Text zu laienhaft sein wird. Danke jetzt schon für Ihr Verständnis. Ich breche hier absichtlich sehr komplexe Zusammenhänge auf ein für alle verständliches Maß herunter, damit ich sie anschließend logisch nachvollziehbar wieder so aufbereiten kann, dass sie als Anleitung für die praktische Anwendung dienen können. Natürlich ist das lückenhaft und vieles fehlt, aber es soll nicht vollständig sein, das geht nicht. Denn die Materie ist komplex und manchen wird auch so schon der Kopf rauchen. Es geht hier in diesem Buch um einen Überblick, welche Schlüsse sich aus den wichtigsten Laborwerten zur Prävention ziehen lassen. Ich möchte zu diesen Werten eine Orientierung geben und Ängste auflösen, die manche Leserinnen und Leser der ersten beiden Bücher bekommen haben, weil sie mutig ihre Werte haben bestimmen lassen; und nun kommen sie nicht weiter und machen sich Sorgen, weil die Werte nicht perfekt gesund sind. Das will ich nicht.

Aufklärung ist die Basis

Ich möchte aufklären und die Menschen Schritt für Schritt mit Wissen ausstatten, sodass sie die Labordaten besser verstehen, damit sie dann ohne Angst, cool, mutig und rational lösungsorientiert in die Handlung gelangen. Ich werde auch nicht viel zur genauen Therapiedosierung von Nährstoffen, Hormonen und auch Pharmaka sagen, nur wohin, also auf welchen Laborwert, welche Zahl, eingestellt wird, um präventiv eine Wirkung auf den Stoffwechsel zu erzeugen. Erstens habe ich zur Nährstofftherapie schon zwei Bücher geschrieben, in denen ich genau die Dosierung der verschiedenen Nährstoffe je nach Messergebnis beschreibe. Und für die Hormone und Pharmaka braucht man in Deutschland sowieso Ärztinnen und Ärzte, die die Rezepte ausstellen. Aber das ist für Ihr Vorgehen auch nicht schlimm: Wenn Sie wissen, was sich therapeutisch theoretisch machen lässt, finden sich Wege und auch Ärztinnen und Ärzte, die Sie dabei unterstützen. Es geht um eine Orientierung, was aus den wichtigsten Krank- und Schlüsselwerten auszulesen ist und wie dann, in welchem Timing vorzugehen ist. Diese Ängste, etwas falsch zu machen und wegen einer oder mehreren Zahlen verzweifelt zu sein, *müssen* aufhören. Dafür ist dieses dritte, orangefarbene Buch.

Auf den Spuren der Gesundheit – Schritt für Schritt

Ich werde auch nicht die Laborwerte *per se* genau erklären, ich nenne sie »nur« und Sie können sich je nach Interesse weiter belesen, was sie genau heißen, bedeuten und wie man sie normalerweise wann und warum misst. Es gibt gute Bücher dazu, vor allem die des Arztes und Autors Thiemo Osterhaus und dessen Medletics Akademie. Ich liste sie hinten im Anhang auf (Seite 379). Ich werde ergänzend dazu mehr beschreiben, wie man die einmal gemessenen Werte medizinisch im Sinne der Prävention nutzen, neu lesen, berechnen und für die Therapie und die Gesundheit anwenden kann. Es geht hier in diesem dritten Buch um eine Anleitung zum detektivischen Vorgehen, mit dem ich sehr gute und sichere Erfahrung in meiner Arbeit gemacht habe, die gebe ich in Kurzfassung pragmatisch weiter, günstig und für alle verfügbar. Natürlich geht es noch aufwendiger und komplizierter und überhaupt, wenn alles so einfach wäre, bräuchte es ja nicht so viel Zeit zum Studium, zur Facharztausbildung und praktischen Erfahrung mit diesen ganzen Zahlen im medizinischen Kontext. Also immer mit der Ruhe, Schritt für Schritt.

Die Zukunft: Blutwerte selbst kaufen und interpretieren

Ich weiß, dass Sie alle früher »abhängig« davon waren, dass Ärztinnen und Ärzte darüber bestimmt haben, was im Blut abgenommen wird. Das hat sich aber geändert. Sie können mittlerweile auch allein in den Laboren Blutwerte einkaufen (dazu gebe ich am Ende bei den Laboren noch ein paar Hinweise). Ja, das ist alles noch nicht so easy, aber das wird kommen, denn natürlich haben diese Labore schon mitbekommen, dass der Bedarf zur Selbsterkenntnis bei den Menschen da ist und auch mit Gesundheit lässt sich natürlich Geld verdienen. Je mehr Menschen Laborwerte kaufen, desto günstiger wird die Labordiagnostik in Zukunft werden.

Meine Idee ist, dass Sie mit diesem Buch:

- Die Werte, die in den Kliniken und Praxen von Ihnen gemacht wurden und noch gemacht werden, besser, aus der Gesundheit heraus, lesend interpretieren können. Dafür müssen Sie sich die Werte im Original aushändigen lassen. Das ist Ihr Recht, das sind Ihre Daten. Sie brauchen zum Denken die absoluten Ergebniszahlen plus Einheit plus Referenzbereiche plus den Namen des Labors, wo alles bestimmt worden ist, damit Sie ggf. dann dort im Internet recherchieren und nachfragen können.

- Allein Blutwerte und ggf. bildgebende Diagnostik einkaufen können, wenn Ihnen keine Praxis Blut abnimmt und das in guter Qualität bestimmt, was Sie aber wissen wollen. Denn bisher bekommt man beim Einkaufen in den Laboren meist noch keine individuelle Beratung, was genau man bestimmen soll und auch keine Auswertung auf die Gesundheit bezogen. Sie müssen also hierfür a) wissen, wie der Wert heißt, mit dem Sie Ihre Fragen beantwortet bekommen wollen, damit Sie ihn zum Kaufen ankreuzen können und b) wie man den Wert, die Zahl im Sinne der Frage: »Wie gesund bin ich?« beim Auslesen nutzen muss. Antworten auf beide Fragen finden Sie hinten im Anhang unter »Service« in drei Tabellen. Die eine Tabelle zeigt an, welche Krank-, Schlüssel- und Gesundmachwerte in der Labordiagnostik beim Thema Knochen und/oder welche beim Thema Gefäße Sinn machen. Die anderen zwei Tabellen beinhalten jeweils eine Liste von den wichtigsten Laborwerten meiner beiden Haupt-Labore mit Angabe der therapeutischen Zielbereiche im Verhältnis zum offiziellen Referenzbereich.
- Dann mit Ihren Laborwerten und Befunden aus der Bildgebung Ihr Risiko für die Entstehung von Osteoporose und Arteriosklerose besser einschätzen können. Dafür beschreibe ich sowohl zum Knochen- wie auch zum Gefäßschutz vier präventive Risikogruppen. Bitte nicht verwechseln mit dem in der klassischen Medizin gemeinten Sinn des Wortes »Risiko«: In der Osteologie meint man damit das Risiko für eine Knochenfraktur bei manifester Osteoporose, und in der Inneren Medizin meint man damit das Risiko, bei fortgeschrittener Arteriosklerose einen Herzinfarkt oder Schlaganfall zu erleiden. Ich schreibe hier aber über den Beginn der beiden Prozesse, die dann nach 20–30 Jahren Zuschauen zu Folgen führen, die vermeidbar wären, wenn man nur früher etwas gemacht hätte. Ich will Ihnen mit diesem Buch auch vermitteln, wo im System Sie Hilfe holen können, wenn Sie auffällige Krankwerte bei sich finden.
- In diesem Gap, wo in Ihrem Stoffwechsel schon *messbar* Krankwerte steigen, das System Sie aber noch zu gesund für eine Therapie findet, lernen Sie, Nährstoffe und vor allem die Hormone nach Labor zu nutzen, um Sie im wahrsten Sinne des Wortes vor unnötigen Folgen von altersbedingten krankhaften Prozessen zu beschützen. Der Nutzen einer Nährstofftherapie (auch schon in jungen Jahren) und einer Hormontherapie (spätestens ab 40–50 Jahren) ist so groß, dass es mich verzweifeln lässt, dass nicht alle Zugang dazu haben. Deswegen kläre ich Sie auf. Da ich eine Internistin bin, erläutere ich Ihnen den Nutzen einer Nährstoff- und Hormontherapie am Beispiel der Knochen- und Gefäßgesundheit, zwei Themen, die besonders für die Innere Medizin relevant sind. Die Wahrheit ist aber, dass man zu jedem Zeitpunkt und gesund oder krank für jedes medizinische Thema die Nährstoff- und Hormontherapie nach Labor nutzen kann.

Vergleichen und Umrechnen der Werte

Alle Zahlen und Laborwerte, die ich in diesem und den beiden vorherigen Büchern nenne, beziehen sich auf eine Blutentnahme (BE) bei nicht akut kranken, relativ gesunden Erwachsenen, morgens zwischen 8–10 Uhr, nach 12 Stunden ohne Essen und Kaffee (aber »Wasser satt« ist erwünscht). An dem Morgen der BE werden keine Nährstoffe und keine Hormone eingenommen oder angewendet, auch nicht als Creme transdermal. Ich messe also immer »blanko«. Die Nacht- oder Abend-Nährstoff- und Hormon-Dosis am Tag vor der BE wird ganz normal eingenommen, auch Progesteron und Melatonin zur Nacht.

Es gibt bei den meisten konventionellen Laborwerten (die nenne und benutze ich) alternativ noch andere sogenannte SI-Laboreinheiten. Ich werde nicht zu jedem Wert die alternativen Einheiten nennen, ich nenne nur die Laboreinheiten, mit denen ich gewohnt bin zu arbeiten. Wenn Sie bei den Parametern, die ich in Kapitel 3 und 4 benutze, Werte mit anderen Einheiten haben, können Sie Ihre Werte im Netz mithilfe von Laborwerte-Umrechnern umrechnen lassen. Also aus einem konventionell gemessenen Estradiol von 60 pg/ml wird dann z. B. 220 pmol/l in der SI-Einheit. Oder aus einem konventionell gemessenen Cholesterin von 240 mg/dl wird als SI-Einheit 6,24 mmol/l. Auch mute ich Ihnen zu, dass Sie lernen, dass Einheiten ggf. auch innerhalb ihres Systems mit unterschiedlichen Mengen pro Volumen dargestellt werden können. Darauf müssen Sie achten und ggf. die Werte auf die, die ich als Beispiel nenne, umrechnen. Als Beispiel nenne ich hier das 25-OH-Vitamin-D:

60 ng/ml entsprechen 60 µg/l und in SI-Einheiten entsprechen beide Werte dann einem SI-Wert von 150 nmol/l.

Viel Spaß.

3. Kapitel

Knochengesundheit schützen

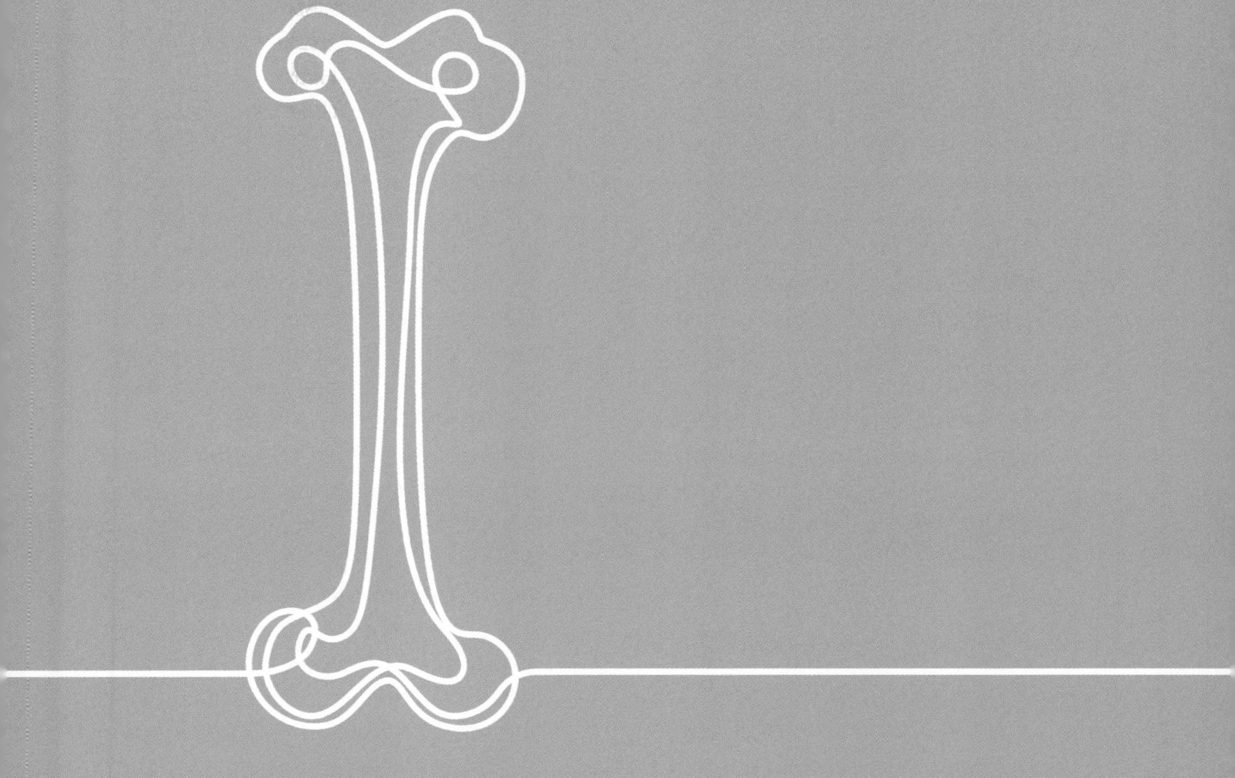

Diagnostik zur Knochengesundheit

Wenn Sie bis ins hohe Alter gesund und fit sein wollen, müssen Sie einen guten, dichten, flexiblen, lebendigen Knochen haben. Umgekehrt formuliert: Sie dürfen keine Osteoporose haben, auch wenn das altersgemäß »normal« ist.

Ein starker und dichter Knochen ist das A und O der Gesundheit im Alter. Ein gesunder und lebendiger Knochen ist das Ergebnis harter »Knochen- und Muskelarbeit«. Vieles im Stoffwechsel muss dafür vorhanden und in der Balance sein. Die Knochengesundheit ist abhängig von einer guten Hormon- und Nährstoffversorgung und von guten »bewegten« Muskeln, die fleißig im Rahmen der Schwerkraft an den Knochen »ziehen«. Schwimmen und Diäten helfen nicht. Sie müssen mit den Muskeln treten, halten, drücken, stampfen, und Sie müssen genug und gesund essen.

Osteoporose – Eintrittskarte fürs Pflegeheim

Die Osteoporose ist eine sehr ernsthafte, altersbedingte Stoffwechselerkrankung mit schwerwiegenden Folgen für den ganzen Körper. Wenn wir dünne und brüchige Knochen haben, sind wir als Ganzes gebrechlich wie ein Kristallglas. Unsere Knochen brechen ein, sogar ohne dass wir vorher schwer gestürzt sind (Wirbelkörper). Ein kleiner Fehltritt mit Sturzfolge, der in jungen Jahren ein Witz gewesen wäre, wird bei Osteoporose zum Anfang eines jahrelangen Leidensprozesses, der einhergeht mit Schmerzen, Bewegungseinschränkung und Pflegebedürftigkeit. Vorbei die Zeit des freien und selbstbestimmten Lebens mit hoher Lebensqualität. Hinzu kommt, dass über die Jahre und Jahrzehnte der chronischen Knochenauflösung andere lebenswichtige anatomische Körperstrukturen in Mitleidenschaft gezogen werden: Unsere Gefäße, genauer gesagt, unsere Arterien. Das bedeutet, dass Menschen (das betrifft vor allem viele Frauen) mit schwerer jahrelanger Osteoporose, ein hohes Risiko haben, je länger sie (über-)leben, auch wenn sie nie geraucht haben, sich immer gesund ernährt haben und Sport gemacht haben, obendrauf, auf dem Boden von verkalkten Arterien, auch noch einen Schlaganfall oder Herzinfarkt bekommen können. Daran wird dann meist nicht gestorben, weil das sehr gut behandelbar ist, aber danach ist die Lebensqualität der Überlebenden noch reduzierter. Ich schreibe jetzt nicht, was alles im Verhalten gesund in jungen und späteren Jahren für den Knochen zu tun ist, das lesen Sie bitte woanders nach. Ich beschreibe nur, wie Sie jetzt objektivieren können, ob Sie von Knochenabbau betroffen sind oder nicht.

WICHTIG: Je mehr sich der Knochen entkalkt, desto mehr und schlimmer verkalken unsere arteriellen Gefäße: Das sind die Gefäße mit Puls, die das in der Lunge sauerstoffangereicherte Blut aus dem linken Herzen in den Körper pumpen. Gesunde Knochen sind deswegen die Basis für gesunde Arterien.

Labordiagnostik: zwei Haupt-Knochen-Krankwerte

Die wichtigsten Screeningwerte aus dem Blut für den aktiven Knochen*abbau* sind die zwei Knochenkrankwerte: Beta-CrossLaps und Trap5b. Bei beiden Laborwerten ist es gesund, eine kleine, also niedrig-positive Zahl zu haben, weil der Knochen sich auch in der Gesundheit immer ein bisschen auf- und abbaut. Deswegen sind beide Werte im gesunden Leben ohne abbauunterdrückende (antiresorptive) osteologische Medikamente auch nie Null. Aber je höher diese beiden Werte liegen und je mehr sie im Verlauf ansteigen, desto stärker ist der Knochenabbau und desto geringer ist der Knochenaufbau. Diese beiden Abbauwerte müssen und sollen präventiv niedrig sein und mit zunehmender Alterung auch bleiben. Auch wenn es im Alter normal, natürlich und altersgemäß ist, dass sie steigen, wollen wir das absolut nicht, weil wir keine Osteoporose haben wollen. Wir wollen nicht mit 50, 60, 70, 80 oder 90 am Knochen brechen. Punkt!

Wenn Beta-CrossLaps und Trap5b gesund niedrig-normal sind, baut der Knochen sich sicher nicht ab. Wenn dann auch noch die Knochendichtemessung im oberen grünen Bereich liegt, dann ist eine aktuelle Osteopenie oder Osteoporose und damit auch eine zukünftige Osteopenie oder Osteoporose erst einmal ausgeschlossen. Begreifen Sie: Ohne erhöhte Knochenabbauwerte ist es nicht möglich, eine Osteoporose zu manifestieren.

Ein Beispiel, um das besser nachzuvollziehen: Wenn es nicht geregnet hat (keine erhöhten Werte für Feuchtigkeit), ist es sicher nicht nass, sondern trocken. Es gibt keine Feuchtigkeit ohne vorherige Nässe, Regen oder Schnee. Damit Feuchtigkeit entsteht, meinetwegen ein Wasserschaden in der Wohnung, muss Wasser geflossen sein. Dieses »Fließen« oder »geregnet haben« entspricht einem Prozess, den kann man im Blut messen, indem man Sachen misst, die bei diesem Prozess anfallen. Je größer das, was anfällt, ist, desto mehr findet der herstellende Prozess statt. Es ist wichtig zu begreifen, dass im Blut gemessene Zahlen einen Zustand und Prozess real beschreiben. Lernen Sie mit mir, die Bedeutung dieser Zahlen für unseren inneren Zustand zu verstehen und zu nutzen.

Beta-CrossLaps: Krankwert für Knochenabbau

Beta-CrossLaps sind Marker für Knochenabbau-Fragmente. Bei den unterschiedlichen Referenzangaben für die Beta-CrossLaps (kurz auch CTX genannt) ist sehr schön erkennbar, wo das Problem beim Interpretieren und Einschätzen liegt, wenn man nur die Informationen des Labors zur Verfügung hat und keine klinische Erfahrung. Die Labore nennen hier – interessant unterschiedlich – nur statistische Normbereiche, also von wo bis wo der Wert sein kann, je nach Alter, Geschlecht und Krankheit, aber nicht, welche Werte gesunde und junge Menschen haben. Diese Krankwerte-Referenzbereiche beinhalten nicht nur das gesunde Ziel, nein, sie beschreiben den ganzen »normalen Bereich«, wo die meisten Menschen liegen.

Die oberen Referenzgrenzen sind bei den Beta-CrossLaps – aber auch anderen Krankwerten – irreführend, denn sie bedeuten nicht das Ende der Gesundheit und den Anfang von schlimm krank, nein, sie spiegeln das Leben der jungen Erwachsenen bis zum Ende des Lebens in hohem Alter wider. Beta-CrossLaps steigen ganz normal im Rahmen von Alterung und Krankheiten an (beim rechten Labor unten der Referenzbereich bei den Dialysepatienten). 1,0 mg/ml, auch wenn das je nach Labor die obere Referenz ist, ein sehr kranker Wert, der im Alter normal *sein kann*, aber nur weil er altersgemäß erhöht sein kann (z. B. postmenopausal, nach Wegfall der Östrogene bei der Frau, linkes Labor), ist er nicht gesund und vor allem nicht wünschenswert, wenn man keine Osteoporose haben will.

Obwohl das alles gewusst wird, wird im System nicht reagiert oder agiert. Man wartet zu lange. Wenn die Knochenabbauwerte ein Jahr nach der letzten Blutung bei der 52-jährigen Frau hoch sind, darf man das nicht so lassen, auch wenn die Knochendichte noch o.k. ist. Es muss dann etwas Biochemisches getan werden, ergänzend zum Sport und zur Ernährung, damit diese Abbauwerte sinken. Das, was man in der Kardiologie präventiv bei der arteriellen Hypertonie und der familiären Hypercholesterinämie mit dem erhöhten LDL-Cholesterin macht – nämlich erhöhte Werte durch Pharmaka zu senken – auch wenn man eigentlich noch als gesund gilt, das muss für den

Offizielle Referenzbereiche

Beta-CrossLaps von zwei verschiedenen Laboren (morgens nüchtern)

Beta-CrossLaps (CTX) EDTA-Plasma, Labor A[14]		Beta-Crosslaps (CTX) im Serum, Biosc.[15]	
M bis 29 Jahre	‹ 1,0 ng/ml	M bis 50 Jahre	‹ 0,58 ng/ml
M 30–39 Jahre	‹ 0,9 ng/ml	M 50–70 Jahre	‹ 0,70 ng/ml
M ab 40 Jahre	‹ 0,8 ng/ml	M 70–99 Jahre	‹ 0,85 ng/ml
F, prämenopausal	‹ 0,7 ng/ml	F	‹ 0,57 ng/ml
F, postmenopausal	‹ 1,0 ng/ml	Dialysepatienten	0,5–2,1 ng/ml

K-Gesundheits-Skala: Beta-CrossLaps (ng/ml)
(absolute Werte, laborunabhängig vergleichbar, Referenzwerte je nach Geschlecht/Alter unterschiedlich)

unter antiresorptiver Therapie	optimal	geht noch	schon erhöht	deutl. erhöht	sehr starker Abbau
‹ 0,2	0,2–0,35	0,35–0,5	0,5–0,8	0,8–1,0	› 1,0 →

Für den Knochenstoffwechsel ist ab 30–40 Jahren ein gesundes Ziel in der Prävention ein lebenslang niedriger Beta-CrossLaps-Wert.

Knochen noch folgen. Das Gute ist, dass sich der übermäßige Knochenabbau und der zu schwache Knochenaufbau sehr gut durch körpereigene Biochemie (Nährstoffe & Hormone), ergänzt durch Kraftsport und proteinreichere Nahrung, behandeln und unterstützen lässt.

Welcher Beta-CrossLaps-Wert ist gesund?

Gesund und damit Ziel in der Prävention ist ein lebenslanger niedriger Beta-CrossLaps-Wert. Junge und Menschen im Alter von 30–35 Jahren mit einer guten gesunden hormonellen Versorgung (ohne Pille & Co) haben Beta-CrossLaps von 0,25 ng/ml und niedriger, maximal 0,35 ng/ml. Ab da, und vor allem über 0,5 ng/ml, ist der Abbau schon etwas erhöht und Werte über 0,8 ng/ml und erst recht von 1,0 ng/ml und darüber entsprechen einem »schlimmen«, starken, krankhaften und krank machenden Knochenabbau. Nur, weil das postmenopausal altersgemäß oder bei Verlust der Nierenfunktion »normal« ist, darf man das nicht so lassen. Solch ein Wert über einen Zeitraum von 3 (!) Jahren und die Osteopenie sind in der Knochendichtemessung messbar.

Asymptomatisch erhöhte Krankwerte entlarven

Bitte jetzt keine Panik, wenn Sie erhöhte Knochenabbau-Krankwerte bei sich messen, denn das ist schließlich Sinn der inneren Stoffwechselprävention: Erhöhte Krankwerte frühzeitig erkennen, bevor die Struktur irreversibel kaputt ist, ggf. wenn möglich spezifische Ursachen beheben und dann natürlich etwas tun, um sie zu senken. Im Fall des Knochenstoffwechsels gibt es unglaublich viel, was wir tun können. Knochen lassen sich sehr gut wieder aufbauen. Ja, das ist anstrengend: Ernährung, Kraftsport, individuelle Nährstoff- und Hormontherapie nach Labor etc. Aber man kann hier immer etwas machen, ggf. auch mit wirklich sehr guten spezifischen osteologischen antiresorptiven (hemmen den Abbau) und/oder osteoanabolen (fördern den Aufbau) Medikamenten. Bitte freuen Sie sich, wenn Sie etwas finden, denn dann war die Diagnostik doch sinnvoll. Sie sind dann nicht ohnmächtig, das Wissen aus diesem Buch hilft Ihnen, und sobald Sie Tatsachen, also objektive Fakten geschaffen haben, muss das System sich kümmern, *bevor* Ihre Knochen brechen, das ist das Ziel: Den Anfang (im Blut erhöhte Abbauwerte mit/ohne Osteopenie oder beginnender Osteoporose in der Knochendichtemessung) zu finden, wenn der da ist, etwas Spezifisches zu tun, dass der Abbau gestoppt wird und, wenn möglich, sogar der Knochen wieder aufgebaut wird.

Deutlich erhöhte Krankwerte haben im System Macht

In der Osteologie wird man je nach Kontext, Alter und Bildgebung auf Beta-CrossLaps-Werte von 1,0 ng/ml reagieren, das werden Sie sehen. Mit diesen Werten muss man Sie ernst nehmen und wenn die Hausärztin oder der Hausarzt das nicht tut oder kann, dann suchen Sie so lange, bis Sie jemanden finden, der sich ernsthaft und freiwillig um Ihren Knochen kümmert. Am besten sind da die Kolleginnen und Kollegen mit der Zusatzbezeichnung »Osteologie«, das können solche der Orthopädie, der Allgemeinmedizin und der Inneren Medizin (Internisten und Internistinnen) mit Zusatzbezeichnung Endokrinologie oder Nephrologie sein. Man kann auch osteologisch ohne Facharztausbildung Bescheid wissen und den Knochen beschützen. »Osteologie«, das ist die Spezialisten-Bezeichnung, so jemanden suchen Sie, wenn Ihre Knochenabbauwerte hoch sind.

Trap5b: Krankwert für Knochenabbau

Trap5b ist ein stabiler Marker für die Osteoklastenaktivität. Auch hier bei diesem Knochenabbau-Krankwert spiegelt die Referenz, genauso wie bei den Beta-CrossLaps, nicht sicher die Gesundheit wider. Interessant sind die Angaben des rechten Labors (s. u.), wo zu sehen ist, dass im Kindesalter und in der Jugend hohe Trap5b-Werte normal sind. Hier verfüge ich über keine klinische Erfahrung, aber anscheinend baut sich der Knochen in diesen jungen Jahren sehr intensiv ab und wieder auf. Ohne Abbau gibt es tatsächlich keinen Aufbau, das ist ein Kreislauf, der sich im Knochen zwischen Osteoblasten (aufbauende Zellen) und Osteoklasten (abbauende Zellen) immer abspielt.

In der Jugend (bis 25–30 Jahre) überwiegt als Endresultat der Aufbau, aber ab spätestens dem 35. Lebensjahr ist die Jugend beendet und Alterungsprozesse mit am Ende mehr Knochenabbau (etwa 1 % pro Jahr) starten. Hier sind Trap5b-Werte ab über 3,5 U/l nicht mehr gesund. Bei solchen Werten baut sich der Knochen deutlich mehr ab als auf. Gesund sind Trap5b-Werte von mindestens < 3,5 U/l, noch besser sind Werte von < 3,0 U/l oder noch besser von < 2,5 U/l. Ab 4,0 wird der Knochenabbau relevant zu stark, um knochengesund alt zu werden. Werte von > 5,0 U/l sind deutlich krankhaft erhöht und krass schlimm sind auf dem Weg zum hohen Alter Trap5b-Werte von > 6,0 U/l.

Knochenabbau merken wir nicht

Wichtig: Diese erhöhten Trap5b- und Beta-CrossLaps-Werte merken Sie nicht, wir spüren Knochenabbau nicht spezifisch, der ist still, er verursacht keine lokalen Schmerzen. Wir haben erst Schmerzen, *nachdem* der Knochen gebrochen ist. Bei schwerer Osteoporose bricht der Knochen vor allem an der Wirbelsäule, aber auch am Fuß, sogar ohne äußerlichen Einfluss, also einfach so, ohne

Offizielle Referenzbereiche
Trap5b (hierfür muss man nicht nüchtern sein) im Serum

Trap5b (gefroren) Labor A[16]

M 1,30–4,82 U/l

F 1,00–4,15 U/l

Trap5b Labor München Zentrum[17]

M: 0–2J 10–25 U/l; 2–5J 9–22 U/l; 5–12J 9–23 U/l
12–16J 6–26 U/l; 16–20J 2–12 U/l; 20–110J 1,4–6,1 U/l

F: 0–2J 13–23 U/l; 2–5J 11–24 U/l; 5–12J 9–26 U/l
12–16J 4–17 U/l; 16–20J 2–6 U/l; 20–45J 1,2–4,8 U/l
45–55J keine Angabe; 55–110J 1,1–6,9 U/l

K-Gesundheits-Skala ab 20–35 Jahre: Trap5b (U/l)
(absolute Werte, laborunabhängig vergleichbar, Referenzwerte je nach Geschlecht unterschiedlich)

e. n.	optimal	geht noch	schon erhöht	deutl. erhöht	sehr starker Abbau
1,0	2,5	3,5	4,15	5,5	→

Der zweite wichtige Wert für den Knochenstoffwechsel ist Trap5b, auch dieser sollte bei Erwachsenen lebenslang möglichst niedrig bleiben.

Trauma, Sturz oder Stoß, aber natürlich erst recht mit einem Sturz oder Stoß (Hüfte).

Wenn Sie sicher wissen wollen, was Ihr Knochenstoffwechsel heute – im Hier und Jetzt – bezüglich des Abbaus macht, dann bitte diese beiden Krankwerte bestimmen lassen. Wenn die in der Norm niedrig sind, ist das erst einmal sehr gut: Ein aktuell erhöhter Knochenabbauprozeß ist zu fast 100% ausgeschlossen. Zur Info an die Expertinnen und Experten: Ja, ich weiß, es gibt Knochenabbauwerte, die man sehr gut im Urin messen kann (»Crosslinks«). Das sind auch gute Knochenabbau-Marker, aber meiner Erfahrung nach werden in den Praxen doch eher diese beiden Blutwerte bestimmt und deswegen kläre ich darüber auf. Und sowieso bin ich eine Blutdiagnostikerin und deswegen arbeite ich mit allem, was über das Blut auszulesen möglich ist. Selbst wenn die Urinuntersuchung noch genauer den Abbau widerspiegelt, darum geht es nicht. Es geht darum, dass selbst wenn die Werte im Blut hoch sind, im System zu lange nichts spezifisch-funktionell Therapeutisches passiert. Es geht hier für die Leserinnen und Leser darum, sich in dem, was das System routinemäßig macht, besser orientieren zu können und das geht perfekt mit diesen Knochenabbau-Blutwerten, erst recht, wenn man dazu die passende Bildgebung kombiniert.

Bildgebung: Knochendichtemessung

Was Sie jetzt ergänzend zu den beiden Knochenabbau-Krankwerten brauchen, ist zu wissen, wie aktuell der Zustand der Knochendichte ist. Dafür braucht es, pragmatisch gesprochen, erstmal nur eine DXA-Knochendichtemessung (KDM). Das ist eine standardisierte Röntgenuntersuchung mit einer geringen Strahlenbelastung, die leicht zu bekommen ist, wenn man weiß, wie. Es gibt auch zunehmend Ultraschallverfahren (Sonografie/»Sono«), die die Knochendichtemessung bestimmen. Das wird sicher als Messmethode noch besser werden und vielleicht sogar auch mal die DXA-Messung ersetzen, aber mir geht es in diesem Buch darum, dass Sie das an Diagnostik lernen zu nutzen, was das System kennt und vor allem, was es akzeptiert, damit Sie Befunde haben, die dann auch bei den Ärztinnen und Ärzten geltend gemacht werden können. Und ein Knochendichte-Sono-Befund, auch wenn der supermodern stimmt, wird aktuell noch nicht anerkannt. Die Hausärztin und der Orthopäde werden das Ergebnis anzweifeln, egal, was Sie sagen. Die Kolleginnen und Kollegen und auch ich, wir kennen die Zahlen aus diesen Untersuchungen nicht und das System rechnet nicht damit, sie sind nicht Teil der fachärztlichen Leitlinien. Punkt. Das Geld haben Sie dann vergeblich ausgegeben. Genauso wie auch die Werte aus Kapillar-/Fingerblut im System nicht gelten. Das kann eine Orientierung für Sie zu Hause sein, aber im System wird Ihnen niemand glauben, das ist wie eine andere Welt. Der Trick ist, die Währung der kurativen ärztlichen Kassenwelt zu nutzen und wenn man da fündig wird mit einer Diagnose, gilt das im Krankensystem und das ist hier Sinn der Sache. Ich will Sie durch Systemwissen ermächtigen, im System weitermachen zu können, wenn Sie im Labor etwas finden, was ernst oder nach geltenden Regeln krankhaft genug ist, um im System eine Diagnose zu erhalten.

In der Praxis ist es schwierig – vor allem für jüngere Frauen – den Zugang zu einer DXA-KDM zu bekommen, weil die Regeln eine DXA-KDM als Basisdiagnostik unter 70 Jahren nicht vorsehen. Immerhin gibt es bei bestimmten Risikofaktoren für eine Knochenfraktur (!!) seit der neuen DVO-Leitlinie von 2023[18] bei über 50-Jährigen die Möglichkeit, zur KDM zu überweisen. Gesund, ohne Frakturrisiko und jünger als 50 Jahre, wird im System keine KDM gemacht. Das ist eine wirtschaftliche Regelung, weil es nur dann eine therapeutische Konsequenz im System gibt, wenn eine Fraktur oder ein sehr hohes 3-Jahres-Risiko für eine Fraktur besteht. Deswegen meint das System, dass vorher auch nicht *bezahlt* geschaut werden muss. Nur weil es im System nicht bezahlt wird, heißt das aber nicht, dass die Untersuchung schädlich ist, denn so heißt es dann oft. Aber die Untersuchung selbst ist simpel und auch nicht mit schlimmer Strahlenbelastung verbunden (Seite 191): Das Ganze dauert 10 Minuten, ist vom Ablauf her einfach, wird von einer nicht ärztlichen Person durchgeführt, muss also nicht ärztlich begleitet werden, und eine Software spuckt sofort nach der Untersuchung, ohne dass eine Ärztin oder ein Arzt draufschauen muss, den Befund mit Ergebnis und Befundung aus, mit dem auch Nichtwissende nach der folgenden groben Erklärung sofort etwas anfangen können. Bitte an alle, die dies hier lesen, und die zufälligerweise eine KDM anbieten, lasst doch die Frauen ab 40 oder 45 Jahren eine präventive KDM machen, wenn sie Risikofaktoren für eine Osteopenie (!!) haben und nicht erst, wenn eine Knochenfraktur wahrscheinlich ist. Menno!

Knochendichtemessung – den Befund verstehen

Zu jedem gemessenen Ort: LWS (Lendenwirbelsäule L1–L5) und beiden Hüften (mit Schenkelhals) rechts und links, gibt es eine bunte Grafik mit einem eingezeichneten Messpunkt aus Knochendichte (BMD = bone mass density, linke X-Achse), Alter (unten Y-Achse) und T-Score (rechte X-Achse). Die Position des Messpunktes in dieser 3-Achsen-Grafik wird folgendermaßen gelesen:

- Punkt im oberen, meist grünen Bereich bedeutet, Knochen o.k.: T-Score: positive Zahl bis −1,0
- Punkt im mittleren, meist gelben Bereich bedeutet, Osteopenie liegt vor: T-Score: −1,0 bis −2,5
- Punkt im unteren, meist roten Bereich bedeutet, Osteoporose liegt vor: T-Score: niedriger als −2,5

Wann ist der T-Score relevant schlimm niedrig?

Je niedriger die T-Score-Werte, desto mehr hat der Knochen an Knochendichte verloren. Man vergleicht hier beim T-Score Ihre Knochendichte mit der von gesunden jungen Menschen. Achtung: Man muss »niedriger« sagen, weil die wachsende Zahl ein Minus davor hat. Ein T-Score von −1,0 entspricht also einer besseren Knochendichte als ein T-Score von −2,5, auch wenn die Zahl selbst steigt. Schlimm und krankhaft sind T-Score-Werte von kleiner −3,0 und kleiner −4,0, und zwar in jedem Alter. Natürlich ist das besonders relevant, je jünger die oder der Betroffene ist. Wenn solche Werte vorliegen, kann es sein, dass Sie je nach Kontext, Alter und Krankheiten eine spezifische osteologische Therapie brauchen, weil Ihr persönliches Frakturrisiko sehr groß ist. Wenn Sie sogar schon eine Fraktur hatten (alles ab dem 50. Lebensjahr zählt), dann müssen Sie sich beraten und bitte behandeln lassen. 2023 hat der wissenschaftliche Dachverband der Osteologen (DVO)[19] neue Leitlinien verabschiedet, die Kurzfassung ist online[20] einzusehen. Nicht wundern, das ist sehr kompliziert. Bedenken Sie, dass es hier um das komplexe Management der Osteoporose-Krankheit geht und nicht um den ultrapräventiven Knochen-Gesundheitsschutz oder das Management, wie man aus der Osteopenie knochengesund wieder herauskommt. Das sind unterschiedliche Welten! Es geht darin »nur« um das, was zu tun ist, wenn die Osteoporose da ist. Das Wort Prophylaxe bezieht sich auf das Vermeiden von Frakturen und nicht das Vermeiden von Osteopenie- und Osteoporose-Entstehung *per se*. Wir sind hier im Buch in der präventiven Welt unterwegs, die Leitlinien in der kurativen Welt. Deswegen bitte nicht mit jemandem streiten, der kurativ rechnet. Das ist eine andere Währung.

Gesunde Prävention will Osteoporose und Osteopenie vermeiden: Wenn ich von Prävention spreche, meine ich damit, dass schon die Osteopenie (!!) gar nicht erst entstehen soll. Für diesen Wunsch sind wir aber nicht versichert. Wir sind *kranken*versichert und nicht *gesundheits*versichert. Osteopenieprävention ist nicht im System als Ziel vorgesehen, auch wenn es Sinn macht. Ich finde schon einen T-Score-Wert von −1,5 unnötig und nehme diesen als Anlass, aktiv zu werden, erst recht, wenn die Betroffene 40–50 Jahre alt ist und die letzte Blutung noch ansteht. Wenn die Frau 80 Jahre alt ist und einen T-Score von −1,0 hat, dann reicht das noch 10–20 Jahre, damit ihre Knochen nicht brechen, denn den schlimmsten Knochenabbau hat diese Frau ja schon überstanden. Aber mit 48 reicht das nicht für das Vermeiden der osteoporotischen Knochenfraktur in der Zukunft, denn den richtigen postmenopausalen Verlust hat diese 48-Jährige ja noch vor sich.

In den 10 Jahren nach der letzten Blutung verliert die Frau 30 % ihrer Knochendichte: Man geht davon aus, dass eine Frau nach ihrer letzten Blutung 10 Jahre lang jedes Jahr 3 % ihrer bestehenden Knochenmasse verliert (mit dann auch erhöhten Knochenabbauwerten), statt der normalen altersbedingten jährlichen 1 %. Das bedeutet, dass 10 Jahre nach der letzten Blutung insgesamt 30 % der prämenopausalen Knochendichte weg sein wird, wenn diese Frau nichts dagegen unternimmt und sie keine peri-/postmenopausale Hormonersatztherapie (HRT) mit dem körpereigenen transdermalen Estradiol (E2) und dem oralen oder ggf. auch vaginalen Progesteron macht. Jede Frau sollte deswegen mit 45 bis spätestens 55 Jahren (oder ggf. auch früher, 1 Jahr nach der letzten Blutung) einmal eine Knochendichtemessung machen lassen, um zu schauen, ob sie es sich leisten kann, die HRT nicht zu nutzen. Viele Frauen haben mit Ende 40 schon vor der letzten Blutung eine Osteopenie. Warum? Weil sie keine guten Muskeln haben, weil sie keinen Kraftsport gemacht haben, weil sie 20 Jahre die Pille genommen haben, weil sie geraucht haben, weil sie immer dünn waren und viele Diäten gemacht haben, weil sie einen Vitamin-D-, Calcium- und Magnesium-Mangel hatte, weil, weil, weil … Es hat nicht jede und auch nicht jeder in der Jugend und im jungen Erwachsenenalter seinen Knochen gut aufgebaut.

Wann zahlt das System die KDM und wann nicht?

Die Abrechnungsregeln der gesetzlichen Krankenversicherungen (GKV) ändern sich[21]. Früher zu Beginn meiner kassenärztlichen Tätigkeit als internistische Hausärztin, durfte man auf Kasse nur zur Knochendichtemessung überweisen, wenn schon eine

Fraktur stattgefunden hatte – der Wahnsinn, oder? Das ist doch verrückt! Übertragen auf die Kardiologie bedeutet das, dass das Stress-Echo auf Kasse immer erst nach einem Herzinfarkt gemacht werden darf, nicht vorher! Seit 2014 darf die KDM auch auf Kasse gemacht werden, »wenn der Arzt die Absicht hat, aufgrund konkreter Befunde einen Knochenschwund mit Medikamenten zu behandeln«[22]. Was auch immer das genau heißt. Definitiv heißt es nicht präventiv – gesund – zu schauen, ob mit 45 oder 50 Jahren schon eine Osteopenie da ist oder nicht. Damit die GKV die Kosten für die KDM übernimmt, braucht die Ärztin oder der Arzt, der sie in seiner Praxis anbietet, zudem auch eine Genehmigung der KV. Soweit ich weiß, bekommen nur Orthopäden solch eine KV-Genehmigung, Internisten bekommen diese nicht und können sie deswegen nur als Selbstzahlerleistung anbieten. Vielleicht stimmt das auch schon nicht mehr, wenn Sie dieses Buch lesen.

Das GKV-System ist kompliziert und auf keinen Fall aus Patientensicht logisch. Es geht nicht primär um Ihren Schutz oder Ihr Wohl. Das System ist nach oben gedeckelt, es gilt ein Wirtschaftlichkeitsgebot, das zur Folge hat, dass GKV-Leistungen zweckmäßig, notwendig, ausreichend und wirtschaftlich sein müssen. Lassen Sie sich in Ihrem Wunsch, eine Selbstzahler-DXA-KDM zu machen, nicht aufhalten. Egal, was Sie gesagt bekommen, wenn der Hausarzt oder die Gynäkologin oder der nicht osteologische Orthopäde Ihnen nicht weiterhelfen, bleiben Sie dran. Suchen Sie Osteologen (meist Orthopäden oder Internisten/Endokrinologen) oder Radiologen. Eventuell brauchen Sie eine Überweisung von der Hausarztpraxis, da muss nur draufstehen: »Erbitte KDM bei V. a. Osteoporose«. Die Kosten für eine DXA-KDM liegen als Selbstzahlerleistung, wenn Sie das präventiv wissen möchten, aktuell deutlich unter 100 €, im zweistelligen Bereich. Warten Sie nicht auf das System, schaffen Sie selbst Tatsachen, vor allem, wenn in der Familie bei den weiblichen Vorfahren eine Osteoporose bekannt ist, Sie sehr dünn sind oder Sie andere Risikofaktoren für eine Osteopenie (!!) haben. Zur Einschätzung Ihres Osteoporose-Risikos gibt es online[23] einen Osteoporose-Test des Osteoporose-Selbsthilfegruppen-Dachverbands (OSD) zur Selbsteinschätzung.

BASIS-Einschätzung der Knochengesundheit

Mit diesen fünf Zahlen-Informationen – den zwei Knochenabbau-Krankwerten (Beta-CrossLaps und Trap5b), und drei T-Scores (für die Lendenwirbelsäule und beide Hüften) – können Sie nun relativ gut einschätzen, wie der Stand der Dinge Ihres Knochens ist. Sie wissen nun, ob Sie an der Knochenmasse Federn gelassen haben (T-Score mit hoher negativer Zahl) und/oder was Ihr Knochenstoffwechsel so macht: Abbau: ja oder nein?

Diese fünf Informationen bieten uns eine grobe Orientierung und sind die Grundlage für die folgenden vier präventiven Knochenrisikogruppen. Achtung, es geht hier um das Risiko, eine Osteoporose zu bekommen, und nicht um das Risiko, bei Osteoporose eine Fraktur zu erleiden (das ist aber die Währung, in der man draußen in der Osteologie rechnet, weil nur dann die Medikamente indiziert sind).

Präventive Knochenrisikogruppe I: Der Knochenstoffwechsel ist noch gesund

Kategorie	Beschreibung
Beschreibung	In Knochengruppe I sind beide Knochenabbau-Krankwerte (Beta-CrossLaps und Trap5b) im Blut niedrig gesund im blauen Optimalbereich (siehe Skala) und die Knochendichte ist gut, gern mit einem noch positiven T-Score von › 0 (Messwert oben im grünen Bereich an LWS und an beiden Hüften). 1. Ihre Familienanamnese ist eher leer, d. h., dass Ihre weiblichen Vorfahren, insbesondere Ihre Mutter, keine Osteoporose und/oder unklare Knochenfrakturen ohne vorheriges Trauma hatten. 2. Sie selbst sind nicht sehr dünn, haben eine gut aufgebaute und starke Muskulatur. Sie haben auch in der Jugend und im Erwachsenenalter Sport gemacht. Sie haben nie geraucht, keinen Alkohol getrunken und nicht über 20 Jahre eine antiandrogene Pille genommen. Sie haben nicht über mehr als 3 Monate Cortison nehmen müssen sowie auch nicht länger als 3 Monate Säureblocker für den Magen. Sie haben keine Drogen genommen, waren nie untergewichtig, hatten nicht jahrelang eine unbehandelte Schilddrüsenüberfunktion, haben keine Antidepressiva nehmen müssen, haben keine schwere neurologische oder nephrologische Erkrankung, keine schwere rheumatische Erkrankung und es ist kein schwerer Vitamin-D- und/oder Calciummangel bekannt. 3. Im Labor sind die Knochenkrankwerte im niedrigen, blauen Optimalbereich, auch das PTH (siehe Seite 93) und die D-Ratio (siehe Seite 95) sind nicht erhöht. Das bedeutet, dass der Knochenabbau nicht den Knochenaufbau überwiegt, das ist schon mal gut. 4. In der Knochendichtemessung sind Sie insbesondere an den Hüften im gesunden, grünen, evtl. sogar noch positiven T-Score. Je jünger Sie sind, desto »normaler« ist das. Eine KDM macht bei einer gesunden Frau präventiv Sinn um die letzte Blutung herum. Das kann mit 40, 45, 50 oder auch mit 55 Jahren sein, je nach Zeitpunkt der letzten Regel und/oder Höhe des follikelstimulierenden Hormons (FSH) und des Estradiols (E2) im Blut. Ja, an alle KDM-Kritiker, auch wenn das System mit der Indikation zur KDM, warum auch immer, zurückhaltend ist, ich bin es nicht. Ich denke, dass das für uns Frauen Sinn macht, vor der Postmenopause eine KDM zu machen, auch wenn die KDM eine geringe Strahlenbelastung hat. Warum? Weil der Nutzen zu wissen, wo man zu Beginn der Postmenopause mit seinem Knochen steht, groß ist. Es kann nämlich sein, dass die Frau bis 30–35 ihren Knochen nicht so gut aufbauen konnte (Untergewicht, zu viel Sport, Diäten, Rauchen etc.). Das bedeutet, dass die Knochendichte schon vor der Postmenopause nicht so gut, vielleicht sogar schon osteopenisch ist (Achtung: damit rutscht die Frau in Knochengruppe III). Dann ist es umso wichtiger, dafür zu sorgen, dass mit dem Wegfall von E2 in den nächsten 10 Jahren diese betroffene Frau nicht weitere 30 % ihrer Knochendichte verliert. Die HRT ist dann sehr wichtig.
Bewertung	Der Knochen ist stabil gesund, Aufbau und Abbau sind im Gleichgewicht. Alles ist gut und Sie haben, je älter sie sind, alles richtig gemacht. Wenn Sie jung sind, dann geht es präventiv nun darum, dass dieser gesunde Zustand erhalten wird.
To do	Je nach Alter, Kontext, Geschlecht und Diagnosen ist genug Zeit für Ultra-Prävention (gar nicht erst eine Osteopenie entwickeln). Je älter die/der Gesund-Gemessene ist, desto weniger wahrscheinlich liegt eine genetische Disposition zur altersbedingten Osteoporose vor. Evtl. ist das Thema Osteoporose in diesem Leben sogar kein Thema, um das man sich Sorgen machen muss. Gibt es, ist aber die Ausnahme. In 3–5 Jahren sollte eine Kontroll-KDM erfolgen, um zu sehen, was weiter passiert. Bleibt alles so gut oder fängt der Knochenabbau doch an, relevant zu steigen? Je nach Alter, Geschlecht und hormoneller Situation sollten die Knochenabbauwerte regelmäßig kontrolliert werden (alle 6–24 Monate).

Kategorie	Beschreibung
Therapie	Das, was gemacht wurde, war gut, bitte weiter so, optimal Nährstoffe und Hormone nach Labor nutzen. An alle Frauen: Nutzen Sie die HRT, vor allem, wenn es doch Risikofaktoren für die Entstehung einer Osteoporosefraktur[24] gibt, damit wird der »normale« postmenopausale Knochenabbau verhindert.

Präventive Knochenrisikogruppe II: Der Knochenabbau hat begonnen

Kategorie	Beschreibung
Beschreibung	In der Knochengruppe II sind einer oder beide Knochenabbau-Krankwerte (Beta-CrossLaps und Trap5b) im Blut erhöht (ab dem gelben, über dem roten bis zum dunkelroten Bereich) mit aber (noch) guter Knochendichte (keine Osteopenie, T-Score positiver als −1,0). 1. Hier ist oft die Familienanamnese bei Mutter und anderen weiblichen Vorfahren bezüglich der Osteoporose positiv. Die Mutter ist dann im Alter eher dünn und kleiner geworden mit einem runden Rücken, evtl. auch mit einer Schenkel- oder Wirbelkörperfraktur. 2. Auch wenn Sie perfekt gesund alles richtig gemacht haben, kann es sein, dass sich peri- und postmenopausal trotzdem Ihr Knochen abbaut. Das gesunde Verhalten schützt Sie nicht vor dem Abbau, wenn Ihr Knochenstoffwechsel genetisch bedingt empfindlich mit Abbau auf den Verlust von E2 und Progesteron reagiert. Je mehr Sie ungesund gelebt haben, desto weniger haben Sie in der Jugend bis 30–35 Ihren Knochen aufgebaut und umso mehr betrifft Sie dann bei erhöhten Knochenabbau-Krankwerten die Osteopenie früher. 3. Die Knochenabbau-Krankwerte sind erhöht (ab gelb bis dunkelrot), oft zusammen mit einer schlechten D-Ratio, einem etwas erhöhten PTH und dem Verlust von E2 (siehe Seite 129) mit erhöhtem FSH (siehe Seite 143). Sie brauchen jetzt unbedingt eine KDM, um zu objektivieren, wo Sie beim Abbau stehen. Sind Sie noch in Gruppe II? Oder ist der Knochen schon osteopenisch betroffen, dann rutschen Sie automatisch in die Knochengruppe III. 4. Der T-Score in der Knochendichtemessung ist mit Werten, vor allem an den Hüften, von bis zu −1,0 noch o.k., damit haben Sie trotz erhöhtem Knochenabbau noch keinen objektiven Schaden am Knochen messbar.
Bewertung	Im Stoffwechsel überwiegt schon der Knochenabbau, aber in der Bildgebung sind noch keine objektiven Verlustfolgen nachweisbar. Das ist großartig, denn nun haben Sie noch alle Fäden in der Hand, dem Schicksal ein Schnippchen zu schlagen. Neben einem knochenstärkenden Verhalten braucht es aber jetzt unbedingt vor allem eine Hormontherapie, denn ohne wird es bei Ihnen schwierig, erst recht, wenn Sie sehr gesund gelebt haben.
To do	Auch hier ist – wie in Gruppe I – die Ultra-Prävention (gar nicht erst eine Osteopenie entwickeln) das präventive Ziel. Der Unterschied zu Gruppe I ist, dass man in Gruppe II nicht mehrere Jahre Zeit hat, nur zuzuschauen, denn der Knochen ist dabei, sich abzubauen. Wenn das so bleibt, führt das sicher in 2–5 Jahren zu einem objektiven und sichtbaren Verlust der Knochendichte in der KDM. Auch wenn das logisch wäre, kümmert sich das System nicht aktiv um Sie, weil Ihr Knochen noch nicht zerstört ist und damit Ihr Frakturrisiko für die nächsten 3 Jahre (!!) nicht erhöht ist. Trotzdem: Mögliche Ursachen müssen abgeklärt werden und der Abbau muss gestoppt werden. Entweder gelingt Ihnen doch eine osteologische internistische oder orthopädische Vorstellung (wird schwierig, weil die Krankheit Osteoporose ja noch nicht da ist) oder wenn das nicht möglich ist und hausärztlich, endokrinologisch und/oder gynäkologisch nichts passiert (z. B. HRT und knochenstärkende Nährstofftherapie nach Labor) und Sie allein trotz Therapie nicht weiterkommen, dann sollten Sie sich selbstzahlend an eine Praxis für funktionelle oder präventive Medizin wenden. Keine Panik, Sie haben Zeit.

Kategorie	Beschreibung
Therapie	Individuelle Nährstoff- und Hormontherapie nach Labor ergänzend zum Kraftsport und einer proteinreicheren Ernährung (das woanders nachlesen, hier nicht das Thema). Meistens betrifft diese Situation peri- und jüngere postmenopausale Frauen. Oft sind gerade in dieser Zeit (45–55 Jahre), in der das Estradiol (E2) wegfällt, die Knochenabbau-Krankwerte sehr hoch. Unter HRT mit transdermal E2 und oral oder vaginal Progesteron (P) zur Nacht (E2 stoppt den Knochenabbau, P fördert den Knochenaufbau) sinken die Beta-CrossLaps und Trap5b sehr schnell ab auf gesunde niedrige Werte (blauer bis maximal grüner Bereich auf der Skala). Hier ist ggf. sogar die lebenslange Durchführung der HRT zum Schutz der Knochen sinnvoll. **Und wichtig zu prüfen:** Das Arteriosklerose-Risiko, denn wenn Knochen entkalken, dann steigt das Risiko für die Entstehung der Arteriosklerose, ggf. bitte hier auch therapeutisch strenger behandeln (wie bei den Gefäßrisikogruppen II–IV beschrieben, siehe dort).

Präventive Knochenrisikogruppe III: Die Osteopenie/Osteoporose ist da

Kategorie	Beschreibung
Beschreibung	In Knochengruppe III sind ein oder beide Knochenabbau-Krankwerte im Blut erhöht (ab dem gelben Bereich) mit in der Knochendichtemessung Nachweis einer Osteopenie und/oder Osteoporose. Wenn die Osteoporose fortgeschritten ist, können die Abbauwerte evtl. auch niedrig sein (grüner bis gelber Skala-Bereich). 1. Je jünger bei Ihnen die Osteoporose festgestellt wird, desto mehr wird die Familienanamnese bei der Mutter oder Großmutter positiv sein. 2. Ebenso wird auch Ihr Leben, je jünger Sie die Diagnose bekommen und je ausgeprägter die Osteoporose bei Erstdiagnose ist, für den Knochenaufbau nicht ganz ideal gelaufen sein. Je älter Sie bei Erstdiagnose sind, desto mehr tut mir das leid, weil es vermeidbar gewesen wäre, wenn man nur früher gemessen und interveniert hätte. Wichtig, um in Gruppe III zu sein, ist auch, dass Sie nach Ihrem 45.–50. Lebensjahr auch noch keine »komische Fraktur« erlitten haben. Sobald Sie eine Fraktur an einem größeren Gelenk hatten, die nicht durch einen richtigen Unfall verursacht wurde, ist das verdächtig für eine schon vorhandene Osteoporose und Sie rutschen in die Gruppe IV. 3. Hier können die Knochenabbau-Werte noch erhöht sein (roter und dunkelroter Bereich auf der Skala) oder auch schon wieder – nach einer Phase von starkem Knochenabbau – gefallen sein (auf meist Werte im grünen bis gelben Bereich). 4. In der Knochendichtemessung findet sich vor allem an den Hüften ein erniedrigter T-Score mit Werten von unter −1,0 bis −2,5 (Osteopenie) und/oder auch schon mit noch niedrigeren Werten, die für eine beginnende Osteoporose sprechen von −2,5 bis maximal −3,5 bis −4,0. T-Score-Werte darüber mit und ohne Fraktur gehören in die Gruppe IV. An alle osteologischen Expertinnen und Experten, ich weiß, dass das mit den T-Scores alles relativ zu sehen ist, aber ich muss das einfach herunterbrechen, damit die Menschen lernen, was schlimm ist und was nicht, sonst ändert sich weitere 20 Jahre nichts und die Osteoporose steigt weiter an, das muss aufhören und dafür muss die Bevölkerung einfach aufgeklärt werden.
Bewertung	Der Abbau geht schon über Jahre und er hat schon zu schweren Folgen in der Bildgebung geführt. Die Diagnose Osteopenie und/oder Osteoporose ist gesichert.

Kategorie	Beschreibung
To do	Achtung: Je nach Ausprägung, T-Score, Alter und Risikofaktoren haben Sie ein erhöhtes Frakturrisiko in der nahen oder ferneren Zukunft. Eine osteologische Vorstellung ist erforderlich und notwendig, um Ihr Risiko genau abschätzen zu lassen. Man wird mit solchen Befunden im System akzeptiert werden, weil nun eine Diagnose da ist, die im System gilt. Wichtig bei fortgeschrittener Osteoporose ist abzuklären, ob schon osteologisch mit spezifischen Medikamenten eingegriffen werden muss oder nicht. Diese Befunde (Labor und vor allem die KDM) unbedingt einer Ärztin oder einem Arzt (Hausarzt, Frauenärztin, Orthopäde, Rheumatologin, egal, auch einem Privatarzt) zeigen, die können/müssen helfen oder ggf. an jemanden überweisen (siehe Bsp. unten), der weiterhelfen kann. Auch die Krankenkassen können/müssen Ansprechpartner sein. Es muss das Fortschreiten der Erkrankung – und damit das Risiko für Knochenfrakturen – verhindert werden. Keine Panik, es ist möglich, den Knochendichteverlust zu stoppen, und es ist auch möglich, Knochendichtemessbefunde zu verbessern. Aber das ist harte Arbeit und wird einem nicht geschenkt. Wichtig ergänzend zu allem Sanften, was Sinn macht: Die osteologischen Möglichkeiten nutzen, »nur« Sport und proteinreiche Ernährung reichen meiner Erfahrung nach nicht aus, um den Abbau zu stoppen und/oder einen absoluten Aufbau zu erzeugen. Es braucht innendrin eine bessere Biochemie, allen voran die Hormone, knochenstärkende Nährstoffe und bei bereits fortgeschrittener Osteoporose ggf. auch osteologische Medikamente.
Therapie	Je nach Alter und Stadium der Osteoporose ggf. auch spezifische osteologische Medikamente, am besten bei einem osteologischen Spezialisten, der weiß, wie man über lange Zeit im Rahmen einer sogenannten Sequenztherapie[25] die verschiedenen zur Verfügung stehenden Substanzen einsetzen kann. Bei der Osteopenie und der beginnenden Osteoporose ist sehr wichtig – ergänzend zur passenden Ernährung und zum Kraftsport (am besten unter sportmedizinischer Anleitung) – die individuelle Nährstoff- und Hormontherapie nach Labor zu nutzen. Nicht weiter nur zuschauen, nur weil die Osteologen den osteopenischen oder -porotischen Zustand noch nicht schlimm genug finden. In der Osteologie wird erst aktiv interveniert (mit Medikamenten), wenn das 3-Jahres-Frakturrisiko sehr hoch ist. In den Leitlinien geht es nicht um Ihre nächsten 20–30 Jahre. Das ist kein Vorwurf, das ist einfach nur eine Tatsache. Hier besteht in meiner Beobachtung eine Riesenversorgungslücke im System. Die betroffenen Menschen (vor allem die Frauen) mit Osteopenie und beginnender Osteoporose werden zu lange allein gelassen; und sie sind im System nicht gut versorgt und angebunden. Hier lade ich Sie ein, mit diesem Buch tätig zu werden und gern auch Ihre Ärztinnen und Ärzte mit einzubeziehen. Es muss verstanden werden, dass man etwas tun muss, um das ungebremste Fortschreiten der Osteoporose JETZT aufzuhalten oder zu verlangsamen. Vor allem sollten hier in dieser III. Gruppe Frauen, die schon länger postmenopausal sind, noch der HRT zugeführt werden. Es ist doch noch genug Knochen da, der muss geschützt werden, egal wann die letzte Blutung war (das wird schwer, weil so, wie ich das schreibe, ist das noch nicht in den Leitlinien). Und natürlich geht eine individuelle Nährstoff- und Hormontherapie nach Labor, auch kurativ, ergänzend zur spezifischen osteologischen Therapie. Vor allem hier Vitamin D mit seinen Cofaktoren, vor allem dem Calcium, gut auf therapeutische Zielwerte einstellen. **Und ergänzend wichtig:** Das Arteriosklerose-Risiko muss abgeklärt werden (siehe dort bei den Gefäßrisikogruppen I–IV), denn wenn der Knochen sich entkalkt hat, dann verkalken je nach Risiko schneller die arteriellen Gefäße, dann muss man je nach vaskulären Risikofaktoren vor allem strenger das LDL-Cholesterin senken.

Präventive Knochenrisikogruppe IV: Der Knochen ist alle – schwere Osteoporose im Alter

Kategorie	Beschreibung
Beschreibung	Hier in Gruppe IV liegt eine schwere fortgeschrittene Osteoporose vor mit ggf. auch schon stattgehabten Frakturen. Meist liegt dann der T-Score bei Werten unter −3,0. In diesen Fällen sind meist auch schon die Knochenabbau-Krankwerte im Blut eher niedrig (grüner bis gelber Bereich), einfach, weil schon sehr viel Knochenabbau stattgefunden hat. Die höchsten Knochenabbau-Krankwerte findet man am Anfang, wenn noch viel Knochen da ist (Gruppen II und III). Egal, wie knochengesund Ihr Leben und das Ihrer Vorfahren war, und auch egal, wie niedrig die Knochenabbauwerte sind, mit einem T-Score von −3,5 und −4,0 ist Ihr gesamter Knochenstatus lebensbedrohlich krank, dünn, schwach und frakturgefährdet. Sie sollten nicht mehr Ski fahren, denn Sie dürfen nicht stürzen, Sie müssen die Pharmakotherapie nutzen. Tut mir leid, aber das ist so, kein Aber!
Bewertung	Die große Abbauwelle in der Lebensmitte ist vorbei, der Knochen ist alle, es ist nichts Großes mehr da, was sich im Blut messbar abbaut. Ich finde keine Worte dafür, denn dieser Zustand wäre vermeidbar gewesen, wenn nur irgendwer mal gemessen und behandelt hätte. Aber bitte nicht verzweifeln: Es gibt sehr gute osteologische Medikamente, die den Knochen sehr effektiv stabilisieren und so eine weitere Fakturierung vermeiden helfen.
To do	Dringend osteologische Vorstellung, sehr hohes Frakturrisiko in naher Zukunft. Bitte keine Angst haben vor den Medikamenten-Nebenwirkungen, damit wird völlig unangemessen übertrieben. Das ist jetzt ein lebensbedrohlicher Zustand, vergleichbar mit einer Krebserkrankung. Bitte verzeihen Sie mir diesen harten Vergleich, aber erstens stimmt er und zweitens muss jetzt etwas passieren, und dafür braucht es Ihre Mithilfe und ihre Bereitschaft. Wenn, dann sollten Sie Angst haben, vor dem, was passiert, wenn Sie jetzt *keine* Medikamente nehmen: Schenkelhalsbruch, Pflegebedürftigkeit und zeitnaher Tod. Eine osteologische Therapie (vor allem wenn möglich osteoanabol) macht auch Sinn, wenn Sie alt sind (› 80 Jahre) und dabei sonst fit und zu Hause lebend. Diese Therapie reduziert Ihr Risiko deutlich, ein Pflegefall zu werden. Nur wenn Ihre Lebenserwartung unter einem (!!) Jahr liegt und Sie bettlägerig schon im Pflegeheim liegen, lohnt es sich nicht mehr. Verstehen Sie?
Therapie	Hier braucht es nun eine lebenslange (!!), spezifische osteoanabole und osteoresorptive Sequenztherapie, so wie man ja Blutdrucksenker, Antidiabetika und Cholesterinsenker (und Brillen, Herzschrittmacher, Zahnimplantate und Augenlinsen) auch auf Dauer gibt bzw. einsetzt. Denn es handelt sich bei der Osteoporose auch um eine altersbedingte Stoffwechselerkrankung, die geht nicht wieder weg. Ergänzend zur osteologisch-spezifischen Therapie je nach Möglichkeiten muskelaufbauenden oder -erhaltenden Kraftsport – am besten unter sportmedizinischer Anleitung in den vielen deutschlandweiten Zentren, die vom jeweiligen Landessportbund zertifiziert sind –, proteinreicherer Ernährung sowie individueller Nährstoff- und Hormontherapie nach Labor.

Kategorie	Beschreibung
	Zur Info: Vor Beginn der Osteoporose-Therapie muss der Osteologe oder die Osteologin sich genau überlegen, womit man die Therapie beginnt, es muss das ganze zu erwartende Leben der Betroffenen durchgedacht werden. Wenn Frakturen vorhanden sind, fängt man – wenn es keine spezifischen Kontraindikationen gibt – nach den neuen DVO-Leitlinien von 2023 mit osteoanabolen (also knochenaufbauenden) Medikamenten an, denn dann ist der Effekt dieser Osteoanabolika größer, als wenn man sie erst nach den osteoresorptiven Medikamenten einsetzt. Ja, die osteoanabolen Medikamente sind teurer als z. B. die Bisphosphonate (die sehr gut den Knochenabbau stoppen, aber eben nicht aufbauen), aber egal, das soll nicht Ihr Problem sein. Hier ermöglichen und fordern das die neuen Leitlinien und das müssen die Ärztinnen und Ärzte umsetzen, egal, was das kostet. Bevor Sie sich Medikamente geben lassen, bestehen Sie darauf, dass man Ihnen sagt, wie man die Therapie je nach Ihrer Lebenserwartung, solange Sie leben, gestalten will. Und bitte, seien Sie offen und dankbar für die osteologischen Therapievorschläge, das ist moderne Medizin, für die, die ernsthaft krank sind. Wenn Sie zweifeln, informieren Sie sich ggf. auch bei Ihrer Krankenkasse und/oder holen Sie sich eine zweite Meinung an einer Uni-Klinik. Das Thema Osteoporose ist im Kommen, das Bewusstsein der Kollegenschaft wird täglich größer, weil so viele (vor allem Frauen) betroffen sind, weil seit Erscheinen der WHI-Studie 2002 die Frauen keine HRT mehr bekommen haben und weil wir dank der Hightech-Medizin so alt werden. **Und wichtig:** Hier in Gruppe IV unbedingt die Arterien überprüfen und eine Arteriosklerose abklären lassen. Nicht traurig sein, wenn auch die Gefäße von Arteriosklerose betroffen sind, auch hier dann bitte handeln und mit Medikamenten ergänzend zur Nährstoff- und Hormontherapie die Gefäßkrankwerte senken. Vor allem muss dann das LDL-Cholesterin sehr streng gesenkt werden (siehe bei den Gefäßrisikogruppen I–IV).

In Knochenrisikogruppen III und IV haben Sie mit der auffälligen KDM eine manifeste und objektiv krankhafte Diagnose, auch eine Osteopenie ist mit 45 Jahren absolut nicht in Ordnung. Bitte wenden Sie sich an ein spezialisiertes Zentrum, fragen Sie bei Ihrer Krankenkasse oder beim Hausarzt nach, wie Sie weiter unterstützt werden können. Recherchieren Sie im Internet. Suchen Sie nach Osteologinnen oder Osteologen und fahren Sie ggf. auch 300 km in die nächste Uniklinik, um jemanden zu finden, der Ihren Knochenstoffwechsel untersucht und ggf. behandelt. Es gibt hier Lösungen, das muss nicht ertragen werden. Es hat keine Zeit, kümmern Sie sich, auch wenn das System nicht sofort mitmacht. Nerven Sie, klagen Sie, holen Sie sich Hilfe von Ihrer Familie, Ihren Freundinnen und Freunden, Ihren Vorgesetzten in den Betrieben, den Unternehmen, den Betriebsärztinnen und -ärzten. Lesen Sie, bilden Sie sich. Das so nicht lassen, nur weil das System noch nicht leicht behandelt bzw. ohne Eigenanteil-Kosten hilft, auch nicht, wenn Sie »nur« in Gruppe II sind.

In Knochenrisikogruppe II, in der die Abbauparameter schon erhöht sind, der Knochen aber noch o.k. ist, haben Sie einen Riesenvorteil: Zeit. Sie sind am Anfang, hier ist das, was ich in Wahrheit wollte, dass Sie es finden, wenn es denn da ist: eine Disposition zu einer ungünstigen Entwicklung. Sie sind nun eine oder einer, den das Thema Osteoporoserisiko konkret betrifft. Aber nun wissen Sie das und können etwas tun bzw. Sie wissen nun, dass Sie etwas tun müssen, wenn Sie in der Zukunft, in den nächsten 20, 30 oder 50 Jahren, gesund sein wollen. Sie wissen nun mit diesen hohen Abbauparametern, dass Sie von einem vermehrten Knochenabbau betroffen sind. Das System hilft Ihnen nicht, Sie sind noch *zu gesund*. Sie müssen selbst tätig werden. Hier helfen Nährstoffe und Hormone sehr gut, ergänzend zu allem anderen, was für den Knochen Sinn macht. Ich würde sogar behaupten, dass es, je nach individueller Situation, sogar sehr wahrscheinlich ist, dass es ohne Nährstoff- und vor allem Hormontherapie– mit »nur Liftstyle-Änderungen« – schwierig wird, wenn nicht unmöglich ist, den Knochenabbau zu stoppen. Aber Sie wissen ja nun, wie Sie im Verlauf objektivieren können, ob das, was Sie machen, auch wirkt und hilft, den Knochen zu beschützen. Wenn Sie es in den nächsten 3–6 Monaten nicht schaffen, dass die beiden Knochenkrankwerte Beta-CrossLaps und Trap5b sinken, wird die KDM in 2–3 Jahren deutlich schlechter sein als die von heute. Punkt.

Überweisungsvorlagen

Ich habe in der Praxis gute Erfahrungen damit gemacht, dass ich Patientinnen und Patienten – die an innerer Prävention interessiert sind und deswegen als Privatpatient oder Selbstzahler zu mir in die Praxis kommen – zu den entsprechenden ärztlichen PKV-/GKV-Kolleginnen und Kollegen aktiv und schriftlich hin-überweise, wenn ich im Blut und/oder in der Bildgebung etwas festgestellt habe, was im kurativen Kassensystem als Diagnose oder Befund gilt. Ich möchte, dass Sie wissen, dass es diese Über-

- Das KBV-Muster 6 für das normale Überweisungsformular, das im GKV-System benutzt wird, wenn z. B. der Hausarzt zur Fachärztin überweisen will und umgekehrt oder auch von Fachärztin zu Facharzt.

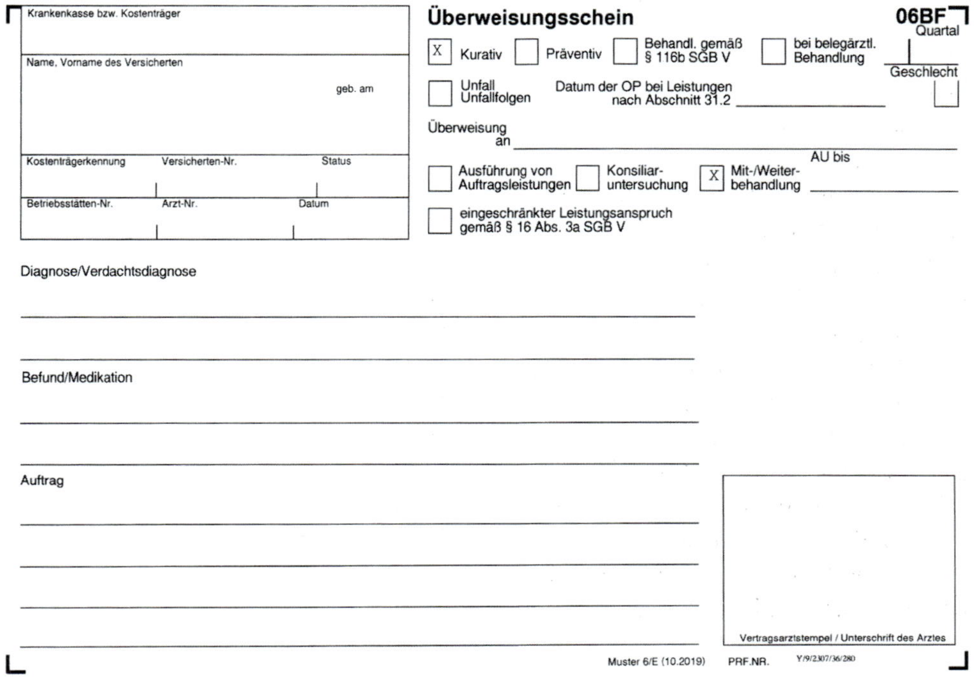
Krankenkasse bzw. Kostenträger

Name, Vorname des Versicherten

geb. am

Kostenträgerkennung | Versicherten-Nr. | Status

Betriebsstätten-Nr. | Arzt-Nr. | Datum

Überweisungsschein **06BF**

Quartal

[X] Kurativ [ ] Präventiv [ ] Behandl. gemäß § 116b SGB V [ ] bei belegärztl. Behandlung

Geschlecht

[ ] Unfall Unfallfolgen

Datum der OP bei Leistungen nach Abschnitt 31.2

Überweisung an

AU bis

[ ] Ausführung von Auftragsleistungen [ ] Konsiliar-untersuchung [X] Mit-/Weiter-behandlung

[ ] eingeschränkter Leistungsanspruch gemäß § 16 Abs. 3a SGB V

Diagnose/Verdachtsdiagnose

Befund/Medikation

Auftrag

Vertragsarztstempel / Unterschrift des Arztes

Muster 6/E (10.2019) PRF.NR. Y/9/2307/36/280

weisungsmöglichkeiten, auch von einer Privat- an eine Kassenpraxis, gibt. Mit so einer begleitenden ärztlichen Überweisung ist es für Sie einfacher, in der Hausarzt- oder Facharztpraxis Gehör zu finden. Immerhin hat dann schon eine Ärztin auf Ihr Thema geschaut und so weiß der Empfänger der Überweisung, dass Sie sich das alles nicht ausgedacht haben. So steht da schwarz auf weiß, was eine Ärztin oder ein Arzt schriftlich über Ihre Situation zusammengefasst hat auf dem offiziellen Überweisungsformular, Muster 6 der KBV, mit dann auch direkt der Bitte (Auftrag), was weiter zu geschehen hat. Nein, die oder der, die oder der das liest, muss dann nicht machen, was da draufsteht, schon gar nicht auf Kasse, denn das ist kein Befehl, es ist eine Information und eine kollegiale Bitte. Aber wenn die Argumente gut und im Sinne der Leitlinien korrekt sind, kann sie oder er nicht anders, als sich zu kümmern.

Mit solch einem Überweisungsformular kann innerhalb des GKV-Systems der überweisende Kassenarzt der Patientin den zuzahlungsfreien Zugang zu weiteren diagnostischen und therapeutischen Schritten ermöglichen. Aber auch Privatpraxen steht meist dieses Überweisungsformular über ihre Software zur Verfügung. Das können die Kolleginnen als »kleinen Arztbrief« im Sinne der Patienten nutzen, auch wenn es dann nicht bedeutet, dass das, was draufsteht, zuzahlungsfrei im System erfolgen muss. Aber bedenken und zur Kenntnis nehmen muss der empfangende Arzt die medizinischen Infos, die in der Überweisung genannt werden, schon. Wenn Ihnen auf diese Weise eine ärztliche Diagnose zugeschrieben wird, gilt das im System und je nachdem, in welchem Kontext sie gestellt wird, hat das im System bezahlte Folgen, weil dann die Leitlinien zutreffen.

Sie benötigen Ärztinnen und Ärzte für diese Überweisungen

Im Folgenden gebe ich einige individuelle Beispiele für Überweisungen in Situationen, wie sie in den Gruppen II–IV auftreten können. Ich weiß, dass man dafür eine Ärztin oder einen Arzt benötigt, aber wir Ärzte sind nett, wir wollen ja helfen, wir wissen nur oft nicht wie, jetzt wissen Sie es. In echten Überweisungen kürze ich noch stärker ab und formuliere knapper; der Verständlichkeit halber schreibe ich das hier für Sie aus. Wichtig ist auch, dass, wenn Sie schon das Geld für die Diagnostik in einer Privatpraxis ausgegeben haben, Sie dort eine solche Überweisung im Sinne einer »kleinen schriftlichen Bestätigung« Ihres Befundes erbitten können. Oft wird das nur nicht gewusst, wie wertvoll dies für die Patientinnen und Patienten im weiteren Verlauf ist. Ich weiß, mein Vorteil ist, dass ich eine Nephrologin bin, denen wird das, was da steht, geglaubt, aber warum soll es in Zukunft nicht präventiv mitdenkende HNOs, Allgemeinmedizinerinnen, plastische Chirurgen, Dermatologinnen, Kinderärzte, Neurologinnen und Psychiater geben? Alle sind wir Ärzte und wollen helfen und schützen. Also sprechen Sie Ihre Ärztinnen und Ärzte an. Meist schreibe ich den Text einfach frei in den unteren Abschnitt (Auftrag des Überweisungsformulars) hinein, man kann es aber auch aufteilen in erst Diagnose/Verdachtsdiagnose, Befunde und Auftrag, muss man aber nicht.

Beispiel-Überweisung an die Gynäkologie für die präventive Knochenrisikogruppe II (Abbauwerte hoch, KDM o.k.)

Diagnose/Indikation:
47-j. Patientin, letzte Regel (LR) vor 6 Monaten, mit klass. klimakterischen Beschwerden (Schlafstörungen, Hitzewallungen, Gelenkschmerzen, depressive Verstimmungen). Bei erhöhten Knochenabbauwerten (Beta-CrossLaps ++ und Trap5b ++) Verdacht auf (V. a.) Entstehung einer postmenopausalen Osteopenie/Osteoporose. Pos. Familienanamnese (FA) einer schweren Osteoporose bei der Mutter.

Auftrag:
Erbitte Gyn-Vorsorge und Beginn einer HRT mit E2/Progesteron, wenn keine gynäkologischen Kontraindikationen bestehen (Mamma-Ca, große Myome). Bitte auch Verordnung von vaginal Estriol (E3) bei atrophischer Kolpitis (trockene vaginale Schleimhaut) und Blasenschwäche.

Beispiel-Überweisung an die Gynäkologie für die präventive Knochenrisikogruppe II (Abbauwerte hoch, KDM o.k.)

Diagnose/Indikation:
49-j. Patientin, LR vor 6 Mo, Klimakterium, Schlafstörungen, depressive Verstimmungen. Beta-CrossLaps & Trap5b erhöht mit Hinweis auf vermehrten Knochenabbau bei pos. FA für Osteoporose bei der Mutter. V. a. Osteoporose, V. a. Östrogenmangel, atrophische Kolpitis, Miktionsstörung, Gelenkschmerzen.

Auftrag:
Erbitte Gyn-Vorsorge und wenn o. B./ohne K.-I., Beginn der HRT mit E2/P zur Osteoprotektion, bitte auch Beginn einer vaginalen E3-Therapie bei Kolpitis/Blasenschwäche.

Beispiel-Überweisung an die Hausarztpraxis für die präventive Knochenrisikogruppe II (Abbauwerte hoch, KDM o.k.)

Diagnose/Indikation:
48-j. Patientin, LR vor 6 Monaten, mit klassischen klimakterischen Beschwerden (Schlafstörungen, Hitzewallungen, Gelenkschmerzen, depressive Verstimmungen). Bei deutlich erhöhten Knochenabbauwerten (Beta-CrossLaps ++ und Trap5b ++) V. a. die Entstehung einer postmenopausalen Osteoporose. Pos. FA: schwere Osteoporose bei der Mutter.

Auftrag:
Erbitte die Anbindung an ein osteologisches Zentrum zum weiteren Verlauf der KDM in 1–2 Jahren. Bitte Abklärung und Ausschluss anderer Knochenabbau-Ursachen, wie Schilddrüsenüberfunktion, Vitamin-D-/Calciummangel. Überw. zum Gyn wegen HRT läuft.

Beispiel-Überweisung an die Hausarztpraxis für die präventive Knochenrisikogruppe III (Abbauwerte hoch, KDM: Osteoporose)

Diagnose/Indikation:
53-j. Patientin, LR vor 2 Jahren mit manifester Osteoporose LWS und Hüften bds., erhöhte Knochenabbauparameter, V. a. erhöhtes Frakturrisiko.

Auftrag:
Erbitte Abklärung anderer Ursachen (Vitamin-D-Mangel, Hyperpara, manifeste Hyperthyreose, Plasmozytom etc.), Überweisung zum Gyn wegen HRT, Anbindung an eine osteologische Sprechstunde, Kontrolle Knochenstoffwechsel unter Therapie.

Beispiel-Überweisung an die Urologie für die präventive Knochenrisikogruppe III (Abbauwerte hoch, KDM: Beginn Osteoporose)

Diagnose/Indikation:
55-j. Patient mit Zufallsbefund Osteoporose in der KDM bei erhöhten Knochenabbau-Parametern.

Auftrag:
Erbitte Abklärung/Ausschluss E2-Mangel bei V. a. Testosteronmangel bei passender Klinik mit erektiler Dysfunktion (ED), Müdigkeit, Erschöpfung und beginnend Sarkopenie (Verlust von Muskelmasse) mit Bestimmung auch von FSH, LH, E2 und E1. Bitte ggf. Beginn einer Testosterontherapie, wenn die Prostatavorsorge o. B. ist.

Beispiel-Überweisung an Hausarztpraxis für die präventive Knochenrisikogruppe III (Abbauwerte hoch, KDM: Beginn Osteoporose)

Diagnose/Indikation:
55-j. Patient mit Zufallsbefund Osteoporose in der KDM bei erhöhten Knochenabbau-Parametern bei V. a. E2-/Testo-Mangel + pos. FA, Hypercholesterinämie/Lp(a) positiv.

Auftrag:
Erbitte Anbindung an eine osteologische Sprechstunde. Bitte Abklärung Osteoporose-Ursachen. Überw. zum Urologen mit Abklärung Testo-Mangel läuft. Bitte auch Überweisung zum Kardiologen/HA zu Abklärung/Ausschluss einer KHK (koronare Gefäßerkrankung) bei LDL > 160 mit positivem Lipo(a).

Beispiel-Überweisung an die Osteologie[26] für die präventive Knochenrisikogruppe IV (Abbauwerte o.k., KDM: schwere Osteoporose)

Diagnose/Indikation:
60-j. Patientin, LR vor 10 Jahren, schwere Osteoporose, Zustand nach (Z. n.) Fraktur linker Fuß ohne Trauma, immer noch Schmerzen, pos. FA Mutter.

Auftrag:
Erbitte Untersuchung und Beratung (U&B), Abklärung Ursachen, ggf. Beginn osteoanabole Therapie im Rahmen einer Sequenztherapie, Einleitung Vitamin-D-Therapie, Abklärung mit Gyn/HA, ob HRT noch begonnen werden kann, Pat. hat klimakterische Beschwerden.

Sie sehen, wie sich das sofort medizinisch korrekt und plausibel liest, niemand zweifelt dann an Ihrem Thema, auch wenn Sie super aussehen und sich perfekt gesund verhalten haben. Es gilt, die medizinische Sprache zu nutzen. Man muss anhand von auffälligen Krankwerten Ihre Symptome in einen plausiblen medizinischen Kontext setzen. Ich weiß, dass müssten die Ärztinnen und Ärzte machen, machen die aber (noch) nicht so, weil sie das a) so nicht gelernt haben und b) sich alle so brav gedanklich minimalistisch nur im System bewegen und c) oft davon ausgegangen wird, dass die Betroffenen schuld sind. Sind sie aber nicht. Tut mir leid. Das muss sich ändern.

Knochenstoffwechsel: weitere Werte

Ergänzend zu den Knochenabbau-Werten gibt es im Blut auch noch spezifische Laborwerte, die steigen, wenn der Knochen sich verstärkt *auf*baut. Das kann im Rahmen von gesundem Wachstum (Kinder und Jugendliche) oder aber auch im Rahmen von Knochenkrankheiten auftreten. Wichtig zu verstehen ist, dass manchmal bei zu viel Abbau auch krank der Aufbauwert miterhöht sein kann. Es ist hier also schwer, von der alleinigen Zahl her eine gesunde oder kranke Aussage zu treffen.

Knochenaufbauwerte sind Schlüsselwerte, sie ändern ihr Optimum je nach Kontext und haben deswegen nicht so wie die Knochenabbau-Krankwerte eine klare Aussage von gut oder schlecht. Diese Werte spielen deswegen hier für die präventive Diagnostik des »normal altersbedingten Knochenabbaus« keine primäre Rolle, aber sie sind trotzdem auch ein interessanter Aspekt, den man im Verlauf je nach Fragestellung und Therapie mitbeobachten kann. Knochenaufbauwerte sind vor allem bei Knochenkrankheiten interessant zur Diagnostik und sie sind wichtige Verlaufsparameter unter einer osteoanabolen (knochenaufbauenden) medikamentösen Therapie. Ich will sie nur kurz erwähnen und erklären, warum ich sie nicht zur Prävention priorisiere.

Knochenaufbau-Schlüsselwert: P1NP

P1NP ist die Abkürzung für »Prokollagen-1-Peptid, N-terminales« und der erste Knochenaufbauwert, den ich Ihnen hier kurz vorstellen will. Interessant ist bei den P1NP-Referenzbereichen (= Achtung, nicht vergessen, das ist »nur« der Bereich, in dem 95% der Menschen liegen), dass beim Mann der obere Rand der Referenz viel höher ist/sein darf als der der Frau. Das macht Sinn, denn statistisch bauen Männer zeitlebens mehr Knochenmasse auf als Frauen. Zudem haben Männer, im Gegensatz zu Frauen, nicht mit 40–50 Jahren einen totalen Gonaden-Hormonausfall (Gonaden = Hoden und Ovarien). Männer verlieren ihr Testosteron und damit auch ihr daraus entstehendes Östrogen nicht so absolut, wie die Frauen, erst recht nicht, wenn sie etwas Bauch haben, wo dann das Testosteron in das knochenabbauverhindernde Estradiol abgebaut wird. Dieser dickere Mann hat zwar etwas Brüste, aber dafür einen meist ganz guten Knochen. Interessant ist, dass mit einer HRT die P1NP-Referenzwerte höher sind, also scheint es besser zu sein, beim P1NP nicht sehr niedrig zu sein. Ich habe das unter HRT noch nicht so eingehend beobachtet, aber ich schätze, dass es ab dem 50. Lebensjahr sinnvoll ist, mit dem Knochenaufbau in der oberen Hälfte der Norm zu bleiben, während aber die Knochenabbauwerte niedrig sind und bleiben.

Knochenaufbau-Schlüsselwert: Ostase

Die Ostase ist ein Enzym, das korrekt »knochenspezifische alkalische Phosphatase« heißt (abgekürzt: Knochen-AP, Bone-AP oder BAP). Die Ostase ist ebenfalls ein Wert, der bei gesundem und auch krankhaftem Knochenaufbau und -wachstum steigt. Er ist bei Erwachsenen nicht so spezifisch und ich benutze ihn nicht oft. Bei Kindern und vor allem Jugendlichen bis 17 Jahren liegt der Ostasewert gesund deutlich höher bei Werten um und über 150 µg/l. Das ist also auch ein Schlüsselwert, der je nach Kontext, hoch und niedrig, gut oder schlecht sein kann. Er ist für die Einschätzung der Gesundheit nur im Verlauf zu bewerten. Absolut bringt Ihnen allein dieser Wert gesund in der Erstdia-

Offizielle Referenzbereiche
Prokollagen-1-Peptid, N-terminales (P1NP) im Serum, Labor A[27]

P1NP	Mann	24,3–105,0 µg/l
	Frau, prämenopausal	15,1– 58,6 µg/l
	Frau, postmenopausal	20,2–76,3 µg/l (ohne Hormon-Substitutionstherapie)
		14,3–58,9 µg/l (mit Hormon-Substitutionstherapie)

- Vermutlich ist es präventiv sinnvoll, im Alter in der oberen Hälfte der Referenz zu bleiben, dazu habe ich keine gesunden Erfahrungswerte.

Offizieller Referenzbereich Knochen-AP (Ostase) im Serum, Labor A[28]

Knochen-AP bei Erwachsenen 5–25 µg/l

- Vermutlich ist es präventiv sinnvoll, im Alter in der oberen Hälfte der Referenz zu bleiben, dazu habe ich keine gesunden Erfahrungswerte.

gnostik keine Gewissheit, ob Sie gesund sind oder nicht.

Das P1NP und die Ostase bitte nur zusammen mit anderen Werten im Kontext machen. Ich erwähne diese Werte, weil die Osteologen diese Werte meist in ihrer Routine mitbestimmen, und ich möchte, dass Sie mitdenken können.

Gesamteiweiß (Schlüsselwert) mit Elektrophorese

Das Gesamteiweiß im Serum ist ein sehr interessanter, aber komplexer Schlüsselwert, in dem sich viele gesunde und leider aber auch einige krankhafte und genetisch angeborene Stoffwechselprozesse zusammen in einer Zahl verbinden. Da der Knochen und auch die Muskeln hauptsächlich aus Eiweiß bestehen und eben nicht hauptsächlich aus Fett und Wasser, ist es wichtig zu wissen, wie es grundsätzlich um den Eiweißstoffwechsel steht. Dafür ist das Gesamteiweiß ein guter, wenn auch kniffliger Orientierungswert.

Zustands-Schlüsselwerte brauchen einen Kontext: Das Thema Eiweiß kann man gut mit dem Thema Blutdruck vergleichen, denn auch hinter dem Schlüsselwert Blutdruck verbergen sich zig regulatorische gesunde und ggf. auch krankhafte Stoffwechselprozesse. Immer muss man den Blutdruck im Kontext von Befinden, Verhalten, Situation, Aussehen, Klinik, Genetik und anderen diagnostischen Daten sehen. Mal ist es gut, wenn der Blutdruck hoch ist (beim Sport), mal bedeutet hoch eine Krankheit (Bluthochdruck) und umgekehrt, mal ist ein niedriger Blutdruck gesund (junge Frau) oder er bedeutet, dass der Mensch ernsthaft erkrankt ist (schwerer Infekt mit Bettlägerigkeit). Man muss mit diesen komplexen Schlüsselwerten ursächlich alles durchdenken können, dazu gehört viel medizinisches Wissen. So ist es auch beim Gesamteiweiß, es braucht zur besseren Einschätzung den medizinischen Kontext. Es ist ein Zustands-Schlüsselwert, an dem ich mich in der Therapie gern orientiere, aber mich nicht wahnsinnig machen lasse, wenn ich ihn nicht verändert bekomme. Manchmal kann ich ihn positiv verändern, manchmal auch nicht,

Offizieller Referenzbereich **Eiweiß gesamt im Serum, Labor A**[29]

Eiweiß gesamt, im Serum 6,2–8,5 g/dl entspricht 62–85 g/l (SI)

- präventiv sinnvoller Zielbereich, soweit möglich: 7,0–7,5 g/dl

S-Gesundheits-Skala: Eiweiß gesamt (g/dl)
(absolute Werte, laborunabhängig vergleichbar)

e. n.	schw. Mangel	Mangel	niedrig	o.k./optimal	auch gut	komisch	krank
4,5	5,8	**6,2**	7,0	7,5	8,0	**8,5**	→

Wenn das Gesamteiweiß konstant bei einer 6 vor dem Komma bleibt, bitte nicht verzweifeln, und bei Werten unter 6,0 und über 8,0 ggf. eine Elektrophorese und eine quantitative Bestimmung der Immunglobuline veranlassen. Dieser Schlüsselwert braucht einen Kontext, um seine Bedeutung im Hinblick auf Gesundheit oder Krankheit abschätzen zu können.

nicht darauf fixieren bitte. Lernen Sie erstmal, diesen Wert bei sich zu beobachten.

Ein bisschen ist das Gesamteiweiß auch veranlagt: Pauschal gesagt, kann man an der Höhe des Gesamteiweißes erkennen, wie gut der Stoffwechsel in der Lage ist, Körpereiweiße aufzubauen, also Proteinsynthese zu betreiben. Grundsätzlich ist es deswegen aus dem Blick der Gesundheit – vor allem der Muskel- und damit auch der Knochengesundheit – besser, bei etwas höheren Werten um 7,0–7,5 g/dl zu liegen. Das gelingt aber nicht jedem, da manche von Haus aus, also genetisch bedingt, einige Eiweißgruppen weniger oder gar nicht herstellen. Das ist ein bisschen so wie bei der Körper- oder Schuhgröße, die kann sich im Laufe des Lebens etwas verändern oder verändern lassen, aber eine 1,60 m große Frau wird in diesem Leben NIE durch irgendetwas 2 m groß werden können. So ist es auch beim Gesamteiweiß, verzweifeln Sie nicht, wenn die Werte bei 6,5 g/dl hängenbleiben. Bleiben Sie dran und beobachten im Verlauf Ihrer gesunden oder kranken Alterung, was das Gesamteiweiß macht, während Sie essen, was Sie essen, während Sie trainieren oder nicht und während Sie Nährstoffe und Hormone nutzen oder nicht.

Was beeinflusst nun alles das Gesamteiweiß? Zum Großteil erfolgt die Proteinsynthese (Eiweißherstellung aus gegessenen, resorbierten und im Körper hergestellten Aminosäuren) in der Leber und in den Muskeln im Rahmen einer anabolen (aufbauenden) hormonellen Regulation. Unsere anabolen Haupthormone sind Testosteron, DHEA, T3 (aktives Schilddrüsenhormon), Insulin, IGF-1 und das Wachstumshormon. Östrogene sind auch anabol, wirken aber nicht so sehr auf die Muskulatur, sondern eher auf das Fett und sie verhindern den Knochenabbau. Katabole Hormone (die Gegenspieler, die eher abbauend wirken) sind Cortisol und die Katecholamine, vor allem Adrenalin. Schwere katabole Krankzustände bei sehr alten Menschen mit beispielsweise Nieren- und Leberinsuffizienz oder Darmkrankheiten mit intestinaler Malabsorption (schlechte Verdauung und Störung der Nährstoffaufnahme) können sehr niedrige Gesamteiweißwerte zur Folge haben. Aber das sind dann kranke Menschen, bei denen geht es um kurative Medizin und nicht um das, was ich hier beschreibe, also Laborwerte aus der Sicht der Gesundheit heraus auslesen.

Was es mit der Eiweiß-Elektrophorese auf sich hat

Das Gesamteiweiß besteht aus verschiedenen Eiweißstückchen, die unterschiedlich groß sind und unterschiedliche Synthesequellen und Funktionen haben. Um besser zu sehen, wie genau sich der Wert des Gesamteiweißes zusammensetzt, kann man im Labor zusätzlich zum Gesamteiweiß eine sogenannte Serum-Elektrophorese anfordern. Hier wird das Gesamteiweiß über ein elektrisch geladenes Gel in unterschiedlich elektrisch geladene Eiweißfraktionen aufgesplittet. Von positiver nach negativer Ladung beinhaltet die Elektrophorese des Serumeiweißes von links nach rechts folgende 5 Fraktionen: Albumin, α1-Globuline, α2-Globuline, β-Globuline und γ-Globuline (Referenzbereich liegt etwa bei 10–18%).

Die γ-Globulin-Fraktion (Immunglobuline): Vor allem zur letzten Fraktion, den γ-Globulinen (anderes Wort: Immunglobuline oder Antikörper), will ich hier etwas mehr schreiben. Wenn Immunglobuline relevant fehlen (< 10%) oder absolut zu viel da sind (> 19–

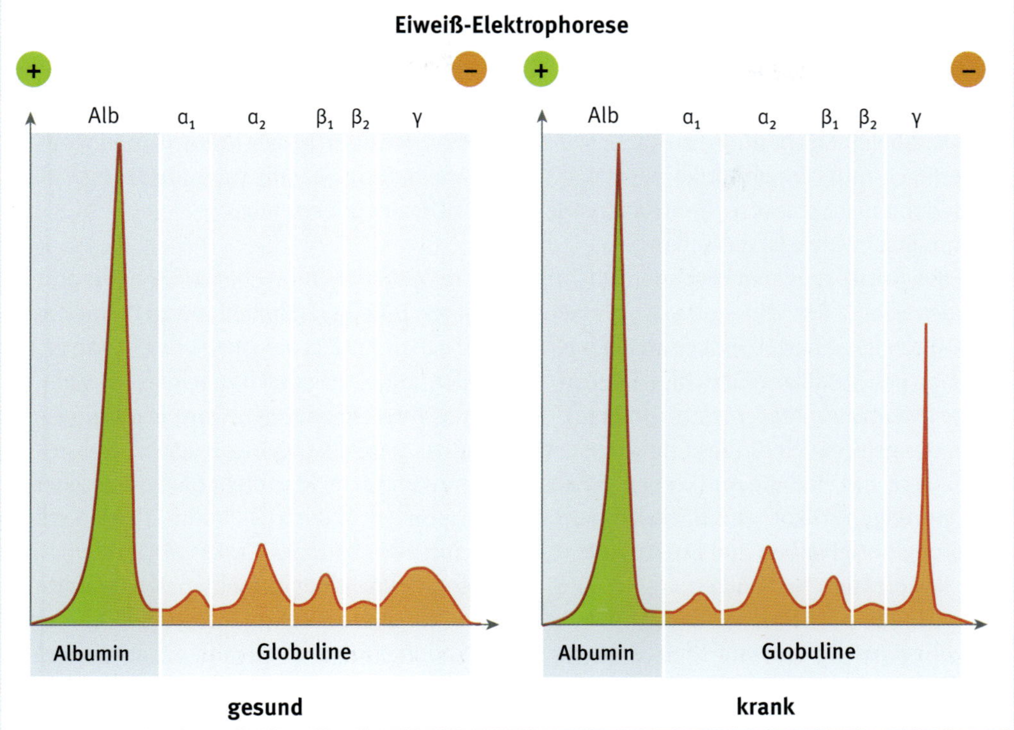

Bei der Serum-Eiweiß-Elektrophorese wird das Gesamteiweiß in die fünf Fraktionen Albumin, α1-Globuline, α2-Globuline, β-Globuline und γ-Globuline aufgetrennt. Die linke Abbildung zeigt ein gesundes Ergebnis. Der rechte Befund mit der hohen Zacke im γ-Globulin-Bereich ist krankhaft mit Verdacht auf eine monoklonale Gammopathie unklarer Signifikanz (MGUS) oder ein multiples Myelom (MM) und muss hämatologisch abgeklärt werden.

20 %), können sie durch ihr Gewicht den Gesamteiweißwert um 0,5–1,5 g/dl nach oben oder nach unten verschieben. Diese Antikörper werden von bestimmten Immunzellen, den Plasmazellen (gehören zu den B-Lymphozyten) hergestellt und nicht von den Leber- und Muskelzellen. Sie unterliegen auch nicht den klassischen, anabolen hormonellen Regulationen und hängen auch nicht von unserer Ernährung ab, sondern ihre Synthese folgt immunologischen und infektiösen Regulationsmechanismen. Wenn diese Antikörper angeboren oder erworben relevant fehlen, was gar nicht so selten ist, können Sie Eiweiß essen und Hormone nutzen, so viel Sie wollen, Sie bekommen den Wert meist nicht über 7,0 g/dl und nein, das bedeutet dann nicht, dass Sie katabol sind und Ihr Knochen und Ihre Muskeln sich nicht aufbauen.

Antikörpermangel kann das Gesamteiweiß senken: Wenn die γ-Globulin-Fraktion in der Eiweiß-Elektrophorese prozentual eher niedrig ist (< 11 %), kann es Sinn machen zu schauen, welche Antikörper (IgA, IgG oder IgM) genau Ihnen relativ oder absolut fehlen.

Das erfährt man, wenn man im Labor die »Immunglobuline, quantitativ« anfordert. Oft hat die oder der Gesunde mit einem eher niedrigen Gesamteiweiß (6,2–6,8 g/dl) nicht einen katabolen Erschöpfungszustand, sondern einfach »nur« einen Antikörpermangel. Das ist dann nicht sofort schlimm, aber eine Art Immunschwäche ist das schon.

- Die IgA-Antikörper sind besonders wichtig für den Schutz der Schleimhaut, bei einem absoluten IgA-Mangel (gibt es angeboren) ist man ggf. anfälliger für Schleimhautinfekte (Atemwege, Magen-Darm-Infekte).
- IgG-Mangel ist auch für das Immunsystem nicht egal, das sind die Antikörper, die als Erinnerungs-Antikörper z. B. nach einer Impfung übrigbleiben und uns im Falle einer Re-Infektion beschützen.
- Bei absolutem IgM-Mangel bitte als Mann die Angebote zur Prostata-Krebsvorsorge und als Frau die Angebote zur Brustkrebsvorsorge nutzen.

Egal, was es ist, wenn Sie hier bei den Antikörpern etwas Auffälliges finden sollten, ist der zuständige Facharzt meist der oder die Hämato-Onkologin. Bitte den Befund dem Hausarzt zeigen und mit ihm bzw. ihr besprechen, was weiter zu tun ist.

Eine erhöhte Antikörperbildung kann das Gesamteiweiß anheben: Auch wenn Sie ein Gesamteiweiß haben sollten, was bei oder über 8 g/dl liegt, ist das komisch. Dann sollte weiter mit einer Elektrophorese geschaut werden, welche der Eiweiß-Fraktionen dafür verantwortlich ist. Vor allem muss ausgeschlossen werden, dass Ihr Körper zu viele Antikörper produziert. Das gibt es nämlich auch und das kann dann »nur« interessant sein (unspezifische oder polyklonale Hypergammaglobulinämie). Es kann aber auch eine ernsthafte Erkrankung bedeuten: eine monoklonale Gammopathie unklarer Signifikanz (MGUS) oder ein multiples Myelom (MM). Hier wird es jetzt sehr hämatologisch, ich weiß, aber ich möchte, dass Sie wissen, wenn etwas ernsthaft krank ist und wer dann dafür zuständig ist, ohne dass ich alles im Detail erklären muss.

Bei MGUS oder MM (Plasmozytom) produzieren B-Zellen in hohen Mengen einen spezifischen Antikörper (meist der Klasse IgG oder IgM). Das ist nicht normal und kann eine Vorstufe oder der Hinweis auf eine schon manifeste hämatologische Krebserkrankung sein. Man sieht dann in der Elektrophorese in der γ-Globulin-Fraktion eine schmale hohe Extra-Zacke (M-Gradient). Zur Bestätigung einer monoklonalen Gammopathie muss als nächster Schritt eine Immunfixation erfolgen.[30] Das nicht machen, denn das ist jetzt eine Kassenleistung, das müssen Sie nicht bezahlen. Bitte so eine Zacken-Elektrophorese unbedingt in einer hämatologischen Praxis vorstellen. Das ist ein hämatologischer Krankwert, damit wird man ernst genommen.

Interessant sind MGUS und das Plasmozytom und deren Abklärung bzw. deren Ausschluss auch für die Osteologie, weil diese monoklonalen B-Zellen, wenn sie vermehrt sind, im Knochenmark entstehen und dann dort auch krankhaft wachsen. In einem fortgeschrittenen Stadium können sie auch zu Osteolysen (Knochenauflösungen) führen, was wiederum zu erhöhten Serumcalcium- und erhöhten Ostasewerten führen kann.

Da ich Sie nun ermuntere, als medizinischer Laie präventiv die Labordiagnostik zu nutzen, muss ich Ihnen auch bewusst machen, wo Sie Werte rausfischen könnten, die in der Medizin eine krankhafte Bedeutung

Beispiel-Überweisung an die Hämatologie/Hausarztpraxis bei Antikörpermangel

Diagnose/Indikation:
50-j. Patient mit eher niedrigem Gesamteiweiß bei in der Elektrophorese niedrigen Immunglobulinen. In der quantitativen Bestimmung absoluter IgA-Mangel (oder IgG- und/oder IgM-Mangel).

Auftrag:
Erbitte U&B und weitere Abklärung. Gibt es Hinweise auf eine Immundefizienz und/oder AK-Mangelsyndrom? Bitte mögliche Impfungen nutzen und zu den vorgesehenen Vorsorgeuntersuchungen schicken.

Beispiel-Überweisung an die Hämatologie/Hausarztpraxis bei schmaler Zacke in der γ-Globulin-Fraktion

Diagnose/Indikation:
60-j. Patientin mit auffälliger Paraproteinämie mit M-Gradienten in der Elektrophorese. Klinisch gutes Befinden, V. a. MGUS, keine rezidiv. Infekte, Zellen im Blutbild o. B., etwas erhöhte Knochen-Abbauparameter bei V. a. postmenopausale Osteoporose. Calcium im Serum nicht erhöht. Vitamin-D-Mangel.

Auftrag:
Erbitte weitere Abklärung der erhöhten γ-Globuline mit Immunfixation Blut/Urin, ggf. weitere Diagnostik und Abklärung Nierenfunktion.

und damit eine ernsthafte Konsequenz haben. Wichtig ist, dann nicht zu verzweifeln, sondern damit dann ins System zurückzugehen und sich Hilfe zu holen, bei etwas, was eben früh entdeckt worden ist. AK-Mangel oder ein MGUS merkt man nicht spezifisch, das tut nicht weh. Wenn die Ärztin oder der Arzt das Laborwissen über Sie hat, dann gibt es Möglichkeiten, etwas zu tun. Gerade in der Hämatologie ist vieles gut behandelbar, meist werden solche Befunde auch einfach nur regelmäßig kontrolliert. Das ist doch gut, dann sind Sie angebunden an eine Facharztpraxis, die einmal pro Jahr auf Kasse eine Blutabnahme macht. Hier zur Unterstützung für Ihre Präventions- oder Haus-Ärztinnen und -Ärzte zwei Überweisungsvorlagen, wenn sich komische Befunde beim Gesamteiweiß und der Elektrophorese zeigen.

Zusammenfassung Gesamteiweiß

Ich hoffe, dass Sie nun besser verstehen, warum das Gesamteiweiß eher ein Zustands-Schlüsselwert ist und eben kein Nährstoff-(Therapie-)Schlüsselwert (so wie z. B. Calcium). Sie können bei einem niedrigen Eiweißwert nicht einfach hingehen, mehr Eiweiß essen und dann erwarten, dass der Wert analog zur verputzten Eiweißmenge steigt. So geht das nicht. Zur gesunden Orientierung trotzdem auf Seite 87 eine Gesundheits-Skala für das Gesamteiweiß.

Nährstofftherapie für gesunde Knochen

Egal, in welcher Konstellation von Knochengesundheit Sie sich befinden, immer können Sie Ihren Stoffwechsel mit Nährstoffen und Hormonen individuell nach Labor unterstützen.

Um zu wissen, was genau Sie ergänzend zu allem anderen, was für den Knochen Sinn macht, biochemisch auf Stoffwechselebene noch tun können, brauchen Sie weitere Laborwerte aus den drei verschiedenen Kategorien: Krankwerte (K), Schlüsselwerte (S) und Gesundmachwerte (G). Ich werde die Laborwerte selbst nicht groß erklären, ich werde nur schreiben, wofür sie im Stoffwechsel stehen, in welche Kategorie sie gehören, wo sie in der Gesundheit sein sollen (aber nicht, wie und mit welcher Dosis man dahinkommt, denn das steht alles in meinem *2. Buch Praxisleitfaden*) und ggf., ab wann das System zuständig ist.

Viele dieser Laborwerte haben eine Doppelrolle: Sie sind ursächlich (Vergangenheit) und präventiv-therapeutisch (Zukunft) für den Erhalt und die Gesundung des Knochenzustands interessant.

Die drei Wertekategorien

Für die Nährstoff- und Hormontherapie sind im Blut, ergänzend zu den organspezifischen Krankwerten, grundsätzlich ergänzend wichtig zu bestimmen/zu suchen:

Schlüsselwerte (S):

- Zustands-Schlüsselwerte die den Stoffwechsel themenbezogen direkt oder indirekt regulieren und die themenbezogen auf Dauer je nach Höhe/Spiegel für einen gesunden oder krankhaften Zustand verantwortlich sind (wie z. B. Homocystein, Hämoglobin oder die Leukozytenzahl).
- Niedrige Nährstoff- und niedrige Hormon-Schlüsselwerte, mit deren Gabe und dadurch direkte Spiegelanhebung man bestimmte verschobene themenbezogene Zustands-Schlüsselwerte optimieren und die erhöhten Krankwerte senken oder so halten kann (wie z. B. Calcium und Cortisol).

Gesundmachwerte (G): Niedrige Nährstoff- und niedrige Hormon-Gesundmachwerte, mit deren Gabe und dadurch direkte Spiegelanhebung man bestimmte themenbezogene Zustands-Schlüsselwerte optimieren und themenbezogene Krankwerte senken oder so halten kann (wie z. B. Magnesium oder Progesteron).

Weitere Krankwerte (K): Diese können themenbezogen noch einen Einfluss auf die Gestaltung der Therapie (Intensität, Dosis) haben (CRP, Kreatinin, antinukleäre Antikörper etc.).

Parathormon (PTH): Schlüsselhormon

Parathormon (PTH) ist das Hormon der vier kleinen Nebenschilddrüsen, die an den äußeren oberen und unteren Ecken der beiden Schilddrüsenflügel liegen. PTH reguliert den Calcium- und Phosphathaushalt und ist deswegen ein sehr wichtiger Knochenaufbau- und Knochenabbau-Schlüsselwert (S). Es muss optimal sein und bleiben. Es darf vor allem nicht steigen und dauerhaft erhöht sein, denn das geht einher mit einem Zustand, der dazu führt, dass der Knochen an Dichte verliert.

- Das gesunde Ziel beim intakten PTH liegt bei 20–30 ng/l bei einer Labor-Referenz von 15–65 ng/l.
- PTH-Werte von > 40 ng/l sind schon leicht erhöht und sprechen meist für einen noch nicht gestillten Vitamin-D- und/oder Calciumhunger.
- Werte über 55 ng/l sind aus der Gesundheit betrachtet echt auffällig, hier stimmt etwas nicht, auch wenn sie noch in der Norm liegen.

Das PTH muss optimal sein (20–30 ng/l), nicht zu niedrig und nicht zu hoch. In der Endokrinologie beeindrucken die Kolleginnen und Kollegen oft erst Werte von > 100 ng/l. Auch bei deutlich erhöhten 80 ng/l passiert meist nichts Spezifisches, obwohl das Labor den PTH-Wert als erhöht markiert. Das darf man nicht so lassen, der Knochen leidet doch, er wird angeknabbert und löst Calcium aus sich heraus.

Es ist leicht, ein etwas erhöhtes PTH zu senken

- Um ein nach oben abweichendes PTH zu senken, muss man nur Vitamin D und Calcium zusammen mit Magnesium, Bor und Vitamin K2 auf therapeutische Zielwerte einstellen, dann sinkt es. Es muss auf mindestens 30–35 ng/l herunter. Auch 15 ng/l wären o.k., weniger als 10 ng/ml muss nicht sein.
- Theoretisch gibt es auch die Möglichkeit von zu wenig PTH (Hypoparathyreoidismus), wie z. B. nach einer operativen Schilddrüsen- oder Nebenschilddrüsen-Entfernung oder einer Bestrahlung am Hals, aber gesund – einfach so – kommt das eher nicht vor.
- Bei einem Zuviel an PTH kommt es etwa bei Werten von 120 ng/l – als Folge von zu viel Knochenabbau – zu einer Hyperkalzämie. Das sind Calciumwerte im Serum von > 2,7 mmol/l. Das ist ernst und muss abgeklärt werden. Das gilt im System, erst dann werden die meisten Kolleginnen und Kollegen nervös.

Primärer Hyperparathyreoidismus: Dafür ist meistens ein primärer Hyperparathyreoidismus (»Hyperpara« = Überfunktion der Nebenschilddrüsen bei Hyperplasie oder einem autonomen Adenom) verantwortlich, da müssen ggf. die Nebenschilddrüsen operiert und teilweise entfernt werden, damit das Calcium heruntergeht. Das ist lebenswichtig. Hier beim primären Hyperparathyreoidismus sind die Endokrinologen die benötigten Spezialisten. Wenn das Calcium über 3,0 mmol/l steigen sollte, muss man ggf. auch in die Klinik und zum Nephrologen, weil das viel zu hohe Serum-Calcium zu einem akuten Nierenversagen führen kann. Es geht einem auch nicht gut bei solch stark erhöhten Calciumwerten. Jetzt bitte nicht sofort Angst bekommen. Ich will und muss das erzählen dürfen, damit Sie wissen, wo die Grenze zur akuten Krankmedizin liegt, weil da brauchen Sie dann professionelle Hilfe, das geht nicht mehr einfach so weg.

Osteolysen bei einem Plasmozytom oder auch anderen Krebserkrankungen, die den Knochen zerstören, sind – wenn Sie relativ gesund sind – eher unwahrscheinliche Ursachen für eine Hyperkalzämie, da wären Sie gefühlt krank; einen Hyperparathyreoidismus merkt man aber erstmal lange Zeit nicht.

PTH senken durch Calcium- und Vitamin-D-Therapie nach Labor

Die primäre Überfunktion der Nebenschilddrüsen ist eher selten, viel häufiger ist der sekundäre Hyperparathyreoidismus, wo es als Folge von einem jahrzehntelangen Vitamin-D- und Calcium-Mangel zu einem erhöhten PTH kommt. Das passiert häufig bei fortgeschrittener chronischer Niereninsuffizienz, kann aber auch entstehen, ohne dass die Nieren krank sind. Aber egal, warum das PTH auf Werte von > 45 ng/l erhöht ist. Solange das Serum-Calcium noch normal ist, meist ist es sogar niedrig normal, benötigen Sie eine vorsichtige Vitamin-D-Therapie nach Labor mit Berücksichtigung der D-Ratio (Seite 95) und meist eher hochdosiert Calcium (mindestens 1000 mg, manchmal sogar über 2000 mg Calcium täglich, siehe *2. Buch Praxisleitfaden*). Nein, die Ernährung reicht da nicht aus.

Gesundes PTH-Ziel

Für einen gesunden Knochen und Calciumstoffwechsel ist das Therapieziel ein optimales PTH von 20–30 ng/l. Ist es allein oder sogar mit den beiden Knochenkrankwerten Beta-CrossLaps und Trap5b zusammen er-

Offizieller Referenzbereich intaktes PTH (EDTA), Labor A[31]

intaktes PTH (Schlüsselhormon) 15–65 ng/l

- therapeutisch optimales Ziel: 20–30 ng/l

S-Gesundheits-Skala: intaktes PTH (ng/l)
(absolute Werte, laborunabhängig vergleichbar)

Hypo-PTH	geht noch	optimal	leicht	doller	krank erhöht	V.a. Hyper-PTH
10	**15** 20	30	45	**65**	80 100	120 →

Das gesunde Ziel beim PTH liegt bei 20–30 ng/l. Ist das PTH erhöht, spricht das für einen Calcium- und/oder Vitamin-D-Hunger.

Beispiel-Überweisung an die Endokrinologie bei erhöhtem PTH und grenzwertigem Calcium

Diagnose/Indikation:
60-j. Patient mit einem erhöhten PTH von 100 ng/l mit einem grenzwertig hohen Calcium von 2,6 mmol/l bei einem Vitamin-D-Mangel mit einer ungünstigen Ratio von 3,0 (25-OH-Vitamin-D ist 20 ng/ml und das 1,25-OH-Vitamin-D ist 60 pg/ml).

Auftrag:
Erbitte endokrinologische Abklärung eines primären Hyperpara (Adenom DD: Hyperplasie), Bildgebung/Szinti, bitte ggf. Einleitung Therapie/OP, DD: sekundärer Hyperpara bei ursprünglich Vitamin-D-/Ca-Mangel. Bitte auch Abklärung/Ausschluss Osteoporose mit Labor/KDM.

höht, spricht das dafür, dass Calcium und Vitamin D dringend gebraucht werden, wahrscheinlich auch Magnesium, Bor und K2, je nach Labor (habe ich schon im *2. Buch Praxisleitfaden* ausführlich erklärt). Sie müssen sich unseren Knochen als einen Lebensrucksack voll mit basischen Mineralien vorstellen. Je »saurer« wir werden (im arteriellen Blut muss der pH mit 7,4 leicht basisch sein) desto mehr gibt der Knochen mithilfe von PTH und auch 1,25-OH-Vitamin-D seine basischen Mineralien, vor allem Calcium, aber auch Magnesium, ab, um das saure Blut basisch abzupuffern.

Ab dem 35. Lebensjahr verlieren wir so jedes Jahr ganz »normal« 1 % unserer Knochendichte, nur in den 10 Jahren nach der letzten Blutung steigert sich der Abbau auf jährliche 3 %. Auch wenn in der Knochendichtemessung (KDM) schon eine Osteopenie oder Osteoporose nachweisbar ist, bringt es etwas, das PTH, diesen essenziell wichtigen Schlüsselwert für die Knochengesundheit, zu senken.

Falls Sie »aus Versehen« ein erhöhtes PTH bei sich gefunden haben sollten, mit dazu einem erhöhten Calcium, finden Sie obenstehend eine Beispiel-Überweisung zur Endokrinologie (Abklärung notwendig!).

Vitamin-D-Ratio: Krankwert für Knochenabbau

Die optimale Vitamin-D-Ratio bei gesunden, nicht schwangeren Erwachsenen soll 0,5 betragen, mindestens soll die D-Ratio bei < 1,0 liegen. Werte über 1,5 oder sogar 2,0 sind für den Knochen, aber auch für den gesamtzellulären Stoffwechsel sehr ungünstig. Eine optimale D-Ratio setzt voraus, dass der Vitamin-D-Haushalt mit seinen Cofaktoren Calcium, Magnesium, Bor und Vitamin K2 ausgeglichen ist. Die D-Ratio berechnet sich aus dem Wert für das Schlüsselhormon 1,25-OH-Vitamin-D (1,25-OH-VD, Calcitriol) in pg/ml geteilt durch den Wert für das Gesundmachhormon 25-OH-Vitamin-D (25-OH-VD, Calcidiol) in ng/ml. In manchen Laboren werden andere, sogenannte SI-Einheiten benutzt. Im Netz gibt es Labor-Umrechner[32], nutzen Sie diese, um den SI-Wert, den Sie bekommen haben, in die konventionellen Einheiten (pg/ml und ng/ml) umzurechnen.

Beispiele zum Errechnen der Vitamin-D-Ratio

1,25-OH-VD/25-OH-VD = Vit.-D-Ratio

- 30 pg/ml geteilt durch 60 ng/ml ergeben 0,5 = optimal, weiter so
- 40 pg/ml geteilt durch 100 ng/ml ergeben 0,4 = optimal, muss gesund nur nicht sein, Vitamin-D-Dosis kann etwas reduziert werden, Cofaktoren optimieren
- 50 pg/ml geteilt durch 20 ng/ml ergeben 2,5 = viel zu hoch, hier fehlen die Cofaktoren, vor allem Calcium, Magnesium und/oder Bor
- 60 pg/ml geteilt durch 60 ng/ml ergeben 1,0 = geht gerade noch so, Cofaktoren prüfen
- 70 pg/ml geteilt durch 20 ng/ml ergeben 3,5 = viel zu hoch, Vitamin-D-Dosis reduzieren, Cofaktoren fehlen
- 80 pg/ml geteilt durch 50 ng/ml ergeben 1,6 = zu hoch, Vitamin-D-Dosis reduzieren, Cofaktoren prüfen

Wenn die Vitamin-D-Ratio auf Werte > 1,0 steigt, liegt das meist an einem zu hohen 1,25-OH-Vitamin-D mit oder ohne einem zu niedrigen 25-OH-Vitamin-D. Meist steigt das 1,25-OH-Vitamin-D ungünstig an, wenn zusätzlich zum Vitamin-D-Mangel auch noch Calcium und/oder Magnesium und meist auch noch Bor fehlen. Diese Cofaktoren des Vitamin-D-Stoffwechsels muss man dann erst auf therapeutische Zielwerte einstellen und ggf., bis das erreicht ist, auch die Vitamin-D-Dosis etwas reduzieren. Wichtig ist, dass (nicht schwanger) das 1,25-OH-VD nicht zu hoch ist, denn es fördert proentzündlich den Calcium-Einstrom in die Zelle. Das mag die Zelle nicht. Mit einer dauerhaft zu hohen intrazellulären Calcium-Konzentration (Seite 99) wird die Zelle krank und kann sogar sterben. Diesen Calcium-Einstrom in die Zelle durch das zu hohe 1,25-OH-VD kann man durch die Gabe von Calcium und Magnesium (je nach Labor) stoppen. Ja, liest sich paradox, stimmt, aber so ist es. Kann man sehr schön nachlesen in einem kleinen Buch mit dem Titel »Sie leiden an einer stillen Entzündung?« des Berliner Kollegen Dr. med. Bernd-Michael Löffler.

Offizieller Referenzbereich

1,25-OH-Vitamin-D (1,25-VD, Calcitriol) im Serum, Labor A[33]

1,25-OH-Vitamin-D 20–80 pg/ml

- therapeutisch optimales Ziel: 20–30 pg/ml (Achtung: gilt nicht in der Schwangerschaft)

S-Gesundheits-Skala: 1,25-OH-Vitamin-D (pg/ml)
(absolute Werte, laborunabhängig vergleichbar)

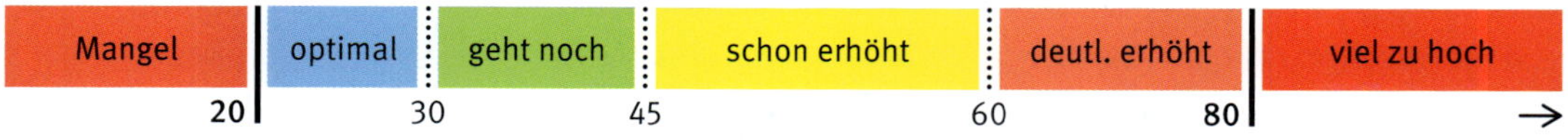

Nierengesunde Menschen haben keinen Mangel an 1,25-VD. Das 1,25-VD ist rezeptpflichtig, bitte nie nehmen, wenn Sie gesund sind! 1,25-VD kann sofort hohe Mengen an Calcium aus dem Knochen lösen und bei Gesunden eine schädliche Hyperkalzämie verursachen.

In der präventiven Nährstoff- und Hormontherapie wird dieses Schlüsselhormon 1,25-VD nie gegeben. Es dient hier so wie das PTH als Indikator vor allem für die Regulation des Calcium- und auch Magnesium-Stoffwechsels. Gesunde haben nie einen Mangel an 1,25-VD. Es gibt aber Situationen, in denen man es in der Medizin gibt: in der Nephrologie bei schwer Nierenkranken und in der Endokrinologie nach Teilentfernung der Nebenschilddrüsen bei primärer Hyperparathyreoidismus-OP. Das 1,25-VD ist rezeptpflichtig, bitte nie nehmen, wenn Sie gesund sind! 1,25-VD kann sofort hohe Mengen an Calcium aus dem Knochen lösen und bei Gesunden eine schädliche Hyperkalzämie verursachen. Das 25-VD kann das nicht, nur das 1,25-VD kann, wenn stark erhöht, eine gefährliche Hyperkalzämie auslösen.

Wir brauchen immer Vitamin D in Deutschland, ganzjährig. Problem: Die Menschen unterscheiden sich stark in ihrem täglichen Vitamin-D-Bedarf (& Cofaktoren), um den Spiegel im optimalen Bereich mit einer D-Ratio von 0,5 zu halten. Die tägliche präventive Tageserhaltungsdosis bei relativ gesunden Erwachsenen, die in Europa leben mit Hauttyp II–III, reicht von 1000 IE bis 20 000 IE täglich. Das ist meine Erfahrung aus den letzten 30 Jahren Blutlesen. Wie Sie VD nach Labor einstellen, steht ausführlich im *2. Buch Praxisleitfaden*.

Calcium: wichtiger Schlüsselnährstoff

Calcium ist *der* Schlüsselnährstoff überhaupt, auch und vor allem für den Knochen, aber auch für das Immunsystem und die Gefäßgesundheit. Wenn dem Körper außerhalb des Knochens Calcium fehlt, holt er es

Offizieller Referenzbereich
25-OH-Vitamin-D (25-VD, Calcidiol) im Serum, Labor A[34]

25-OH-Vitamin-D schwerer Mangel: ‹ 10 ng/ml (25 nmol/l), moderater Mangel: 10–20 ng/ml (25–50 nmol/l), ausreichende Versorgung: › 20 ng/ml (› 50 nmol/l), empfohlener Spiegel: › 30 ng/ml (› 75nmol/l), Toxizität möglich: › 100 ng/ml (› 250 nmol/l)

- therapeutisch gesundes Ziel: 50–70 ng/ml
- Ggf. bei einer Vitamin-D-Ratio ‹ 1,0 kann das therapeutische Ziel auch deutlich höher liegen.

G-Gesundheits-Skala: 25-OH-Vitamin-D (ng/ml)
(absolute Werte, laborunabhängig vergleichbar)

schw. Mangel	deutl. Mangel	Bedarf/Hunger	optimal	ok, wenn	D-Ratio ‹ 1,0
‹10	30	50	70	100	→

Der pinke Bereich beim Gesundmachhormon 25-OH-VD soll Ihnen den Bereich kennzeichnen, der in der klassischen Medizin nicht beachtet wird. Leider wird auch oft auf Werte von 20–30 ng/ml nicht reagiert. Hier liegen die größten Chancen für eine wirksame NHT mit VD-Supplementen (Cholecalciferol): Ziel ist, VD so lange therapeutisch in angepasster Dosis nach Labor zu geben, bis (bei guter D-Ratio) der blaue Optimalbereich erreicht ist, und dann mit dieser Erhaltungsdosis, begleitet mit Vitamin-D-Cofaktoren lebenslang fortzufahren.

sich mithilfe von PTH und 1,25-VD ratzfatz *aus* dem Knochen. Als akutes Notfallverfahren ist das o.k., aber auf die Dauer ist das nicht physiologisch (außer in der Schwangerschaft). Und es führt dazu, dass unsere arteriellen Gefäße, je nach genetischer und epigenetischer Disposition, im Alter schneller verkalken. Deswegen, direkt vorab zu Ihrer Beruhigung, nein, wir verkalken nicht, wenn wir fehlendes Calcium substituieren, wir verkalken, wenn der Körper Calcium braucht, er es »draußen« nicht hat und es sich dann kompensatorisch, unphysiologisch zu intensiv aus dem Knochen holt.

Calcium im Serum (S) wird vom Körper streng in der Norm gehalten: Das Optimum liegt bei 2,45 mmol/l und der Referenzbereich bei Erwachsenen bei 2,13–2,56 mmol/l. Nein, dazu habe ich keine placebokontrollierte Doppelblindstudie, die macht ja niemand. Das ist meine eigene Beobachtung in mehr als 3 Jahrzehnten nephrologischem Blutlesen. Hier bei 2,45 mmol/l ist das Optimum, bezogen auf die Referenz von 2,13–2,56 mmol/l. Es kann auch 2,4 oder 2,5 mmol/l sein, je nach Gesamteiweiß und/oder Referenzbereich. Aber Fakt ist, dass Serumcalciumwerte von unter 2,4 mmol/l für einen Calcium-Bedarf, Calcium-Hunger oder auch Calcium-Mangel sprechen. Wie bei 25-VD (G) gibt es auch beim Calcium einen pinken Bereich, wo die meisten Kolleginnen und Kollegen nichts unternehmen. Hier liegt eine weitere riesengroße Chance für eine wirksame knochenunterstützende Nährstofftherapie. Wenn das Serumcalcium in diesem pinken Bereich liegt, hat der Körper sicher ein Calcium-Defizit, erst recht, wenn das PTH schon auf über 40 ng/l erhöht ist, Beta-CrossLaps und Trap5b zu steigen beginnen, die D-Ratio > 1,0 ist und schlimmstenfalls in der Knochendichtemessung (KDM) schon eine Osteopenie oder sogar Osteoporose nachweisbar ist.

Wichtig in der Calcium-Regulation ist auch Vitamin K2, das muss auch gut eingestellt werden (Seite 105), denn es sorgt dafür, dass Calcium dahin geht, wo es hingehört: aus den Gefäßen/dem Gewebe heraus, hinein in den Knochen.

Offizieller Referenzbereich Calcium im Serum, Labor A[35]

Calcium im Serum 2,13–2,56 mmol/l

- therapeutisch optimales Ziel: 2,45 mmol/l (+/– 0,5 je nach Referenz und Gesamteiweiß)

S-Gesundheits-Skala: Calcium im Serum (mmol/l)
(absolute Werte, verschiedene Labore sind relativ gut vergleichbar, ggf. auf die Referenz achten)

e. n.	schw. Mangel	Bedarf	optimal	geht noch	zu hoch		
‹1,5	2,13		2,4	2,5 **2,56**	2,6	2,7	3,0 →

Der blaue Optimalbereich ist beim Schlüsselwert Calcium sehr schmal. Auch wenn das Calcium im Serum schon gute 2,42 mmol/l ist, aber für die D-Ratio noch mehr gegeben werden müsste, kann man dann noch mehr Calcium geben. Der Körper hält das Calcium aktiv sehr stabil. Wenn es »extra« gebraucht wird, um z. B. unter HRT und Krafttraining den Knochen wieder zu verdichten, wird der Wert bei einer guten D-Ratio von 0,5 auch unter hoher Calcium-Dosis stabil da bleiben und nicht steigen.

Calcium im Vollblut (S) – auch ein wichtiger Schlüsselwert für die Zellfunktion: Ich hatte bei der Vitamin-D-Ratio schon beschrieben, was passiert, wenn das 1,25-VD zu hoch ist. Dann steigt die Konzentration von Calcium in der Zelle an und das ist nicht gut, das fördert nicht die Gesundheit, sondern im Gegenteil, ein stark erhöhtes intrazelluläres Calcium ist proentzündlich, fördert eine chronische Entzündung und führt schlimmstenfalls zum Zelltod. Oft ist dann parallel dazu passend auch der Entzündungskrankwert CRP (Seite 229) etwas erhöht. Um also genau zu wissen, wie es in der Zelle um Calcium steht (damit kann man die Calcium- und Vitamin-D-Therapie noch besser und sicherer gestalten), kann man ergänzend zum Serumcalcium auch das Calcium im Vollblut bestimmen. Hier wird das gesamte Calcium in und außerhalb der Zelle gemessen und daraus kann man dann indirekt Rückschlüsse auf das intrazelluläre Calcium ziehen. Was es genau mit dem Vollblut auf sich hat, habe ich ausführlich in meinem *1. Buch Nährstofftherapie* beschrieben, bitte gern da nachlesen. Im Vollblut muss das Calcium optimalerweise ein bisschen mehr in der Mitte der Referenz liegen, es darf im Gegensatz zu vielen anderen Mineralien in der Zelle nicht satt hoch sein. Wenn Sie mich fragen, welches der wichtigere Calciumwert ist, dann ist die Antwort klar: Das Serum-Calcium ist der wichtigere Calciumwert, weil sich a) Calcium hauptsächlich außerhalb der Zellen befindet, b) hier zu sehen ist, was der Körper aktiv regulatorisch macht und weil c) man nur hiermit, solange die Werte unter der oberen Referenz bleiben, die gefürchtete Serum-Hyperkalzämie der Calcium-Angsthasen und Vitamin-D-Kritiker ausgeschlossen hat.

Calcium senkt die D-Ratio

Was nun tun, wenn das 1,25-OH-Vitamin-D (1,25-VD) zu hoch ist, das 25-OH-Vitamin-D (25-VD) zu niedrig, das Serumcalcium bei 2,35 mmol/l liegt und das Calcium im Vollblut mit 65 mg/l erhöht ist? Dann besteht der Trick in der präventiven Nährstoff- und Hormontherapie darin, nicht die Vitamin-D-Therapie zu erhöhen, sondern nun durch eine Therapie mit mehr Calcium, und je nach Labor auch Magnesium, Bor und auch Vitamin K2, das 1,25-VD zu senken. Damit sinken als Folge die D-Ratio und auch das Calcium in der Zelle in die Mitte der Referenz. Das funktioniert nicht immer, aber meistens schon. Es braucht etwas Geduld und bitte nicht verzweifeln, wenn es Ihnen nicht gelingt, alle Zahlen perfekt dahin zu bringen, wo ich sage, dass sie gesund sein sollen. Das ist unrealistisch, immer bleibt etwas übrig, was nicht funktioniert oder was einfach (schon) so ist. Es geht nicht um eine perfekte End-Einstellung, es geht darum, das Schiff (Körperstoffwechsel) erstmal in eine bessere (gesündere) Richtung zu lenken, um dann zu sehen, was sich weiter ergibt und welche Schritte als Nächstes erfolgen müssen.

Zur Info: Bisher waren alle Laborwerte bezüglich ihrer absoluten Zahlen aus unterschiedlichen Laboren gut vergleichbar: Beta-CrossLaps (morgens nüchtern), Trap5b (gefroren), 25-VD, 1,25-VD und Serumcalcium. Beim Calcium im Vollblut ist das so stabil nicht meine Erfahrung. Ich mache die Bestimmung der Vollblutwerte vieler Mineralien seit 2017 immer nur beim IMD Berlin. Ich nutze hier das große Profil der 11+4 Vollblutmineralanalyse[36]. Hier werden 11 essenzielle Mineralien (Magnesium, Selen, Zink, Calcium, Kalium, Natrium, Phosphor, Chrom, Kupfer, Mangan und Molybdän) und

4 toxische Metalle (Blei, Cadmium, Nickel und Quecksilber) relativ kostengünstig zusammen bestimmt.

Nur auf diese IMD-Mineralstoffanalyse beziehen sich meine Vollblutwerte-Einstellungs-Empfehlungen. Wenn Sie die Vollblutwerte für Calcium, Magnesium oder Zink woanders bestimmen lassen, achten Sie auf die Referenzbereiche, die die Labore angeben. Übertragen Sie also nicht die von mir empfohlenen absoluten Zahlen, sondern übertragen Sie den von mir empfohlenen Zielbereich bezogen auf Ihren Referenzbereich (links oder rechts in, an oder über der Norm). Die Vollblutwerte sind historisch betrachtet neu, davon wusste ich in der Klinik und in den Anfangsjahren meiner internistischen Hausarztpraxis nichts, das bedeutet, dass ich da noch nicht so lange beobachte wie bei den klassischen Laborwerten (»nur« 10–12 Jahre, statt > 30 Jahre). Das bedeutet auch, dass bei diesen neueren mehr funktionellen Laborwerten die Bestimmungen noch nicht so standardisiert erfolgen und deswegen jedes Labor die Untersuchungen und auch die Befund-Beschriftungen und die Referenzbereiche noch ein bisschen anders macht und auch machen darf.

Etwas tricky: die Mineralien im Vollblut

Das Vollblutmineralprofil beim IMD ist in sich sehr stabil und zuverlässig und man kann damit therapeutisch sehr gut arbeiten, es bewegt sich sozusagen kausal-linear mit, mit dem, was ich therapeutisch mache und auch unter Therapie erwarte. Davor hatte ich das Vollblutmineralprofil bei Biovis[37] bestimmen lassen, aber irgendetwas stimmte damit nicht, weil die Ergebnisse nicht logisch zu den anderen Werten, die ich bestimmt habe, und zu dem, was unter Therapie zu erwarten gewesen wäre, gepasst haben. Bitte Biovis, seien Sie nicht böse mit mir, aber ich muss das hier so sagen. Denn

Offizieller Referenzbereich
Calcium im Vollblut, IMD Berlin, Teil des Vollblutmineralanalyse-Profils

Calcium im Vollblut 55–70 mg/l

- therapeutisch optimales Ziel hier beim IMD Berlin: 60–61 mg/l (das entspricht dem Übergang vom ersten Drittel zum zweiten Drittel des Referenzbereichs).

S-Gesundheits-Skala: Calcium im Vollblut (mg/l)
(nur bezogen auf Werte des IMD Berlin)

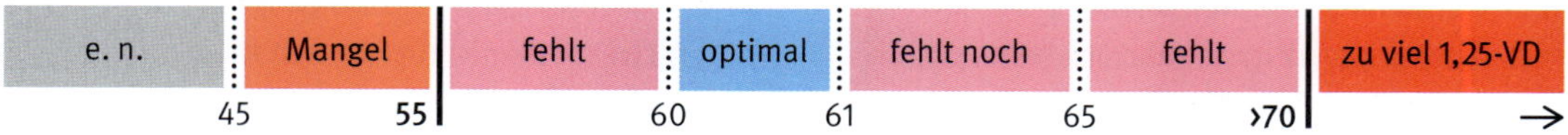

Die absoluten Werte verschiedener Labore lassen sich meistens gut vergleichen. Bei Calcium im Vollblut ist das nicht unbedingt der Fall. Achten Sie hier auf die Referenzbereiche. Das Calcium ist der einzige Mineralstoff, der in der Zelle (im VB) nicht erhöht sein darf. Das ist für die Zelle toxisch. Calcium steigt in der Zelle an, wenn das 1,25-OH-Vitamin-D zu hoch ist. Deswegen ist es dann wichtig, Calcium, Magnesium und Bor nach Labor zu geben.

wenn nun die Leserinnen und Leser woanders die Mineralien im Vollblut bestimmen lassen, kann es sein, dass die absoluten Ergebnisse nicht mit den absoluten Ergebnissen des IMDs zu vergleichen sind und dann passen auch nicht meine Therapieempfehlungen, weil dann die Werte im Verlauf komisch sein können, und dann sind wieder alle verunsichert. Das will ich vermeiden. Ich weiß nicht, wie sich heute die Vollblut-Mineralprofile von IMD, Biovis oder auch Ganzimmun vergleichen lassen, einfach, weil ich die Bestimmung nicht mehr woanders machen lasse, aber ich habe Erfahrung mit dem aktuellen Biovis-Vollblut-Selen-Wert gemacht, weil ich ja das Seleno-P bisher nur bei Biovis (danke dafür) bestimmen konnte und der ist auf jeden Fall absolut anders als beim IMD.

Unterschiedliche Selen-Vollblutwerte aus derselben Blutprobe: Meine Erfahrung aus 2024: Wenn ich Selen am selben Tag aus demselben Blut zur Vollblutbestimmung zum IMD Berlin und zu Biovis (wegen des Seleno-Ps) geschickt habe, bekam ich bei Biovis einen VB-Selen-Spiegel gemessen, der im Schnitt um etwa 20–40 µg/l höher lag als beim IMD Berlin. Das störte enorm, weil dadurch unter meiner Selentherapie bei Biovis oft das Selen über den von mir erwünschten 140–160 µg/l liegt (das wird bei Biovis auch noch ab 160 µg/l rot = alarmmäßig gekennzeichnet) und beim IMD Berlin wird aber nur ein Wert von 120–130 µg/l gemessen, also noch nicht optimal und dazu passt dann auch, dass die T4-zu-T3-Konversion noch schlapp und das Selenoprotein-P mit Werten unter 6,0 mg/l noch zu niedrig gewesen ist. Beim IMD Berlin wird das Selen netterweise auch erst ab 230 µg/l als Zuviel = rot gekennzeichnet. Bedeutet: Wenn ich die Selentherapie weiter steigere (um T3 und Selenoprotein-P zu verbessern), dann ist das beim IMD o.k., weil der Wert noch nicht im Ziel und weit im Grünen liegt, bei Biovis ist der Selenwert aber schon vor Therapiesteigerung rot und alle, die diesen Befund sehen, machen sich schon wieder Vergiftungssorgen. Sie sehen an diesem Beispiel, wie unterschiedlich in den Laboren der Umgang mit diesen neuen funktionellen Parametern ist. Das ist eben noch nicht so standardisiert, so wie die Laborwerte der klassischen Medizin.

Absolute Zahlen lassen sich nur bei Standard-Laborwerten vergleichen: Also, was ich damit sagen will: Bei den Werten, bei denen ich schreibe, dass sie zwischen den Laboren vergleichbar sind, können Sie mit den absoluten Zahlen denken und arbeiten. Da, wo ich aber schreibe, dass ich mich mit den Zielwerten nur auf ein bestimmtes Labor beziehe, müssen Sie entweder die Labordiagnostik auch da machen oder Sie müssen mit Ihren eigenen Laborwerten aus anderen Laboren lernen, quervernetzt denken zu können. Das ist anspruchsvoll und benötigt Erfahrung. Wenn Sie die nicht haben, oder sich beim Vergleichen mit der Dreisatzrechnung und beim Umrechnen von Einheiten schwertun, dann machen Sie einfach nach, was ich über Jahrzehnte vorgearbeitet habe. Das IMD Berlin hat relativ neu online eine Art Webshop, da kann man ganz leicht dieses Vollblutmineralprofil selbst veranlassen, auf eigene Kosten, die holen die Blutröhrchen sogar per Kurierdienst bei Ihnen oder Ihren Therapeutinnen und Therapeuten ab.

Wissen zur Prävention teilen, das ist mir wichtig: Nein, das IMD zahlt mir nichts dafür, dass ich das hier schreibe. Die wussten nichts von diesem Buch. Sowieso verdiene ich nichts an Laborwerten, auch wenn das oft vermutet wird. Nein, ich verdiene weder an den Nährstoffen noch an den Hormonen noch an dem Labor. In der Praxis verdiene ich nur mit meiner Zeit und meinem vernetzten Denken und das Großartige ist, ich teile das Wissen in meinen Büchern mit Ihnen, sodass Sie nicht in meine Praxis kommen müssen, schaffe ich ja auch gar nicht. Die Idee ist, sich vor Ort mit diesem Wissen Verbündete zu suchen. Praxen, die sich mit präventiver und funktioneller Medizin beschäftigen. Haben Sie Geduld, auch in Ihrer Nähe wird bald eine dieser Praxen eröffnen, ich bin sicher.

Magnesium: Gesundmachnährstoff

Magnesium ist ein sehr wichtiger Gesundmachnährstoff und über 90 % derer, die ich bisher »vermessen« durfte, vermissen und brauchen es in ihrem Inneren. Das »Problem« bei Magnesium: Selbst wenn Magnesium absolut im Serum fehlt, sterben wir nicht. Damit fällt die Magnesium-Diagnostik und vor allem auch die Magnesium-Substitutions-Therapie aus dem Kassensystem heraus; erst recht, wenn jemand noch relativ gesund ist. Denn in diesem System wird ja nur das beachtet und bezahlt, was akut (kurativ) lebensnotwendig ist. Also, auch mit schwerem Magnesium-Mangel leben wir, ziemlich lange sogar, ganz o.k., aber vieles »nervt« und spannt und schmerzt; und je älter wir werden, desto weniger kann der Körper diesen ungestillten Magnesium-Bedarf kompensieren. Magnesium präventiv satt zu haben, ist einfach sehr wichtig! Und wenn das System das nicht sieht und zahlt, ist das egal. Machen Sie sich davon unabhängig und kümmern Sie sich um Ihr Magnesium, es ist immer funktionell sehr wichtig.

Magnesium ist essenziell für die Knochengesundheit

Magnesium ist auch für die Knochengesundheit ein essenzieller Cofaktor für den Vitamin-D- und Calcium-Stoffwechsel. Oft ist neben einem Calcium-Defizit auch ein Magnesium-Mangel für eine zu hohe D-Ratio verantwortlich. Im Gegensatz zu Calcium befindet sich Magnesium hauptsächlich in der Zelle. Das bedeutet, dass bei Magnesium der wichtigere Messwert für die Therapie das Magnesium im Vollblut ist, wenn man wirklich einen Magnesium-Mangel oder -Hunger sicher ausschließen will. In den Praxen wird aber Magnesium, wenn, dann meist nur im Serum gemessen. Und nun ist wichtig zu begreifen, dass selbst wenn das Magnesium im Serum in der Referenz liegt, es trotzdem sein kann, dass in der Zelle ein schwerer Magnesium-Mangel herrscht.

Insofern, wenn Sie Symptome haben, die zu einem Magnesium-Mangel passen (siehe *1. Buch Nährstofftherapie* und *2. Buch Praxisleitfaden*), dann kümmern Sie sich um die Bestimmung von Magnesium im Vollblut. Wenn Sie keine Vollblut-Magnesium-Messung bekommen können, orientieren Sie sich für die Magnesium-Therapiedosis an der Höhe der D-Ratio und am Serum-Magnesium-Wert. Steigern Sie Ihre Magnesium-Therapie, bis die D-Ratio sinkt und/oder Ihre Muskelverspannungen und Ihre Müdigkeit weg sind und/oder Sie Durchfall bekommen. Der Magnesium-Serumwert darf gern auch bei Werten von über 0,9 mmol/l liegen (oberes Drittel der Referenz), denn dann ist es wahrscheinlich, dass auch die Magnesium-Vollblutwerte ganz gut aussehen.

Beim Magnesium geht es als Gesundmachwert bei der Einstellung nicht so sehr um das Erreichen der therapeutischen Zielwerte, sondern vielmehr geht es darum, wichtige Zustands-Schlüsselwerte wie das 1,25-VD auf ihr Optimum einzustellen. Die Zielbereiche der Gesundmachwerte sind »nur« eine Orientierung, bis wohin man mit der Nächstoff- oder Hormontherapie ohne Angst, etwas falsch zu machen, hochgehen kann.

Wenn die D-Ratio und Ihr Befinden mit einem Serum-Magnesium von 0,88 mmol/l und einem Vollblut-Magnesium von 33–34 mg/l o.k. sind, dann reicht das erstmal mit der Magnesium-Therapie. Bitte keinen Stress machen bei der Einstellung von Gesundmachwerten.

Offizieller Referenzbereich Magnesium im Serum, Labor A[38]

Magnesium im Serum 0,75–1,00 mmol/l

- therapeutisch gesundes Ziel mindestens über 0,85 mmol/l

G-Gesundheits-Skala: Magnesium im Serum (mmol/l)
(absolute Werte, laborunabhängig vergleichbar)

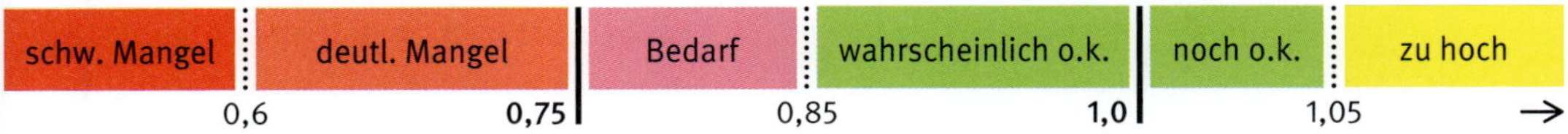

Magnesium-Werte über 1,0 mmol/l im Serum sind bei Gesunden eher selten, dann die Dosis reduzieren. Genauso sind Werte unter 0,6 mmol/l unüblich, lassen Sie das in einem solchen Fall zusätzlich im Vollblut kontrollieren. Magnesium-Werte die trotz intensiver Therapie unter 0,6 mmol/l bleiben, beruhen meist auf einem genetischen Problem. Das heißt dann nicht, dass die Therapie nichts bringt. Sie bringt bei der D-Ratio etwas, auch wenn die Magnesium-Spiegel selbst niedrig bleiben.

Offizieller Referenzbereich Magnesium im Vollblut, IMD Berlin, Teil des Vollblutmineralanalyse-Profils[39]

Magnesium im Vollblut 30–40 mg/l

- therapeutisch gesundes Ziel: 35–37 mg/l (das entspricht etwa dem dritten Viertel von links in der Referenz)

G-Gesundheits-Skala: Magnesium im Vollblut (mg/l)
(nur bezogen auf Werte des IMD Berlin)

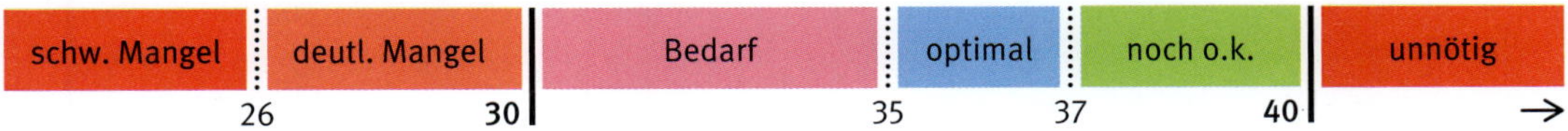

Magnesium-Vollblut-Werte von ‹ als 32 mg/l sind schlapp und Magnesium fehlt objektiv. Werte unter 30 mg/l sind superschlapp und sollten angehoben werden. Manchmal lohnt sich ein Blick zum Vollblut-Kalium-Spiegel, wenn der ebenfalls eher niedrig ist, lohnt sich auch eine Therapie mit Kalium – das hilft, den Magnesium-Spiegel in der Zelle zu verbessern (steht alles im *2. Buch Praxisleitfaden*).

Werte über 1,0 mmol/l sind ambulant bei Gesunden echt ungewöhnlich und selten. Falls Sie das trotzdem haben, bitte keine Sorgen machen. Magnesium ist im Serum und im Vollblut ein Gesundmachwert, die haben eine große therapeutische Breite, da passiert lange, lange nichts und trotzdem braucht es keine Magnesium-Werte über 1,0 mmol/l. Reduzieren Sie ggf. Ihre Magnesium-Dosis und/oder schauen Sie im Vollblut nach, was da los ist. Ansonsten gibt es das Thema Magnesium-Überdosierung nur auf der Intensivstation, wo ohne Spiegelkontrolle Magnesium hochdosiert intravenös zur Behandlung von Herzrhythmusstörungen gegeben wird.

Werte unter 0,6 mmol/l sind auch selten, aber gibt es doch mal. Wenn Sie so einen Wert zweimal gemessen haben, haben Sie wahrscheinlich einen genetisch bedingten Magnesium-Mangel, das werden Sie dann auch im Vollblut sehen, da werden die Spiegel wahrscheinlich unter 26 mg/l liegen. Hier mit Magnesium-Therapie oral hochdosiert über den Tag verteilt machen, was ohne Durchfall geht. Sie müssen – zumindest nach meinem Wissen von heute – damit lernen zu leben, so gut es geht, weil ich keine Heilung dafür kenne, auch kein Medikament. Viele komische Symptome sind dann damit aber erst einmal erklärt. Wenn Sie dazu nierenkrank sind, dann bitte zu einem Nephrologen gehen. In der Nephrologie kann man dann am ehesten mit dieser Thematik umgehen.

Bor: Gesundmachnährstoff

Bor ist ein sehr wichtiger Gesundmachwert für den Vitamin-D-Stoffwechsel und insbesondere hilft es, die D-Ratio zu senken. Darüber habe ich in den ersten beiden Büchern viel geschrieben. Leider hat Bor in der klassischen Medizin und auch in der Osteologie noch keinen Platz. Wenn Ihre D-Ratio nicht optimal ist und/oder Ihre Knochendichte nicht o.k. ist, bitte messen Sie das Bor im Serum. Die Therapie ist leicht und günstig. Meist reichen 3–6 mg täglich, manchmal braucht man auch 12 mg oder mehr täglich. Bor sollte man unter Therapie im Verlauf kontrollieren. Manchmal

Offizieller Referenzbereich **Bor im Serum, IMD Berlin**[40]

Bor 37,4–140 µg/l

- therapeutisch gesundes Ziel: ab 120–140 µg/l (oberer Rand der Norm)

G-Gesundheits-Skala: Bor (µg/l)
(nur bezogen auf Werte des IMD Berlin)

schw. Mangel	deutl. Mangel	Bedarf	optimal	noch o.k.	unnötig
37,4	100	120	140	160	→

Borwerte unter 80 µg/l sind wirklich sehr niedrig, nicht so lassen, erst recht nicht, wenn Sie eine ungünstige D-Ratio von › 1,0 mit schon Knochendichteverlust und/oder erhöhten Knochenkrankwerten haben. Nein, die klassische Medizin kennt Bor noch nicht, aber das soll Sie nicht stören, das kommt schon noch.

ist der Bor-Bedarf am Anfang der Therapie groß und oft beruhigt er sich im Verlauf und die Erhaltungsdosis sinkt. Bor-Mangel oder Bor-Bedarf ist eher häufig, nicht so häufig, wie Magnesium-, Calcium- und Selen-Mangel, aber doch häufig. Schwer chronisch Nierenkranke mit einer GFR von < 30 ml/min sollten nicht einfach so ohne Messungen Bor nehmen, denn bei ihnen ist oft das Bor auch ohne Substitution um oder über 140 µg/l mit dazu auch eher niedrigem 1,25-VD. Das dann bitte nicht verstärken. Auch hier, so wie bei den Vollblut-Bestimmungen, habe ich nur Erfahrung mit den Serum-Bor-Messungen des IMD Berlin.

ucOC: Krankwert und Marker für Vitamin K2

Vitamin K2 ist ein sehr entscheidender Gesundmacher. Es ist essenziell für die Knochen- und die Gefäßgesundheit, weil es dem Calcium sozusagen seinen gesunden Platz (und der ist im Knochen und nicht in den arteriellen Gefäßen) aktiv zuteilt. Eine gute Versorgung mit Vitamin K2 bedeutet deswegen zum einen aktiven Knochenaufbau und zum anderen Verhinderung von Gefäßverkalkung. Da Vitamin K2 im Blut eine sehr kurze Halbwertszeit hat, macht es keinen Sinn, zum Ausschluss eines K2-Mangels – wie bei Bor oder Magnesium – den direkten K2-Spiegel im Blut zu messen, denn bei einer kurzen Halbwertszeit wird der K2-Wert immer null oder sehr niedrig sein, wenn Sie nicht gerade frisch hochdosiert K2 eingenommen haben. Da ich uns aber immer »blanko« also morgens früh vor der nächsten Einnahme ausmesse, wird der K2-Spiegel morgens früh Null sein und das bringt dann keine Erkenntnis für die Therapie. Also das K2 im Blut bitte nicht messen, das ist nur Geldverschwendung.

ucOC misst die getane oder ungetane Arbeit von K2

Wenn Sie wissen wollen, ob Ihnen K2 fehlt, misst man einen Krankwert, das untercarboxylierte Osteocalcin (ucOC). Das ucOC steigt an, je mehr K2 fehlt und gefehlt hat. Wenn es sehr hoch ist, hat in den letzten Monaten K2 nicht das untercaboxylierte Osteocalcin aktiviert und das inaktivierte (= untercarboxylierte) Osteocalcin sammelt sich an, so wie Akten auf Ihrem Schreibtisch, die Sie noch bearbeiten müssen. Somit ist das ucOC der ideale Biomarker für die getane oder ungetane Arbeit von Vitamin K2.

Genauso wie Bor und die Vollblutmineralanalyse ist das ucOC ein relativ neuer funktioneller Wert. Auch hier habe ich nur Erfahrungen mit dem ucOC des IMD Berlin. Ich halte es für einen sehr stabilen, zuverlässigen und hilfreichen Wert für die K2-Therapie. In meiner Beobachtung brauchen Menschen, vor allem Frauen, die Osteoporose haben und haben »können«, oft sehr hohe K2-Therapiedosierungen von 2000–3000 µg täglich. Bitte also nicht wundern, wenn unter der Therapie mit den überall empfohlenen 200 µg K2 täglich beim ucOC nichts passiert. Seien Sie bei K2 mutig und behandeln und messen Sie so lange, bis das ucOC auf Werte von mindestens unter 2,0 ng/ml abgesunken ist.

Manchmal bin ich bei K2 immer noch überrascht, was für hohe ucOC-Werte manche haben. Neben Menschen, die Osteoporose haben oder dazu neigen, haben auch Patientinnen und Patienten, die unter einer Marcumar-Therapie (das ist ein Vitamin-K1-Antagonist, der zur Blutverdünnung gegeben

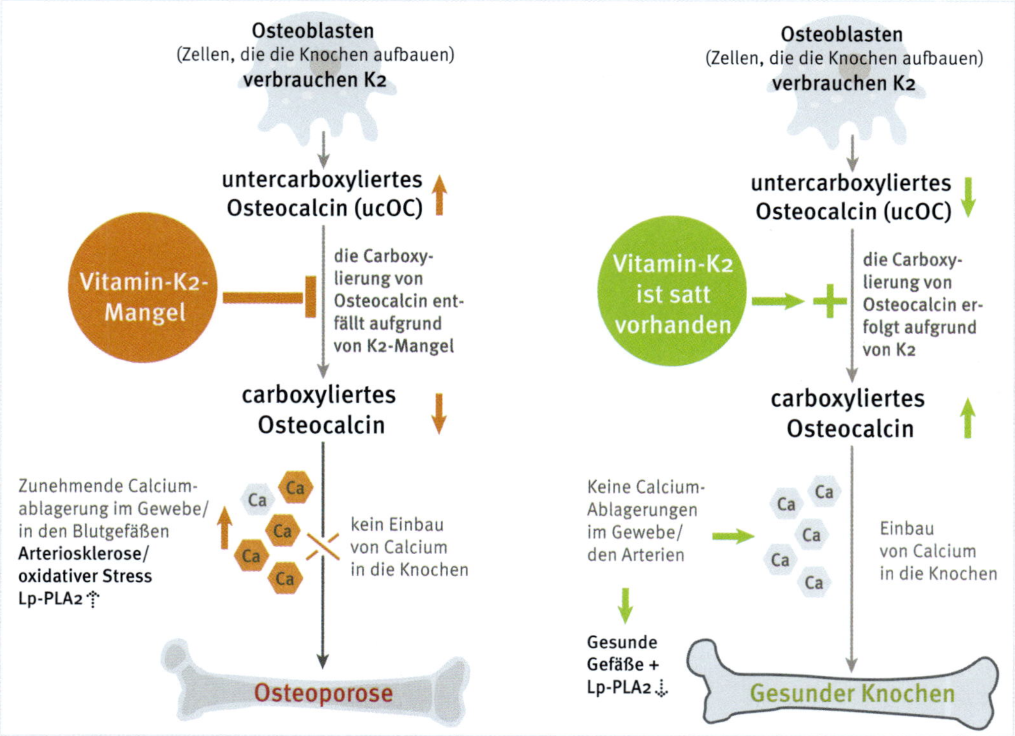

Wenn Vitamin K2 fehlt, kann ucOC nicht aktiviert werden. Damit kann das Calcium nicht mit dem carboxylierten OC in den Knochen eingebaut werden. ucOC bleibt »liegen« und sammelt sich an. Das führt dazu, dass der Knochen sich nicht aufbauen kann und sich stattdessen das freie Calcium im Gewebe, vor allem in den arteriellen Gefäßen falsch abgelagert (der Gefäßkrankwert Lp-PLA2 steigt). Insofern fördert ein K2-Mangel sowohl Osteoporose als auch Arteriosklerose.

Wenn Vitamin K2 satt vorhanden ist, funktioniert die K2-abhängige Aktivierung von ucOC in das carboxylierte OC sehr gut. Das führt zum verstärkten Einbau von Calcium in den Knochen und gleichzeitig zur Entfernung von Calcium aus dem Gewebe und den arteriellen Gefäßwänden (der Gefäßkrankwert Lp-PLA2 sinkt). So wirkt der Nährstoff und Gesundmacher Vitamin K2 positiv sowohl auf die Knochen- als auch die Gefäßgesundheit.

wird/wurde) stehen, besonders hohe ucOC-Werte. Unter anderem deswegen würde ich heute Marcumar, wenn es aus medizinischen Gründen nicht sein muss, nicht mehr geben. Alternativ gibt es modernere Blutverdünner (Antikoagulanzien), die man DOAKs oder englisch NOACs nennt. Gängige Beispiele hierfür sind Eliquis, Pradaxa, Xarelto und Lixiana. Wenn Sie noch Marcumar nehmen, sprechen Sie bitte Ihre Ärztinnen und Ärzte an und bitten Sie sie um eine Umstellung auf einen dieser DOAKs, wenn medizinisch nichts dagegen spricht. Wer auch noch oft ordentliche Mengen an Vitamin K2 braucht, sind Schwangere. Bei Kinderwunsch macht es für die Knochen- und

Zahngesundheit von Mutter und Kind Sinn, dass das ucOC schon vor der Schwangerschaft gut eingestellt ist.

Der Osteocalcin-Wert bringt Ihnen nichts:
Es gibt in vielen Laboren das Osteocalcin als Laborwert zu bestimmen. Bitte das nicht für die Versorgung mit K2 bestimmen lassen. Der Wert bringt Ihnen zu dieser Fragestellung nichts. Er ist eher ein Wert, der für die Knochenneubildung spricht, vielleicht ähnlich dem P1NP und der Ostase. Er hilft Ihnen für die Prävention nicht, nicht bestimmen, das wäre Geldverschwendung.

Vitamin K2 ist wirklich ein sehr wichtiger Nährstoff für den Calcium-Stoffwechsel:
Es entscheidet maßgeblich darüber, wo sich Calcium im Körper befindet: gesund im Knochen oder krankhaft draußen im Gewebe. Wenn Sie schon Verkalkungen an den Gefäßen haben oder auch Kalzifikationen in anderen Geweben, wie z. B. der Brust, haben, dann kümmern Sie sich um wirklich niedrige ucOC-Spiegel von sogar < 1 ng/ml. Auch Werte von 0,6 ng/ml und kleiner wären nicht schlimm. Bisher ist mir nichts Negatives von einem Zuviel an K2 bekannt. Ob dann die Verkalkungen unter satt K2-Therapie mit VD & Cofaktoren verschwinden können, weiß ich nicht. Hängt von Ihrem inneren Potenzial zur Regulation ab, ich lasse es mal offen – warum nicht?

Freies 25-OH-Vitamin-D: Gesundmachhormon

Es gibt seit einigen Jahren ergänzend zu den beiden klassischen Vitamin-D-Werten 25-OH-Vitamin-D und 1,25-OH-Vitamin-D mit der daraus errechneten D-Ratio noch einen dritten Vitamin-D-Wert, den man im Blut messen kann: das sogenannte freie 25-OH-Vitamin-D (fVD). Ah, wenn es extra ein freies 25-OH-Vitamin-D zu bestimmen gibt, aus was besteht dann der bisher meist bestimmte Routine-25-OH-Vitamin-D-Wert? Dieser weltweit übliche diagnostische Hauptparameter in der Vitamin-D-Diagnostik beinhaltet das Gesamt-25-OH-Vitamin-D, die Summe aus dem fVD (< als 1 % des Gesamt-25-VD) und dem, was zum Großteil an das Transportprotein Vitamin-D-bindendes Protein (DBP oder VDBP) gebunden ist (ein kleiner Teil ist auch an Albumin gebunden).

Offizieller Referenzbereich
untercarboxyliertes Osteocalcin (ucOC) im Serum, IMD Berlin[41]

untercarboxyliertes Osteocalcin (ucOC) 0,6–3,3 ng/ml

- therapeutisch gesundes Ziel: < 2,0 ng/ml

K-Gesundheits-Skala: ucOC (ng/ml)
(nur bezogen auf Werte des IMD Berlin)

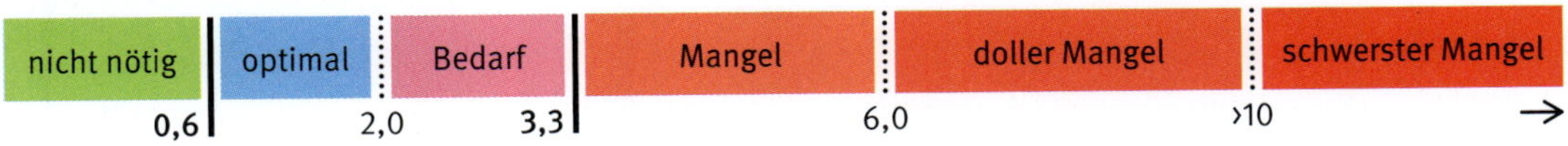

Menschen mit Osteoporose sowie Patientinnen und Patienten unter einer Marcumar-Therapie haben besonders hohe ucOC-Werte und damit einen ausgeprägten Vitamin-K2-Mangel.

Der interessante Aspekt ist, dass wir genetisch (VDBP-Polymorphismen[42]) und epigenetisch (Leber- und Nierenkrankheiten senken es, in der Schwangerschaft und unter oraler Östrogentherapie steigt es) bedingt, individuell unterschiedlich bei gleichem Gesamt-25-VD hohe gute oder niedrig schlechte fVD-Spiegel haben können. Das bedeutet, dass, wenn man mit Vitamin D individuell sinnvoll, sicher und vor allem aber auch wirksam beschützen und/oder behandeln will, man vor allem unter der Vitamin-D-Therapie mehr Laborwerte als nur das Gesamt-25-OH-Vitamin-D bestimmen sollte.

In der Prävention benötigen Sie zur Orientierung:

- Erstens die entsprechenden themenbezogenen Krankwerte plus dann zweitens die Werte, die man zur VD-Therapie-Einstellung braucht: intaktes PTH, (Gesamt-) 25-OH-VD, das 1,25-OH-VD, die D-Ratio, Calcium im Serum, Calcium im Vollblut, Magnesium im Vollblut (oder, wenn nicht möglich, im Serum), das ucOC, Bor und eben auch das fVD.
- Wenn jemand sehr krank ist und/oder die Vitamin-D-Einstellung schwierig ist und nicht so nach Plan gelingt, kann dies ggf. noch weitere Laborwerte erfordern, wie u. a. das Phosphat im Serum[43], das FGF-23 intakt im Serum und lösliches Alpha-Klotho im Serum[44] sowie die Genetik der auf- und abbauenden Vitamin-D-Enzyme (Hydroxylasen)[45]. Das 1,25-OH-VD wird durch unterschiedliche VDBP-Spiegel nicht beeinflusst.

Seit 2019 messe ich – nicht immer, aber doch regelmäßig – das fVD parallel zur D-Ratio mit, und ich muss sagen, es ist interessant und lohnt sich, unter Therapie das fVD immer mal zwischendurch zu messen, vor allem, wenn man daran interessiert ist, möglichst intensiv und wirksicher mit Vitamin D therapeutisch arbeiten zu wollen. Es ist ein sehr wichtiger Gesundheitswert und er sollte gesund und krank auf keinen Fall

Offizieller Referenzbereich
freies 25-OH-Vitamin-D (fVD) im Serum, IMD Berlin[47]

freies 25-OH-Vitamin-D: 8,49–28,3 pg/ml

- präventiv therapeutisch gesundes Ziel: 19–25 pg/ml
- Kurativ können hier die fVD-Spiegel gern auch höher sein, vorausgesetzt, die D-Ratio liegt bei ‹ 1,0 und das Serum-Calcium liegt in der Referenz.

G-Gesundheits-Skala: freies 25-OH-Vitamin-D (pg/ml)
(fVD; nur bezogen auf Werte des IMD Berlin)

schw. Mangel	Mangel	Hunger	optimal	o.k., wenn D-Ratio/S-Ca o.k.
8,49	15	19	25	28,3 … 40 →

Menschen mit gleichen Gesamt-25-VD-Spiegeln können unterschiedlich hohe gute oder niedrig schlechte fVD-Spiegel haben, deswegen macht es Sinn, ab und zu auch den VD-Therapieerfolg auf der Ebene vom fVD zu überprüfen. Wenn das fVD unter der D-Therapie noch niedrig ist, kann man die D-Dosis ggf. noch steigern und anpassen.

im unteren Mangel-Bereich (< 15 pg/ml) liegen[46].

Dieser Abgleich passt nicht ganz zu dem, was ich in meiner Praxis beobachtet habe, was durchaus auch daran liegen kann, dass ich das fVD immer im IMD Berlin bestimmt habe, die beiden anderen D-Vitamine aber immer im Labor Augsburg (das hat historische Gründe). In meiner Beobachtung entsprechen die fVD-Werte, je höher sie sind, eher etwas niedrigeren 25-VD-Werten. Ich will nicht auf diesen Unterschied beharren, es ist nur eine Beobachtung, aber ich möchte Sie davor bewahren, sich unnötig aufzuregen, wenn Sie beispielsweise braungebrannt nach einem super sonnigen Urlaub nur das fVD messen (kann sein, dass man das in Zukunft nur noch macht und gar nicht mehr das Gesamt-25-VD) und, dass, wenn Sie dann da einen super großartigen Wert von 40 oder 50 pg/ml haben, denken, dass Sie an Vitamin-D-Überdosierung sterben. Das geht nicht, das ist Unsinn und nicht angemessen, denn wie schon gesagt, das fVD ist ein Gesundmachwert mit großer therapeutischer Breite. Meine Erfahrung ist, dass er tatsächlich durch Sonne auf der Haut leichter hoch (und ohne Sonne auch wieder herunter) geht als durch ein orales Supplement, aber egal. Die Hauptsache ist, dass er ganzjährig gut ist, also nicht im Mangel. Ich habe aus verschiedenen Gründen schon fVD-Werte von über 100 pg/ml beobachten dürfen und den Menschen ging es gut, keine Hyperkalzämie und kein Nierenversagen. Aber Achtung: Messen Sie unter höher dosierter Vitamin-D-Therapie (> 10 000 IE täglich) zur Sicherheit und zur Beruhigung Ihrer Ärztinnen und Ärzte einfach immer das Serum-Calcium mit. Solange das in der Norm ist, sind Sie o.k., also sicher vor einem Zuviel an Vitamin D.

Statistische Äquivalenzwerte von (Gesamt-)25-VD und fVD

Beim IMD Berlin gibt es eine Tabelle[48], in der anhand von 2500 gepaart erhobenen Analysen für das normale (Gesamt-)25-OH-Vitamin-D und das freie 25-OH-Vitamin-D die jeweiligen statistischen Äquivalenzwerte beider Parameter ermittelt wurden.

(Gesamt-)25-VD in ng/ml	fVD in pg/ml
30	08,62
40	11,50
50	14,37
60	17,25
70	20,12
80	23,00
90	25,87

Weitere Nährstoffe für die Knochengesundheit

Zu diesen Nährstoffen habe ich schon sehr viel in meinen ersten beiden Büchern geschrieben (*1. Buch Nährstofftherapie, 2. Buch Praxisleitfaden*). Wenn Sie mehr wissen wollen zur gesunden Funktion, Folgen und Problemen bei Mangel, Dosierung, Therapie und was es dabei zu beachten gibt, bitte da nachlesen. Ich gebe hier jetzt nur nochmal Infos zur genaueren Interpretation der Labordiagnostik und bei welchen Ergebnissen Sie im Sinne der Knochengesundheit noch therapeutisch mit Nährstofftherapie zuarbeiten können.

Vitamin A: Gesundmachnährstoff

Vitamin A ist auch ein wichtiger Cofaktor von Vitamin D. Es ist ein fettlösliches Vitamin, das genauso wie Vitamin D im Blut an sein spezifisches Transportprotein gebunden ist, das Retinol-bindende Protein (RBP).

Im Blut wird immer nur das Gesamt-Vitamin-A gemessen, also der freie Anteil und der an das RBP gebundene. Aktiv ist nur der freie Anteil. Wenn man in besonderen Situationen genauer abschätzen möchte, wie hoch der gebundene Anteil des Vitamins ist, kann es mal Sinn machen, das RBP selbst zu messen (Labor A). Die Referenz beträgt hier im gefrorenen Serum (!!) 3–6 mg/dl. Das freie Vitamin A zu messen ist meinem Wissen nach bisher nicht möglich. Ich nutze die Bestimmung des RBPs nur, wenn ich höhere Dosierungen von Vitamin A gebe (> 50 000 IE täglich), um zum einen auszuschließen, dass das RBP sehr niedrig ist und ich dadurch vielleicht falsch zu viel an Vitamin A gebe, und zum anderen, um umgekehrt ggf. die Vitamin-A-Dosis noch weiter zu steigern, wenn das RBP eher hoch ist. Vitamin A braucht genetisch bedingt nicht jede und jeder. Wir können es zudem etwas speichern. Bitte u. a. deswegen nicht einfach so Dosierungen von > 10 000 IE Vitamin A täglich nehmen. Messen Sie erst, ob Sie Vitamin A überhaupt benötigen. Wenn Ihr Gesamt-A-Wert im pinken Bereich liegt, macht eine Vitamin-A-Therapie Sinn (siehe *2. Buch Praxisleitfaden*).

Vitamin C: Gesundmachnährstoff

Vitamin C ist ein Allroundtalent, es spielt bei allen präventiven Gesundheitsthemen eine sehr wichtige Rolle und trotzdem ist Vitamin C für die Knochengesundheit besonders wichtig, weil es neben seinen antientzündlichen Fähigkeiten auch noch Vorläufer von Kollagen ist, einer sehr wichtigen Struktur unseres Bindegewebes. Vor allem brauchen Sie viel Vitamin C zur Wundheilung, wenn ein Knochen gebrochen ist.

Das wasserlösliche Vitamin C ist ein weiteres sehr schönes Beispiel für einen Gesundmachwert mit sehr großer therapeutischer Breite (größer als z. B. das speicherbare fettlösliche Vitamin A). Auch wenn Vitamin C fehlt, dauert es sehr lange, bis wir daran sterben. Seefahrer im 16. bis 19. Jahrhun-

Offizieller Referenzbereich **Vitamin A im Serum, Labor A**[49]

Vitamin A 300–1100 µg/l entspricht 0,3–1,1 mg/l

- therapeutisch gesundes Ziel: 700–900 µg/l

G-Gesundheits-Skala: Vitamin A (µg/l)
(absolute Werte, laborunabhängig vergleichbar)

schw. Mangel	deutl. Mangel	Bedarf	optimal	noch o.k.	zu hoch, Dosis reduz.
300	500	700	900	1100	→

Vitamin A fehlt nicht allen Menschen. Wenn Ihr Gesamt-A-Wert im pinken Bereich liegt, ist eine Vitamin-A-Therapie sinnvoll.

dert mussten monatelang auf hoher See kein Vitamin C gehabt haben, um dann an inneren Blutungen zu sterben. Genauso sind umgekehrt sehr hohe Dosierungen lange Zeit nicht schädlich, im Gegenteil, man kann sogar in der Medizin, wenn jemand schwer krank ist, unphysiologische Vitamin-C-Dosierungen nutzen, um therapeutische Effekte zu erzielen. Das Problem in unserer Zeit: Selbst wenn das Labor einen schweren Mangel bei Werten von < 2,0 mg/l kennzeichnet, reagiert kaum eine Ärztin oder ein Arzt darauf. Erst recht werden Vitamin-C-Werte von 3 oder 4 mg/l nicht mit einer regelmäßigen Therapie beantwortet, weil sie in der »Norm« liegen und klinisch keine akute lebensbedrohliche Notwendigkeit besteht. Aber das ist unlogisch: Warum sollen wir denn warten, bis Skorbut da ist? Warum können wir diese so wichtigen und essenziellen Nährstoffe nicht so wie körperfremde Pharmaka nach Labor früher präventiv und kurativ nutzen? Ich verstehe das nicht. Und nein, auch die besten und tollsten vegan essenden Menschen, die ganz viel frisches Gemüse essen, können niedrige Vitamin-C-Spiegel haben. Was glauben Sie, welche Vitamin-C-Spiegel haben dann Menschen, die sich ungesund ernähren? Messen Sie Ihren und Sie werden sehen, wie es in Ihrem Inneren aussieht, mit der Nahrung, die Sie zu sich nehmen und mit dem Bedarf, den Sie haben.

Vitamin B12: Gesundmachnährstoff

Natürlich sind alle B-Vitamine auch für die Knochengesundheit wichtig. Ich möchte hier bei der Knochengesundheit aber insbesondere die Labordiagnostik für den Gesundmachwert B12 hervorheben, weil a) der B12-Mangel vor allem auch bei Gesunden und den sich gesund Ernährenden so häufig ist und weil b) man in der Osteologie oft das B12 auf Kasse mitbestimmt, aber dann bei normal-niedrigen B12-Werten daraus trotzdem keine therapeutischen Konsequenzen gezogen werden. Warum? Es ist immer

Offizieller Referenzbereich
Vitamin C im gefrorenen (!!) Serum, Labor A[50]

Vitamin C › 2 mg/l (das Labor misst Werte bis 100 mg/l)

- präventiv therapeutisch gesundes Ziel unter oraler Therapie: › 10–20 mg/l
- Kurativ können durch intravenöse Gaben auch höhere Spiegel angestrebt werden, das ist aber hier bei der Prävention nicht das Thema.

G-Gesundheits-Skala: Vitamin C im gefrorenen Serum (mg/l)
(absolute Werte, laborunabhängig vergleichbar)

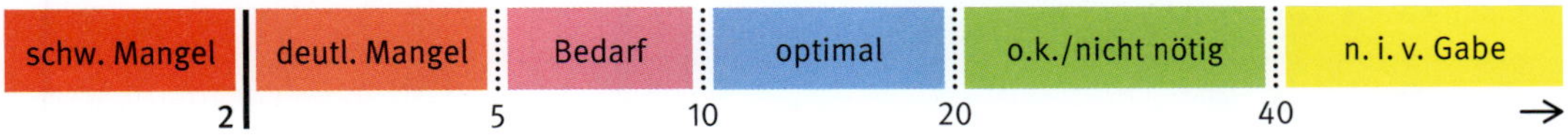

Selbst Menschen, die sich sehr gesund ernähren, haben oft viel zu niedrige Vitamin-C-Spiegel, also erst recht solche, die das nicht tun und/oder rauchen. Wenn Ihr Wert im pinken Bereich liegt, macht eine Vitamin-C-Therapie Sinn (siehe *2. Buch Praxisleitfaden*).

das Gleiche: Niedrige B12-Werte sind in der Bevölkerung so normal, dass sie statistisch die Norm-Referenzbereiche bilden. In dieser Mangelnorm befinden sich 95 % der Menschen. Deswegen werden niedrige B12-Spiegel, so wie bei Vitamin C, vom Labor nicht gekennzeichnet und daher von den Ärztinnen und Ärzten nicht beachtet. Auch hier, selbst wenn B12 »schrecklich« fehlt und sogar das Labor einen B12-Wert von 120 pg/ml markiert, flippt kein Mediziner aus, wenn Sie dabei relativ gut aussehen, nicht bluten und nicht ohnmächtig geworden sind.

Mein Rat: Wenn Knochenabbau und Osteoporose bei Ihnen schon ein Thema sind, dann sollte B12-Mangel nicht auch noch ein Thema sein. Die anderen Bs werde ich im 4. Kapitel beschreiben. Auch den sehr wichtigen Schlüsselwert Homocystein, ein wichtiger B-Stoffwechsel-Indikatorwert, erläutere ich später (Seite 240).

Behandeln Sie einen B12-Bedarf oder B12-Hunger und erst recht einen Mangel, wenn sich keine behebbare Ursache findet (unwahrscheinlich). Egal, was die Ursache für den B12-Mangel oder -Hunger ist, bitte fangen Sie mit der Therapie an. Erst dann schauen Sie in Ruhe, ob es ursächlich etwas gibt, was Sie optimieren können. Die Dosierungen sind je nach Ergebnis im *2. Buch Praxisleitfaden* nachzulesen. Viele Nährstoffexpertinnen und -experten bevorzugen zur Bestimmung des B12-Status das aktive Vitamin B12, das Holo-Transcobalamin (Holo-TC). Meine Erfahrung ist, dass wenn das B12 im Serum bei Werten über 700 pg/ml liegt, auch immer das Holo-TC bei guten Werten (> 100 pmol/l) liegt. Mein Trick hier ist,

Offizieller Referenzbereich Vitamin B12 im Serum, Labor A[51]

Vitamin B12	Mangel	‹ 200 pg/ml
	Grenzbereich	200–300 pg/ml
	ausreichende Versorgung	› 300 pg/ml

- therapeutisch gesundes Ziel unter oraler Therapie: › 700–1500 pg/ml (bis 2000 pg/ml misst das Labor maximal)
- Tage und Wochen nach einer subkutanen oder intravenösen Gabe von 1000 µg und mehr können die Spiegel »normal« über dem oberen Rand der Norm (im Labor A › 2000 pg/ml) liegen, deswegen macht kurz danach eine B12-Laborkontrolle wenig Sinn. B12 deswegen immer vor der nächsten geplanten Einnahme »blanko« messen, um so zu sehen, ob es im Blut gelungen ist, einen guten Basis-B12-Spiegel einzustellen.

G-Gesundheits-Skala: Vitamin B12 (pg/ml)
(absolute Werte, laborunabhängig vergleichbar)

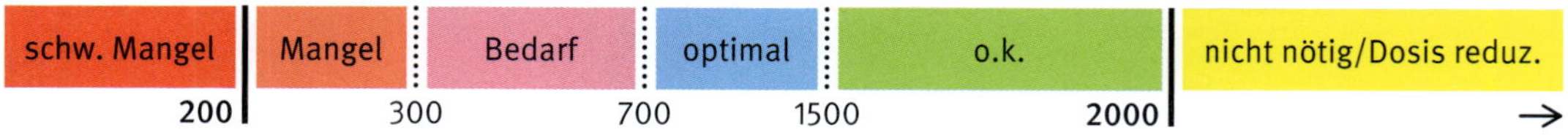

Bitte behandeln Sie einen B12-Bedarf oder B12-Hunger (pinker Bereich) oder erst recht einen Mangel (roter Bereich) ggf. lebenslang.

Ihnen beizubringen, wie Sie aus den Werten, die das System oft und freiwillig macht, auch auf Kasse eine therapeutische Konsequenz herausziehen können, indem Sie das, was bezahlt wurde, anders, nämlich aus der Gesundheit heraus auslesen. Dafür brauchen Sie das Holo-TC erstmal nicht auch noch. Wenn das B12 < 500 pg/ml ist, ist sowieso meist das Holo-TC nicht richtig gut.

Mangan: Gesundmachnährstoff

Mangan ist ein wichtiger Gesundmachwert für den Knorpelstoffwechsel und auch für viele andere wichtige zelluläre, vor allem auch Entgiftungsfunktionen. Das habe ich ausführlich in meinen beiden ersten Büchern beschrieben. Mir geht es hier darum, dass, wenn Sie sich um Ihre Knochen- und Gelenkgesundheit kümmern möchten, es auch gut ist, wenn Sie einen Mangan-Mangel oder -Hunger haben, dass Sie diesen beheben.

Manchmal haben Menschen spontan ohne Therapie – warum auch immer, Trinkwasser etc. – erhöhte Manganwerte. Ich weiß nicht, ob das gut ist oder vielleicht auch schädlich. Wenn jemand das hat, beobachte ich das im Verlauf der Therapie. Manchmal bleibt es so, manchmal verändert sich der Mangan-Spiegel und sinkt, wenn man andere Mineralmängel ausgleicht. Wenn der Spiegel über 13 µg/l ist, verzweifeln Sie bitte nicht, bleiben Sie cool und rational. Gleichen Sie alles andere aus, was fehlt, und beobachten Sie im Verlauf, was passiert.

Aminosäuren sind für Knochen- und Knorpelaufbau wichtig

Aminosäuren und ihre Messung im Blut (Aminosäuren-Diagnostik[53] oder Aminosäuren-Screening[54]) sind nochmal ein Extrathema, auf das ich in diesem Buch nicht näher eingehen möchte. Zum einen aus Platzgründen, zum anderen aber auch, weil ich bei der therapeutischen Konsequenz aus den Aminosäuren-Messungen keine sichere Strategie habe wie bei den Hormonen, Vitaminen, Mineralien und Spurenelementen. Ein bisschen was zu den therapeutischen Optionen habe ich in meinen beiden Vorgängerbüchern beschrieben. Es gibt auch bei den Aminosäuren Gesundmach- und Schlüssel-Aminosäuren, aber welche Aminosäu-

Offizieller Referenzbereich
Mangan im Vollblut, IMD Berlin, Teil der Vollblutmineralanalyse[52]

Mangan im Vollblut 8,3–15,0 µg/l

- therapeutisch gesundes Ziel: 10–13 µg/l (mittleres Drittel der Referenz)

G-Gesundheits-Skala: Mangan im Vollblut (µg/l)
(nur bezogen auf Werte des IMD Berlin)

schw. Mangel	deutl. Mangel	Bedarf	optimal	noch o.k.	unnötig
4,0	**8,3**	10	13	**15**	→

Wenn Sie einen Mangan-Hunger (pinker Bereich) oder sogar einen Mangan-Mangel (rote Bereiche) bei sich finden, behandeln Sie diesen bitte nach Labor (siehe *2. Buch Praxisleitfaden*).

ren für welches Problem genau in welcher Menge mit welcher anderen Aminosäure gegeben werden müssen, weiß ich einfach noch nicht. Da müssen Sie nun andere Expertinnen und Experten hinzuziehen.

Mein Rat, wenn das Thema Sie interessiert: Machen Sie ergänzend zum Gesamteiweiß mit Elektrophorese einmal bei sich eine Aminosäuren-Diagnostik und versuchen Sie selbst zwischen dem, was Sie da messen und dem, was Sie essen und sonst noch so an Therapie machen, zu sehen, was evtl. ergänzend zur Nahrung therapeutisch bei den Aminosäuren noch Sinn machen kann, zu tun. Für den Knochen- und Knorpelaufbau sind insbesondere wichtig: Prolin, Methionin, Arginin und Lysin. Ich glaube, dass es bei den Aminosäuren Sinn machen würde, mit KI nach Aminosäuren-Mustern zu suchen, um dann zu erforschen, wie sinnvoll therapeutisch interveniert werden kann. Bei den Aminosäuren, Peptiden und Proteinen liegen noch große Geheimnisse und Chancen im Verborgenen.

Schilddrüsenhormone: Schlüsselhormone für alle

Der Schilddrüsenhormonstoffwechsel ist äußerst komplex, darüber ließe sich ein eigenes Buch schreiben. Das geht hier nicht, aber ein paar Infos über die Bedeutung von vor allem T3, dem aktiven Schilddrüsenhormon für die Knochengesundheit, möchte ich Ihnen mit auf den Weg geben.

Schilddrüsenüberfunktion: Eine unbehandelte (!) manifeste Schilddrüsenüberfunktion (Hyperthyreose) mit absolut erhöhten Werten für die freien Schilddrüsenhormone fT3 und fT4 kann eine Osteoporose zur Folge haben, weil der Knochen*ab*bau schneller abläuft als der Knochen*auf*bau (= erhöhter Knochenumsatz führt zum Verlust der Knochendichte mit erhöhten Krankabbauwerten). Unter anderem deswegen muss eine Hyperthyreose (das kann ein richtig schlimmes Krankheitsgeschehen mit lebensbedrohlichen Auswirkungen auf das Herzkreislaufsystem sein) zeitnah endokrinologisch vorgestellt werden und z. B. mit Thiamazol behandelt werden.

Schilddrüsenunterfunktion: Auch wenn die krankhafte Überfunktion der Schilddrüse (SD) bekannt negativ für den Knochen ist, so ist – etwas unbekannt – auch eine SD-Unterfunktion oder genauer gesagt, eine schlechte oder schwache Versorgung mit dem aktiven SD-Hormon T3 auf Zellebene für den Knochen nicht gut, weil ohne satt T3, der Knochenabbau zwar schwach ist, aber der Knochenaufbau eben auch. ABER: Knochenaufbau und Knochenabbau bedingen und brauchen einander. Ohne Abbau kein Aufbau, und umgekehrt ohne Aufbau auch kein Abbau. Zu viel Abbau (T3 zu hoch) ist nicht gut, aber zu wenig Aufbau (low-T3) ist auch nicht gut. T3 ist ein anaboles (aufbauendes) Hormon, das benötigt jede Zelle, die Energie verbraucht, insbesondere Muskeln, aber auch der Knochen. Es gibt in den Endo- und Osteo-Köpfen bei dem Thema SD und Knochen aber nur die Sorgen und Ängste vor einem Zuviel an SD-Hormonen, es wird nicht geschaut und bedacht, was alles zum Knochengedeihen und -aufbauen fehlt (Nährstoffe, DHEA, Testosteron, Progesteron, T3 etc.), weil dieses präventive und unterstützende Denken in deren »Krank-Regelwerk« nicht existiert. Nicht streiten, nur sanft informieren, lächeln und am besten durch Fakten wie eine verbesserte Knochendichtemessung im Verlauf mit NHT, proteinreicher Ernährung und Kraftsport überzeugen.

Es reicht nicht, nur TSH zu messen

Um als Ursache einer Osteoporose eine Hyperthyreose auszuschließen, wird als Screening-Wert das TSH genutzt. TSH steht für Thyreoidea-stimulierendes Hormon, ein Hormon der Hypophyse, das die Schilddrüse stimuliert (siehe folgende Abb.). TSH wird auch in der Osteologie am Anfang und im Verlauf immer wieder mitbestimmt, um orientierend das Thema SD abzufragen. Und hier gibt es nun Dramen von Missverständnissen und Nichtwissen. Warum? Weil: Das TSH ist ein sehr guter Screening-Wert, um in einer Masse von mit SD-Hormonen unbehandelten Menschen, diejenigen herauszufischen, die relativ unbemerkt eine SD-Überfunktion haben. Denn, wenn da jemand – ohne Therapie – ein supprimiertes TSH (TSH von ganz niedrig < 0,5 µIU/ml oder sogar auch nicht messbar) hat, bedeutet das relativ sicher eine SD-Überfunktion, die dann auch an erhöhten fT3- und fT4-Werten und erhöhten Knochenabbau-Krankwerten zu sehen ist. Aber, und jetzt kommt es: TSH und fT3 und fT4 können auch alle 3 niedrig in der Norm sein, wenn es der *Hypophyse* nicht gut geht. Das nennt man dann sekundäre Hypothyreose. Im Gegensatz zur primären Hypothyreose (II. Etage, s. Abb.), ist hier die Hypophyse mit ihrem zu niedrigen TSH an den schlappen Werten für fT3 und fT4 »schuld«, sie stimuliert die SD zu wenig. Deswegen muss gerade zu einem TSH von z. B. 0,8 µIU/ml immer fT4 und fT3 dazu bestimmt werden, sonst weiß man gar nicht, was genau das TSH bedeutet. Und neben sekundärer (I. Etage) und primärer Hypothyreose (II. Etage) gibt es auch noch die Möglichkeit, dass auf Zellebene das T4 nicht gut in das aktive T3 konvertiert wird und/oder, dass, warum auch immer, aus T4 zu viel von dem inaktiven rT3 (reverse T3) gebildet wird (III. Etage). Diese zelluläre T4-zu-T3-Konversionsstörung kann völlig unabhängig von Hypothalamus, Hypophyse und Schilddrüse eine funktionelle Problematik darstellen.

Wichtig zu wissen: Bei Menschen, die mit dem aktiven T3 (Thybon) behandelt sind, ist TSH erst recht kein alleiniger guter Funktions-Screening-Wert, um eine Aussage darüber zu treffen, wie gut oder schlecht diese Patientinnen und Patienten behandelt sind, denn ab 10 µg Thybon täglich ist es normal, dass das TSH zum Teil auch auf supprimierte Werte absinkt. Deswegen: TSH ist ein kniffliger Schlüsselwert und Schlüsselwerte müssen immer in ihrem Kontext eingebettet und dann bewertet werden. Ein eher niedriges TSH bedeutet nicht immer eine Überdosierung, die dann den Knochen gefährden könnte. Um das sicher auszuschließen, muss man die SD-Hormone fT3 und fT4 mitmessen, dann sieht man besser, was innen wirklich auf Zellebene (III. Etage, s. Abb.) los ist. Leider wird das aber aus Kostengründen in der Hausarztmedizin und auch in der Osteologie nach den aktuellen Leitlinien nicht gemacht. Es wird meistens nur das TSH allein untersucht und oft wird völlig unnötig und panisch reagiert, wenn unter L-Thyroxin (T4 = Vorhormon) in Kombination mit Thybon (T3) das TSH niedrig oder supprimiert ist.

Das Problem: TSH ist bei Patientinnen und Patienten unter T4- und vor allem T3-Therapie *nicht* die Wahrheit, denn es kann bei hypothalamischer/hypophysärer Schwäche (I. Etage, s. Abb.) und vor allem unter T3-Therapie »normal« niedrig sein[55]. Wichtig zu wissen: Unter einer Therapie mit T3 (ob nun allein oder in Kombination mit T4) ist es normal, dass das TSH niedrig ist, und wenn begleitend dazu fT3 und fT4 nicht absolut erhöht sind, dann haben die Menschen keinen krankhaften Knochenabbau, sondern

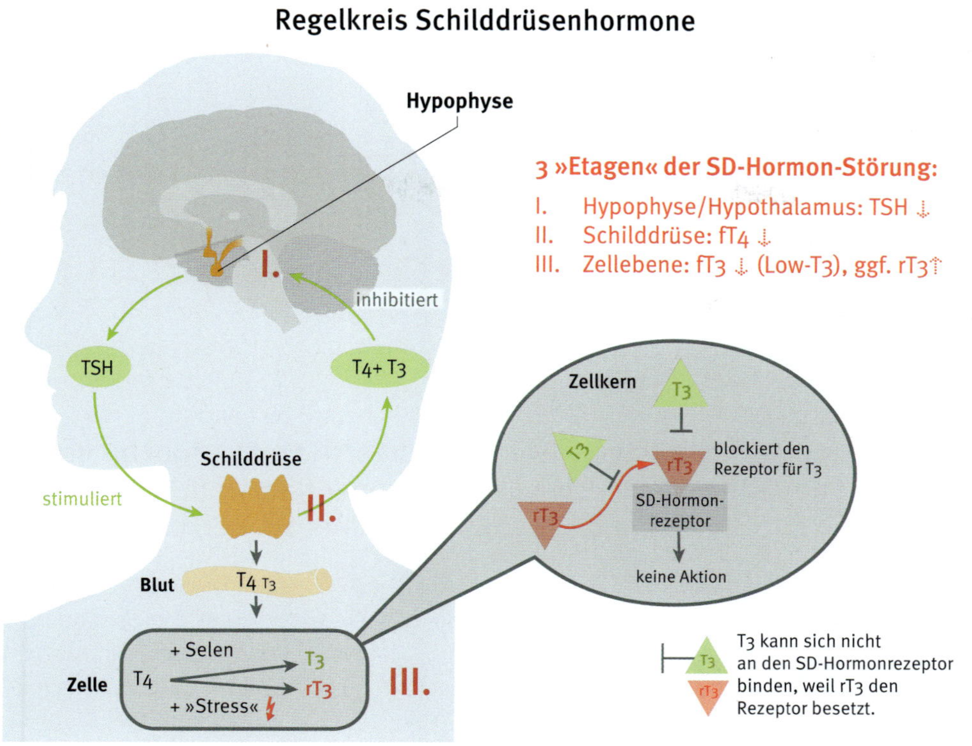

T3 = aktives SD-Hormon: Es bindet an den SD-Hormonrezeptor im Zellkern und löst eine T3-Wirkung aus.
rT3 (reverse T3) = falsches, inaktives oder hemmendes SD-Hormon: Es bindet zwar auch an den intranukleären SD-Hormonrezeptor, aber 1. löst es keine T3-Wirkung auf den Stoffwechsel aus und 2. blockiert es den T3-Rezeptor für das richtige T3 und schwächt damit die Gesamt-T3-Aktivität zusätzlich noch ab.

einen gesunden, dann auch besseren Knochenaufbau. Achtung: Ohne T3, also bei einer Monotherapie mit T4 (L-Thyrox) kann es sein, dass, wenn das TSH unter 1,0 µIU/ml sinkt, man die T4-Gabe reduzieren muss. Meist wird **dann** dieses T4 zu stark in rT3 (reverses T3 = falsches inaktives T3) umgewandelt. Dann muss man T4 reduzieren, ggf. Selen und/oder T3 dazugeben, je nachdem, wie der betroffene Mensch sich fühlt und wie das sonstige Labor so aussieht.

Zusammengefasst: Wenn Ihr TSH niedrig oder sogar nicht messbar ist unter der Kombitherapie mit T4 und T3 und Sie sich (endlich) gut fühlen, die Knochenabbauwerte gesunken sind und die Knochendichtemessung stabil geblieben oder besser geworden ist, dann lassen Sie sich nicht verunsichern. Bleiben Sie cool, auch wenn die Kolleginnen und Kollegen dann auch noch über Ihre Vitamin-D- oder Calcium-Dosis die Stirn runzeln, weil das mehr ist, als in deren Leitlinien sein darf. Fakt ist: Wenn die Knochenabbaukrankwerte unten bleiben und die Knochendichte nicht schlechter wird oder sogar besser geworden ist, dann machen Sie etwas richtig, auch wenn es nicht in die aktuellen Leitlinien passt. Verstehen Sie? Wenn Sie begreifen, dass es Fakten (= sinkende Krankwerte & stabile Bildgebung) gibt, die auch in der Prävention sicher BEWEISEN, wo man steht oder wohin man sich bewegt, hört diese Angst, etwas falsch zu machen, auf! Dann können die anderen sonst was erzählen, Sie wissen es dann für sich (!) besser.

Schilddrüsenstörungen können drei verschiedene Ursachen haben (I–III).

Hormontherapie für gesunde Knochen bei Frauen

Hormone sind ein kraftvolles präventives Unterstützungs-Tool für uns Frauen und deswegen liegen sie mir neben einer Nährstofftherapie nach Labor für die Knochengesundheit ganz besonders am Herzen.

Es geht nun also um die Hormontherapie (HT) mit den knochenschützenden Schlüsselhormonen Estradiol (E2) und Testosteron und den Gesundmachhormonen Progesteron und DHEA (Achtung: gemessen wird beim DHEA immer das stabile DHEA-S). Diese 4 körpereigenen Steroidhormone ab dem 40. Lebensjahr in einem medizinischen Kontext aktiv zu nutzen, macht sehr viel Sinn. Ich möchte Sie einladen, mit mir die ganzen Ängste und Sorgen, die den Hormonen seit über 20 Jahren entgegengebracht werden, zur Seite zu legen. Warum das mit den Hormonen so schiefgelaufen ist, können Sie gern in meinem *1. Buch Nährstofftherapie* in Kapitel 2 und vor allem in Kapitel 6 nachlesen. Ich mache es kurz: Unsere körpereigenen Hormone (und eben nicht die körperfremden Hormon-Derivat-Medikamente aus u. a. der Pille) sind ein wunderbares Tool, um uns präventiv (und zu Beginn von vor allem altersbedingten Stoffwechselveränderungen auch kurativ) im Stoffwechsel kraftvoll und ohne Nebenwirkungen – im Falle von Alterung und Pech (egal ob selbst verschuldet oder nicht) – zu unterstützen.

Ein Zuwenig an Hormonen ist auf Dauer schädlich

Bevor ich auf die Hormone selbst eingehe, erst eine sprachliche Klarstellung: Hormone und Nährstoffe haben keine Nebenwirkungen, wie man sie von körperfremden Pharmaka (Medikamenten) kennt, denn bei diesen essenziellen, körpereigenen Vitalstoffen nutzt die Natur (und ich als Ärztin mache das auch) therapeutisch die ganze biochemische Wirkung. Vergleichen Sie Hormone und Nährstoffe mit Wasser (H_20), da spricht auch niemand von Nebenwirkungen. Es gibt Wasser nur mit seiner ganzen Wirkung, das genau richtig oder schädlich zu viel (Überschwemmung, Überdosis) oder – und das ist jetzt sehr wichtig zu begreifen – schädlich ZU WENIG (Dürre, Abwesenheit, Fehlen, Mangel, Bedarf, Hunger) da sein kann. Gerade aber auf dieses Zuwenig von Nährstoffen und Hormonen wird in der klassischen Medizin nicht geschaut. Warum? Weil man Nährstoffe und Hormone gefühlt gleichsetzt mit nebenwirkungsreichen bösen Pharmaka. Bei Pharmaka gibt es weder ein schädliches Zuwenig noch eine gesunde Wirkung, sondern nur ein Zuviel mit angeblich vielen schrecklichen Nebenwirkungen und diese Pharma-Angst wird auf Nährstoffe und Hormone übertragen. Die Wahrheit: Die ABWESENHEIT von Nährstoffen und Hormonen ist auf Dauer schädlich. Leider werden nicht ordentlich der Zuwenig-Zustand und seine Folgen gemessen und überprüft.

Es ist verzwickt

Zum einen werden die pharmakologischen Zuviel- & Zuwenig-Gedanken falsch auf Hormone und Nährstoffe übertragen, mit diesen beiden Folgen:

1. Panischer Angst vor Nebenwirkungen, Krebs und Vergiftung sowie
2. dem aus meiner Sicht unrealistischen Wunsch, es bis ins hohe Alter, gesund und »natürlich« mit 80–90+, möglichst ohne Hormone und Nährstoffe zu schaffen.

Zum anderen nutzt man trotz der pharmakologischen Falsch-Übertragung nicht die pharmakologischen wissenschaftlichen Möglichkeiten der Objektivierung. Es wird nicht gemessen, studiert und erforscht und damit nicht objektiv überprüft, ob es wirklich egal ist, »wenn das Wasser den Pflanzen fehlt« und was passieren würde, wenn man da kontrolliert nach Labor unterstützt, substituiert und ausgleicht. Und selbst wenn aus Versehen überprüft und festgestellt wurde, dass »die Pflanze etwas zu trocken« ist, macht man im System nichts, weil es ja noch geht. Dabei könnte man einfach beginnen, »die Pflanzen zu gießen, die von Haus aus oder in der Wüste stehend absehbar OBJEKTIV Wasser brauchen werden«. Nein, es wird verlangt, dass die Pflanze das allein hinbekommen soll, weil »Wasser zu geben, hat schlimme Nebenwirkungen«.

Richtig ist: In der Nährstoff- und Hormontherapie (NHT) suche ich im Labor, im Blut, nach diesen entscheidenden und lebenswichtigen Schlüsselstoffen, um sie, wenn sie zu niedrig sind und das möglich ist und medizinisch Sinn macht, therapeutisch zu geben. Ich freue mich regelrecht, wenn ich bei einem wichtigen Schlüsselstoff, mit dem ich behandeln kann, ein »Zuwenig« finde, weil das therapeutisch so einfach ist zu LÖSEN, so wie Sie auch Ihre Blumen je nach Bedarf regelmäßig mit Wasser gießen und das nicht einfach nur der Natur überlassen. Wasser ist in der Natur ein gutes Beispiel für einen Schlüsselstoff und die Messung der Feuchtigkeit ist dann der dazugehörige Schlüsselwert.

In der Nährstoff- und Hormontherapie suche ich außerdem zusätzlich zu den niedrigen Schlüsselwerten noch die passenden zu niedrigen Gesundmachwerte, die mir helfen, Schlüsselwerte zu optimieren und Krankwerte zu senken. Bei dem Blumenwasser wäre das als Analogon dafür der Nährstoffdünger. Ein anderes Beispiel für einen komplexen Gesundmachstoff in der Natur ist der Baum. Ein Baum macht die Luft für uns Menschen gesund, er wandelt mit seinen Blättern Co_2 und O_2 um, so wie Selen hilft, T4 in das aktive T3 umzuwandeln. Selen ist auch ein lebenswichtiger essenzieller Gesundmachstoff, der die Schlüsselwerte fT3 und fT4 (Schilddrüsenhormone) reguliert. So müssen Sie lernen zu denken.

Überall wird gemessen und überprüft – nur in unserem Körper nicht

Der Witz ist: Überall wird gemessen und objektiviert, in der Biologie, in der Wirtschaft und in der Industrie, nur wir Menschen sollen so zurechtkommen. Fünfmal Gemüse und Obst am Tag, Kraftsport und die richtige Seele-Geist-Haltung reichen aber nicht aus, um bei jeder Frau zu 100% bis zum 80.–90. Lebensjahr die Osteoporose zu verhindern. Und wer es nicht glaubt, soll einfach messen: Krankwerte und Bildgebung.

In der Nährstoff- und Hormontherapie geht es also nicht um Nebenwirkungen. Es geht um die ganze Wirkung; und es stellt sich für die Therapie »nur« die Frage nach der richtigen Dosis zum richtigen Zeitpunkt im richtigen Kontext. Die Antworten auf diese wichtige Frage bekommt man durch eine eingehende funktionelle Labordiagnostik, die man im Zusammenhang mit der Klinik der Menschen aus der Gesundheit heraus lesen muss. In diesem Buch beschreibe ich jetzt »nur«, wie ich je nach Gesundheitsthema ganzheitlich internistisch (und eben nicht im Falle von Krankheit gynäkologisch, endokrinologisch und urologisch) mit den Hormonen präventiv – und je nachdem ggf. auch kurativ – nach Labor in unserem Inneren vorgehe.

Bei fortgeschrittenen altersbedingten Krankheitsfolgen helfen Medikamente

Zur Klarstellung: Ich bin für die Therapie mit pharmakologischen Medikamenten, wenn es innerlich – warum auch immer – nicht gelingt, den krankhaften Prozess zu stoppen, weil wir sonst im Alter mit osteoporotischen Frakturen pflegebedürftig werden. Das wollen wir aber nicht, nicht die und der Einzelne, nicht die Familien, nicht die Ärzteschaft, nicht die Krankenkassen, nicht die Politik, nicht die Gesellschaft, nicht das Volk, und eigentlich auch nicht die Wirtschaft. Medikamente werden gerade in Deutschland völlig zu Unrecht pauschal verteufelt und immer hat die Masse der Menschen den Blick auf die schrecklichen Nebenwirkungen (da spielen die Medien eine große, leider negative Rolle), statt dankbar zu sein, wie großartig diese Forschungserrungenschaften für uns sind. Ja, ich weiß, die Pharma-Lobby etc., aber da können doch die Medikamente und die Wissenschaft nichts dafür, wenn Wirtschafts-Menschen nur an Profit denken.

Können Sie es sich leisten, die Hormontherapie nicht zu nutzen?

Nein, Sie müssen nicht zwingend alle eine Hormontherapie (HT) machen, aber ich möchte, dass Sie, wenn Sie vorhaben, relativ gesund alt zu werden, überprüfen, ob Sie es sich leisten können, die HT nicht zu nutzen, vor allem dann, wenn Sie Angst vor Medikamenten haben. Denn wenn Sie jetzt 50 Jahre alt sind und jetzt schon um die letzte Regel herum eine Osteopenie haben, werden Sie spezifische osteologische Medikamente brauchen, wenn Sie eine schwere Osteoporose haben, Sie mit 75 Jahren weiterleben, aber Ihre Knochen nicht brechen sollen. Also mein IBSE-Trick ist: Nährstoffe und vor allem Hormone für die Knochengesundheit möglichst früh zu nutzen, ergänzend zu allem anderen, was für den Knochen Sinn macht, wenn die Knochenkrankwerte steigen und/oder die Knochendichtemessung nicht mehr supergut ist, um dann später möglichst wenig Medikamente zu benötigen.

Progesteron: Gesundmachhormon

Viele wissen nicht, dass Progesteron am Knochen eine positive knochenaufbauende Wirkung hat. Progesteron hat darüber hinaus noch so viele weitere gute Wirkungen (u. a. Blutdrucksenkung, Entwässerung, Schlafförderung, Angstlösung, Insulin- und antientzündliche Regulation), dass es ein Drama ist, dass die klassische Medizin es so wenig beachtet. Es ist sicher (nein, es macht keinen Brustkrebs und keine Thrombosen!), es ist köpereigen (bioidentisch, bioident) und es ist in den Apotheken relativ günstig zu bekommen.

Die Indikation zur Therapie mit Progesteron erfolgt klinisch

Progesteron ist ein Gesundmachhormon, es hat eine sehr große therapeutische Breite. Ohne sterben wir nicht (der Beweis ist die postmenopausale Frau ohne HRT) und ein gefährliches Zuviel gibt es praktisch nicht.

Der Verlauf der Hormone P, E2, LH und FSH im Laufe des Lebens einer Frau. Vor allem in den Übergangsphasen von Pubertät und Wechseljahren ist es das Progesteron, das als Ausgleich zum E2 fehlt. Dieser Mangel (= Gelbkörperinsuffizienz) erklärt viele zyklusabhängige Beschwerden.

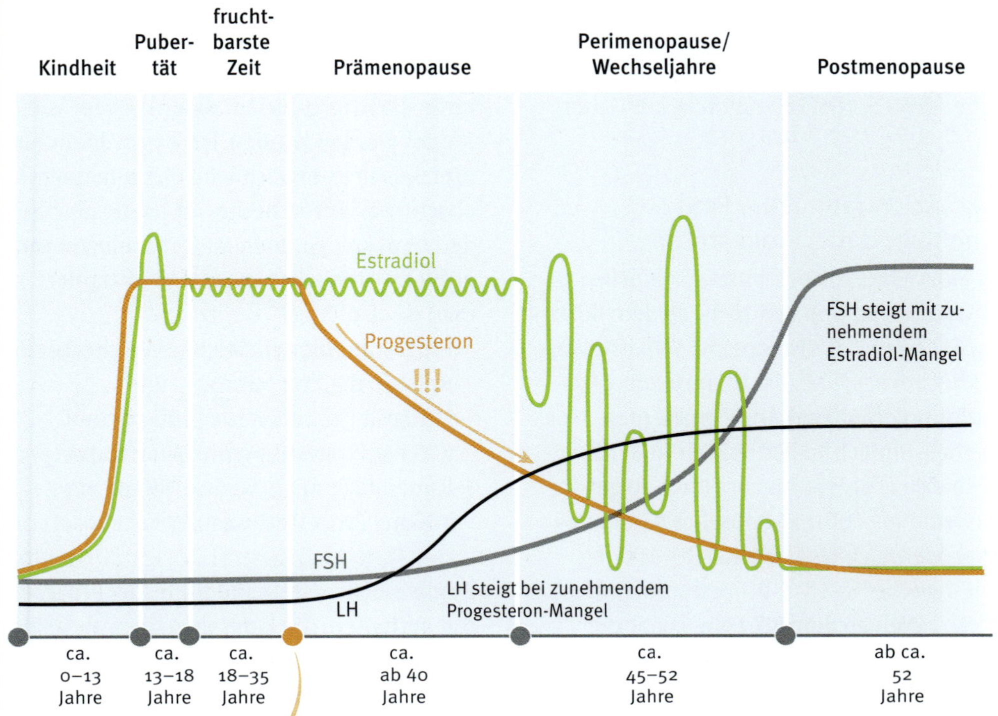

Das Progesteron fällt meist schon ab dem 35. Lebensjahr deutlich ab, weil zunehmend die Zyklen ohne Eisprung ablaufen. Ohne Eisprung unterbleibt die Bildung von Progesteron in der zweiten Zyklushälfte. Dadurch nimmt einerseits die Fruchtbarkeit ab und andererseits nehmen zyklusabhängige Beschwerden zu.

Es ist ein Hormon, wofür ich in der Praxis für die Indikation zur Therapie keine Labordiagnostik benötige, denn ich gebe es zweckbezogen, wenn ich also will, dass es etwas für die Patientin oder den Patienten Angenehmes machen soll. Das kann man, ohne vorher im Labor zu schauen, einfach klinisch entscheiden. Hinzu kommt, dass ich bei der Frau, allein durch das Alter (plus einige Angaben zum Zyklus) auch ohne Labor weiß, wie es um das Progesteron bestellt ist, einfach, weil ich oder man weiß, wie der Verlauf von Progesteron in den Lebensphasen der Frau gesund und ggf. auch gestört abläuft. Es gibt innendrin im Stoffwechsel kein krankes Zuviel, das höchste »Progesteron-Viel« hat die Frau (und das Baby) in der Schwangerschaft, vor allem am Ende. Beide schwimmen dann in einem »Meer« von Progesteron. Wenn etwas schadet, dann schadet seine ABWESENHEIT, erst recht auf Dauer.

Fakt: Ab 35 fehlt jeder Frau zunehmend das Progesteron

Bei jeder Frau, die bestimmte Zyklusbeschwerden hat und erst recht ab dem 40. Lebensjahr (bei z. B. Osteopenie, Schlafstörung, Bluthochdruck, PMS, Insulinresistenz, Histaminintoleranz und Angstproblemen) ist es möglich, einfach so ohne Labor in der 2. Zyklushälfte Progesteron zur Nacht zu geben, entweder als 100-mg-Kapsel oral oder vaginal oder auch transdermal 30–100 mg (mit 1 g einer 3–10-%-Progesteron-Creme). Wieso? Weil ab dem 35. Lebensjahr die Anzahl der anovulatorischen Zyklen (das sind Zyklen ohne Eisprung, wo Frau trotzdem ganz normal blutet) immer weiter ansteigt. Der Punkt ist: Nur wenn die Frau einen Eisprung hatte, hat sie danach in der 2. Zyklushälfte (ZH) eine Welle von Progesteron, hergestellt im sogenannten Gelbkörper, der wieder abgebaut wird, wenn keine Befruchtung stattgefunden hat. Als Erklärung: Tag 1 im Zyklus der Frau ist der erste Tag der Regelblutung. Die Zyklusmitte mit Eisprung (Ovulation) liegt um den 14. Tag, wenn der Zyklus regelmäßig um die 28 Tage dauert, um dann mit dem nächsten Tag 1 die nächste Periodenblutung wieder zu beginnen. Die 1. ZH (Follikelphase) dauert in diesem Beispiel von Tag 1 bis Tag 14 und die 2. ZH (Lutealphase) dauert von Tag 14 bis Tag 28.

Progesteron-Kapseln in der Apotheke

Was können die Ärztinnen und Ärzte Ihnen verordnen, wenn sie Ihnen die Progesteron-Therapie ermöglichen wollen? Es gibt in den Apotheken verschiedene Produkte, die alle das körpereigene richtige Progesteron enthalten, die auf einem Rezept verordnet werden können. Ich nenne hier diese drei Beispiele, einfach weil die in meiner Beobachtung hier in Berlin am häufigsten von den Gynäkologinnen und Gynäkologen verordnet werden. Die kennt und akzeptiert man da also.

- Progestan (hier gibt es nur Weichkapseln mit 100 mg Progesteron)
- Utrogest (mit entweder 100 mg und 200 mg Progesteron pro Weichkapsel)
- Famenita (mit entweder 100 mg oder 200 mg Progesteron pro Weichkapsel)

Es gibt noch weitere Produkte, die Progesteron enthalten, das kann man über die gelbe Liste[57] im Netz recherchieren. Zur Info und Klarstellung: Alle diese Präparate sind industriell hergestellt aus pflanzlichen Vorläuferstoffen, wie z. B. der Yamswurzel. Sie entsprechen chemisch genau der Formel, die wir selbst in unseren Drüsen herstellen. Das ist also bioidentisch, auch wenn es künstlich im Labor, in der Industrie hergestellt worden ist. Deswegen sind 100 Stk. dieser 100-mg- und 200-mg-Weichkapseln, die sowohl oral als auch vaginal als auch rektal angewendet werden können, auch relativ günstig – im zweistelligen Bereich. Übrigens: Es bringt NICHTS, wenn Sie Yamswurzel-Kapseln schlucken, denn wir haben nicht die enzymatische Ausstattung, um daraus Progesteron herzustellen. Fallen Sie bitte auch nicht auf das so viel und oft für diese Yamsprodukte verwendete Wort »natürlich« herein. Industriell hergestelltes Progesteron ist »natürlich«, wenn man damit die Formel-Übereinstimmung meint, und nicht, dass es am Baum gewachsen ist.

Offizielle Referenzbereiche Progesteron im Serum, Labor A[56]

Progesteron	Kinder präpubertär	< 0,1 ng/ml	
	Mann	< 0,15 ng/ml	
	Frau mit Zyklus	< 0,9 ng/ml	Follikelphase (1. ZH)
		> 5,0 ng/ml	frühe Lutealphase (16.–18. ZT)
		> 10,0 ng/ml	mittlere Lutealphase (21. ZT)
	Schwangerschaft	12–80 ng/ml	1. Trimenon
		20–80 ng/ml	2. Trimenon
		40–380 ng/ml	3. Trimenon
	Frau Postmenopause	bis 0,15 ng/ml	

- präventiv therapeutisch gesundes Ziel unter oraler HRT-Therapie: 2–6 ng/ml
- Das sind meine Erfahrungswerte aus internistischer Sicht postmenopausal für Knochen- und Stoffwechselgesundheit, die bei Frauen meistens mit 100 oder 200 mg oral täglich erreicht werden. Bei einer präventiv-kurativen Hormontherapie mit Gesundmachhormonen gilt grundsätzlich, dass das wichtigste Therapieziel nicht der Laborwert ist, sondern das Befinden unter Therapie. Auf keinen Fall soll der Mensch leiden und ja, es verträgt nicht jede Frau und jeder Mann das Progesteron, warum auch immer, so wie auch nicht alle Menschen Joggen oder Äpfel vertragen, egal warum, ist einfach so. Nur, weil etwas gesund machen oder halten kann, heißt das nicht, dass das für jede und jeden so ist. Das ist normal. Beim Mann habe ich erst einmal keinen Ziel-Progesteron-Wert, aber gern darf beim Mann das Progesteron unter z. B. 100 mg zur Nacht zur Schlafunterstützung bei 1–2 ng/ml liegen, Hauptsache ist, dass es ihm gut geht.

G-Gesundheits-Skala: Progesteron bei der Frau unter HRT (ng/ml)
(absolute Werte, laborunabhängig vergleichbar, Referenzwerte je nach Zyklusphase)

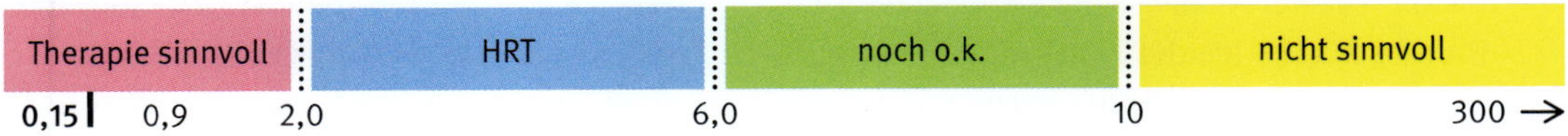

Hier ist sehr schön zu erkennen, dass es mit dem Gesundmachhormon Progesteron keinen echten roten Bereich gibt, und trotzdem soll der Wert unter einer HRT auch nicht »Eisprung-Niveau« (> 10 ng/ml) haben. Der pinke Bereich spiegelt den Raum wider, in dem eine therapeutische Unterstützung in der 2. ZH – z. B. bei Osteopenie mit 48 Jahren und noch vorhandener Blutung – Sinn macht, wenn es klinisch passt und gut vertragen wird.

Alle Ärztinnen und Ärzte können Progesteron verordnen

Diese Standard-Progesteron-Produkte können von jeder Ärztin und jedem Arzt rezeptiert werden. Es braucht dazu keinen bestimmten Facharzt, auch ein Orthopäde, eine Neurologin, ein Kardiologe, eine Psychiaterin, ein Urologe oder eine HNO-Ärztin und ein Mund-Kiefer-Gesicht-Chirurg können Progesteron privatärztlich verordnen. Auf Kasse geht das nur in bestimmten medizinischen Kranksituationen, die derzeit meist in die Gynäkologie gehören. Im Rahmen der gynäkologischen HRT gibt es das Progesteron auf Kasse, weil es quasi als »Ur-Gestagen« vorhanden sein muss, um als Begleitung zum transdermalen Estradiol (E2) den Gebärmutterschleimhautschutz zu gewährleisten. Pauschal ist man in der Gynäkologie zufrieden mit einer postmenopausalen Gesamtdosis von rund 3000 mg Progesteron im Monat, das mit einer täglichen Dosis von 100 mg zur Nacht erledigt ist. Das ist die Basis, die es braucht, um den Zweck Endometriumschutz (Verhinderung eines Schleimhautaufbaus mit nachfolgender Abbruchblutung) zu erfüllen. Dafür braucht es keine Laborkontrolle, denn das ist auch so erforscht und gesichert. Klinisch kann es aber sein, dass die Frau für einen sehr guten Schlaf auch 200 mg oder 300 mg Progesteron zur Nacht benötigt. Ich gebe so viel, wie die Frau für ein gutes Befinden nehmen mag, und das kontrolliere ich dann im Labor. Je nach Progesteronspiegel, Krankwerten und Blutdruck gebe ich der Frau Tipps zur Optimierung der Dosis. Meist reichen 100 mg bis 200 mg zur Nacht, um mit einem Spiegel von z. B. 3 ng/ml gut zu schlafen.

Ob es o.k. ist, Progesteron täglich zu geben, oder ob es postmenopausal besser ist, eine zyklische Gabe mit nur 2 Wochen täglichem Progesteron (dann brauchen Sie 200 mg täglich, um die 3000 mg zu erreichen) pro Monat zu nehmen, ist aus meiner Sicht nicht sicher geklärt. In der Praxis gebe ich es meist täglich, weil die Frauen damit besser zurechtkommen und auch besser schlafen. Aus internistischer Sicht scheint mir in der Postmenopause die tägliche Gabe stimmiger zu sein, vorausgesetzt, dass es der Frau damit gut geht. Dr. Thierry Hertoghe, ein belgischer Endokrinologe, der sehr viel Erfahrung hat und auch viele gute Bücher zur Hormontherapie geschrieben hat (Seite 379), legt am Monatsende mit Progesteron immer ab dem 25. Tag bis zum 1. Tag des Folgemonats eine Einnahmepause ein. Auch hier, da viele Therapeutinnen und Therapeuten es erfolgreich unterschiedlich praktizieren, gehe ich davon aus, dass es mehrere Wege gibt, es gut einzustellen. Nehmen Sie Progesteron so, dass Sie sich damit gut fühlen. Ich hoffe, dass es in 5–10 Jahren noch bessere Daten zur internistischen altersbegleitenden idealen Hormontherapie geben wird. Zurzeit kennt man in der Inneren Medizin das Progesteron nicht.

Auch ohne Gebärmutter ist Progesteron wichtig

Wichtig zu wissen für alle Frauen, die keine Gebärmutter mehr haben (Hysterektomie): In den gynäkologischen Leitlinien findet man, dass es bei ihnen reicht, als HRT nur das Estradiol transdermal zu geben, aber kein Progesteron, weil sie ja ohne Uterus keinen Endometriumschutz mehr benötigen. Ich weiß nicht, was ich dazu sagen soll: Wir Frauen sind doch mehr als nur eine Gebärmutter. Wir haben ein Gehirn und eine Psyche, wir haben Knochen, wir haben ein Immunsystem, wir haben einen Kreislauf, Gefäße und einen Blutdruck. Diese Zellen vermissen doch auch das Progesteron und sie altern ohne Progesteron schlechter. Außerdem können viele Frauen auch mit E2 allein noch nicht gut genug schlafen und wir haben einen Busen, der möchte auch so wie die Gebärmutterschleimhaut ein ausgeglichenes Verhältnis von E2 und Progesteron haben. Progesteron schützt die Brust vor zu viel E2-Stimulation. Also bestehen Sie darauf, dass Sie zum E2 auf Kasse auch das Progesteron dazu erhalten, wenn Sie z. B. mit E2 allein noch nicht so gut schlafen können und Ihr Knochen osteopenisch oder sogar schon osteoporotisch ist. Ich würde mit meinem Wissen von heute auch einer 70-jährigen Frau mit Osteoporose als Knochenaufbau-Unterstützungs-Programm 100 mg oder 200 mg Progesteron zur Nacht verordnen. Es gibt keine obere Altersgrenze für die Therapie mit Progesteron. Nur ein frischer, noch nicht behandelter hormonrezeptorpositiver Brustkrebs (Mamma-Karzinom), wäre die einzige Kontraindikation für eine Progesteron- und im Übrigen auch E2-Therapie.

Die Progesteron-Beipackzettel: eine Katastrophe

Ganz wichtig ist die folgende Info zu den Beipackzetteln dieser industriell hergestellten bioidentischen Progesteron-Kapseln – ich mache es kurz: Der Beipackzettel ist falsch, irreführend, Müll und für die Tonne, denn er beinhaltet keine Infos zum reinen bioidenten Progesteron (dem Ur-Gestagen). Es geht darin NULL um Progesteron, denn er ist ein Standardzettel für alle sogenannten »Hormonpräparate«. Hier liegt aber der Fehler, denn unter dem Wort »Hormonpräparate« werden fälschlicherweise die richtigen körpereigenen Hormone mit den »falschen« Hormon-Derivat-Medikamenten, die unseren Hormonhaushalt mit Nebenwirkungspotenzial bei Krankheit oder dem Wunsch nach Verhütung unnatürlich unterdrücken oder behandeln, zusammengefasst und in einen Topf geschmissen. Und jetzt kommt's: Das, was da steht an möglichen Nebenwirkungen, stimmt für Gestagen- und Östrogen-*Medikamente*, aber nicht für unsere körpereigenen Hormone. Das Wort »Gestagen« ist die Überschrift (leider) für Progesteron UND die körperfremden Derivate. U. a. dadurch entstehen diese ganzen Missverständnisse. Dieser Beipackzettel hat rein juristische Beweggründe. Er soll die Pharmahersteller beschützen, aber nicht uns. Zur Kombi-Pille, zur Hormonderivat-Spirale und zur alten körperfremden HRT-Tablette passt er, aber nicht zum Progesteron und im Übrigen auch nicht zum körpereigenen Estradiol (E2) und auch nicht zum Schleimhaut-Östrogen-Estriol (E3), das sich wunderbar eignet, um vaginale Schleimhauttrockenheit und um Blasenschwäche zu behandeln und noch besser zu verhindern (auch bei Frauen mit Zustand nach Brustkrebs und ja, auch dem hormonrezeptorpositiven Brustkrebs[58]).

Progesteron hat keine Wirkung auf die Gerinnung

Es ist einfach falsch, von Progesteron bei Zustand nach Thrombose oder Faktor-V-Leiden-Mangel abzuraten. Progesteron hat keinen Einfluss auf die Gerinnung. Punkt. Körperfremde Gestagene aus der Pille, ja DIE haben ein erhöhtes Thromboserisiko und auch oral eingenommenes Östrogen, auch körpereigenes Estradiol, wegen der Metabolite, die bei der oralen Aufnahme nach Verstoffwechslung durch die Leber entstehen. Aber das passiert beim oralen Progesteron nicht und auch nicht, wenn man transdermal E2 und E3 benutzt. Punkt! Wie oft sind Frauen wegen diesen Beipackzetteln verunsichert worden, der Arzt hat alles richtig gemacht, hat ihr Famenita und Gynokadin-Gel (E2) zur HRT und bei atrophischer Kolpitis und Blasenschwäche und sogar vaginale Ovestin- oder Oekolp-Creme (E3) auf Kasse verordnet. Und dann geht die Frau nach Hause, liest die Beipackzettel, bekommt Angst und schmeißt alles in den Müll, weil sie durch den Text, der bei allen 3 Produkten fast identisch ist, glaubt, das Zeug bringt sie um. Es ist zum Verzweifeln.

Bitte glauben Sie mir, dass die derzeitigen Beipackzettel für die Progesteron-Weichkapseln sowie die transdermalen E2- und E3-Produkte falsch sind. Die darin genannten Informationen und vor allem Warnungen beziehen sich nicht explizit auf die körpereigenen Hormone. Wenn in den Produkten Progesteron, Estradiol und Estriol enthalten ist und das da auch draufsteht, dann sind das die Hormone, über die ich hier schreibe und über deren präventiven Nutzen ich Sie aufklären will. Wenn wir diese uns verlassenden Hormone sanft ersetzen, haben die keine »Nebenwirkungen« im pharmakologischen Sinne. Eine Lesebrille nutzen Sie doch auch ohne Nebenwirkung. Diese Verunsicherung muss aufhören.

Schlafunterstützung

Noch etwas zum oralen Progesteron: Das ist in Ordnung und nicht zu vergleichen mit der oralen Einnahme von Estradiol. Progesteron belastet die Leber nicht, im Gegenteil, wenn jemand nicht schlafen kann, wirkt oral eingenommenes Progesteron besser müde machend, weil in der Leber aus einem Teil von Progesteron das Allopregnenolon entsteht und das macht herrlich gesund müde. Wenn Sie also mit Mitte 40 schon eine Osteopenie haben und nicht schlafen können und der Blutdruck morgens immer leicht erhöht ist, bei 130/80 mmHg (gesund hat die Frau 110/70 mmHg), dann können Sie mit 100 mg Progesteron als Kapsel zur Nacht in der 2. Zyklushälfte 3 Fliegen mit einer Klappe erledigen: Knochenaufbau, Schlafunterstützung und Blutdrucksenkung. Probieren Sie es aus. Natürlich wird Ihr Knochen ergänzend zum Progesteron noch besser aufgebaut, je besser Sie sich nähren und Kraftsport machen, also mit der Schwerkraft arbeiten. Alle diese Tools ergänzen sich. Es gibt hier kein Entweder-Oder, sondern ein wunderbares Sowohl-als-Auch.

Kapseln – mit oder ohne Titanoxid

Es gibt alternativ zu den industriell hergestellten Progesteron-Kapseln auch die Möglichkeit, sich extra Progesteron-Kapseln per Hand in titanoxidfreien Kapseln herstellen zu lassen. Ja, alle Industrie-Kapseln sind deswegen so schön perlweiß, weil sie Titanoxid beinhalten. Warum das noch so gemacht wird, weiß ich nicht, denn Titanoxid ist aufgrund seiner nicht sicher auszuschließenden Genotoxizität von der Europäischen Kommission seit 2022 verboten. Mein Gefühl ist (mehr habe ich dazu nicht zu bieten), dass die titanoxidhaltigen Progesteron-Kapseln »o.k.« sind, vielleicht auch angesichts der sonstigen Umweltbelastungen und auf jeden Fall ist die Alternative, sie deswegen nicht zu nehmen, schlechter für Ihre Zukunft. Das Thema betrifft nicht nur die Progesteron-Weichkapseln, denn auch viele andere weiße Medikamente, wie z. B. auch viele Ibuprofen-Filmtabletten, enthalten Titanoxid.

Es gibt Möglichkeiten, titanoxidfreie Kapseln zu erhalten: Leider kosten die handgefertigten titanoxidfreien Progesteron-Kapseln aus besonderen Apotheken in etwa das

Dreifache von dem, was die weißen Industrie-Weichkapseln kosten. Die Apotheke, mit der ich hier in Berlin zusammenarbeite und die diese Kapseln herstellt, ist hinten im Anhang genannt. Und nein, die werden damit nicht reich, denn es ist wahnsinnig aufwendig, diese Hormonprodukt-Herstellung hier in Deutschland in den Apotheken machen zu dürfen. Zig Anforderungen müssen dafür erfüllt sein, abgesehen von den Lohnkosten, für den oder die, die das händisch macht. Ich will dazu nicht weiter etwas schreiben, das muss jede Frau für sich selbst entscheiden.

Mein Rat ist, bitte nutzen Sie das Progesteron, wenn Ihr Knochen in Gefahr ist, ggf. auch mit den titanoxidhaltigen Kapseln. Ich selbst mache eine Mischung. Auf Reisen sind beispielsweise die Industrie-Blister von Famenita & Co im Gegensatz zu den losen Kapseln aus dem Glas sehr praktisch. Natürlich lässt sich auch für lose Kapseln eine Reiselösung finden. Für alle durch das Thema Titanoxid aufgeregten Gemüter: Wissen Sie, es gibt so viele Probleme bei der Umsetzung gerade in Bezug auf die Hormontherapie, ich habe nicht für alles eine perfekte Lösung.

Progesteron-Cremes und Speicheltests

Etwas zu den Progesteron-Cremes und auch dem Speicheltest: Es wird da so viel gestritten und diskutiert, was am besten ist. Meine Erfahrung ist, dass, wenn viele gute Expertinnen und Experten in der Medizin etwas »Sinnvolles« unterschiedlich machen, dann geht meist alles, was die vorgeben, und Sie und ich sind frei, es so zu machen, wie es zur Verfügung steht, internistisch am meisten Sinn macht und es sich für Sie am besten anfühlt (siehe dazu auch die Bemerkungen zur täglichen oder zyklischen Progesteron-Einnahme bei der HRT). Ich bin als Nephrologin vor allem eine gelernte Blutleserin und eine orale »Stoff-Verordnerin«, damit kenne ich mich sehr gut aus. Ich habe einige Jahre ziemlich viele Speicheltests (SPT) gemacht, einfach um Erfahrung damit zu gewinnen, ich wusste ja nicht, was mir das für Erkenntnisse gibt. Nach etwa 5 Jahren habe ich dann aber gemerkt, dass ich den SPT nicht brauche, wenn ich das Blut und den Menschen habe, der mir sagt, wie es ihm geht. Ich nutze in der Praxis situationsbedingt und individuell manchmal passender schon noch sowohl den SPT wie auch die Progesteron-Creme, aber die Diagnostik zur Gestaltung von Innerer Medizin mache ich mit Labordiagnostik aus dem Blut. Denn nur im Blut sehen wir vernetzt zu den Gesundmachhormonen die mit Nährstoff- und Hormontherapie zu behandelnden Krank- und Schlüsselwerte. Diese IBSE-Zusammenhänge sehe ich im Speichel nicht. Der Speichel ist »nur« das Produkt einer Drüse, das ist nicht zu vergleichen mit den Informationen, die man aus dem Blut erhalten kann. Das Blut durchfließt das Gehirn (!!), wie auch alle anderen inneren Organe, es muss bestimmte Anforderungen erfüllen, deswegen wird das Blut vom Körper engmaschig kontrolliert (vor allem durch die Nieren) und so möglichst lange gesund in Schach gehalten. Es ist der viel bessere und aussagekräftigere Ort, um Zusammenhänge für die Zukunft auszulesen.

Blut ist ein lebenswichtiger Schlüsselstoff

Im Blut sehe ich die Vergangenheit, die Gegenwart und die Zukunft (Seite 58). Blut ist ein Schlüsselstoff, Speichel ist ein Gesundmachstoff. Manchmal machen beide

Untersuchungen je nach Frage Sinn, aber das kostet ja auch alles Geld. Also für Progesteron braucht man *nicht* zwingend (sowie dagegen bei Calcium oder D-Ratio) eine Diagnostik und trotzdem messe ich auch gern das Progesteron unter Therapie im Blut (da nie im Speichel), weil ich internistisch so viel wie möglich davon nutzen will, um innerlich etwas zu bezwecken. Wenn der Schlaf nicht gut ist, der Knochen dünn und der Blutdruck tendenziell etwas hoch, würde ich bei einem postmenopausalen Progesteron-Spiegel von beispielsweise eher niedrigen 1,8 ng/ml trotz 200 mg Progesteron oral zur Nacht, die Dosis versuchsweise auf 300 mg täglich steigern, um dann zu schauen, ob es der Patientin mit einem Spiegel von z. B. 5 ng/ml gelingt, besser zu schlafen. Jeder Mensch verstoffwechselt die Hormone, u. a. genetisch bedingt aber auch epigenetisch bedingt (Darm, Leber), anders. Es kann sein, dass eine Frau mit 100 mg Progesteron oral zur Nacht im Blut Spiegel von 1 ng/ml, 3 ng/ml oder 6 ng/ml hat. Es gibt Einzelfälle, wo ich sogar unter einer 30-mg-Progesteron-Creme (in 1 g einer 3-%-Creme enthalten) einen Progesteron-Spiegel von 1–2 ng/ml messen konnte.

Progesteron-Creme reicht eher nicht für die HRT

Die Progesteron-Creme ist für viele der noch sehr ängstlichen Frauen am Anfang der Hormontherapie in der Prä- und Perimenopause eine schöne transdermale Möglichkeit, erstmal sanft Kontakt mit dem Hormon aufnehmen zu können, ohne es sofort schlucken zu »müssen«. Oft bringt allein schon etwas über die Haut gegebenes Progesteron eine spürbare Linderung von z. B. PMS-Beschwerden. Das schafft Vertrauen und dann kann man zusammen weitersehen. Auch die vaginale Anwendung in der 2. Zyklushälfte bei einer perimenopausalen Frau mit PMS, Myomen und/oder starken Blutungen ist eine sinnvolle lokale transdermale Therapie vor allem der Gebärmutter, die aber auch systemisch wirkt. Aber wenn jemand nicht schlafen kann, ist das orale Progesteron mit seinem hepatischen Metaboliten Allopregnenolon besser. Und was bei der Creme hinzukommt, ganz wichtig: Die Gynäkologie hält nichts von der transdermalen Progesteron-Gabe, das kennen die Universitäten nicht. Bei der HRT muss aus deren Sicht das Progesteron am besten oral (ggf. geht auch vaginal, wenn die Frau unter oraler Therapie sonst zu müde ist) gegeben werden. Das bedeutet, Sie haben in den meisten Frauenarztpraxen viele unangenehme Diskussionen, bekommen für die Creme kein Kassen- und wahrscheinlich auch kein Privatrezept. Und tatsächlich, auch wenn ich die Progesteron-Creme grundsätzlich mag, für einen gesicherten Endometriumschutz und auch die internistische Wirkung reicht mir das postmenopausal auch nicht, natürlich auch abhängig davon, wie viel E2 die Frau zur HRT nutzt und braucht, um die Knochenkrankwerte zu senken und um sich gut zu fühlen. Es muss aber die Progesteron-Dosis nicht zwanghaft an das E2 angepasst werden. Postmenopausal ist Pflicht 100 mg/d und das reicht formal, wenn Sie sich damit gut fühlen, selbst wenn Sie dann auch 4 Hübe Gynokadin (= 4 × 0,75 mg) täglich für Ihr Wohlsein brauchen. Sie könnten aber, wenn der Progesteron-Spiegel darunter unter 2 ng/ml liegt, probieren, ob 200 mg Progesteron nicht noch besser sind. Also die Hauptmessage bei Progesteron ist: Bitte nutzen, keine Angst haben, es ist so nützlich. Ja, es gibt auch Frauen, die es nicht vertragen, aber das kann ich hier nicht besprechen (siehe Seite 145).

Estradiol (E2): Schlüsselhormon

Das allerwichtigste Knochenerhaltungs-Schlüsselhormon ist das Estradiol (E2). Fehlt es, baut der Knochen sich bei Frau und Mann ab. Ja, auch der Mann hat einen relevanten Knochenabbau, wenn ihm das Estradiol aufgrund eines schweren Testosteron-Mangels abhanden kommt. Der Unterschied ist nur, dass die totale Abwesenheit von E2, die bei der Frau im Schnitt ab dem 50. Lebensjahr altersgemäß normal ist, beim Mann auch noch mit 70 Jahren eher die Ausnahme ist. Die Knochenrealität unterscheidet sich eklatant zwischen Männern und Frauen. Halten Sie sich fest: Ab dem 65. Lebensjahr sind 25 % der Frauen, also jede 4. Frau (!!!!) und immerhin 6 % der Männer von Osteoporose betroffen. Insgesamt soll es in Deutschland 6–8 Millionen Menschen mit Osteoporose geben.[59] Ich glaube, dass es jetzt schon deutlich mehr sind, einfach, weil ja bei den jüngeren Frauen (< 52 Jahre) gar nicht richtig danach gesucht und geschaut wird. Sicher werden die Zahlen in den nächsten 20 Jahren auch noch deutlich steigen, weil wir erstens älter werden und zweitens, weil die Frauen seit über 20 Jahren – seit der katastrophalen WHI-Studie 2002 – die HRT nicht mehr routinemäßig erhalten haben.[60] Meist wird die Osteoporose erst im höheren Alter durch eine schmerzhafte Fraktur aufgedeckt, das ist natürlich für die Ultra- und Primär-Prävention, die ich aber befürworte, hier beschreibe und für uns alle fordere, viel zu spät. Die Neigung und Veranlagung zum Knochendichteverlust muss früher entdeckt und objektiviert werden, um möglichst noch relativ knochengesund etwas Präventives tun zu können.

In der ambulanten Medizin wird zu lange gewartet

In der ambulanten Medizin (damit meine ich alles, was in der Medizin nicht stationär, also im Krankenhaus abläuft) wird meiner Ansicht nach zu spät präventiv interveniert. Zu viele Kolleginnen und Kollegen reagieren nicht, wenn eine Frau um 50 eine Osteopenie oder eine beginnende Osteoporose in der Knochendichtemessung (KDM) diagnostiziert bekommen hat. Sie wird nicht intensiv genug beraten und sie wird nicht spezifisch genug unterstützt. Meistens wird der Frau das Gefühl gegeben a), dass das so normal ist und b) u. a. deswegen, sei es eben auch nicht schlimm. Ja, jetzt nicht, aber in 20 Jahren schon und da lebt die heute 50-Jährige doch noch, und dann lebt sie mit den Folgen der Osteoporose auch noch weitere 15 Jahre. Die Folgen sind schlimm für alle, nicht nur die Betroffene, auch die Familie, das Kranken- und Pflegesystem, die Gesellschaft, den Staat, weil diese Frau mit Knochenfraktur dann nicht mehr allein leben kann und die Lebensqualität wegen Schmerzen, Bewegungseinschränkungen und Gebrechlichkeit schlecht ist. Es wird von der Hausärztin oder dem Orthopäden diese Frau mit Osteopenie nicht automatisch zur Gynäkologie überwiesen mit der direkten Bitte um Einleitung einer HRT. Erst muss die Frau sich einen Knochen brechen und selbst dann passiert im System noch zu wenig. In der Kardiologie und Nephrologie ist man weiter, da wird der Blutdruck präventiv behandelt, bevor das Herz bricht und die Nieren versagen.

Es ist beim Knochen, bei den Gefäßen und auch bei darunter leidenden Organen wie Nieren, Herz und Gehirn so verzwickt, dass ich beschlossen habe, Sie aufzuklären, wie man es machen kann, wenn man denn präventiv bei sich schauen möchte, was im Inneren los ist, weil das System, das nicht so vorsieht und ganz wichtig: Ihnen muss bewusst werden, dass eine sich entwickelnde Osteopenie mit erhöhten Knochenabbauwerten nicht weiter nur beobachtet werden darf. Man muss und kann sie stoppen und man kann den Knochen in dem Stadium auch noch wieder aufbauen. Sie müssen auf die Barrikaden gehen und mit Argumenten aus diesem Buch Ihre Ärztinnen und Ärzte überzeugen, Ihnen zu helfen. Die Bereitschaft ist da, gerade bei vielen Ärztinnen. Es gibt nur im System keine Zeit, das mit Ihnen und Ihren Ängsten auszudiskutieren.

Sie müssen die Hormone wollen und Sie müssen anderswo Ihre Fragen beantwortet bekommen, um dann zu wissen, wie Sie es in den Gyn-Praxen dann auch formulieren müssen. Man kann Ihnen dort die HRT nur verordnen, wenn Sie klimakterische Beschwerden schildern. Meine Erfahrung ist, dass die jede Frau hat, wenn ich nur genau nachfrage. Auch dafür haben die Kolleginnen und Kollegen keine Zeit und oft auch nicht das Wissen. Es gelten leider als typische klimakterische Beschwerden meist nur Hitzewallungen. Es gibt aber noch so viel mehr, was im Rahmen der hormonellen Umstellung bei der Frau passiert. Denken Sie umgekehrt: Alles, was Sie ab 40 an Symptomen bekommen, die komisch sind und nicht durch einen Unfall erklärt sind, sind wechseljahresbedingte Beschwerden. Ja auch urologische, kardiologische, gastroenterologische, dermatologische, orthopädische, neurologische, psychiatrische, psychosomatische, endokrinologische, HNO-ärztliche, augenärztliche und zahnärztliche Diagnosen und Probleme können im Rahmen der Wechseljahre ihren Kontext haben.

Die drei Präventionsstufen der Knochengesundheit

In der Tabelle (Seite 131) beschreibe ich, wie ich mir wirkliche Prävention (= Ultra-Prävention) für den Knochen vorstelle. Ich weiß, das ist ökonomisch jetzt nicht für alle zuzahlungsfrei umsetzbar, aber ich schreibe das hier als Ärztin, nicht als Ökonomin.

Wann besteht die Indikation zur E2-Therapie?

Die Indikation zur Estradiol-Therapie erfordert je nach Lebensphase der Frau aus gynäkologischer Sicht (so wie beim Progesteron) auch nicht zwingend eine Labordiagnostik und trotzdem ist sie zur Orientierung und Einschätzung der funktionellen Situation sehr nützlich. Im Prinzip besteht die Indikation zur E2-Therapie formal spätestens ab dem Zeitpunkt der letzten Regelblutung, weil das Sistieren der Periodenblutung für alle das endgültige Zeichen dafür ist, dass das E2 in den Ovarien nicht mehr produziert wird. Es kann aber auch sein, dass die Frau schon Jahre vor der letzten Regelblutung von einer schon begleitenden E2-Therapie profitiert, wenn sie Östrogen-Mangel-Symptome wie nächtliches Schwitzen, Haarausfall, Gelenkschmerzen, Schlafstörungen, trockene Augen und trockene vaginale Schleimhäute und Blasenschwäche (inklusive erhöhte Knochenkrankwerte) entwickelt. In der perimenopausalen Phase ist das mit der ergänzenden E2-Therapie nicht so leicht, weil man als Betroffene und aber auch als behandelnde Ärztin nie so genau weiß, was morgen die Ovarien selbst noch an E2-Produktion machen. Manche Frauen haben in dieser Perimenopausenzeit eher ein Zuviel an E2, aber dann haben sie eben auch keine erhöhten Knochenabbauwerte. Mir ist wichtig, dass

Ultra-Prävention: die beste Prävention hinsichtlich der Knochengesundheit

Präventions-Stufen der Knochengesundheit	
Ultra-Prävention	
Zustand	Knochen gesund mit niedrigen oder schon erhöhten Knochenabbauwerten, KDM noch gesund (Gruppen I und II)
Ziel	Entstehung der Osteopenie und erst recht von Osteoporose vermeiden
Weg	Knochengesundheit bis 35 Jahre gut aufbauen und dann erhalten mit Kraftsport, gesunder Nahrung und individueller NHT nach Labor.
Primäre Prävention	
Zustand	Osteopenie/Osteoporose vorhanden mit erhöhten Knochenabbauwerten und schon krankhafter KDM (Gruppe III)
Ziel	Knochenfraktur vermeiden
Weg	Knochenabbau stoppen, stabilisieren und wieder aufbauen. Hier ist ergänzend zum Kraftsport/ Vibrationstraining, gesunder proteinreicherer Nahrung, Rauchstopp etc. wichtig: die NHT mit vor allem der HRT bei den peri-/postmenopausalen Frauen, TET bei Männern mit E2-Mangel bei Testo-Mangel und Vitamin D & Cofaktoren. Bei schwerer Osteoporose mit einem hohen 3-Jahres-Frakturrisiko müssen osteologische Medikamente genutzt werden, hier nicht weiter nur zuschauen.
Sekundäre Prävention	
Zustand	osteoporotische Fraktur(en) vorhanden, Knochenabbauwerte noch erhöht, oder auch niedrig, mit fortgeschrittener Osteoporose in der KDM (Gruppe IV)
Ziel	Weitere Frakturen und Pflegebedürftigkeit vermeiden
Weg	Knochenstoffwechsel stabilisieren und je nach Möglichkeiten verbessern. Hier sind osteologische Medikamente eine Pflicht. Wenn es keine Kontraindikationen gibt, sollte bei Z. n. Fraktur mit einer osteoanabolen Therapie begonnen werden. Bitte dies abklären, bevor mit Bisphosphonaten begonnen wird. Ergänzend zum Kraftsport und einer gesunden proteinreichen Nahrung bitte auch alle Möglichkeiten der NHT nach Labor ausschöpfen. Aus medizinisch-internistischer Sicht können auch Frauen über 60 zum Knochenschutz noch die HRT nutzen, wenn die arteriellen Gefäße nicht verkalkt sind (oder wenn etwas Verkalkung da ist, eine Statin-Therapie durchgeführt wird) und in der Mammografie ein Mamma-Ca ausgeschlossen wurde. Fordern Sie das, ja das wird schwierig, weil das so nicht in den gynäkologischen und osteologischen Leitlinien steht.

Sie sich für die Hormontherapie »öffnen«, wenn denn Ihre Knochen in Gefahr sind. Wie das dann in der Therapie genau abzulaufen hat, wird dann die Ärztin oder der Arzt mit Ihnen zusammen je nach Ihrem Befinden und Kontext entscheiden. Es soll Ihnen hier beim E2 erstmal nur eine Orientierung gegeben werden, damit Sie für sich selbst (und Ihre Lieben) besser mitdenken können – ohne Angst und Verunsicherung.

Offizielle Referenzbereiche
Estradiol (Schlüsselwert, Östradiol, E2) im Serum, Labor A[61]

Estradiol (E2)		
Kind präpubertär, männlich	bis 20 pg/ml	
Kind präpubertär, weiblich	bis 30 pg/ml	
Mann	bis 40 pg/ml	
Frau	12–170 pg/ml	Follikelphase (1. ZH)
	100–500 pg/ml	Ovulationsphase (Eisprung)
	40–200 pg/ml	Lutealphase (2. ZH)
	bis 40 pg/ml	ohne HRT, normal in der Postmenopause

- Postmenopausal liegt das E2 bei den meisten, eher schlanken Frauen bei < 5 pg/ml. Bei eher adipösen Frauen ist auch postmenopausal das E2 meist noch etwas nachweisbar, es entsteht im Fett aus etwas Testosteron, was die Nebennieren ja auch im Alter noch herstellen können, wenn sie nicht erschöpft sind.
- Unter HRT liegt das sinnvolle und optimale E2-Ziel für den Knochen bei 60–80 pg/ml, ggf. auch bis 100 oder 120 pg/ml, wenn FSH noch > 80 mIU/ml und vorausgesetzt, Östron (E1) steigt nicht deutlich über 100 pg/ml und die Frau fühlt sich wohl und hat z. B. kein Brustspannen.

S-Gesundheits-Skala: E2 bei der Frau unter HRT (pg/ml)
(absolute Werte, laborunabhängig vergleichbar, Referenzwerte je nach Zyklusphase)

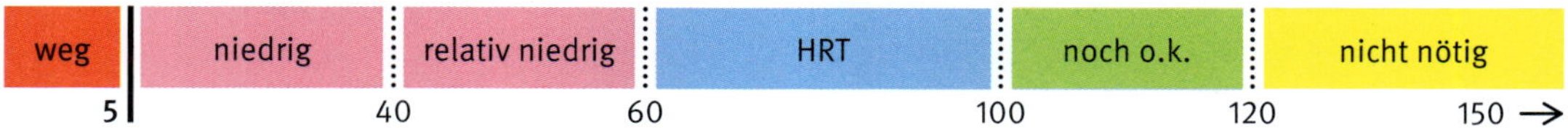

Mit dem pinken Bereich möchte ich bewusst machen, wie groß der Raum und die Chance für die E2-Therapie sind. Die Idee ist, postmenopausal – immer vorausgesetzt, dass die Frau sich damit wohlfühlt – einen E2-Spiegel zu erreichen, wie er in der frühen Follikelphase gut gewesen ist (50–100 pg/ml). Der absolute E2-Wert ist ohne weitere Infos ein schwierig einzuschätzender Wert. Für eine sinnvolle Einschätzung brauchen wir von der Patientin Angaben wie Alter, Zyklustag, letzte Regelblutung, peri-/postmenopausal, Verhütung, schwanger ja/nein? Beim Mann sind nur Alter, Gewicht oder der BMI interessant.

E2-Werte während einer Schwangerschaft

Zur weiterführenden Info hier noch die E2-Werte, die während einer Schwangerschaft (SWS) im Blut zu messen sind. Ich möchte, dass Sie sehen, welch hohe E2-Werte in der Natur – im Kontext der SWS – normal sind, damit Sie keine Panik bekommen, wenn unter HRT Ihr E2-Spiegel mal aus Versehen 300 oder 4000 pg/ml beträgt. Das ist dann nicht gefährlich, das ist einfach nur nicht nötig, und die E2-Dosis sollte reduziert werden. Wichtig für die Bestimmung im Blut ist, dass Sie am Morgen der Blutentnahme das E2 nicht gerade geschmiert haben, dann gibt es in meiner Art, die Werte zu beobachten, falsch hohe E2-Werte, erst recht, wenn die Blutentnahme an dem Arm erfolgt, auf den sie vorher beispielsweise 1 oder 2 Hub Lenzetto (= zweimal 1,5 mg E2) aufgetragen haben.
- Schwangerschaft, 1. Trimenon: 300–7000 pg/ml
- Schwangerschaft, 2. Trimenon: 1000–17 900 pg/ml
- Schwangerschaft, 3. Trimenon: 4300–17 600 pg/ml

Estradiol stoppt den postmenopausalen, E2-Mangel-bedingten Knochenabbau – sofort: Wenn Ihre Knochenabbauwerte erhöht sind, mit oder ohne Osteopenie/Osteoporose in der Knochendichte (Konstellationen II und III) ist es wichtig zu verstehen, dass, wenn der erhöhte Abbau unter E2-Mangel besteht, dieser E2-Mangel für diese erhöhten Krankwerte kausal verantwortlich ist. Das bedeutet, dass, sobald Sie mit der E2-Therapie beginnen, Ihre erhöhten Krankwerte auf ein niedriges prämenopausales Niveau sinken. Estradiol *stoppt* den Abbau. Es ist so, überprüfen Sie das gern, gehen Sie zum Gyn, schildern Sie Ihre klimakterischen Beschwerden und fordern Sie den Beginn einer HRT mit transdermal E2 und oral (ggf., wenn die orale Einnahme zu müde macht, auch vaginal) Progesteron und machen Sie nach 3–6 Monaten eine Kontrolle der beiden Knochenkrankwerte. Sie werden es sehen, sie sind gesunken. Und wenn das nicht so ist, was ich nicht erwarte, dann stimmt irgendetwas bei der Therapie noch nicht und es muss ggf. osteologisch geschaut werden, was sonst noch eine knochenabbauende Rolle spielt.

Estradiol-Produkte in den Apotheken

Welche Produkte gibt es nun bei Estradiol in den Apotheken? Auch hier gibt es viele unterschiedliche Produkte, diese können Sie in der gelben Liste recherchieren[62]. Ich nenne die 3 Präparate, die mir hier in Berlin am häufigsten begegnet sind und die in Deutschland in der Gynäkologie häufig eingesetzt werden. An denen kann man sich erst einmal gut orientieren. Hier ist wichtig zu wissen, dass sich die Konzentration von Estradiol pro Hub von Produkt 1 nach Produkt 3 steigert. Je nachdem, was sich als Bedarf bei der Frau herausstellt, kann man dann das passende Produkt einsetzen. Nein, es muss nicht jede Frau die gleiche Dosis nutzen, und nein, es gibt keine falsche oder richtige Pauschaldosis. Sie dürfen das nutzen, was Ihnen guttut, was Sie schlafen lässt, was Ihre Gelenkschmerzen wegpustet, was Sie nicht mehr so trocken sein lässt und was innerlich Ihre Knochenkrankwerte erfolgreich senkt

Estradiol-Produkte

Gängige industriell hergestellte E2-Produkte, die bei der HRT von den Kassen übernommen werden:

Estreva-Gel 0,1 %, 1 mg/g Gel, Flasche mit 50 g Gel:

- 1 Hub mit 0,5 g Gel beinhaltet 0,5 mg Estradiol
- 2 Hübe mit 1 g Gel beinhalten 1 mg Estradiol
- 3 Hübe mit 1,5 g Gel beinhalten 1,5 mg Estradiol

Gynokadin-Dosiergel, 0,6 mg/g Gel, Flasche mit 80 g Gel:

- 1 Hub mit 1,25 g Gel beinhaltet 0,75 mg Estradiol
- 2 Hübe mit 2,5 g Gel beinhalten 1,5 mg Estradiol
- 3 Hübe mit 3,75 g Gel beinhalten 2,25 mg Estradiol
- 4 Hübe mit 4 g Gel beinhalten 3 mg Estradiol

Lenzetto-Spray, 1,53 mg/Sprühstoß, 6,5 ml mit 56 Sprühstößen:

- 1 Hub Flüssigkeit beinhaltet 1,5 mg Estradiol
- 2 Hübe Flüssigkeit beinhalten 3 mg Estradiol

und was den E2-Spiegel auf etwa 60 bis 80 oder 100 pg/ml anhebt. Die Brust soll nicht schmerzen oder spannen und es sollen keine vaginalen Blutungen auftreten, dann war entweder die E2-Dosis zu hoch oder für das E2 die Progesteron-Dosis zu niedrig.

Anwendung der Estradiol-Produkte

Vielleicht der Vollständigkeit halber noch Folgendes: Man kann sich in den Hormon-Hersteller-Apotheken mit Rezept das E2 in anderen Konzentrationen »eingerührt« auch in anderen Creme- oder Gel-Grundlagen herstellen lassen. Wann macht das Sinn? Zum einen, wenn Sie die Gel- oder Flüssiggrundlagen der industriell hergestellten E2-Produkte dermatologisch nicht vertragen und zum anderen, wenn Sie täglich, z. B. wegen starker Brustspannung, eine kleinere Dosis brauchen als den kleinsten, industriell hergestellten Hub mit 0,5 mg E2 pro 0,5 mg Gel (Estreva). Man kann z. B. eine 0,06-%-E2-Creme herstellen lassen. Davon 2 eher kleine Hübe (mit jeweils nur 0,13 g Creme pro Hub) aus den Glasflaschen der hiesigen St. Charles Apotheke enthalten knapp 0,08 mg E2. Vier Hübe davon enthalten immerhin 0,16 mg E2. Bei manchen Frauen reicht tatsächlich eine solche Dosis aus, um das Befinden deutlich zu bessern und um auch im Blut messbare E2-Spuren zu hinterlassen. Das ist aber die Ausnahme und trotzdem, es ist wirklich mit den Hormonen alles sehr individuell. Um einen Hub Gynokadin mit 0,75 mg E2 auf handgefertigte E2-Creme umzustellen, müsste man bei der St.-Charles-Glas- und -Dosierflasche eine Konzentration von 0,3 % herstellen, davon dann 2 Hübe enthalten 0,78 mg E2.

Beachten Sie, jede Apotheke, die Hormone herstellt, benutzt ihre eigene Grundlage und ihre eigenen Dosen, Tuben oder Flaschen. Jede Dose, Tube oder Flasche kann pro Hub, Spray- oder Pumpstoß ein unterschiedliches Volumen an Grundlage beinhalten, in der dann eine entsprechende Hormonkonzentration vorliegt! Eine 0,3-%-Creme bedeutet, dass in 1 g Volumen 3 mg Hormon enthalten sind. Die höchste Dosis, die ich in der Praxis bei einer Patientin begleiten durfte, waren bisher 4 Hub Lenzetto, das sind 4× 1,5 mg, also 6 mg täglich transdermal. Die meisten brauchen oder benutzen als HRT um die 1,5 mg (= 2 Hübe Gynokadin) mit 200 mg Progesteron oral täglich. Die Anwendungstageszeit bei E2 ist egal; das können Sie machen, wann Sie wollen, morgens, mittags, abends oder zur/in der Nacht. Nur Progesteron sollten Sie zur Nacht einnehmen, weil es gesund müde macht und entspannt. Wenn Sie es aber aus Versehen mal am Morgen eingenommen haben, ist das nicht schlimm, selbst wenn Sie müde sein sollten, das geht wieder weg und hinterlässt keinen Schaden. Nicht Angst haben, es gibt keine Fehler, es gibt nur die Suche danach, was sich gut anfühlt und wie viel ich maximal für meinen inneren Stoffwechsel internistisch nutzen kann.

Gegenanzeigen für Estradiol (E2)

Es gibt drei medizinische Situationen, in denen Sie das Estradiol in der Peri- und in der Postmenopause auch mit Osteopenie oder Osteoporose nicht nehmen können. Diese müssen vor Beginn einer HRT oder Hormontherapie mit E2 abgeklärt und ggf. ausgeschlossen werden.

E2-Kontraindikation: hormonrezeptorpositives Mammakarzinom

Die erste Situation betrifft, so wie beim Progesteron (P), ein frisches und unbehandeltes hormonrezeptorpositives Mammakarzinom. Das ist eine Kontraindikation für das E2 und das Progesteron. Hier muss erst das Mammakarzinom behandelt werden und dann muss man sehen. Nach den aktuellen Leitlinien ist für diese Frauen lebenslang keine körpereigene Hormontherapie mehr möglich, weil man glaubt, dass E2 und P das Risiko für ein erneutes Mammakarzinom erhöhen würden. Deswegen bekommen diese Patientinnen im Anschluss an die OP, Bestrahlung und ggf. auch Chemotherapie eine meist 5-jährige Anti-Östrogentherapie mit Tamoxifen oder Aromatasehemmern wie Letrozol. Unter solch einer Anti-Östrogentherapie (manche nennen das falsch »Hormontherapie«) wird die E2-Wirkung am Rezeptor bzw. die E2-Bildung (Aromatasehemmer) verhindert. Ich denke, dass es richtig ist, nach solch einer Diagnose erst einmal alles zu tun, um zu überleben, ggf. auch inklusive einiger Jahre Anti-Östrogentherapie, wenn sie denn vertragen wird.

Aber, ob die Frau dann je nach Alter, Kontext und Knochenzustand wirklich nie wieder mit einer HRT beginnen kann, ist unklar. Bisher wird den geheilten Frauen mit Zustand nach Mammakarzinom in Deutschland ausdrücklich von einer HRT abgeraten, obwohl es keine Studie gibt, die unter Wiederaufnahme einer E2- und Progesteron-Therapie ein erhöhtes Rezidivrisiko zeigen konnte. Alles, was in der Vergangenheit in den Studien mit einem erhöhten Mammakarzinom-Risiko zu tun hatte, betraf körperfremde Gestagene und nicht reines Progesteron und auch nicht transdermal Estradiol.

An alle Frauen mit Zustand nach hormonrezeptorpositivem Mammakarzinom: Ich weiß, dass Sie das bedrückt und wütend macht, dass ich hier so positiv über den präventiven und kurativen Nutzen von Estradiol und Progesteron schreibe und Ihnen dann aber draußen immer davon abgeraten wird. Ich verstehe das und bin selbst verzweifelt, denn persönlich glaube ich, dass das falsch ist. Ich glaube (mehr kann ich hier nicht bieten), mit allem, was ich weiß, dass im Gegenteil die meisten von Ihnen mit E2 und P einen Schutz hätten vor einem Rezidiv und altersbedingten Folgeerkrankungen. In der WHI-Studie von 2001[63] hat ja der Arm, an dem die Frauen Östrogene bekommen haben, sogar das Brustkrebsrisiko gesenkt. Und das waren hoch dosierte equine Östrogene (aus dem Urin von schwangeren Stuten). Selbst diese »körperfremden, unnatürlichen« Östrogene waren für die Brust nicht schlimm, sondern schützend. Und das Progesteron ist bei der gesunden Frau doch das, was die Frau in der 2. Zyklushälfte vor zu viel Östrogenwirkung an der Brust beschützt. Wieso soll das jetzt postmenopausal schädlich sein? Das macht keinen Sinn. Wenn man genau schaut, liegt in Studien die Ursache eines erhöhten Brustkrebsrisikos allein bei den körperfremden Gestagenen, die zum Teil mittlerweile gar nicht mehr gegeben werden (wie das MPA, was in der WHI-Studie als Gestagen eingesetzt wurde). Ich verstehe nicht, wieso diese Mini-Dosierungen von körpereigenem E2 und P alle Welt verrückt machen und auf der anderen Seite, die Frauen ohne Angst weiter fleißig die Pille nehmen und hier niemand vor einem erhöhten Brustkrebsrisiko Angst hat. Das sind aber körperfremde Hormonderivate, die haben Nebenwirkungen, da stimmt der Beipackzettel und trotzdem ist das o.k. und die bioidente HRT nicht?

Es gibt Ärztinnen und Ärzte, die auch bei Zustand nach Brustkrebs, wenn dieser sicher entfernt und behandelt wurde, je nach individueller Situation die körpereigene HRT, z. B. 2 Jahre nach erfolgreicher Therapie verordnen. Suchen Sie diese. Die Leitlinien der Fachgesellschaften sind kein Verbot, das sind nur Empfehlungen, die für alle im System eine Orientierung sein sollen und die vor allem juristische und wirtschaftliche Beweggründe haben, die dienen nicht primär dem Wohl der Einzelnen. Sie, die Patientin, müssen die Verantwortung klar übernehmen, wenn dann doch ein Rezidiv käme. Das kann nicht die Ärztin oder der Arzt ausschließen, weil wir Frauen alle ein Brustkrebsrisiko haben. Je älter wir werden, desto höher ist das Brustkrebsrisiko, auch wenn wir keine Hormone nehmen. Man muss dann eben engmaschig Vorsorge für die Brust machen und der Lifestyle muss möglichst gesund sein, kein Übergewicht, kein Alkohol, ein gesunder Darm, eine »freie« Leber und alle sinnvollen Nährstoffe und alle anderen sinnvollen Hormone, die das Immunsystem antientzündlich unterstützen, sollten oder können gut eingestellt werden. Ich bin mir sicher, dass die Forschung eines Tages zeigen wird, dass es falsch ist, dass man Frauen mit Zustand nach Mammakarzinom die HRT mit körpereigenem Progesteron und E2 pauschal vorenthält.

Lokal-vaginal ist Estriol auch bei Zustand nach Mammakarzinom möglich: Ganz wichtig: Auch bei einem Zustand nach Mammakarzinom ist die Gabe von vaginal Estriol (E3) in Ordnung.[64] Die Brustkrebs-Surviverin muss nicht an den vaginalen und Blasenschleimhäuten vertrocknen, das ist ganz wichtig[65], sie darf eine urogenitale oder vulvovaginale Atrophie vermeiden. Und alle Frauen, vor allem jüngere mit Zustand nach anderen Brustkrebstypen (Überlebende mit BRCA-Mutation und hormonrezeptornegativem Mammakarzinom) dürfen eine HRT machen. Klären Sie das in Ihren Praxen, fordern Sie eine Beratung ein und formulieren Sie, dass Sie eine E3-Therapie, oder auch mehr, verantworten möchten. Ich meine das ernst.

Wir Ärztinnen und Ärzte können nicht für alles, was Ihnen die Zukunft bringt oder nicht, die Verantwortung tragen. Sie müssen mitentscheiden, wie Sie *heute leben* wollen und nicht nur woran Sie irgendwann *nicht* sterben wollen. Das mag komisch oder hart klingen, aber ist doch so. Stand heute: Wir sterben irgendwann an oder wegen irgendetwas. Und wenn wir nicht am Brustkrebs erkranken und sterben, erkranken und sterben wir an oder mit etwas anderem, meist altersbedingtem, und zwar mit oder ohne HRT. Und wenn Sie die HRT benutzen, ist doch nicht das, was vielleicht in 3–5 Jahren Unangenehmes kommt, zwingend kausal durch die HRT verursacht, das ist unlogisch. Eher waren das die 5 oder 20 Jahre, die Sie die Pille genommen haben, der Stress, die Umweltbelastung, die Ernährung, der Alkohol, das Rauchen oder auch Infektionen und ein schlechter Schlaf. Irgendetwas passiert auf jeden Fall in den Jahren oder Jahrzehnten bis ins hohe Alter, was krankhaft ist, erst recht ohne die HRT. Ich will nur bewusst machen, dass man nicht belohnt wird, wenn man die HRT nicht nutzt; man ist dann keine Heldin, weil man das geschafft hat, das ist Unsinn.

Ich behaupte und ich bin mit dieser Auffassung nicht allein, dass mit einer individuellen Hormontherapie nach Labor die Alterung milder abläuft, deswegen bin ich als Internistin dafür, dass wir die Hormone nutzen, selbst wenn wir keine klassischen Beschwerden wie Hitzewallungen etc. »draußen« haben. Nein, Sie müssen das nicht machen, aber wenn Ihre Knochen durch die Abwesenheit von E2 gefährdet sind und Sie das E2 nicht nutzen können oder wollen, müssen Sie andere Wege für den Knochenschutz finden und diese Wege auch immer wieder bezüglich ihrer Wirksamkeit überprüfen.

Es gibt sehr gute osteologische Medikamente, nutzen Sie diese: Sie wissen ja nun, wie es geht, das individuelle Osteoporoserisiko einzuschätzen: zwei Knochenkrankwerte messen und die Knochendichtemessung (KDM) machen. Darum müssen Sie sich aktiv als Brustkrebs-Überlebende kümmern: Ihre Knochen- und auch Ihre Gefäßgesundheit sind sehr wichtig, weil Sie dank der klassischen Medizin noch leben und auch mit Z. n. Mamma-Ca sehr alt werden *können*, erst recht, wenn Sie sich jetzt noch gesünder verhalten als vorher. Ich weiß, das Thema ist schwierig und emotional belastet, das tut mir leid. Lassen Sie sich nicht unterkriegen, es gibt immer Möglichkeiten und Wege, etwas für sich zu tun. Es geht ggf. auch ohne E2, aber dann kann es sein, dass Sie für den Knochen bei schwerer Osteoporose osteologische Medikamente nutzen müssen. Bitte, das ist nicht schlimm, schlimm ist, ein Pflegefall zu werden und Schmerzen zu haben. Diese Pharmaka sind eine Errungenschaft der modernen Forschung und Hightech-Medizin.

E2-Kontraindikation: große Gebärmuttermyome

Der zweite Grund, die HRT mit E2 nicht so ohne Weiteres nutzen zu können, sind große Gebärmuttermyome. Mit Plural und groß meine ich mehr als 2–3 Myome, die größer sind als 3–4 cm oder auch einen insgesamt deutlich vergrößerten sogenannten Uterus myomatosus. Diese Myome wachsen unter E2 und deswegen treten sie meist auch erst ab Ende 30, Anfang 40 auf, weil ja dann u. a. das Progesteron beginnt zu fehlen und der Uterus ungünstig und zu oft – ohne Eisprung und ohne Progesteron-Welle – dem E2 allein ausgesetzt ist. Diese Myome würden sich postmenopausal ohne das E2 beruhigen und verkleinern können und umgekehrt können sie unter einer zusätzlichen oder nicht aufhörenden E2-Therapie weiterwachsen. Wenn also bei Ihnen bei der Vorsorge im Ultraschall Myome festgestellt werden, fragen Sie genau nach, welches Ausmaß diese Myome haben und sorgen Sie mit dafür, dass das Wachstum dieser Myome ab Erstbeschreibung regelmäßig überwacht wird. Und: Fordern Sie bei PMS und starker schmerzhafter Periodenblutung die Therapie mit 100 oder 200 mg Progesteron zur Nacht vaginal in der 2. Zyklushälfte. Progesteron hilft vor Ort (vaginal), die Gebärmutter (Endometrium und Myometrium) vor zu viel E2-Stimulation zu beschützen. Oft reicht das nicht, um das Myomwachstum ganz zu stoppen, aber es hilft oft gut, die Beschwerden im Rahmen der Periodenblutung zu lindern.

Bei sehr großen Myomen oder großem Uterus myomatosus ist evtl. eine OP für die Postmenopause vernünftig: Wenn die Gebärmutter, warum auch immer, mit 48 Jahren voller Myome ist, von außen am Unterbauch verdickt zu spüren ist und Sie bei jeder Blutung Angst haben, zu verbluten, mit dazu noch schwerem Eisenmangel und Eisenmangelanämie, ist zwar die Wahrscheinlichkeit für eine relevante Osteoporose eher klein (weil eben kein Östrogenmangel da gewesen ist). Aber Sie sollten um den Erhalt dieser Gebärmutter vielleicht doch nicht mehr kämpfen und sie zeitnah operativ entfernen lassen. Sie nervt und schadet doch, wenn sie zu groß ist ... später..., weil Sie 1. die HRT mit E2 nicht nutzen dürfen oder besser, können, weil die Myome dann weiterwachsen (könnten) und Sie 2. bei einer sehr großen Gebärmutter, evtl. sogar irgendwann eine Beckenbodenschwäche bekommen könnten mit Inkontinenz, Scheiden- und/oder Rektum-Prolaps etc. Dieser Kampf lohnt sich nicht, lassen Sie sich bitte beraten und schimpfen Sie nicht, wenn man Ihnen eine der verschiedenen OP-Möglichkeiten zur Entfernung der Gebärmutter oder der Myome anrät. Wenn es nur wenige Myome sind, die stören, kann man die auch gebärmuttererhaltend operativ herausschälen (Myom-Enukleation). Ziehen Sie diese operativen Möglichkeiten ernsthaft in Betracht, vor allem, wenn Ihre Mutter die letzte Regel erst mit 52 oder 55 Jahren gehabt hat. Es gibt auch noch andere spezialisierte Therapiemöglichkeiten bei den Myomen, aber darauf möchte ich hier nicht eingehen, das müssen Sie mit den Kolleginnen und Kollegen der Gynäkologie besprechen. Mir ist wichtig, hier bewusst zu machen, dass Sie eine große Gebärmutter voll von Myomen, die für Sie vom Bauch aus hart zu spüren ist, nicht um jeden Preis versuchen sollten zu behalten. Denn es kann sein, dass Sie dann später postmenopausal einen Preis dafür zahlen müssen, weil Sie dann eben die HRT mit E2 nicht machen können, wenn Sie den »Uterus myomatosus« behalten haben. Das erzählt Ihnen nur keiner, weil meist bei der Frau nur bis an die letzte Regel gedacht wird, als gäbe es uns danach nicht mehr.

E2-Kontraindikation: manifeste Arteriosklerose

Die dritte Situation betrifft die 58-, 62-jährige oder auch 68-jährige Frau, mit neu entdeckter Osteopenie oder Osteoporose, die schon länger postmenopausal ist, also seit vielleicht mehr als 8–15 Jahren nicht mehr geblutet hat. Darf die denn noch mit der HRT beginnen? Diese Frage werde ich so oft gefragt, denn in der Gynäkologie lautet die Antwort nach den geltenden Leitlinien: »Nein, denn das sogenannte Window of Opportunity sei geschlossen und das Klimakterium sei jetzt schließlich vorbei.« Bedenken Sie: Die Gynäkologie hat nicht diesen internistischen präventiven Ansatz, wie ich ihn hier vorstelle, fordere und wie Sie sich das vielleicht auch wünschen.

Bei denen wird »nur« die Frau behandelt, die unter den Wechseljahren klassisch leidet, also nicht schläft und schwitzt. Die, die nicht leidet oder nichts sagt, wird nicht behandelt. Ihr Wunsch, gesünder alt zu werden, zählt nicht, er wird nicht im System bezahlt. Punkt. Nun, beim Progesteron habe ich es schon geschrieben, hier gibt es – außer bei einem frischen hormonpositiven Brustkrebs – keinen rational sinnvollen Grund, es der 80-jähren Frau zum Schlafen z.B. nicht zu geben, aber natürlich, wenn man den Knochen schützen will, wäre es schön, wenn davon noch etwas zum Schützen da wäre. Dazu passt das Argument der Gynäkologie: Es sei ja nach 10 Jahren ohne HRT schon alles, was geschützt hätte werden können, kaputt, vorbei und erledigt.

Dabei wird vergessen, dass diese um die 60-jährige Frau ja noch locker 20–30 Jahre auf dieser Erde leben kann. Wieso soll man da denn das, was noch da ist, nicht schützen dürfen? Verstehe ich nicht. Deswegen gebe ich den älteren Frauen die HRT, wenn sie keinen Brustkrebs, keine Riesen-Myome (unwahrscheinlich nach 10 Jahren »Vertrocknung«) und wenn sie drittens keine schwere Arteriosklerose haben. Das ist die dritte Sache, die abgeklärt, ausgeschlossen oder ggf. erst behandelt werden muss, bevor man E2 geben kann. Warum? Weil man bei bestehenden Plaques in und an der inneren Gefäßwand Sorge hat, dass unter E2-Therapie diese verkalkten Plaques weich werden, sich lösen, also abgehen und im weiteren Verlauf die Arterie verschließen mit dann Auslösung eines thromboembolischen Ereignisses wie Schlaganfall oder Herzinfarkt.

Wie man die Gefäßverkalkung abklärt und ggf. behandelt, erkläre ich in Kapitel 4 ausführlich. Fakt ist: Wenn eine manifeste Arteriosklerose bei dieser postmenopausalen Frau ausgeschlossen wurde, kann sie neben Progesteron auch das E2 benutzen, was ich superwichtig finde, wenn die Knochenabbauwerte erhöht sind und die Osteoporose noch nicht so weit fortgeschritten ist. Die traurige Wahrheit und schlechte Nachricht: Wenn die 68-Jährige eine schwerere Osteoporose hat, hat sie oft auch schon – erst recht bei vaskulären Risikofaktoren – eine relevantere Arteriosklerose und dann geht die HRT mit E2 eher nicht mehr. Denn dann ist das, was geschützt werden sollte, weg, kaputt und vorbei (Knochen & Gefäße) und die Gabe ist zu sehr mit einem eventuellen vaskulären Risiko behaftet. Aber, die gute Nachricht ist, dass es dann wirklich gute und wirkungsvolle osteologische und gefäßschützende Medikamente gibt, und die müssen Sie dann nutzen, bitte. Nein, die Nebenwirkungen sind dann nicht das Problem, das Problem sind die Folgen von Osteoporose und Arteriosklerose, wenn Sie nichts Medikamentöses dagegen tun und weiterleben: Frakturen, Schmerzen, Schlaganfall, Demenz, Niereninsuffizienz mit ggf. auch Dialyse. Nein, da reicht das gesunde Verhalten nicht, auch nicht, wenn Sie mit dem Rauchen aufhören und gesund essen und weiter Sport machen, um sich vor dem Schlaganfall und der Fraktur zu beschützen. Sie müssen nur lange genug leben, um das zu erleben.

Es gibt nur drei Hauptgründe, das E2 *nicht* zu geben

Sie kennen nun die drei wichtigsten Gründe, um das E2 *nicht* zu geben. Kontraindikationen für eine E2-Therapie sind:

- hormonpositiver Brustkrebs (= HR-positives Mamma-Ca),
- viele und große Myome in der Gebärmutter und
- schwere Arteriosklerose.

Alle anderen Frauen sollten sich aktiv um eine HRT und eine gute Beratung kümmern. Holen Sie sich bei einer Absage ggf. noch eine zweite Meinung, ob wirklich die HRT oder eine altersbegleitende HT nicht gehen. Selbst kleine Dosierungen oder auch nur Progesteron und Estriol (E3) sind besser als nichts.

Östron (E1): Schlüsselzustandswert

Es gibt noch einen Schlüsselwert, der zusätzlich zum E2-Wert helfen kann, den Gesamt-Östrogen-Haushalt besser einschätzen zu können: Das Speicher-Östrogen Östron (E1). Dazu müssen Sie Folgendes – stark vereinfacht – wissen: Die sogenannten körpereigenen Steroidhormone entstehen aus der Vorläufersubstanz Cholesterin (!!), das dann in der Zelle in den Mitochondrien (!!) in das »Mutter-Steroid« Pregnenolon umgewandelt wird (s. Abb. Seite 199). Daraus entstehen in einem zweiten Schritt Progesteron und

DHEA. Aus Progesteron werden dann weiter je nach Ausrichtung der Zellen die lebenswichtigen Nebennierenhormone Aldosteron und Cortisol gebildet. DHEA wiederum wird weiter metabolisiert in entweder Testosteron (mehr bei Frauen) oder direkt Östron (mehr bei Männern), woraus sich auch nochmal Estradiol bilden kann. Testosteron wird entweder mittels des Enzyms Aromatase zu Estradiol umgewandelt und dann weiter zu Östron abgebaut oder Testosteron wird mittels der Alpha-1-Reduktase zu Dihydrotestosteron (DHT) abgebaut. Östron bildet als Speicheröstrogen in der Leber die Stufe, die dann in der Leber weiter zu Abbaumetaboliten der Östrogene verstoffwechselt wird, unter anderem auch Estriol. Wenn E2 abwesend ist, sinkt auch das Östron (E1), wenn E2 satt da ist und die Leber »überflutet« wird, steigt das Östron. Bei oraler Einnahme von Östrogenen (körperfremdem und körpereigenem Estradiol) steigt das Östron sehr stark an, weil das Östrogen aus dem Darm kommend über die Leber in Östron verstoffwechselt wird. Bei transdermaler Gabe passiert das nicht so. Es sind beim oralen Östrogen diese in der Leber aus Östron entstehenden Abbaumetabolite, die das Thromboserisiko unter einer oralen Östrogeneinnahme erhöhen. Mit einer transdermalen Gabe umgeht man das. Fakt ist, dass man am Östron nochmal besser die Grundversorgung des Körpers mit Östrogenen, aber auch mit den Steroidhormonen insgesamt abschätzen kann.

Die Skala gilt »nur« für postmenopausale Frauen unter HRT und soll den Bereich anzeigen, wo der E1-Wert sich unter transdermaler E2-Therapie am besten aufhalten soll. Werte über 100 sind dauerhaft nicht sinnvoll und eher unnötig (sind bei Frauen mit noch Blutung aber durchaus normal). Aber bitte keine Panik, wenn das mal vorkommt,

Offizielle Referenzbereiche Östron (E1) im Serum, Labor A[66]

Östron (E1)	Mann	31,5–126 pg/ml	
	Frau	40– 30 pg/ml	Follikelphase (1. Zyklushälfte)
		60–260 pg/ml	Periovulationsphase (um den Eisprung)
		55–180 pg/ml	Lutealphase (2. Zyklushälfte)
		30–100 pg/ml	Postmenopause
		50–490 pg/ml	unter Östrogentherapie

- Bemerkung: Oft liegt das E1 postmenopausal ohne HRT bei E2-Werten < 5 pg/ml sogar unter 30 pg/ml, das ist für den Knochen nicht gut, die Knochenkrankwerte steigen.

S-Gesundheits-Skala: Östron (E1) bei der postmenopausalen Frau unter HRT (pg/ml)
(absolute Werte, laborunabhängig vergleichbar)

weg	niedrig	relativ niedrig	o.k.	dauerhaft nicht sinnvoll	zu vermeiden
30	40	60	100	130	400 →

E1-Werte deutlich über 100 sind postmenopausal dauerhaft unnötig, dann die E2-Dosis der HRT reduzieren. Bei Werten über 130 pg/ml muss ggf. die Gesamt-HT reduziert werden und/oder die Leberentgiftung (Phase II) mit z. B. Brokkoli-Extrakten unterstützt werden.

das ist nicht schlimm. Dann bitte versuchen, die E2-Dosis etwas zu reduzieren. In meiner Beobachtung haben die Frauen, die schnell Brustspannen unter E2-Therapie bekommen, eher hohe oder zu hohe E1-Werte. Das liegt u.a. an der Verstoffwechslung von E1 in der Leber, oft muss dann erst die zweite Entgiftungsphase in der Leber (Seite 295) unterstützt werden. Insbesondere Brokkoli- und Mariendistel-Extrakte können helfen, den E1-Spiegel etwas zu senken. Unter einer Hormontherapie mit den Steroidhormonen Pregnenolon, Progesteron, E2, DHEA und Testosteron macht es Sinn, unter Therapie im Verlauf den Östron-Spiegel mitzumessen, um sicherzugehen, dass die Leber mit der Verarbeitung auch hinterherkommt. Wenn das E1 auf Werte deutlich über 130 pg/ml steigt, muss die Gesamt-HT reduziert werden, wenn es nicht gelingt, den E1-Abbau zu verbessern.

SHBG: Schlüsselwert

Ein weiterer wichtiger Zustands-Schlüsselwert, der maßgeblich im Blut die Steroidhormon-Aktivität reguliert, ist das SHBG. Ausgesprochen heißt das Steroid-Hormon-bindendes Globulin. Das ist – wie bei Vitamin D und beim Vitamin A – das hormonspezifische Transportprotein für die fettlöslichen Steroidhormone. SHBG bindet diese aus Cholesterin hergestellten Hormone im Blut und macht sie so wasserlöslich transportierbar. So wie beim Vitamin D ist auch hier damit nur der freie Anteil von E2, DHEA, Cortisol und vor allem Testosteron hormonaktiv. SHBG bindet vor allem zusammen mit Albumin das Testosteron »weg«, aber auch für die Bindung von E2 ist das SHBG interessant. SHBG steigt, wenn E2 stark ansteigt.

Wichtig zu wissen ist, dass das SHBG genetisch bedingt, also angeboren, eher niedrig oder eher hoch angelegt ist. Bei Frauen liegt es lebenslang meist eher höher bei Werten um etwa 60–120 nmol/l, bei Männern ist das SHBG meist etwas oder deutlich niedriger (unter 60 nmol/l). Oft liegt das SHBG (eher bei Männern) auch sehr weit unten bei Werten um die 20–25 nmol/l. Bei Frauen sind solche niedrigen SHBG-Werte von Haus aus seltener, gibt es aber auch, vor allem bei Patientinnen mit PCO-Syndrom.

Jetzt kommt eine sehr wichtige Info: Wenn das SHBG veranlagt, also »normal« von Haus aus, bei niedrigen Werten um die 20–30 nmol/l liegt, hat dieser Mensch mit hoher Wahrscheinlichkeit die genetische Disposition für das Metabolische Syndrom (MetS). Das bedeutet, dass wenn Sie jünger sind und Ihr SHBG gemessen bei nur 20 nmol/l liegt, Sie nun wissen, dass Sie mit sehr hoher Wahrscheinlichkeit das Potenzial für das MetS in sich tragen. Ist das schlimm? Nein, das ist nicht schlimm, denn Sie haben jetzt den Vorteil, dass Sie um Ihre Veranlagung wissen. Sehr wichtig für die Menschen mit der Veranlagung zum MetS sind die *Big Five*. Die müssen Sie beachten, das bedeutet: bitte normgewichtig bleiben, nicht rauchen, wenig oder besser keinen Alkohol trinken, gesund ernähren und lebenslang Sport machen, der Ihre Muskeln aufrechterhält. Dann ist schon mal vieles sehr gut.

Niedriges SHBG: Marker für das Metabolische Syndrom (MetS)

Das Metabolische Syndrom ist die Überschrift und Zusammenfassung mehrerer Diagnosen bzw. Erkrankungen zu einem Syndrom. Dieses ist der Boden für viele altersbedingte krankhafte Gefäß- und Entzündungsprozesse. Ich gehe später noch ausführlich auf das MetS ein. In seinem Vollbild betrifft es mehr die Männer und nicht so sehr die Frauen. Diese Erkrankungen sind die Basis für altersbedingte arterielle Gefäßerkrankungen mit dann daraus entstehender Arteriosklerose und den entsprechenden Folgen von u. a. chronischer Niereninsuffizienz und Dialyse, Herzinfarkt und Herzinsuffizienz, Schlaganfall, Demenz und damit hoher Pflegebedürftigkeit.

Was ist das Metabolische Syndrom (MetS)?

Das Metabolische Syndrom beinhaltet als Vollbild folgende Erkrankungen/Diagnosen:

- arterielle Hypertonie (Bluthochdruck)
- Hyperurikämie (erhöhte Harnsäure, Gicht)
- Hyperlipidämie (Fettstoffwechselstörung) mit Hypertriglyzeridämie und/oder Hypercholesterinämie (mit angeboren eher niedrigem HDL)
- Insulinresistenz (erhöhter HOMA-Index)
- Fettleber (Steatosis hepatis, Abkürzungen: SLD, MASDL, MASH, MetALD)
- Diabetes mellitus (Zuckerkrankheit)
- Adipositas (Übergewicht mit BMI › 35)

Offizielle Referenzbereiche SHBG (S) im Serum, Labor A[67]

SHBG	Mann bis 49 Jahre	20–55 nmol/l
	Mann ab 50 Jahre	20–75 nmol/l
	Frau	30–130 nmol/l

- Unter einer oralen Östrogentherapie/Pille kann das SHBG auf völlig unphysiologische Werte von › 400 nmol/l ansteigen, was dann – ungünstig – auch andere Hormone »wegbindet«.

S-Gesundheits-Skala: SHBG bei der Frau unter HRT/HT (nmol/l)
(absolute Werte, laborunabhängig vergleichbar)

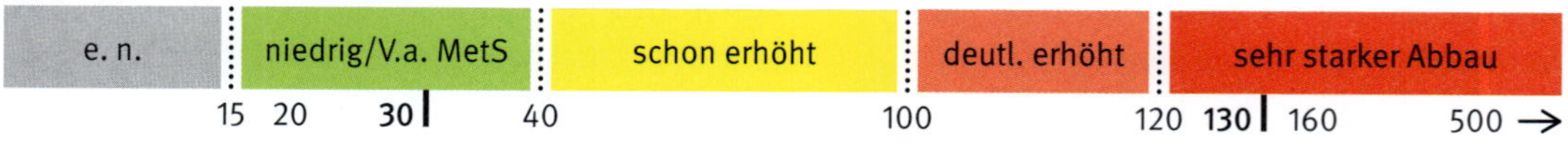

SHBG ist ein eher stabiler Zustands-Schlüsselwert, der genetisch von Haus aus niedrig oder höher sein kann. Die Menschen mit einem niedrigen SHBG (betrifft mehr Männer) haben meist auch die genetische Veranlagung zum Metabolischen Syndrom. Da die Höhe des SHBGs entscheidet, wie groß oder klein der Anteil der freien (aktiven) Hormone im Blut ist, macht es Sinn, das SHBG mitzubestimmen, wenn man die Steroidhormone im Blut misst. Am Verlauf des SHBGs unter HT kann man auch sehen, ob evtl. die HT-Dosis zu hoch ist. SHBG ist ein großes Molekül, es kann falsch hoch sein, wenn man vor der Blutentnahme lange nichts getrunken hat, und stark ansteigen unter oraler Östrogentherapie (Pille) und/oder bei regelmäßigem Alkoholkonsum.

Wann das SHBG bestimmt werden sollte

Mir ist wichtig, dass Sie das SHBG erstmal hier kennenlernen und dass, wenn Sie Ihre Steroidhormone bestimmen, dass Sie auch regelmäßig dazu Ihr SHBG messen. Da es genetisch bedingt eine gewisse Stabilität hat, muss man es je nach Fragestellung evtl. nicht bei jeder BE wiederbestimmen, wenn es zuvor schon mehrere Male stabile 25 nmol/l gewesen ist. Aber das SHBG kann sich im Verlauf des Lebens auch mal ändern und vor allem komisch ansteigen, dann ist das für die HRT oder die altersbegleitende HT ggf. relevant und muss oder sollte für die Therapie berücksichtigt werden. Beispielsweise steigt das SHBG unter einer östrogenhaltigen Kombi-Pille oft auf sehr unphysiologische Spiegel von über 400 nmol/l an. Das ist nicht gut, weil dadurch bedingt u. a. auch die anderen Steroidhormone weggebunden werden (insbesondere die Androgene Testosteron und auch DHEA), das mögen Muskulatur und Knochenstoffwechsel nicht. Deswegen ist mein Rat, auch im Sinne vom Knochenschutz: Nehmen Sie ab Ende 30 oder spätestens ab 40 zur Verhütung keine orale Kombi-Pille mehr mit oralem Östrogen. Es belastet die Leber, das Östron steigt und das SHBG steigt, weil auch die Pillen-Östrogene gebunden werden müssen. Das zu hohe SHBG bindet aber auch die körpereigenen Hormone der Nebenniere weg, ja, die hatten Sie satt mit 16–25 Jahren, aber jetzt mit Anfang 40 sind die nicht mehr satt da. Oft ist ab 40 die Androgen-Produktion der Nebenniere erschöpft, erst recht nach 20 Jahren Pille, denn das antiandrogene Gestagen in der Pille sollte ja mit 20 die pickelmachenden satten androgenen Nebennierenhormone DHEA und Testosteron unterdrücken, diese Nebennieren-Androgene brauchen Sie aber jetzt, um nicht weiter Ihre Muskeln und damit auch Knochendichte zu verlieren. Also, es ist wichtig, den Schlüsselwert SHBG von sich zu kennen. Ich werde bei dem Mann und dem Testosteron noch mehr dazu schreiben (Seite 155, 301).

FSH und LH: Schlüsselwerte

Das Follikel-stimulierende Hormon wird mit FSH und das luteinisierende Hormon mit LH abgekürzt. Ovarien und ihre zyklische Hormonproduktion unterliegen einem sogenannten Regelkreis. Das Gehirn (Hypothalamus) und die Hirnanhangsdrüse (Hypophyse) können je nach Konzentration von Estradiol (E2) und Progesteron im Blut mit den Hormonen FSH und LH bestimmen, was mit der ovariellen Funktion passieren soll. Hier wird es jetzt noch komplexer, weil diese beiden Hormone sich natürlich im Laufe des Zyklus dauernd bewegen. Auch wenn diese beiden Hormone sich so frauenspezifisch anhören, der Mann hat sie auch, bei ihm reguliert damit die Hypophyse die Hoden und damit die Testosteron-Produktion. Die Männer haben keinen Zyklus und haben deswegen eine konstante Produktion von FSH und LH.

Wichtig zu wissen ist, dass, wenn die Frau jung ist, FSH und LH in der 1. und 2. ZH meist unter 10–13 mIU/ml liegen, meist gesund im Verhältnis von FSH:LH von 2:1. In der Zyklusmitte gibt es bei beiden Hormonen einen Peak, FSH sorgt für die Follikelreifung (das ist das Bläschen/»Ei«, das dann »springt«) und LH löst den Eisprung aus. Das Maximum beider Peaks liegt aber noch deutlich unter den Werten, wie Frauen sie postmenopausal erhöht haben. Ohne HRT liegen die postmenopausalen Werte beim FSH meist bei etwa 60–120 mIU/ml, beim LH bei etwa 30–60 mIU/ml. Unter HRT sollen beide Hypophysenhormone eher niedriger sein (siehe Skala). E2 senkt direkter mehr das FSH und Progesteron senkt mehr das LH.

Wenn das FSH postmenopausal über Monate und ggf. Jahre peu à peu auf Werte von > 100 mIU/ml ansteigt, geht das oft einher mit erhöhten Knochenabbau-Krankwer-

Offizielle Referenzbereiche
FSH (Follikel-stimulierendes Hormon) im Serum, Labor A[68]

FSH	Mann	1,5–20,0 mIU/ml	
	Frau	3,0–15,0 mIU/ml	Follikelphase (1. Zyklushälfte)
		4,0–23,0 mIU/ml	Ovulationsphase (Eisprung)
		1,5–9,0 mIU/ml	Lutealphase (2. Zyklushälfte)
		25,0–135,0 mIU/ml	Postmenopause (1 Jahr nach der letzten Regelblutung)

S-Gesundheits-Skala: FSH bei der postmenopausalen Frau unter HRT/HT (mIU/ml)
(absolute Werte, laborunabhängig vergleichbar)

Prä- und perimenopausal kann man zum FSH nur eine Aussage machen, wenn man den Zyklustag bei der Blutentnahme kennt. Postmenopausal liegen die FSH-Werte ohne HRT meist bei etwa 60–120 mIU/ml. Auch Männer haben das FSH. Beim Mann reguliert das FSH über die Hypophyse die Sertoli-Zellen im Hoden und damit die Spermatogenese und das Hormon Inhibin.

Offizielle Referenzbereiche
LH (Luteinisierendes Hormon) im Serum, Labor A[69]

LH	Mann	1,5–10,0 mIU/ml	
	Frau	2,5–13,0 mIU/ml	Follikelphase (1. Zyklushälfte)
		9,0–70,0 mIU/ml	Ovulationsphase (Eisprung)
		1,0–13,0 mIU/ml	Lutealphase (2. Zyklushälfte)
		16,0–55,0 mIU/ml	Postmenopause (1 Jahr nach der letzten Regelblutung)

S-Gesundheits-Skala: LH bei der postmenopausalen Frau unter HRT/HT (mIU/ml)
(absolute Werte, laborunabhängig vergleichbar)

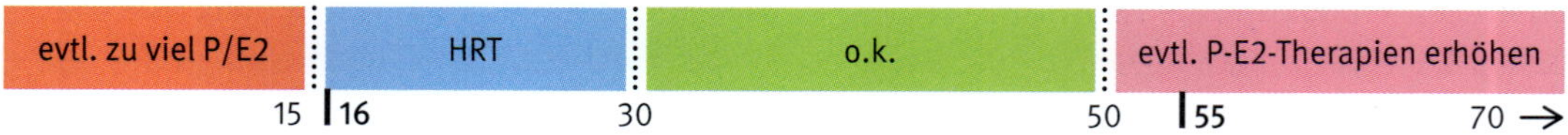

Auch beim LH muss man bei prä- und perimenopausalen Frauen den Zyklustag bei der Blutentnahme wissen, um dazu eine Aussage machen zu können. Ohne HRT liegen die postmenopausalen Werte beim LH bei etwa 30–60 mIU/ml. Auch Männer haben ein LH. Beim Mann ist das LH wichtig für die Stimulation der Leydig-Zellen im Hoden, die für die Testosteron-Produktion verantwortlich sind.

ten. Meist ist dann E2 nicht messbar und E1 um oder unter 30 pg/ml. Die Hypophyse »schreit« mit ihrem FSH regelrecht nach Östrogenen. Wenn Ihre Frauenärztin also mal Werte misst mit einem FSH von über 100 mIU/ml, kümmern Sie sich aktiv um die Abklärung Ihres Knochenstoffwechsels. Der leidet dann, sicher! Und ja, an alle Kolleginnen und Kollegen, natürlich ist ein erhöhtes FSH in der Postmenopause »normal«, aber auch in der Postmenopause gibt es ein Normal und ein relatives Zuviel und Zuwenig. Es gibt Frauen (eher adipöse), die haben postmenopausal spontan ohne HRT ein FSH von nur 60 mIU/ml, mit einem E2 von immerhin etwas messbar 25 pg/ml mit einem E1 von guten 60 pg/ml. Die haben dann keine Osteoporose, weil sie noch Östrogene haben, dafür haben sie wahrscheinlich ein MetS mit Fettleber und deswegen auch mehr Östron. Dann ist es vielleicht besser, kein E2 zu nutzen und vielleicht nur mit Progesteron zu arbeiten. Das muss man dann individuell sehen. Also schauen Sie einfach mit diesen feinen Laborinfos, wo Sie bei Progesteron und vor allem bei den Östrogenen stehen, und dann entscheiden Sie, wie Sie weiter vorgehen.

Unverträglichkeiten gibt es bei HRT und HT

Zum Schluss: Ich weiß, dass es auch Frauen gibt, die die HRT nicht vertragen und die vor allem mit der Einnahme von Progesteron 100 mg oral und vaginal Schwierigkeiten haben. Seien Sie mir nicht böse, wenn ich darauf hier in diesem Buch nicht eingehen kann. Sie brauchen dann jemanden, der sich medizinisch mit dieser Problematik auskennt. Vielleicht brauchen Sie nur 30 oder 50 mg Progesteron täglich. Es muss dann nur jemand schauen, dass das auch für den Gebärmutter-Schleimhautschutz reicht. Oder Sie brauchen E2 und Progesteron nur in Mini-Mengen transdermal, oder man versucht es zum Endometrium-Schutz mit Duphaston (10 mg), das ist dann zwar nicht ganz genau 1:1 das Progesteron, aber fast. Wenn Duphaston vertragen wird, kann die Frau zumindest das E2 nutzen. Egal, wenn es schwierig wird mit der normalen HRT, dann geht das, was hier und in den Leitlinien steht und für ca. 80 % der Frauen funktioniert, nicht für Sie. Nicht schimpfen, bitte.

Indem ich denen, die es gut vertragen, erstmal den Zugang dazu erleichtere und das Ganze medizinisch logisch und wissenschaftlich stimmig, vor allem auch internistisch, erkläre, werden sich mehr Ärztinnen und Ärzte mit der Thematik beschäftigen. Die Deutsche Gesellschaft für Menopause (DGM), die vor 5 Jahren ja noch sehr wenig – von Medizin und Politik – beachtet ihr Dasein fristete, hat unter anderem auch durch die Arbeit unserer Initiative *#wirsind9millionen* einen enormen Aufwind und Zuwachs an Mitgliedern bekommen, auch aus anderen Fachrichtungen. Vor allem Ärztinnen, hausärztliche Allgemeinmedizinerinnen und Internistinnen, Neurologinnen, Psychiaterinnen, Orthopädinnen, Arbeitsmedizinerinnen, Dermatologinnen und Urologinnen haben ein großes Interesse an der Hormontherapie-Thematik. Bei den männlichen Kollegen sind es vor allem die jüngeren, sehr sportlichen Ärzte, die ein Faible für diese Art der funktionellen Medizin mit Nährstoff- und Hormontherapie nach Labor haben. Die DGM mit ihrer engagierten Präsidentin, der Gynäkologin Frau Dr. Schaudig, hilft mittlerweile auch sehr, die Themen »Menopause«, »Hormonersatztherapie« und »Frauengesundheit« an den Universitäten, den Fachgesellschaften, gegenüber den Geldgebern und auch in der Politik vorwärtszubringen. Viele männliche Kollegen haben zwar das Thema Wechseljahre noch nicht so im Fokus, aber meine Methode, nach Labor einzustellen, um gesunde Zahlen im Inneren herzustellen, das verstehen und mögen sie. Meist interessieren sich Ärzte dann eher für Themen, wie Healthy Longevity (gesunde Langlebigkeit) und Anti-Aging, auch hier gibt es eine Fachgesellschaft, die GSAAM (German Society of Anti-Aging Medicine), die viele dieser Themen aufgreift und bei ihren Kongressen wissenschaftlich bespricht. Auch die Gendermedizin ist auf dem Vormarsch, also die Medizin, die sich mit den geschlechterspezifischen Unterschieden beschäftigt. Geben Sie der Ärzteschaft etwas Zeit, sich auf Ihre Bedürfnisse einzustellen. Wir benötigen auch bei uns noch viel Aufklärungsarbeit. Das ist die eine, inhaltlich-medizinische Seite, das wird kommen, ganz sicher. Die andere Seite, mit ihren finanziellen Rahmenbedingungen, liegt nicht in unserer Hand. Für eine bessere Bezahlung der Beratung mit präventiver Diagnostik & Therapie, brauchen wir eine Änderung des Systems, das kann nicht die Ärzteschaft entscheiden, das entscheiden Sie, das Volk, indem Sie – aufgeklärt – Druck auf das System ausüben.

DHEA: Gesundmachhormon

»DHEA« steht für das Hormon Dehydroepiandrosteron. Ein sehr wichtiger Grund, um in jungen Jahren nur schlecht Knochendichte aufzubauen, ist, neben dem *Dünn*-sein-Wollen (und eben nicht stark), vielen Diäten und nicht kraftvoll Sport treiben, auch die Pille. Warum? Erstens, weil sie mit ihrem antiandrogenen Gestagen (körperfremdes Derivat-Medikament mit Nebenwirkungspotenzial) die natürliche Ovarienfunktion unterdrückt und damit auch den Eisprung und die darauffolgende knochenaufbauende Progesteron-Ausschüttung unterbindet. Und zweitens, weil die Pille anteilsweise auch die Nebennierenhormon-Ausschüttung der muskelanabolen (muskelaufbauenden) Hormone DHEA und Testosteron ausbremst und damit deutlich reduziert. Das ist in jungen Jahren »o.k.« und aus dermatologischer Sicht sogar oft ein Grund, die antiandrogene Pille bei Akne zu verordnen, aber Ende 30 sinken die Spiegel der stark machenden Androgene »normal« altersgemäß ab. Jedes Jahrzehnt um statistische 10 %. Das bedeutet, dass es für Frau und Mann normal ist, mit 80 Jahren nur noch 10–20 % des DHEAs zu haben, das man mit jungen 20 Jahren noch saftig hatte.

Offizielle Referenzbereiche
DHEA-S (Dehydroepiandrosteron-Sulfat) im Serum, Labor A[70]

	Alter	Mann (µg/dl)	Frau (µg/dl)
DHEA-S	10–14 Jahre	24,4–247,0	33,9–280,0
	15–19 Jahre	70,2–492,0	65,1–368,0
	20–24 Jahre	211,0–492,0	148,0–407,0
	25–34 Jahre	160,0–449,0	98,8–340,0
	35–44 Jahre	88,9–427,0	60,9–337,0
	45–54 Jahre	44,3–331,0	35,4–256,0
	55–64 Jahre	51,7–295,0	18,9–205,0
	65–74 Jahre	33,6–249,0	9,4–246,0
	› 75 Jahre	16,2–123,0	12,0–154,0

G-Gesundheits-Tabelle: DHEA-S bei der prä-/peri- und postmenopausalen Frau im Serum (absolute Zahlen laborunabhängig vergleichbar)

DHEA-S ist die stabile Form von DHEA. Man misst immer nur DHEA-S, nicht das DHEA ohne S.

DHEA-S (Dehydroepiandrosteron-Sulfat):

Alter	Altersgemäße Referenz (µg/dl)	Therapeutisches Ziel unter HT (µg/dl)
35–44 Jahre	60,9–337,0	gern um 300
45–54 Jahre	35,4–256,0	gern um 200–250
55–64 Jahre	18,9–205,0	gern um 200–250
65–74 Jahre	9,4–246,0	gern um 200
› 75 Jahre	12,0–154,0	gern um 150–200

Bemerkungen:

1. Ich messe auch DHEA-S morgens früh immer »blanko«, also vor der nächsten und (12–)24 Std. nach der letzten Einnahme.
2. DHEA nehmen die meisten morgens früh nüchtern ein, es stimuliert, gibt Kraft und Lust für den Tag. Es ist Ihnen dann nicht mehr »alles zu viel«.
3. Bei der Therapie mit DHEA ist der Zielspiegel das eine und das Befinden das andere. Manche Frauen reagieren vor allem postmenopausal empfindlich auf schon kleine Mengen an DHEA (10 mg) mit Pickeln und Haaren an Stellen, wo keine Haare sein sollen. Oder bei genetischer Disposition zu männlichem Haarausfall auch mit Haarausfall an den Schläfen. Das muss man alles abwägen.
4. Wichtig ist, bei der HT im Stoffwechsel ein individuelles und subjektiv gutes hormonelles Gleichgewicht herzustellen zwischen Estradiol und den Androgenen. Progesteron hat zwischen den beiden eher so etwas wie eine neutrale Vermittlerrolle. Es wirkt an Haaren und Haut meist eher etwas antiandrogen.

Sie können das sehr schön bei den Angaben zu den DHEA-S-Referenzbereichen sehen, wie sich Jahrzehnt für Jahrzehnt ganz normal der obere statistische Referenzrand immer weiter altersgemäß nach unten absenkt. Auch wenn das »normal« ist, muss man das nicht so hinnehmen. Für einen Verlust der Sehkraft dürfen wir ja auch eine Brille tragen, niemand schreit dann auf und hat Angst vor Augenkrebs.

Ich kann aus Platzgründen hier jetzt nicht im Detail auf die Therapie mit DHEA eingehen. Nur kurz: bei Frauen ist meine häufigste initiale Dosis eine orale Kapsel mit täglich 10 mg. Ich fange bei den Androgenen eher vorsichtig an und schaue dann, was klinisch bei der Frau und im Labor passiert. Mehr als 50 mg täglich gebe ich Frauen eher selten. Bei Frauen wird das DHEA meist weiter verstoffwechselt in nennenswerte Mengen Testosteron, das bedeutet, dass einige Frauen mit z. B. 25 mg DHEA täglich für beide Androgene gut behandelt und eingestellt sind. Bei anderen Frauen macht es Sinn, beides einzeln zu geben, bei anderen wiederum macht es Sinn, nur mit Testosteron allein zu arbeiten. Es braucht hier ein bisschen Erfahrung, aber bitte haben Sie keine Angst, etwas falsch zu machen. DHEA ist ein Gesundmachhormon, es schadet nicht (ohne dass Sie das mitbekommen); und wenn Sie zu viel davon haben, merken Sie das an der Haut, den Haaren oder auch evtl. an einem etwas unangenehmen Schweißgeruch. Dann wird die Dosis reduziert und alles ist gut. Bei DHEA kann man oral und transdermal behandeln, ich bevorzuge aus verschiedenen Gründen in meiner Arbeit die orale DHEA-Gabe morgens (gern nüchtern, muss aber nicht sein). Die orale DHEA-Kapsel »sehe« ich besser im Blut und meine Beobachtung ist, dass ich damit die Therapie besser kontrollieren kann, aber je nach Patientinnen-Wunsch oder -Gegebenheit, geht auch die transdermale Gabe von z. B. einer 2-%-DHEA-Creme. DHEA ist in den deutschen Hormonhersteller-Apotheken rezeptpflichtig, aber im Internet ist es möglich, DHEA-Kapseln auch ohne Rezept zu erhalten. Nein, ich nenne hier keine Firma, denn Sie brauchen für die HT sowieso eine Ärztin oder einen Arzt, der bzw. die Sie begleitet, bitte besprechen Sie das mit denen. Wenn Sie Androgene nutzen wollen, um mehr aufbauende Kraft zu haben, können Sie sich das besser leisten (damit meine ich, ohne Pickel vertragen), wenn Sie auch dazu begleitend schöne Östrogen-Spiegel und Progesteron haben. Diese Hormone sind wie ein philharmonisches Orchester, sie machen miteinander die Musik für die Melodie des Lebens. Auch deswegen ist Hormontherapie so individuell. Manche Menschen waren schon immer »leise«, andere »laut«, dieses Muster gilt auch nach der letzten Regel, deswegen entstehen auch diese ganzen Probleme: Hormon- und Nährstofftherapie funktioniert nicht pauschal, das muss individuell austariert werden.

Testosteron: bei der Frau ein Schlüsselhormon

Der Mann hat sein Testosteron viel länger als die Frau ihr Östrogen, weil die Hoden eben nicht so wie die Ovarien mit 50 Jahren ihre Hormonproduktion einstellen. Bei der Frau ist die Situation auch für Testosteron eine ungünstige, denn das Testosteron wird etwa zur Hälfte in den Ovarien und zur Hälfte in den Nebennieren hergestellt. Im Rahmen der Menopause sistiert bei der Frau neben Progesteron und Estradiol auch die ovarielle Testosteron-Produktion. Das bedeutet: Wenn bei der Frau mit 45 Jahren auf dem Weg zur Postmenopause die Nebenniere völlig pillen- und stresserschöpft nicht die Führung übernehmen kann, ist der »Burnout« mit ggf. Scheidung, Depression, Arbeitsunfähigkeit und Altersarmut vorgezeichnet! Wenn die Frau bis Mitte 40 über 20–30 Jahre eine antiandrogene Pille genommen hat, dann hat sich SICHER in dieser Zeit die Androgen-Produktion in den Nebennieren relativ oder sogar absolut erschöpft. Ist so, das wusste ich auch in der Klinik und den Praxisanfangsjahren nicht. Das hat selbstverständlich Auswirkungen auf den Knochenstoffwechsel, der Knochen kann sich bei »schlafenden« Ovarien und teilunterdrückten Nebennieren eben nicht so gut aufbauen. Nein, das ist nicht lebensbedrohlich schlimm, aber es ist für das hohe Alter eben auch nicht richtig gut.

Wenn Sie zu diesen erschöpften Frauen gehören und länger die Pille oder auch wiederholt das antientzündliche Cortison bei z. B. einer Autoimmunkrankheit eingenommen haben (was auch die Nebennieren-Hormonsynthese inklusive Cortisol unterdrückt), machen Sie mit 45 Jahren eine Knochendichtemessung und schauen Sie nach, was Sie wirklich in der Jugend und im Erwachsenenalter aufgebaut haben. Manche von Ihnen werden eine böse Überraschung mit deutlicher Osteopenie erleben. Aber dann nicht verzweifeln, es ist gut, dass Sie das gefunden haben, denn nun wissen Sie, dass Sie etwas tun müssen: Ernährung, Kraftsport, Pille absetzen, mit Progesteron 100 oder 200 mg zur Nacht in der 2. ZH beginnen, ggf. auch schon transdermal Estradiol 0,75 mg täglich oder je nach Klinik ggf. auch mehr vom 5.–25. ZT (wenn es denn schon fehlt), Vitamin D & Freunde einstellen und wenn die Werte für DHEA-S und den Testosteron-Stoffwechsel niedrig sind, auch Androgen-Substitution mit Hormontherapie nach Labor von DHEA und Testosteron.

Interessant ist hier bei diesem offiziellen Referenzbereich des Labors, dass auch ein Testosteron von NULL bei der Frau noch IN der Referenz wäre. Das bedeutet, dass, selbst wenn das Testosteron gesamt bei der Frau nicht messbar ist, das Labor das nicht als einen »pathologischen Mangel« kennzeichnet. Das System, die kurative Medizin, die Geldgeberinnen (Kassen), die Endokrinologie und auch alle anderen Fachgesellschaften finden Testosteron bei uns Frauen nicht der Rede wert, die finden, dass es nicht notwendig ist, uns das (wieder-)zugeben, denn wir sterben ja nicht ohne. Nein, tun wir nicht, wir Frauen sterben nicht ohne Estradiol, ohne Progesteron, ohne DHEA und ohne Testosteron, aber wir leben auch nicht wirklich gut ohne. Das Leben ohne DHEA und Testosteron in der Lebensmitte mit 40–60 Jahren ist elendig schwach, müde, erschöpft, keine Lust für nix UND kein Knochen- und Muskelaufbau. Wenn dann in der Lebensmitte neben Progesteron auch noch das E2 wegfällt, ist doch logisch, dass es uns da nicht mehr gelingt, alles, was aber ist und sein muss, zu bewältigen. Es wäre vieles so viel leichter, wenn lebenslang die Testosteron-Spiegel im oberen Drittel oder Viertel der Referenz blieben, also so um 0,3–0,5 ng/ml, vorausgesetzt, die Frau fühlt sich damit gut und Haut und Haare »benehmen« sich. Die Männer haben alle diese krassen, wirklich krassen Hormonmangelprobleme nicht so. Die meisten haben bis zum Schluss etwas Testosteron, DHEA und Estradiol und kein Mann muss jemals in seinem Leben die Pille nehmen.

Um das Testosteron gesamt besser auf seine freie Verfügbarkeit einschätzen zu können, braucht es jetzt was? Ja, ganz genau, das

Offizielle Referenzbereiche Testosteron gesamt (gT) im Serum, Labor A

Testosteron gesamt	Mann	3,0–9,0 ng/ml
	Frau bis 49 Jahre	bis 0,52 ng/ml
	Frau ab 50 Jahre	bis 0,46 ng/ml

- Bemerkung: Frauen haben etwas höhere Werte in der 2. Zyklushälfte.

SHBG, denn je nach Höhe des SHBGs ist der freie Anteil des Gesamt-Testosterons klein oder groß. Dieser freie Anteil wird im Labor als sogenannter Freier-Androgen-Index (FAI) ausgerechnet.

Zur Testo-Therapie bei der Frau möchte ich mich auch kurz halten. Nur so viel: Eine einfache Möglichkeit, die Frau mit Testosteron zu versorgen, ist die transdermale Gabe. Ich nutze hier in Berlin die Testo-Creme der St.-Charles-Apotheke mit Konzentrationen von 0,25 %, 0,5 % und 1 %. Der Hub enthält 0,13 g Creme. 1 g (gut 8 Hübe à 0,13 g) einer 1-%-Testo-Creme enthält 10 mg Testosteron, das wäre für uns Frauen zu viel. Bei den meisten Frauen reichen 1–4 mg Testo täglich, um das Befinden und die Laborwerte gut einzustellen. Aber auch das ist, wie immer, ganz individuell. Testo gibt man morgens auf die Oberarme innen oder die Schultern, am besten nicht auf Haut, wo Haare wachsen, besser dahin auftragen, wo es glatt und haarlos ist. Bei einer Therapiekontrolle morgens das Testo vor der Blutentnahme nicht verwenden. Ich messe immer auf Grundlage einer Blanko-Blutentnahme (Seite 278).

Offizielle Referenzbereiche Freier-Androgen-Index (FAI), Labor A[71]

FAI		20–29 Jahre	ab 50 Jahre
	Mann	20,5–104	21,6–77,1
	Frau	0,18–7,07	0,10–4,95

- FAI = Quotient aus Testosteron gesamt (gT) und SHBGx 346,7
- Bei der Frau sollte/kann/darf der FAI unter Testosterontherapie je nach Befinden und Klinik gern bei 2–4 liegen. Wichtig ist es bei der Frau, eine höher dosierte Androgentherapie immer durch eine gut eingestellte HRT mit Estradiol und Progesteron zu begleiten. Das gilt im Übrigen auch umgekehrt.

S-Gesundheitstabelle: Testosteron gesamt (gT) und FAI bei der prä-/peri- und postmenopausalen Frau im Serum (absolute Zahlen, laborunabhängig vergleichbar)

- Frau › 40 Jahre: Ziel unter HT ist gern ein FAI von 2–4
- meist braucht man dafür, je nach SHBG ein gT um 0,4–0,5 ng/ml (ggf. sind auch 0,6 ng/ml »ok«).

Beispiel perimenopausale Frau, 45 J., mit Prog. in der 2. ZH, BE am 20. ZT, die Patientin fühlt sich schwach, müde und kraftlos:
gT von 0,15 ng/ml mit SHBG von 120 nmol/l = FAI nur 0,433

- Testo-Therapie sinnvoll.

Beispiel perimenopausale Frau, 48 J., mit einer Kombi-Pille seit 25 Jahren, die sich schwach und depressiv fühlt:
gT ‹ 0,01 ng/ml, SHBG 400 nmol/l, FAI = nicht zu berechnen, da gT nicht messbar (= null), 80 µg/dl

- Pille absetzen und Beginn Progesteron, ggf. E2 transdermal und DHEA, dann im Verlauf abwarten, was mit den Hormonen passiert.

Beispiel postmenopausale Frau, 55 J., unter HRT mit E2 und Progesteron und Testosteron-Therapie geht es ihr gut:

gT von 0,45 ng/ml mit SHBG von 62 nmol/l = FAI von 2,5

- O.k., Therapie weiter so.

Beispiel postmenopausale Frau, 70 J., ohne HRT, mit MetS, bisher keine Testo-Therapie, müde:
gT 0,3 ng/ml mit SHBG 25 nmol/ml = FAI von 4,1

- Bei dieser Frau würde eine Testo-Therapie zur Verbesserung ihrer Kraft keinen Sinn machen, denn durch ihr niedriges SHBG ist der freie Testo-Anteil und damit der FAI mit 4,1 sehr gut, erst recht für ihre 70 Jahre.

Hormontherapie für gesunde Knochen bei Männern

Auch Männer brauchen für den Erhalt der Knochengesundheit die Steroidhormone, allen voran das Estradiol (E2). Und bei einigen Männern baut sich auf dem Boden von Estradiol-Mangel bei Testosteron-Mangel der Knochen krankhaft ab.

Beim Vitamin D, den Cofaktoren Calcium, Magnesium, Bor und Vitamin K2, wie auch den weiteren für den Knochen wichtigen Nährstoffen Vitamin A, Vitamin C, B12 und Mangan und auch den SD-Hormonen, gilt für Mann und Frau das Gleiche. Beim Thema Steroidhormone habe ich bisher hauptsächlich die Frauen angeschrieben, einfach weil das Thema Knochenalterung uns – durch den Wegfall von E2 und Progesteron in unserer Lebensmitte – viel stärker betrifft. Von Osteoporose sind 25 % der über 65-jährigen Frauen betroffen. Bei den über 65-jährigen Männern sind es »nur« 6 %. Also ist das Thema bei Männern seltener. Trotzdem gibt es sie, die Osteoporose des Mannes, und sie wird, eben weil sie viel seltener ist, oft übersehen.[72]

Auch der Knochen des Mannes braucht zum Gesundbleiben Steroidhormone, allen voran das Estradiol (E2). Der Unterschied beim Mann ist, dass bei ihm das Hauptgesundmachhormon, das Testosteron (und damit auch das daraus entstehende knochenschützende E2 und E1), meist bis zum letzten Atemzug in relevant messbaren Mengen vorhanden bleibt. Das bedeutet, dass, abgesehen von einem besseren Knochenaufbau in der Jugend durch mehr Muskelmasse, auch der Abbau im Alter nicht so katastrophal verläuft, wie bei der Frau und trotzdem gibt es Männer, bei denen das nicht so gut läuft und der Knochen sich auf dem Boden von E2-Mangel bei Testo-Mangel »auflöst«.

Testosteron: für den Mann ein Gesundmachhormon

Ja, richtig gelesen: Bei Männern ist Testosteron (T) ein Gesundmachhormon mit großer therapeutischer Breite und nicht – wie bei den Frauen – ein Schlüsselhormon. Warum? Weil bei Männern – im Gegensatz zu Frauen – es für Testosteron lange, lange kein Zuviel gibt. Das, was an Vermännlichung bei uns Frauen bei zu hohen Dosierungen unerwünscht passiert, entspricht beim Mann einer guten Wirkung. Zum Vergleich: Frauen benötigen bei einem altersgemäßen Testosteron-Verlust für eine »gute« Testosteron-Therapie meist tägliche transdermale Dosierungen von etwa nur 1–4 mg, wogegen bei Männern mit einem absoluten Testosteron-Mangel in der Testosteron-Ersatz-Therapie (TET) als transdermale Dosierungen 40 –125 mg täglich eingesetzt werden, um die Beschwerden und die Testosteron-Werte gut einzustellen. Das Gel wird morgens auf gut durchblutete Haut aufgetragen, die nicht behaart ist: Hals, Dekolleté, Schultern und/oder die Innenseite der Arme. Den Testosteron-Mangel beim Mann kann man täglich transdermal mit einem Gel und parenteral alle paar Wochen auch mit einer intramuskulären (i.m.) Depotinjektion behandeln.

Wer wie oft wie viel braucht, ist genauso wie bei der Frau äußerst individuell. Unbedingt braucht man vor Beginn der TET eine urologische Untersuchung. Zum einen muss ein Prostatakarzinom ausgeschlossen werden und natürlich muss beim Mann je nach Alter auch ursächlich geschaut werden, warum es zum Testosteron-Mangel gekommen ist. Hier gibt es einige medizinische Themen, die abgeklärt und ggf. behandelt werden müssen.

Was der Mann genauso wie die Frau zur Unterstützung von Knochenaufbau nutzen kann, ist das Progesteron. Auch der Mann kann für den Knochenschutz 100 mg Progesteron zur Nacht einnehmen, wenn er z.B. nicht gut schlafen kann, der Blutdruck etwas erhöht ist und Stress eine Rolle im Leben spielt. Manchmal reichen beim Mann auch schon 50 mg aus, um den Schlaf zu optimieren und 100 mg werden als zu müde machend empfunden. Dann muss man halt die teureren handgefertigten Progesteron-Kapseln aus den Hormon-Apotheken verordnen, ansonsten können die Männer die Fertig-Progesteron-Kapseln aus den Apotheken nutzen. Aber Achtung: Es kann sein, dass, wenn Sie stolz Ihr Progestan-/Famenita-/Utrogest-100-mg-Rezept in der Apotheke einlösen wollen, der Apotheker denkt, dass Sie wahnsinnig sind, wenn Sie die »krebserregenden Hormone« für die Frau

Testosteron-Produkte

Gängige, fertige Testosteron-Produkte[73] aus der Apotheke sind:

Transdermal:

- Testogel Dosiergel, 16,2 mg/g Gel, 1 Pump enthält 20 mg
- TESTOGEL, 50 mg (Beutel)
- Testotop Gel, 62,5 mg (Beutel)
- Testotop Gel, 125 mg (Beutel)
- TESTAVAN, 20 mg/g Gel, 1 Pump enthält 23 mg
- Tostran, 2 % Gel (=20 mg/g Gel), 1 Pump enthält 10 mg

Man kann sich auch in speziellen Apotheken eine 10%ige Testosteroncreme oder ein Gel herstellen lassen. Beispiel St. Charles-Apotheke: 1 Hub 10%ige Testosteroncreme = 13 mg. 5 Hübe enthalten dann insgesamt 65 mg Testosteron, das entspricht in etwa 3 Pumps mit insgesamt 60 mg Testogel.

Depot-Injektion:

- 1000 mg Testosteron-Undecanoat (Nebido, alle 8–12 Wochen als i. m.-Injektion)
- 250 mg Testosteron-Enantat (Testosteron-Depot GALEN, alle 1–2 Wochen als i. m. Injektion)

nehmen wollen. Bleiben Sie cool, es wird noch sehr viel Zeit brauchen, bis draußen gewusst wird, dass Progesteron auch etwas ist, womit man den Mann unterstützen kann.

Wichtig hier zu verstehen ist, dass ich bewusst machen will, dass auch der Mann einen altersbedingten krank machenden Hormonmangel (von T, E2, E1 und auch DHEA) haben kann, unter dem der Knochen hin bis zur Osteoporose leiden kann. Relevant zu wissen ist Folgendes: Formal werden beim Mann nach Leitlinien nur bei zweimal gemessenem absolutem Gesamt-Testo-Mangel (< 3 ng/ml) die Kosten der Testosteron-Ersatz-Therapie (TET) von den Kassen übernommen. Auch wenn der Mann typische Testosteron-Mangel-Symptome hat, wenn die Gesamt-Testo-Werte noch in der Referenz liegen, übernehmen die Kassen die Kosten für die TET nicht. Ich finde das ungerecht und gemein, aber es ist so. Bitte deswegen nicht mit den Urologinnen und Urologen schimpfen, die können nichts für diese Geldregeln. Ich kann mir sogar vorstellen, dass selbst wenn eine Osteoporose vorliegt, das E2 und das E1 niedrig sind, das Gesamt-Testo aber nicht absolut erniedrigt ist, die TET nicht bezahlt werden wird. Bitte nehmen Sie dann einen Anwalt, gehen Sie zur Kasse und kämpfen Sie, weil in diesem Fall die TET aus medizinischer Sicht absolut indiziert und notwendig ist, um den Knochenabbau zu stoppen.

Welche Männer haben ein Risiko für Osteoporose?

Meist sind es eher sehr schlanke, eher etwas muskelverarmte, schlaksige, nicht zu viel essende Männer, die dieses Knochenschicksal ereilt. Das Risiko erhöht sich, wenn der Mann stark raucht oder geraucht hat und bei COPD länger Cortison nehmen muss oder musste. Glucocorticoide (Cortison), die auch im Rahmen anderer entzündlicher Erkrankungen regelmäßig genommen wurden, können dem Knochen geschadet haben. Auch wer eine Mutter mit schwerer Osteoporose hat oder hatte, sollte seine Knochengesundheit und seinen Hormonstatus überprüfen lassen, denn die Söhne dieser Mütter können diese Disposition erben. Eine weitere wichtige Risikogruppe für Osteoporose im Alter sind Männer, die über Jahrzehnte bestimmte HIV-Medikamente präventiv und kurativ nehmen und genommen haben.[74] Früher war AIDS eine tödliche Krankheit, heute haben Betroffene unter antiviraler Mehrfach-Therapie eine fast normale Lebenserwartung. Auch hier bitte die Ärzte um eine Knochendichtemessung (KDM) bitten, die Knochenabbau-Parameter und den Hormonstatus überprüfen lassen.

Bei Männern kann es unter der TET auch mal ein absolutes oder relatives Zuviel an Testosteron geben, das betrifft dann aber eher die Testosteron-Abbaustoffe Estradiol (E2), Östron (E1) und Dihydrotestosteron (DHT), alle drei Schlüsselhormone. Zu viel DHT kann bei entsprechender Genetik zur männlichen Glatze wie auch zur altersbedingten Prostatavergrößerung führen. Auch zu viel E2 und E1 sind ungünstig für die Prostata. Eine Östrogen-Dominanz beim Mann kann sowohl zu Prostataproblemen als auch zur ungewollten Brustentwicklung (Gynäkomastie) führen. Dieses Zuviel an E2 und E1 betrifft eher nur dickere Männer, die im Rahmen eines Metabolischen Syndroms zu viel Bauchfett haben. In diesem Bauchfett wird das Testosteron zu stark durch das Enzym Aromatase in E2 umgewandelt. Das soll aber jetzt hier nicht weiter Thema sein, denn erstens gäbe es auch dafür Lösungen und zweitens ist hier für die Osteoporose nicht das Zuviel an Testo das Problem, sondern das Zuwenig mit dann als Folge auch einem Zuwenig an E2 und E1, was dann eben auch bei Männern zum erhöhten Knochenabbau führt. Das Thema Osteoporose betrifft die Männer mit Bauch mit sehr hoher Wahrscheinlichkeit nicht, weil bei denen das E2 und das E1 eben nicht fehlen. Später mehr zum Testosteron (Seite 301).

Hormondiagnostik beim Mann für die Knochengesundheit

Wenn der Mann wissen möchte, wo er bei den Androgenen und Östrogenen steht, sollten folgende Laborwerte morgens früh bestimmt werden:

- Das Gesamt-Testosteron (gT) und das SHBG,
- daraus wird vom Labor der FAI berechnet,
- das freie Testosteron (fT), das fT kann man auch im Internet mit einer Formel berechnen[75],
- DHT, E2 und E1, FSH und LH und das DHEA-S.
- das Prolaktin (Hormon der Hypophyse), kann durch Stress oder durch ein Hypophysenadenom erhöht sein, was dann die Produktion von FSH und LH (aber u.a. auch TSH und ACTH) stören kann, was dann u.a. auch zu einem Testosteronmangel führen kann. Wenn eine gestörte Hypophysenfunktion die Ursache des Testo-Mangels ist, nennt man das einen sekundären Testosteronmangel. Wenn dagegen der Hoden die Ursache ist, nennt man das einen primären Testo-Mangel oder primären Hypogonadismus. Man kann auch beides haben.
- Zur Überprüfung der Prostatafunktion gehört dazu noch die PSA[76] gesamt (ggf. auch mit Bestimmung der freien PSA und dem Quotienten aus PSA frei und PSA gesamt[77]).

Zur Info: Nein, Testosteron macht keinen Prostatakrebs, das Gegenteil ist der Fall. Testosteron ist für eine gesunde Prostata wichtig und der Testo-Mangel fördert alle Probleme, die der alte Mann »normalerweise = altersgemäß« mit seiner Prostatafunktion hat. Für alle, die mehr wissen wollen: Über die therapeutische Anwendung von Testosteron gibt es von Dr. Thierry Hertoghe (Endokrinologe in Brüssel, Belgien) ein sehr gutes ausführliches Buch (Seite 379).

E2 und E1 dürfen für die Knochengesundheit beim Mann nicht fehlen. Wiederholt sehr niedrige Werte sollte man nicht so lassen, auch wenn das Testosteron noch knapp in der Norm ist, erst recht, wenn die Knochenabbau-Krankwerte erhöht sind und/ oder sich in der Knochendichtemessung eine Osteopenie zeigt.

Das FSH und das LH regulieren bei der Frau die ovarielle Funktion und beim Mann die Testosteron-Produktion in den Hoden. Bei der Diagnose »Testosteron-Mangel« lohnt sich der Blick auf diese beiden Hormone. Wenn diese erhöht sind (für das Testosteron ist vor allem LH wichtig), spricht das für ein Problem im Hoden, also einen primären Hypogonadismus. Es gibt aber auch die Situation, dass Testosteron fehlt und FSH und LH trotzdem normal niedrig sind, das würde für einen sekundären Hypogonadismus sprechen, also einen Testo-Mangel aufgrund von fehlender Stimulation von »oben«, z.B. durch eine hypophysär-hypothalamische Problematik. Hier muss dann ursächlich anders geforscht werden, was Sache ist.

Offizieller Referenzbereich
Testosteron gesamt (gT) im Serum, Labor A[78]

Gesamt-Testosteron (gT) Mann 3,0–9,0 ng/ml (Vergleich Frau um 0,4–0,5 ng/ml)

- Bemerkung: Bei Männern ist wichtig zu wissen, dass morgens bis zu 30 % höhere Testosteron-Werte als am Nachmittag gemessen werden. Meine Zielwerte gelten für morgendliche Werte.
- Ziel unter TET sind Werte im oberen Drittel der Referenz (6–9 ng/ml), ggf. auch höher, je nach SHBG, FAI, E2, E1 und DHT mit darunter Wohlbefinden des Mannes.

Offizielle Referenzbereiche
Testosteron frei (fT) im Serum, Labor A[80]

Freies	Kind	präpubertär	bis 1 pg/ml			
Testosteron	Mann	18–29 Jahre	8–30 pg/ml	Frau	18–29 Jahre	bis 4 pg/ml
(ft)		30–39 Jahre	7–26 pg/ml		30–59 Jahre	bis 3 pg/ml
		40–59 Jahre	5–21 pg/ml			
		ab 60 Jahre	4–16 pg/ml		ab 60 Jahre	bis 2 pg/ml

- Beim Mann macht es unter TET neben gT, SHBG und FAI auch Sinn, das freie Testosteron (fT) mitzubestimmen. Meistens erfolgt die TET-Einstellung auf sehr gute fT- und FAI-Werte. Über die Genauigkeit der fT-Messung wird in der Ärzteschaft durchaus kritisch diskutiert. Es kann Sinn machen, die fT-Messung mit einer Berechnung[81] zu überprüfen (Rechner finden Sie im Internet). Hier bekommt man mithilfe von SHBG und Albumin als Ergebnis den prozentualen Anteil des fT am gT ausgerechnet. Ziel unter TET sei es auf Werte von über 2 %, ggf. auch mehr, zu kommen. Ich bin bisher sehr gut mit der Bestimmung des fTs im Labor Augsburg zurechtgekommen, mein Gefühl war nicht, dass die vom Labor gemessenen fT-Werte »wackeln«. Machen Sie einfach beides (fT-Messung und fT-Berechnung), bis Sie ein Gefühl dafür bekommen, wie gut die Bestimmung des fTs in Ihrem Labor ist.
- Ziel unter TET beim Mann gern 20–25 pg/ml, je auch nach gT, SHBG und FAI (vor nächster Einnahme).
- Bei den Frauen messe ich das fT nicht, weil die Mengen bei Frauen so niedrig (einstelliger pg-Bereich) sind, dass damit die Verlässlichkeit der Bestimmung sehr anfällig wird. Der FAI reicht.

G-Gesundheits-Skala: Freies Testosteron beim Mann (› 50 J.) unter TET (ng/ml)
(absolute Werte, laborunabhängig vergleichbar, Referenzwerte je nach Geschlecht/Alter unterschiedlich)

Mangel	Testo-Hunger	geht so	TET	o.k.	eher nicht sinnvoll
5	16	20	25	30	→

Der Raum für die TET ist beim Mann groß (pinker Bereich). Die Indikation richtet sich nach der Klinik, dem Knochenzustand und anderen Diagnosen, der Höhe des FSHs und LHs und der Höhe der Testosteron-Abbauhormone E2, E1 und DHT.

Zielwerte für den Mann von E2, E1, FSH und LH:

- Estradiol (E2) Mann: bis 40 pg/ml, sinnvoll 20–30 pg/ml
- Östron (E1) Mann: 31,5–126 pg/ml, sinnvoll 30–60 pg/ml
- Follikel-stimulierendes Hormon (FSH) Mann: 1,5–20,0 mIU/ml, sinnvoll ‹ 10 mIU/ml
- Luteinisierendes Hormon (LH) Mann: 1,5–10,0 mIU/ml, sinnvoll ‹ 7 mIU/ml

Offizielle Referenzbereiche
Freier-Androgen-Index (FAI), Labor A[79]

		20–49 Jahre	ab 50 Jahre
FAI	Mann	20,4–104	21,6–77,1
	Frau	0,18–7,07	0,10–4,95

- FAI = Quotient aus Testosteron gesamt (gT) und SHBG x 346,7
- Ziel unter TET sind FAI-Werte um 60–80, immer natürlich individuell je nach Befinden und Verträglichkeit. Der FAI kann auch 100 sein, das ist nicht schlimm, wenn darunter E2, E1 und DHT klinisch keinen Unsinn machen. Wichtig ist hier, mit einem Urologen oder einer Urologin zusammenzuarbeiten. Vor Beginn der TET muss ein Prostatakarzinom ausgeschlossen werden. Es ist gesichert, dass die TET kein erhöhtes Risiko für das Prostatakarzinom mit sich bringt. Es darf unter Therapie nur kein Prostatakarzinom da sein.

Offizielle Referenzbereiche
DHEA-S (Dehydroepiandrosteron-Sulfat) im Serum, Labor A

				therapeutischer Zielwert unter HT mit DHEA
DHEA-S in µg/dl	Mann	35–44 Jahre	88,9–427,0	(gern um 300–400)
		45–54 Jahre	44,3–331,0	(gern um 250–350)
		55–64 Jahre	51,7–295,0	(gern um 200–300)
		65–74 Jahre	33,6–249,0	(gern um 200–250)
		ab 75 Jahre	16,2–123,0	(gern um 150–250)

- therapeutisch gesundes Ziel: um 300–400 µg/l
- DHEA-S ist ein Gesundmachwert, der im Laufe der Alterung ganz »normal« sinkt. Ein 80-jähriger Mensch hat in etwa nur noch 10 % von dem, was sie oder er mit 20 Jahren an DHEA-Produktion hatte.
- Diese Werte beziehen sich auf morgendliche »Blanko-Messungen« vor der nächsten DHEA-Einnahme. Wenn Sie aus Versehen 1–3 Stunden vor der Blutentnahme (BE) das DHEA eingenommen haben, ist das dann gern auch mal über der oberen Norm im Blut sichtbar. Nicht erschrecken. DHEA ist ein Gesundmachwert, der beim Mann eine noch größere therapeutische Breite hat. Männer haben von Haus aus etwas höhere DHEA-Werte als Frauen, deswegen liegen die Zielwerte bei den Männern auch etwas höher und deswegen sind die Therapiedosierungen bei den Männern auch etwas höher. Beim Mann fange ich je nach Mangel auch gern mal direkt mit 25 mg täglich an. Mehr als 75 mg täglich gebe ich in der Praxis selten, einfach, weil es nicht nötig ist. Unter DHEA-Therapie ist beim Mann auch ein Blick auf das E1 sinnvoll. Es soll unter DHEA nicht über 100 pg/ml steigen.

Überblick Knochenschutz: Diagnostik & Therapie

Sie haben nun einiges zur Gesunderhaltung Ihrer Knochen gelernt. Am Ende dieses umfangreichen Kapitels möchte ich Ihnen daher das Wichtigste für Ihre Knochenschutz-Präventionsstrategie zusammenfassen.

- Sie können jetzt anhand von Labor (Knochenabbau-Krankwerten) und KDM Ihren Knochenzustand aus der Gesundheit heraus objektivieren. Sie können nun mitdenken und mitbeobachten, ob sich im Verlauf Ihrer Alterung der Knochenzustand verbessert oder verschlechtert hat. Sie können auf sich und Ihren Knochen aufpassen.
- Sie können sich anhand Ihrer Daten und Fakten ungefähr einer Knochenrisikogruppe (Seite 74) zuordnen. Sie können nun selbst einschätzen, ob das Thema »Osteoporose« Sie betrifft und damit Ihre Lebensqualität im Alter bedroht ist oder nicht.
- Sie können in jedem Stadium (I–IV) Vitamin D & Cofaktoren einstellen, das ist für alles Mögliche sinnvoll (siehe *1. Buch Nährstofftherapie* und *2. Buch Praxisleitfaden*), vor allem aber ist das für den Knochenstoffwechsel essenziell.
- Wenn Sie in Gruppe II sind oder vor allem, wenn Sie in Gruppe III sind, wissen Sie nun, dass Sie selbst präventiv tätig werden müssen, da das System meist noch nicht greift. Wenn Ihr Frakturrisiko noch zu klein ist, dann empfiehlt die klassische Medizin aus verschiedenen Gründen noch keine spezifischen osteologischen Medikamente. Für so halb Gesunde sind diese Medikamente zum Großteil nicht erforscht und deswegen auch nicht zugelassen. Wenn etwas nicht zugelassen ist, wird es auch nicht bezahlt. Mein Gefühl ist, dass sich das in Zukunft für die osteologischen Medikamente noch ändern wird und man diese früher bei noch relativ Gesunden zur Prävention von schwerer Osteoporose einsetzen wird.
- In den Gruppen II und III gehören Sie nun zu denen, die es im Rahmen der Alterung ohne Hormone noch schwerer haben werden, den Knochen zu »halten«. Und wenn Sie lange leben, ist die Wahrscheinlichkeit groß, doch irgendwann bei schwerer Osteoporose mit dann doch eingetretener Fraktur osteologische Medikamente nehmen zu müssen.

Deswegen an alle Frauen folgender Rat: Überprüfen Sie Ihren Knochenzustand, bevor Sie entscheiden, die HRT nicht zu nutzen. Schauen Sie genau hin, was der Knochen macht oder nicht macht, mit und ohne HRT. Wenn Sie die HRT nicht nutzen können, ist das kein Untergang, es gibt doch so viele andere Säulen, um den Knochen zu unterstützen. Erstmal sollen die, die es können, die HRT ohne Angst und Sorge in Betracht ziehen, damit die Thematik etabliert, erforscht und vom System besser zur Verfügung gestellt wird. Es müssen auch die Haus- und alle Facharztpraxen um die Problematik der Wechseljahre wissen.

An die Männer der folgende Rat: Denken auch Sie je nach Kontext an Ihren Knochen, vor allem, wenn Sie sehr schlank sind und Ihre Mutter, Tante oder Schwester eine schwere Osteoporose hat oder hatte, müssen dahingehend die Alarmglocken klingeln. Lassen Sie eine KDM machen und überprüfen auch Sie Ihre Knochen-Krankwerte und Ihren Hormonstatus. Schließen Sie einen Testo-Mangel (und ein niedriges E2 und E1) aus. Sie können nun selbst mitdenken und einschätzen, wo Sie stehen. Ggf. müssen Sie um Ihre TET kämpfen, die Argumente habe ich Ihnen zur Verfügung gestellt. Auch wichtig bei Ihnen ist, dass Sie Ihre Gefäßkrankwerte überprüfen müssen. Wenn Sie eine manifeste Osteoporose und bspw. ein positives Lp(a) haben, dann müssen Sie das LDL medikamentös senken und eine KHK ausschließen lassen.

Nun zur Gruppe IV: Mit einer schweren Osteoporose mit hohem Frakturrisiko und/oder schon mit Zustand nach einer oder mehreren Frakturen sind Sie bedroht, ein Pflegefall zu werden mit einer schlechten Lebensqualität voller Schmerzen. Das IST statistisch so, tut mir leid. Sie müssen jetzt ergänzend zu Ernährung, Kraftsport und NHT auch etwas »Unnatürliches« tun. Das natürliche Körpereigene (auch nicht die NHT) reicht nicht mehr aus, um Sie zu stabilisieren und vor Gebrechlichkeit zu schützen, denn Sie sind schon gebrechlich, auch wenn Sie das noch nicht fühlen. Sie müssen die Medikamente nutzen, die es in der Osteologie gibt, und die Ihnen dann im System zur Verfügung gestellt werden. Viele Frauen haben zu große Angst vor Medikamenten, das ist nicht angemessen. Das mag in jungen und fruchtbaren Jahren klug gewesen sein (um das Kind bei einer evtl. Schwangerschaft zu beschützen), aber ab 50 Jahren ist das nicht mehr klug, wenn Sie ernsthaft altersbedingt betroffen sind, weil Sie u. a. dank Hightech-Medizin statistisch noch 30–40 Jahre leben. Bleiben Sie rational und lösungsorientiert, seien Sie vernünftig und suchen Sie sich jemanden, dem Sie vertrauen und mit dem Sie die Behandlung durchführen.

Für alle Expertinnen und Experten zum Schluss: Ich weiß, dass es noch viel mehr gibt, was man funktionell, regulatorisch, sport- und ernährungsmedizinisch im Verhalten, Machen, Denken und Tun verändern kann, um den Knochen gesund zu halten oder wieder zu stärken, wenn er denn dünner geworden ist. Aber darum geht es hier nicht. Mir ist wichtig, eine Verbindung zwischen den Menschen, ihrer Biochemie und dem bestehenden Gesundheitssystem mit seinen Möglichkeiten und Akteuren zu schaffen. Es kann nicht sein, dass Knochenschutz das Privatvergnügen Einzelner bleibt. Ich will, dass Sie unsere ärztliche Sprache, die medizinischen Denkweisen und die wirtschaftlichen Rahmenbedingungen, denen wir im System folgen müssen, begreifen und lernen, damit für sich kurativ und präventiv zu arbeiten. Sie müssen die Diagnostik besser verstehen, um daran Ihre Therapie auch objektivieren zu können und die Diagnostik ist im System vorhanden, sie wird nur nicht oder nicht sinnvoll ultra- und primär-präventiv genutzt. Die Fähigkeit, sich diagnostisch besser einschätzen zu können, wo man steht, gibt die Sicherheit, die Sie auf Ihrem Therapieweg benötigen. Wenn die Krankwerte unten bleiben und in der Bildgebung der Befund stabil bleibt oder sogar besser wird, machen Sie mehr richtig als falsch, egal, was Ihnen erzählt wird. Verstehen Sie? Das ist das Wichtigste.

Ein Punkt noch – wenn Sie eine schwere Osteoporose haben, nutzen Sie das System: Es mag sein, dass unser System noch schlecht dasteht, was die Ultra- und Primär-Prävention betrifft, aber was mir auffällt ist, dass das, was das System grandios kann, nämlich Krankheiten behandeln, nicht wirklich von Ihnen allen gut genutzt wird. Es wird zu viel misstraut und geschimpft. Bitte, ich weiß, dass da draußen noch vieles nicht so läuft, wie Sie und ich uns dies wünschen, aber wenn Sie schwerkrank sind, haben wir ein funktionierendes System. Das Problem ist, dass die Osteoporose so still ist, genauso wie die Arteriosklerose, eine Niereninsuffizienz und eine Fettleber. Das tut nicht weh und trotzdem ist es für die spätere Zukunft schlimm. Eine schwere Osteoporose mit Fraktur (»Knocheninsuffizienz« im Endstadium) ist vergleichbar mit terminaler Niereninsuffizienz mit Dialyse, fortgeschrittener Demenz mit Pflegebedürftigkeit (»Gehirninsuffizienz«), Herzinsuffizienz Stadium NYHA IV, Leberversagen und schwere Depression mit misslungenem Selbstmordversuch. Ich weiß, das liest sich schlimm, aber es ist so, eine schwere Osteoporose mit Fraktur ist das chronische, aber dann irgendwann absolute Totalversagen des Organs »Knochen«. Das kann »nur« ein Deckplatteneinbruch eines Wirbelkörpers sein, das merken Sie nicht akut, es ist ein komischer diffuser Schmerz, der dann nicht mehr weggeht, egal, was Sie an Physiotherapie oder Massagen machen. Sie müssen das nun ernst nehmen und das Gute: Das System kümmert sich um diese Krankheiten, wenn Sie es denn auch zulassen. Jetzt kein »Aber«, ich weiß, dass es da noch viele Hürden gibt, aber die wichtigste Hürde war Ihre Unwissenheit und die ist jetzt behoben. Sie haben nun Wissen, um Ihren Knochenzustand einzuschätzen und um ihn, egal, wo er steht, gesund zu halten oder zu beschützen – nutzen Sie das.

Zusammenfassung zu den Therapieoptionen für die Knochengesundheit

Therapie	Bemerkungen
Nährstoff- und Hormontherapie (NHT)	
Basis-Knochenschutz mit Vitamin D & Cofaktoren	• Vitamin-D-Therapie, Ziel: optimale D-Ratio von 0,5 (‹ 1,0) • Calcium i. S. und i. VB, Magnesium i. VB, Bor, Vitamin K2 (anhand des ucOCs) auf therapeutische Zielwerte einstellen (siehe *2. Buch Praxisleitfaden*)
weitere wichtige Knochenschutz-Nährstofftherapie (NT)	• B12 (mit Homocystein ‹ 10, optimal 7–8), Vit. C, Vit. A, Mangan auf satte therapeutische Zielwerte einstellen. • Sinnvoll ist auch ein gutes Gesamteiweiß von 7,0–7,5 g/dl, was man aber nur begrenzt durch die Ernährung und NHT beeinflussen kann; ggf. machen je nach AA-Diagnostik auch einzelne Aminosäuren Sinn. Wichtig ist es, für die Proteinsynthese in Muskeln und Leber genügend anabole Hormone zu haben (u. a. fT3, DHEA und Testo). • Omega-3-Fette (EPA & DHA): auf einen Omega-3-Index von 11 % (9–12 %) einstellen (Seite 281). • Kreatin: Dieses kleine Molekül bringt die Energie zu den Muskeln. Drei bis 5 g/d sind damit auch für den Knochen sinnvoll, vor allem, wenn kein Fleisch und kein Fisch gegessen werden. Bitte woanders die Details nachlesen, darüber gibt es schon viele Infos und ich kann den Bedarf nicht direkt ausmessen.
Knochenschutz-Hormontherapie (HT)	• Frau: HRT mit Estradiol (S) transdermal und Progesteron (G) oral. Einstellung erfolgt klinisch mit Laborkontrolle auf möglichst optimale (S) und satte Werte (G), sodass Knochenabbau-Krankwerte sinken. • Frau: Therapie mit DHEA(G) oral/transdermal und Testosteron (S) transdermal. Einstellung erfolgt klinisch mit Laborkontrolle auf »jüngere« optimale Spiegel, sodass z. B. das Gesamteiweiß steigt. • Mann: Testosteron (G)-Therapie (TET) transdermal/als i. m. Injektion. Einstellung erfolgt klinisch mit Laborkontrolle auf möglichst satte therapeutische freie Testo-Zielwerte und optimale E2- und E1-Werte, sodass wichtige Krank- und Schlüsselwerte sinken bzw. sich optimieren. • Mann: Therapie (HT) mit DHEA oral. Einstellung erfolgt klinisch mit Laborkontrolle auf möglichst satte »jüngere« therapeutische Zielwerte. • Frau & Mann: Je nach Labor, optimale Einstellung (HT) von fT3, ggf. auch mit Thybon, wenn die Selen-Therapie nicht ausreicht, um die zelluläre Konversion von T4 auf T3 zu stärken. Achtung: Oft sinkt unter einer wirksamen T3-Therapie das TSH auf Werte unter 0,5 oder sogar 0,0. Keine Sorge, das ist nicht schlimm für den Knochen, wenn fT3 und fT4 morgens »blanko« in der Norm sind und die Knochenabbau-Krankwerte nicht erhöht sind. Nur unter der Monotherapie mit T4 (L-Thyroxin) sollte ein TSH von ‹ 1,0 (mit zu hohem rT3) vermieden werden.

Therapie	Bemerkungen
Pharmakologie mit spezifischen osteologischen Medikamenten	
Indikation zur spezifisch osteologischen Therapie besteht bei: • ausgeprägter Osteoporose mit einem stark erhöhten Frakturrisiko und • Osteoporose mit schon Zustand nach Fraktur (jede Fraktur ab dem 50. LJ zählt) Bei einer schweren manifesten Osteoporose benötigen Sie osteologisch erfahrene Kolleginnen und Kollegen, die je nach Alter, Geschlecht, Befund und Begleitdiagnosen die richtige und lebenslange Sequenztherapie einleiten und über viele Jahre kontrolliert fortführen. Es ist wirklich sehr komplex, wie man in welcher Dosis, Reihenfolge und Dauer die verschiedenen Medikamente für Sie einsetzen muss und kann. Da braucht es Wissen und viel Erfahrung, um die Therapie über Ihre verbleibende Lebensspanne komplett durchzudenken.	**Antiremente, die den Knochenabbau hemmen (oral, i. v., s. c.):** • Bisphosphonate (alle auch als Generikum erhältlich): – oral: Alendronat (Fosamax), Risedronat (Actonel) – intravenös (i. v.): Ibandronat (Bonviva) und Zolendronsäure (Aclasta) • SERMs (selektive Östrogen-Rezeptor-Modulatoren) wie Raloxifen (Evista) sind orale Medikamente, die die positiven Wirkungen von Östrogen am Knochen nachahmen, selbst aber keine Hormone sind. • Denosumab (Prolia) als subkutane (s. c.) Injektion beinhaltet als Wirkstoff einen spezifischen Antikörper (Biologikum), der die Osteoklasten und damit den Abbau hemmt. Wichtig: Denosumab darf man nicht einfach so absetzen, denn das Absetzen hat einen schnellen und schweren Knochendichteverlust zur Folge. Wenn man die Therapie damit, warum auch immer, beenden will, muss man im Anschluss eine abschließende Therapie mit Bisphosphonaten (i.v.) durchführen. Bitte ein Aufhören der Einnahme von Osteoporose-Medikamenten genau mit Ihren Ärzten besprechen, nicht das Denosumap (Prolia) einfach weglassen. • Calcitonin-Nasenspray (wird – warum auch immer – nur selten gegeben) **Osteoanabole osteologische Medikamente, die den Knochenaufbau fördern (s. c.) sind bisher nur zugelassen nach schon stattgehabter Fraktur:** • Parathormon-Analoga, wie Teriparatid (Forsteo) und Abaloparatide (Eladynos) als s. c. Injektion regen die knochenaufbauenden Osteoblasten an und fördern so den Knochenaufbau. • Romosozumab (Evenity) als s. c. Injektion ist ebenfalls ein Biologikum und weist eine doppelte Wirkung am Knochen auf. Einerseits wird, wie bei den Bisphosphonaten und Denosumab, der Knochenabbau gehemmt. Andererseits regt Romosozumab die Bildung neuer Knochensubstanz an.
wichtige weitere therapeutische Optionen, um die Knochengesundheit zu unterstützen	• Ernährung mit Fokus auf den Proteingehalt • Kraftsport mit Fokus auf Muskelaufbau/-erhalt, am besten mit sportmedizinischer Unterstützung (Infos gibt es z. B. beim jeweiligen Landessportbund), Vibrationsplatten, Gewichte tragen etc. • Zu diesen beiden Themen (Ernährung & Sport) gibt es so viele Infos, das bespreche ich hier nicht. NHT, Ernährung & Sport und ggf. eine spezifische osteologische Therapie sollen sich ergänzen. • Vermeidung einer längeren Therapie mit Cortison sowie Magensäureblockern • Die Pille (wegen des antiandrogenen Gestagens) nicht so lange nehmen und ab 35–40 J. andere – nicht orale – Verhütungsmethoden nutzen. • Diäten mit Verlust von Muskelmasse vermeiden, vor allem in der Jugend und im jungen Erwachsenenalter (sonst wird der Knochen nicht gut aufgebaut) und im Alter (sonst überwiegt der Abbau).

4. Kapitel

Gefäßgesundheit (Arterien) schützen

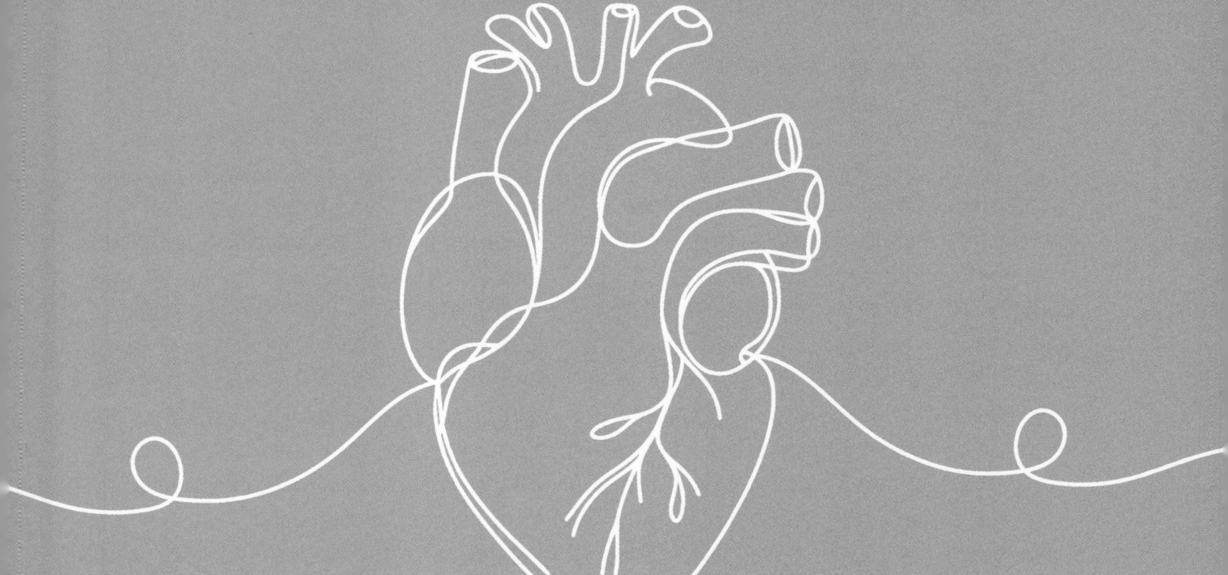

Diagnostik zur Gefäßgesundheit

Wenn Sie bis ins hohe Alter gesund und fit sein wollen, müssen Sie außer lebendigen Knochen auch noch gesunde Gefäße haben. Umgekehrt formuliert: Ihre Arterien dürfen nicht verkalkt sein, auch wenn das altersgemäß »normal« ist.

Das zweite elementare »innere« Präventivthema ist die arterielle Gefäßgesundheit. Und diese betrifft, wie die Osteoporose, den gesamten Körper. Hier heißt der altersbedingte Prozess, den es zu vermeiden gilt, nicht Osteoporose, sondern Arteriosklerose, eine Durchblutungsstörung durch verengte, verkalkte Arterien. Osteoporose müssen wir vermeiden, weil diese zu Frakturen und pflegebedürftiger Gebrechlichkeit führt. Arteriosklerose hat im weitesten Sinne Organversagen (Herz- und Niereninsuffizienz und pflegebedürftige Demenz) zur Folge und auf dem Weg dahin akute Ereignisse wie Herzinfarkt, Lungenödem, Dialysepflichtigkeit und Schlaganfall. Auch andere »Gefäßorte« oder »Gefäßbetten« sind oder können von arteriosklerotisch bedingten Durchblutungsstörungen im Rahmen der Alterung betroffen sein, wie die Gefäße von Augen, Ohren, Muskeln, Penis, Beinen und/oder Darm mit als Folge: Sehverlust, Schwerhörigkeit, Tinnitus, Muskelschwäche, Impotenz/erektile Dysfunktion, Gehstörungen, offene Wunden an den Beinen und Füßen, Verdauungsprobleme und Malabsorption.

Arteriosklerose vermeiden

Die Arteriosklerose ist wie die Osteoporose ein »Ganzkörperprozess«, der individuell je nach Genetik und Epigenetik bestimmte »Orte« schlimmer oder schneller betrifft. Das bedeutet, dass, wenn Sie an einem Gefäßsystem sehr schwer verkalkt sind, die Wahrscheinlichkeit sehr groß ist, dass auch schon andere »Gefäßbetten« betroffen sind. Genauso wie auch nie ein einzelner Knochen isoliert von der Osteoporose betroffen ist, sondern alle Knochen in Wahrheit mitbetroffen sind. Nur an den tragenden Stellen ist das dann fürs Leben und Überleben relevanter und/oder folgenreicher oder auch nicht. Eine Verkalkung ist in einem Gefäßbett, wo es viele »Straßen nach Rom« gibt, »egal«, aber wenn eine Hauptstraße, wo es keine Umgehungsstraßen gibt, sich mehr und mehr verengt oder gar plötzlich verschließt, dann stirbt das von dieser Hauptstraße (= Metapher für eine wichtige Arterie) versorgte Gebiet ab. Erst dieser absolute Hauptstraßen-Verschluss (z. B. Herzinfarkt) tut weh oder wird von Ihnen klinisch bemerkt. Oft ist das dann sogar auch ein lebensbedrohlicher Notfall. Den Prozess der schleichenden Gefäß-*Ver*kalkung spüren wir ebenso wenig, wie den Prozess der stillen Knochen-*Ent*kalkung.

Basis für gesunde Arterien sind gesunde Knochen

Sie merken, worauf ich hinauswill. Ja, genau, Osteoporose und Arteriosklerose sind Hand in Hand arbeitende Alterungsprozesse. Für die hat jede und jeder von uns genetisch ein unterschiedlich hohes Risiko oder, provokativ formuliert, ein unterschiedlich hohes »Talent«. Es kann nicht jede bzw. jeder gleich gut oder schlecht Osteoporose mit 60 oder 70 Jahren und es macht nicht jede bzw. jeder Arteriosklerose bis 60 oder 70. Manche haben Glück: Die Genetik ist gut und epigenetisch wurde vieles gut gemacht (*Big Five*), dann reicht ein super gesundes Verhalten, um bis 90 relativ fit und gesund zu sein. Aber viele Menschen haben dieses genetische Glück nicht und viele haben vielleicht auch erst Ende 40 oder in den 50ern angefangen, die Lebensweise gesund zu gestalten; und selbst wenn Sie heute nicht mehr rauchen, haben die gelebten 20 Packungsjahre an den Gefäßen schon bleibende Folgen hinterlassen.

Egal, was Ihre Geschichte ist, ich möchte, dass Sie mit diesem Buch begreifen, dass frühe Stadien von Knochen- und Gefäßschäden für Ihre persönliche ZUKUNFT nicht egal und erst recht nicht »o.k.« sind, auch wenn das System noch nichts macht und das altersbedingt normal ist. Wenn Sie mit einem erhöhten Risiko für die Arteriosklerose-Entstehung noch eine statistische Lebenserwartung von mehr als 10 Jahren haben, dann sollen Sie sich ab jetzt darum kümmern, das Risiko für einen Progress zu senken. Im Gesicht wollen Sie ab 40, 50 oder 60 ja auch für Ihr Alter »gut« aussehen. Warum soll das an den Gefäßen und am Knochen egal sein? Warum soll in Ihrem Inneren, da wo Gesundheit lebenswichtig ist, der frühe Verfall nur beobachtet werden? Warum soll das »o.k«. sein? Ich behaupte, dass das ein Fehler ist, und, dass es für eine wirksame und spezifische Risikosenkung mehr braucht als die pauschale Empfehlung fünfmal am Tag Gemüse zu essen, Sport zu machen und seinen Stress zu reduzieren.

Wenn Sie beginnen, am Knochen »loszulassen« und an den Gefäßen zu »verdicken«, müssen Sie spezifisch tätig werden, wenn Sie im Alter auf Organebene nicht chronisch krank sein wollen. Ja, das System zahlt das so, wie ich es hier fordere, (noch) nicht. Aber das wird mich jetzt nicht hindern, Ihnen zu verraten, wie es geht, früh und vorbeugend auf seine Gefäße und den Knochen aufzupassen. Auch bei der Gefäßgesundheit gibt es so wie beim Knochen Indikator-Krankwerte und, wenn die erhöht sind, dann ist das zwar für Ihr Morgen egal, aber wenn Sie damit noch 30 oder 40 Jahre gefäßgesund leben wollen, ist es unrealistisch zu glauben, dass es schon gutgehen wird. Nein, wird es nicht, weil Herz und Nieren und vor allem das Gehirn da nicht mitspielen. Ja, bei Herz- und Nierenkrankheiten oder -Insuffizienzen oder auch -Versagen kann man in der Hightech-Medizin wahnsinnig viel machen, aber beim Gehirn und seinem Versagen (Altersdemenz) kann man in der Hightech-Medizin noch nichts Spezifisches machen, deswegen nimmt die Demenz auch so zu, weil wir an allem anderen nicht mehr so schnell oder gar nicht mehr sterben. Es werden Demenz-

Medikamente kommen, aber das dauert noch. Am 15.4.2025 wurde ein Medikament (ein Antikörper namens Lecanemab) in der EU zugelassen, das bei manchen Betroffenen im Alzheimer-Frühstadium die Progression der zugrunde liegenden Prozesse der Demenz verlangsamen soll. Es wird über starke Nebenwirkungen berichtet und es darf auch nur denjenigen gegeben werden, die keine oder nur eine Kopie von ApoE4, einer bestimmten Form des Gens für das Protein Apolipoprotein E, haben.

Unser Krankensystem ist teuer, wir geben sehr viel Geld aus, um Krankheiten zu behandeln, und wir geben wenig Geld aus für Prävention und Schutz vor Krankheiten. Und obwohl wir in Europa am meisten Geld für die »Gesundheit« ausgeben (50% mehr als das durchschnittliche EU-Land), steigt bei uns nach einer OECD-Studie die Lebenserwartung langsamer als z. B. in Spanien, Frankreich und in der Schweiz. Die Menschen in Deutschland kommen akut erst sehr krank und alt in die Hightech-Kliniken. Dort werden sie supergut und sehr teuer auf Intensivstation mit allem Pipapo verarztet und »gerettet«, aber die Körper sind so kaputt, dass das Leben meist schon vorher, aber erst recht danach ohne aufwendige Pflege nicht mehr möglich ist. Diese Menschen sind zu spät gekommen, um ihnen wirklich helfen zu können, sie sind so krank, dass sie gar nicht mehr in der Lage sind, wieder gut leben zu können. Es muss uns als Gesellschaft gelingen, die Abläufe in der ambulanten und stationären Inneren Medizin zu verbessern. Die Menschen müssen internistisch früher behandelt werden. Wir brauchen eine frühere Beratung, Aufklärung und auch INTERVENTION bei diesen beiden inneren altersbedingten Prozessen: Die Knochen müssen stabil bleiben oder früher stabilisiert werden und für die Gefäße gilt das Gleiche.

Mit gesunden Gefäßen und stabilen Knochen ist die Zukunft rosiger

Wenn Sie auf Knochen und Gefäße achten mit einer gesunden Ernährung und einem freudvollen, bewegten Verhalten mit ergänzend dazu je nach Labor Nährstoff- und Hormonmedizin, dann sind viele Probleme und Folgekrankheiten in Zukunft nicht möglich. Bitte auch die Pharmakologie nutzen, wenn das Verhalten und die NHT nicht reichen, um Sie zu beschützen. Je älter wir werden, desto schwieriger ist es, mit den sanften Methoden und Selbstheilungskräften den Verfall zu stoppen. Seien Sie nicht naiv und objektivieren Sie, wo Sie stehen. Und nein, ich bekomme von den Pharmafirmen, den Nährstoffherstellern und den Laboren nichts, dass ich das hier schreibe. Die Pharmaka sind nicht böse, auch nicht Hormone und Nährstoffe, das sind Tools, um den Körper in diesem Leben, mit dem Alltag, mit der Umweltverschmutzung, mit dem Stress, mit der Genetik und Epigenetik, wie sie eben ist, zu unterstützen. Genauso, wie Sie Brillen, Hüft- und Zahnimplantate, Dialyse, Katarakt-OPs, Herzschrittmacher-OPs und Chemotherapie ja auch nutzen, wenn es denn sein muss.

Prävention muss gesund erfolgen

Das Problem: In der Prävention gelten andere Regeln für das, was sein muss. Dieses »Das-muss-sein« folgt nicht auf Leid oder Schmerz, so wie in der kurativen Medizin. Sie putzen doch nicht Ihre Zähne, weil Sie Zahnschmerzen haben, und Ihre Kinder gehen nicht in die Schule, weil sie Bildungsnot-Bauchweh haben. Medizinische Prävention bedeutet, etwas gesund zu tun, um später nicht zu leiden. Deswegen gilt bei der Alterung an Knochen und Gefäßen, das Argument »aber ich fühle mich doch gut« nicht! Sie müssen bei gutem Gefühl Ihren innerlichen Stoffzustand überprüfen. Wenn die Ärzteschaft sagt, dass alles »o.k.« ist, sind Sie nur nicht in Not, aber ob Sie wirklich gesund sind oder doch schon altersgemäß auf dem Weg zur Krankheit, ist damit nicht gesagt. Ich gebe Ihnen mit dem Wissen aus diesem Buch nun die Möglichkeit, da genauer hinschauen zu können.

Prävention ist eine Maßnahme aus der Gesundheit heraus, um entweder gesund zu bleiben oder auch, um wieder fitter und stärker zu werden. Wir machen gesund oder halbgesund Prävention, ohne Schmerz und Leid, weil wir vorsorgen, gestalten, aufbauen und Unglück verhindern und vermeiden wollen. Das ist nur in der Inneren Medizin so früh noch nicht üblich, aber wenn Sie bei schon vorhandener Arteriosklerose und Osteoporose warten, bis es weh tut, ist die Chance für Prävention über 20–30 Jahre verpasst worden. Das ist so, als würden Sie warten, bis der Zahn tot ist, und dann fangen Sie an, Zähne zu putzen und Zahnhygiene zu betreiben. Das ist zwecklos. Um zu wissen, ob Sie neben »osteoporotischem Talent« auch noch durch »arteriosklerotisches Talent« bedroht sind oder nicht, erkläre ich Ihnen nun im Folgenden. Sie erfahren, wie Sie selbst besser einschätzen können, wo Sie aus der Gesundheit heraus für Ihre Gefäßzukunft hochgerechnet stehen. So wie bei der Knochengesundheit gibt es als diagnostische Hinweise und Kriterien zum einem viele Krankwerte (nicht 2, sondern mit Blutdruck mindestens 9) und ergänzend dazu werde ich Ihnen auch Tipps zu den Möglichkeiten der Bildgebung geben. Mit den Infos können Sie dann besser einschätzen, ob Sie wirklich, so wie beim Knochen, auch hier auf NHT und vor allem auch auf Pharmaka verzichten können.

Bevor ich auf die gefäßassoziierten Krankwerte *im* Blut eingehe ein paar Worte zu einem der allerwichtigsten, arteriellen Gefäß-Schlüsselwerte oder auch vaskulären (Gefäße betreffenden) Risikofaktor überhaupt: dem Blut*druck*.

Blutdruck ist *der* Schlüsselwert des Herz-Kreislauf-Systems

Ich mache es kurz: Bitte, wenn der Blutdruck im Alter steigt, behandeln Sie den mit Blutdrucksenkern, wenn es Ihnen in 6 Monaten nicht gelingt, ihn wieder zu senken, durch was auch immer bei Ihnen Sinn macht. Lifestyle spielt eine große Rolle, ja stimmt, aber Alterung und Genetik auch, und deswegen kann es sein, dass Sie sich auf den Kopf stellen können und trotzdem geht der Blutdruck nicht herunter. Bluthochdruck ist eine Volkskrankheit, fast jeder Dritte in Deutschland hat die Diagnose Bluthochdruck, das sind 20–30 Millionen Menschen.[82] Das ist keine Krankheit, die nur selbstverschuldet vorkommt. Es ist ein altersbedingtes sehr häufiges Geschehen, was u. a. auch damit zusammenhängt, dass Gefäße steifer werden und Nieren altern. Da können Sie dann nichts machen. Ich will darüber nicht streiten, ich will nur, dass Sie Bluthochdruck behandeln; und dann, wenn Sie das Wunder vollbringen, und er sinkt durch perfektes Verhalten, Essen, Atmen, Schlaf, Sport, was weiß ich, dann setzen Sie den Blutdrucksenker eben wieder ab.

Bluthochdruck ist der Arteriosklerose-Risikofaktor Nr. 1

Viele wissen nichts von ihrem Bluthochdruck (arterielle Hypertonie), weil sie nicht messen, aber viel schlimmer, viele von Ihnen wissen um den zu hohen Blutdruck, aber Sie nehmen den einfach nicht ernst. Das ist ein Fehler, denn der zu hohe Blutdruck ist der Risikofaktor Nr. 1 für Krankheiten von Herz, Nieren und auch Gehirn. Sie müssen den zu Beginn schon ernst nehmen und auf gesunde optimale Werte einstellen bzw. *halten*. Die Gefäße leiden, wenn da an der inneren Gefäßwand (Intima) immer »jemand« an die Wand hämmert, das mögen die großen und kleinen Arterien nicht. Aber auch andere Gefäßstrukturen wie bspw. die glomeruläre Basalmembran in den Nierenglomeruli (das sind die Waschmaschinen, die Ihr Blut waschen), leiden unter zu hohem Blutdruck. Jede Niere hat je 1 Million von denen und diese Gefäßfiltermembranen gehen bei zu hohem Blutdruck kaputt. Nicht morgen, aber nach 20 Jahren Bluthochdruck sind die Nieren »fertig«, wie Ihr Kotflügel, wenn Sie mit dem immer gegen die Garagenwand fahren.

Meine Erfahrung ist, dass bei Frauen der Hauptgrund für das Ignorieren des Bluthochdrucks die Angst vor Medikamenten (und »Vergiftung«) ist und bei Männern die Haltung, dass der Arzt übertreibt und dass man das auch ohne Medikamente schaffen wird. Bitte, beide Gedanken sind Unsinn: Ein unbehandelter Bluthochdruck wird einen Preis haben, sicher. Sie müssen nur alt genug werden. Schauen Sie auf die Eltern, Onkel und Tanten, Großeltern. Wenn die Bluthochdruck hatten/haben, dann gibt es da eine familiäre Genetik. Schauen Sie hin, woran sind die Vorfahren erkrankt und gestorben? Herz? Schlaganfall? War jemand an der Dialyse? Und welche anderen Risikofaktoren spielen in Ihrem Risikoprofil für die Gefäße noch eine Rolle? Diabetes? Cholesterin? Wenn Ihr Bluthochdruck im Rahmen eines Metabolischen Syndroms auftritt, dann haben Sie weitere Risikofaktoren und Ihr Risiko, mit 60 oder 70 einen Herzinfarkt oder Schlaganfall zu bekommen, steigt. Schauen Sie genau hin, wenn Sie nicht tun, was die Ärztinnen und Ärzte sagen, und dann entscheiden Sie, ob Sie sich das auf Dauer leisten können, keine Therapie zu machen. Je nach Summe und Kontext reicht ab einem bestimmten Punkt die Verbesserung des Lifestyles nicht mehr aus, um Sie vor den Krankfolgen im Alter zu bewahren. Das Gute: Hier bei den Gefäßen ist – im Gegensatz zu den Knochen – das System mit Leistungen da, es bezahlt alles Mögliche, und das Volk, also Sie und andere nutzen es nicht. Ich hoffe, dass sich das in Zukunft – mit diesem Buch – ändern wird. PS an die Männer: Das erste Zeichen für Gefäßschaden durch Bluthochdruck ist sehr oft die IMPOTENZ, nur so, falls Sie gedacht haben sollten, dass das egal ist, was Ihnen mit 50, 60, 70 oder 80 Jahren passiert.

Welcher Blutdruck ist gesund?

Der normale Blutdruck (BD), wenn wir gesund und jung sind, ist 110/70 mmHg, maximal 120/80 mmHg. Bei vielen Frauen ist er in jungen Jahren sogar nur 100/60 mmHg. Gewöhnen Sie sich bitte gar nicht erst an 130/80 mmHg oder mehr. Für uns Frauen ist 130/80 mmHg schon nicht mehr normal, das ist schon erhöht im Vergleich zu früher. Und viele Menschen spüren diesen inneren höheren Druck in Form von »sich gestresst fühlen«. Mein Rat: Senken Sie den Blutdruck, ggf. auch mit einer kleinen täglichen Medikamentendosis eines Sartans, z. B. Candesartan 4 mg (oder 8 mg) oder Valsartan 80 mg morgens oder abends, je nach Blutdruckverlauf und schauen Sie, ob Sie sich nicht doch »entspannter« fühlen. Auch eine kleine Dosis Amlodipin 2,5 mg (ein Calciumantagonist, gibt es als 5-mg-Tablette, diese halbieren) morgens oder auch zur Nacht wird super vertragen und senkt den BD um etwa 10–15 mmHg, das reicht oft schon aus, vor allem bei Frauen. Beide Medikamente lassen sich auch sehr gut kombinieren. Wenn Sie dann 5–10 kg abgenommen haben oder mit Yoga und 100 mg Progesteron in der 2. Zyklushälfte zur Nacht wieder besser schlafen und der Blutdruck wieder runtergeht, dann können Sie jederzeit (!) den Blutdrucksenker wieder reduzieren oder auch absetzen.

Sie können die Medikamente in dieser niedrigen Dosierung auch nur in stressigen Phasen nutzen (wie einen Sonnenschutz). Sie werden nicht abhängig und die Nebenwirkungen sind nicht Ihr Problem, der zu hohe Blutdruck über 10–20 Jahre, das ist Ihr Problem. Ja, es gibt noch zig weitere Sachen, die den Blutdruck senken könnten oder sollen ... Das ist mir egal, wie Sie das gesund und natürlich hinbekommen. Fakt ist: Wenn der Blutdruck trotz Ihrer Bemühungen erhöht bleibt, ist das für die Zukunft in 20 Jahren nicht egal und dann möchte ich, dass Sie ggf. auch Pharmaka nutzen. Welches da für Sie persönlich am besten ist, können Sie mit den Hausärztinnen oder Kardiologen besprechen. Die freuen sich. Die haben nur keine Zeit, das mit Ihnen durchzudiskutieren oder Sie zu überreden. Sagen Sie, dass Sie bereit sind, den Bluthochdruck zu behandeln, und dann bekommen Sie ein passendes Rezept. Mein Rat an Frauen: Fangen Sie zart an, es eilt ja nicht; 4 mg Candesartan ist zart, die tägliche Maximaldosis beträgt 32 mg, beim Amlodipin sind 2,5 mg auch zart, da ist die max. Tagesdosis 10 mg.

Bitte seien Sie ernsthaft daran interessiert, dass der Blutdruck UNTER antihypertensiver Therapie gut eingestellt ist. Er ist gut eingestellt, wenn die Blutdruckmessung VOR der nächsten medikamentösen Einnahme (abends und/oder morgens) auf den optimalen Bereich von 100–120/70–80 mmHg eingestellt ist, das gilt vor allem für Frauen. Wenn Sie bei Behandlungsbeginn schon älter und schon deutlich gefäßverkalkt sind, muss meist der therapeutische Zielbereich etwas höher sein (um 140/80–85 mmHg), damit Ihnen nicht schwindelig ist. Sie sollen sich mit den Blutdrucksenkern gut fühlen, wenn das nicht der Fall ist, bitte mit den Ärztinnen und Ärzten beraten. Es gibt sehr viele unterschiedliche Medikamente, um Bluthochdruck zu behandeln, das ist ein lösbares Problem. Sie müssen nur mitmachen und regelmäßig messen.

Wenn Sie jünger sind, der Blutdruck sehr hoch ist und 2–3 verschiedene Medikamente

S-Gesundheits-Skala: Blutdruck in mmHg, z. B. 120/80 mmHg
Systolischer Blutdruck (erste Zahl)/Diastolischer Blutdruck (zweite Zahl)

	Notfall	krank	schlapp	optimal	grenzw.	erhöht	zu hoch	Notfall
SYST	60	80	100	120	140	160	180	250 →
DIAST	40	55	70	80	85	90	100	140 →

Ein gut eingestellter Blutdruck ist extrem wichtig! Er sollte VOR der nächsten medikamentösen Einnahme in Ruhe bei 100–120/70–80 mmHg liegen, insbesondere bei Frauen. Bei älteren Menschen, die schon gefäßverkalkt sind, darf oder muss er sogar höher sein (um 140/80–85 mmHg).

nicht reichen, um den Blutdruck zu senken, gehen Sie bitte zu einem Hypertonie-Spezialisten. Jede Uniklinik hat eine Hochdruck-Sprechstunde, da kann die Hausarztpraxis Sie hinüberweisen. Hypertensiologen sind meist Internistinnen und Internisten, oft mit Zusatzbezeichnung Kardiologie oder Nephrologie, aber auch die Endokrinologen und internistischen Angiologen (Gefäßspezialisten) »beherrschen« das Thema arterielle Hypertonie und in solch einem Fall muss dann eine sekundäre Hypertonie ausgeschlossen werden. Das bedeutet, dass es Krankheiten gibt, deren Folge der Bluthochdruck ist (u. a. Nieren-, Gefäß-, Hormondrüsen-Erkrankungen) und dann macht es natürlich Sinn, diese Ursache zu behandeln, und das geht auch meist. Auch muss bei Schnarchen und/oder gestörtem Schlaf eine Schlaf-Apnoe als Ursache für einen erhöhten Blutdruck ausgeschlossen werden. Das machen Schlafmediziner (Somnologen), die meist auch Pneumologen (Lungenfachärzte) sind. An dieser Stelle ist mir das Wichtigste, dass Sie das, was seit Jahrzehnten in der Inneren Medizin bekannt ist und bezahlt wird, bitte endlich nutzen. Ihr Blutdruck muss lebenslang gesund niedrig bleiben, egal wie. Kein Spaß, Herz, Nieren und Gehirn verzeihen das auf Dauer nicht! Wenn es »natürlich« mit Sport, Ernährung, Verhalten, Atmen, Entspannung, gutem Schlaf und Nährstoff- und Hormontherapie nicht gelingt, MUSS der Blutdruck mit Medikamenten behandelt und gesenkt werden. Das ist die BASIS für gesunde Gefäße im Alter. Punkt!

Hauptgefäßkrankwerte (K)

Im Blut gibt es viele Gefäßkrankwerte. Jeder dieser Krankwerte steht auch allein für ein mehr oder weniger erhöhtes Gefäßverkalkungsrisiko. Richtig riskant und »gefährlich« wird es, wenn sich über viele Jahre und Jahrzehnte mehrere Krankwerte gleichzeitig in Ihnen aufhalten und Sie dann auch noch rauchen, zu dick sind, keinen Sport machen, Stress haben und einsam sind. Arteriosklerose ist ein multifaktorielles Geschehen, für die jede und jeder Einzelne eine unterschiedlich gute oder schlechte genetische Disposition hat. Deswegen können manche auch machen, was sie wollen, und werden nicht »bestraft«, und andere verkalken, obwohl sie alles richtig machen. Es ist auf jeden Fall ungerecht und eben nicht linear, kausal logisch. Hinzu kommen die Alterung, das lange Leben und die lebensrettenden Möglichkeiten der modernen Medizin. Wenn wir alle »normal« mit 50–60 Jahren sterben würden, bräuchten wir dieses Buch nicht. Tun wir aber nicht, statistisch werden wir 80 Jahre und älter.

Meiner Ansicht nach müsste die Bevölkerung, unsere Gesellschaft, die Menschen, die hier leben, also Sie alle, viel früher und eingehender bezüglich der wichtigsten Gefäßkrankwerte (und Knochenkrankwerte) gescreent und individuell behandelt werden, um uns Einzelne im Verlauf der Alterung vor den vermeidbaren Folgen von Arteriosklerose zu beschützen. Um das gut zu machen, benötigen wir eine bessere Aufklärung, damit die Menschen auch mitmachen. Das Screening und die Beratung brauchen auch nicht allein die ambulanten Ärztinnen und Ärzte durchführen, das können Gesundheitsämter, Arbeitsmedizinerinnen, Betriebsärzte und nicht ärztliche, aber zertifizierte Gesundheitsberater mitübernehmen. Vieles könnte digital laufen. Die persönlichen Daten müssten digital besser aufbereitet werden. Risikoscores müssten auf die nächsten 30 (und nicht nur 5 oder

10) Jahre berechnet werden. Auch die Krankenkassen sollten miteingebunden werden. Vielleicht brauchen wir dafür aber auch Extra-Gesundheitskassen, die die Menschen wirklich beim (inneren) Gesundbleiben unterstützen und nicht nur krank reparieren.

Zu den wichtigsten Gefäßkrankwerten im Blut gehören Basiswerte aus unserem Fettstoffwechsel: In diesem Fettstoffwechsel spielen sogenannte Lipoproteine die Hauptrolle. Lipoproteine sind so etwas, wie im Blut wasserlösliche Transport-Autos für unsere körpereigenen Fette (Cholesterin und Triglyzeride). Das können Sie in etwa vergleichen mit dem SHBG- oder auch dem Vitamin-D- oder dem Vitamin-A-bindenden Protein. Fetttransportierende Lipoproteine unterscheiden sich in dreierlei Hinsicht: Transportwege und -richtungen, Struktur und Aufbau der äußeren Proteinhülle sowie Größe.

Lipoprotein (a): genetischer Fettkrankwert

Das Lipoprotein (a), kurz Lp(a) oder Lipo(a) ist ein genetisch-angeborener, vaskulärer Risikofaktor aus dem Fettstoffwechsel für Gefäßverkalkung, es ähnelt in seiner Proteinhüllenstruktur dem LDL. Wenn das Lp(a) positiv messbar ist, haben Sie das von den Eltern und Vorfahren geerbt. Sie können den erhöhten Lp(a)-Wert durch die Ernährung nicht beeinflussen oder wegbekommen. Ich mache es kurz: Das ist ein richtig relevanter Gefäßkrankwert, den dürfen Sie nicht ignorieren. Man kann die Erhöhung des Gefäßrisikos in etwa vergleichen mit dem einer familiären Hypercholesterinämie, wo stark erhöhte LDL-Cholesterinwerte (2. Krankwert) von über 180 mg/dl die »Norm« sind.

Mit einem positiven Lp(a)-Wert müssen Sie lebenslang auf Ihre Gefäße achten: Aber bitte keine Panik. Lp(a) ist nicht gleich Lp(a). Es gibt bei einem positiven Lp(a), bezogen auf die arteriosklerotische Alterung der Gefäße, milde gute, aber auch sehr schlechte und aggressive Verläufe. Das bedeutet, es gibt Menschen, die verkalken mit Lp(a) schnell und ausgeprägt in jüngeren Jahren, und es gibt das Gegenteil, wo sich trotz positivem Lp(a) auch bis und über 80 die Arteriosklerose nicht richtig schlimm manifestiert. Meine eigene Beobachtung ist, dass pauschal Männer ein positives Lp(a) ernster nehmen müssen als Frauen. Die Gründe sind vielfältig. Leider kann man das erhöhte Lp(a) noch nicht medikamentös spezifisch behandeln und senken (das wird aber relativ zeitnah kommen). Deswegen müssen Menschen mit einem erhöhten Lp(a), vor allem Männer, PRÄVENTIV alle anderen *behandelbaren* Gefäßkrankwerte optimal senken, vor allem, wenn schon etwas Gefäß-Arteriosklerose nachgewiesen ist. Dazu später mehr bei der Diagnostik.

Niedrig positive Lp(a)-Werte von 30–75 nmol/l sind nicht gut, erst bei Lp(a)-Werten von kleiner 30 nmol/l geht man davon aus, dass das Lp(a) kaum ein nennenswertes Gefäßrisiko mit sich bringt. Das passt auch zu meiner Erfahrung. Das Beste ist, wenn das Lp(a) negativ, also nicht messbar ist. Werte über 180 nmol/l sind sehr stark erhöht und müssen sehr ernst genommen werden. Wenn Sie das haben, müssen Sie mit dem Rauchen aufhören (ist sowieso eine gute Idee) und schauen Sie auch bei Ihren Kindern nach, ob die das Lp(a) von Ihnen vererbt bekommen haben. Die dürfen nicht anfangen zu rauchen und bitte lassen Sie sich je nach Familiengeschichte, Kontext und Situation ärztlich beraten, was zu tun ist. Am besten kennen sich Lipidologen mit dem Lp(a) aus, meist sind das Kardiologen oder auch Endokrinologen, die diese Zusatzbezeichnung haben, meist alles Internistinnen und Internisten. Auch hier gibt es, wie beim Blutdruck, Spezial-Lipid-Sprechstunden an den Unikliniken. Gehen Sie dahin, wenn Sie keiner ernst nimmt. Denn meine Erfahrung ist leider, dass der positive, also krankhafte, Lp(a)-Wert von der Ärzteschaft noch nicht so ernst genommen wird, weil hier, ähnlich wie in der Osteopenie, immer noch viele meinen, dass ein positives Lp(a) doch »egal« sei (solange man nicht manifest verkalkt ist), denn schließlich sei an den Gefäßen doch noch alles »o.k.«, also nicht schlimm in Not. Aber diese Haltung ist falsch und muss sich ändern. Man muss das positive Lp(a) bei den Patientinnen und Patienten in den individuellen Kontext einrechnen und es lässt sich nur vertreten, »nichts« Medikamentöses zu tun (wait & see), wenn bei negativer Familienanamnese für ein vaskuläres Ereignis ansonsten alle andere Risikofaktoren negativ sind und in der Bildgebung die Gefäße sicher top gesund sind und das über die Jahre und Jahrzehnte auch so bleibt. Ansonsten macht es Sinn, das LDL – je nach Gesamtrisiko – mindestens auf < 100 mg/dl, oder < 70 mg/dl, wenn nicht sogar auf < 55 mg/dl zu senken.

Eine Plaque an einer größeren Arterie bedeutet, dass der Prozess gestartet ist: Wenn nur eine Plaque an einer der beiden Carotiden (dicke Halsarterien, Halsschlagadern) oder der Aorta (Bauchschlagader) nachgewiesen wird, dann bedeutet das, dass der Prozess vor etwa 5–10 Jahren gestartet ist und der Eisberg nun mit seiner Spitze an die Oberfläche gekommen ist. Wenn die kleine Gefäßplaque mit 80 Jahren entdeckt wird, ja super, dann ist ja alles gut gegangen, denn der Mensch ist schon 80, das reicht mit hoher Wahrscheinlichkeit bis 90+ zum infarktfreien Leben. Aber, wenn die Plaque an dem Bulbus der Carotis links mit 50 Jahren entdeckt wird, muss aktiv präventiv therapeutisch interveniert werden, denn sonst klappt

Offizieller Referenzbereich

Lipoprotein (a) (Lipo(a), Lp(a)) im Serum, Labor A[83]

Lp(a) bis 75 nmol/l (darüber ist der Wert eindeutig erhöht, ein Wert ‹ 7 nmol/l ist negativ)

- Erst ab Lp(a)-Werten über 75 nmol/l macht das Labor eine Kennzeichnung von zu hoch an die Ergebniszahl. Aber lassen Sie sich das nicht falsch schönreden: Lp(a)-Werte von über 50 nmol/l sind auch schon »interessant« und je nach Kontext auch schon potenziell atherogen (verkalkend) wirkend. Erst Werte unter 30 nmol/l scheinen relativ »egal« zu sein.

K-Gesundheits-Skala: Lp(a) (nmol/l)
(absolute Werte, laborunabhängig vergleichbar)

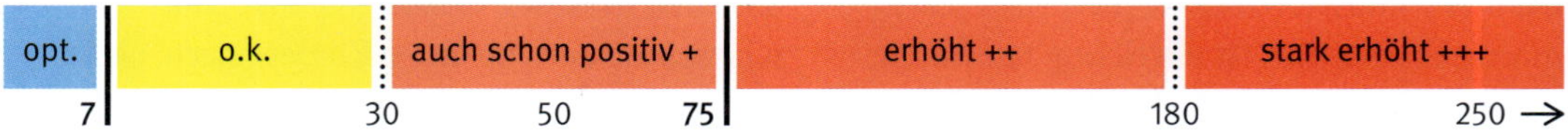

Niedrig positive Lp(a)-Werte von 30–75 nmol/l sind auch schon nicht »o.k.«, im Idealfall ist das Lp(a) negativ, also nicht messbar. Lp(a) ist ein genetischer Risikofaktor. Wenn Lp(a) sehr hoch ist, dann ist das so. Nicht verrückt machen. Keine Ernährungsumstellung wird daran etwas ändern, aber keine Sorge: Es gibt immer etwas, was man machen kann.

es nicht, bis zum 80. Lebensjahr gefäßgesund zu bleiben. Meist sind dann noch andere Krankwerte vorhanden, die als Summe bei positivem Lp(a) den Arteriosklerose-Prozess befeuern. Die müssen dann strenger gesenkt werden als im Falle eines negativen Lp(a)s. Achtung: Wenn der Prozess fortschreitet, müssen Sie bei positivem Lp(a) mit Medikamenten das LDL-Cholesterin senken auf sehr niedrige Werte von < 55 mg/dl. Nein, das geht nicht »natürlich«, vergessen Sie es. Auch wichtig ist, ggf. einen erhöhten Blutdruck sehr streng einzustellen. Nicht weiter mit 140/85 mmHg rumrennen, auch wenn Sie sich damit super fühlen. Bitte!

LDL-Cholesterin und Small LDLs: Fettkrankwerte

Der Fettstoffwechsel ist sehr komplex und es gibt viele Werte, die darin vorkommen. Bedenken Sie, ich breche hier komplexeste krankhafte Zusammenhänge auf einfache Formeln herunter, damit Sie aus der Gesundheit anhand von Basisfakten und Zahlen Ihren Zustand einschätzen lernen; damit Sie dann eine Idee erhalten, was Sie für den Gefäßschutz in Zukunft tun können oder müssen.

LDL und HDL: Beim Fettstoffwechsel ist einer der wichtigsten Krankwerte das Low-Density-Lipoprotein, besser bekannt als LDL. Das ist das »böse« oder potenziell krank machende Cholesterin-Transport-Lipoprotein, wohingegen das HDL, das High-Density-Lipoprotein das gute oder eher schützende Cholesterin-Transport-Lipoprotein ist. LDL transportiert das Cholesterin – umschlossen von einer Proteinhülle – wasserlöslich im Blut von der Leber zur Peripherie an die Gefäße und Organsysteme. HDL-Partikel bringen umgekehrt das Cholesterin von der Peripherie übers Blut wieder zurück zur Leber, wo dann das Cholesterin verstoffwechselt und über Gallenflüssigkeit und Darm ausgeschieden wird. LDL »fährt« also nach draußen und HDL »fährt« wieder zurück zur Leber.

Der Wert, den man im Blut misst, ist genauer gesagt, das an LDL gebundene Cholesterin. Je mehr LDL-Cholesterin, desto mehr steigt das Risiko für eine Arteriosklerose an, wegen der LDL-Partikel und nicht primär wegen des Cholesterins. Nein, Cholesterin ist nicht böse, es kommt nur darauf an, in welchem Transport-Partikel es sich hauptsächlich aufhält, im HDL oder im LDL. Cholesterin ist lebenswichtig. Es ist so wichtig, dass die Leber es vor allem nachts selbst herstellt und, dass der Darm es aus dem Darmlumen dazu auch noch immer wieder rückresorbiert. Es ist eine sehr wichtige Vorläufersubstanz u. a. für die körpereigenen Steroidhormone. Aus Cholesterin entsteht in den Mitochondrien das Pregnenolon (Seite 304), das Mutter-Steroid-Vorläuferhormon, aus dem Progesteron, DHEA, Östrogene, Testosteron, Cortisol und Aldosteron hergestellt werden. Es ist also nicht das Cholesterin selbst, das für die Gefäße problematisch ist, sondern es ist die Art des Lipoproteins, in dem es transportiert wird.

Cholesterinsenker reduzieren das LDL über die Reduktion des Gesamt-Cholesterins: Ein Zuviel an Cholesterin in LDL-Partikeln im Blut kann oder macht, während wir altern, irgendwann (individuell unterschiedlich) folgenschwer krank. Nein, nicht immer, aber doch sehr oft, auch bei Frauen. Natürlich bedingt die absolute Menge an Cholesterin auch die Menge an LDL, insofern liegt der schützende Gefäßbenefit der Cholesterinsenker in der LDL-Absenkung und nicht primär in der Cholesterinreduktion. Die, die da draußen also immer behaupten, dass Cholesterin nicht schlimm ist, haben recht und trotzdem bringt es Gefäßschutz, wenn man über die Senkung des Cholesterins das LDL reduziert. Natürlich kann es dann sein, dass Cholesterin als Vorläufer fehlt, aber das lässt sich dann doch durch eine Hormontherapie ersetzen, wo ist das Problem?

HDL-Cholesterin: Schlüsselwert

Nur kurz zum HDL: Das HDL-Cholesterin ist ein Schlüsselwert. Je niedriger es ist, desto ungünstiger ist es für die Gefäße. Das HDL-Cholesterin ist gut und gefäßschützend, wenn es höher ist. Gut sind Werte von mindestens 45 mg/dl, noch besser sind HDL-Werte von 60–100 mg/dl. HDL-Werte über 100 mg/dl sind komisch und eher nicht gesund[84], da ist die Datenlage nicht ganz klar. Grundsätzlich werden Blutfette immer morgens früh nach 12 Std. ohne Essen gemessen. Ich messe immer alles »blanko«, also 12 Stunden nichts essen, Wasser trinken ohne Begrenzung erlaubt, auch Kräutertee, kein Kaffee und vor der Blutentnahme keine Nährstoffe, keine Hormone, auch nicht transdermal. Medikamente wie Blutdrucksenker etc. wären o.k., die bestimme ich im Blut als Spiegel ja nicht mit.

Bei Werten < 116 mg/dl in einer Grafik eine sinnvoll abgestufte Farbskala zu erstellen, geht nicht, weil abhängig vom steigenden Risiko, der optimale Therapie-LDL-Zielspiegel sinkt. In jedem Einzelfall muss der LDL-Zielwert abhängig vom Gesamtrisiko mit der Klinik und der Bildgebung, den anderen Diagnosen und der Familienanamnese (wenn vorhanden) abgestimmt werden. Je nach Verlauf, Alter und wissenschaftlichem Stand, kann sich der LDL-Zielwert im Laufe der Lebenszeit auch ändern. So wie beim Blutdruck passt man das Ziel immer an die Umstände an und daran orientiert sich dann die Therapie. Fakt ist, dass das LDL ein Krankwert ist, den man bei sehr hohem Risiko für ein erneutes CVD-Ereignis auch auf unphysiologische

Offizieller Referenzbereich
HDL-Cholesterin (HDL-C) im Serum, Labor A[85]

HDL-C › 45 mg/dl entspricht › 1,2 mmol/l (SI)

- optimal gesunder Bereich: 60–100 mg/dl

S-Gesundheits-Skala: HDL (mg/dl)
(absolute Werte, laborunabhängig vergleichbar)

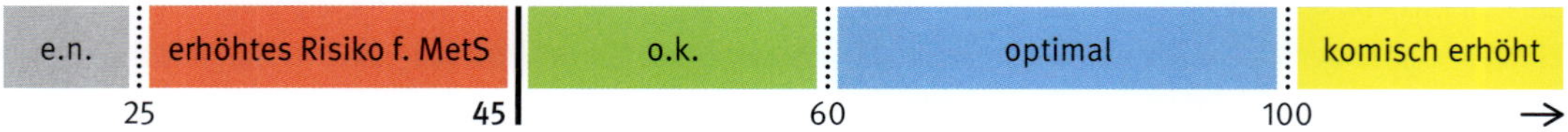

Das HDL-C ist – so wie das Gesamteiweiß und das SHBG – ein Zustands-Schlüsselwert: Es gibt im Blut keine niedrigeren HDL-Werte als 25 mg/dl. Man kann den HDL-Wert nicht so direkt »bewegen«; wenn, dann reagiert er, aber er agiert nicht. Angeborene Werte bleiben meist so. Beißen Sie sich nicht die Zähne aus, wenn Sie Ihr HDL-C von 38 mg/dl nicht hochbekommen, dann haben Sie ein MetS und dann ist das schwer; und Werte um 60 mg/dl sind unwahrscheinlich zu bekommen. Sport, viel Sport ist dann wichtig.

Werte von kleiner als 55 mg/dl oder sogar noch niedriger auf < 30 mg/dl senken kann.

Ein großes Problem ist die Umsetzung der cholesterinsenkenden Therapie: Der LDL-Gefäß-Krankwert ist ein wunderbares Beispiel dafür, wie in der Umsetzung von gesichertem (Schutz-)Wissen auf dem Weg zu Ihnen in der Medizin vieles schieflaufen kann. Nun haben wir doch hier einen Blutwert, der auf Kasse zigmal im Land gemessen wird (so wie auch der Blutdruck) und schon wieder passiert nicht wirklich etwas bei Ihnen. Sehr viele Menschen in Deutschland wissen um ihr erhöhtes Cholesterin und ihren erhöhten Blutdruck, behandeln beides aber nicht. Oft wird immer noch falsch gedacht, dass das LDL-Cholesterin Folge einer nicht gesunden Ernährung sei. Das stimmt aber nicht. Es gibt genetisch, epigenetisch und altersgemäß bedingt zu hohe Cholesterin- und LDL-Cholesterin-Werte. Ihr Verhalten ist dann daran nicht schuld. Die Ursache ist so wie Ihre Hautfarbe eine genetische Veranlagung zu erhöhten Fettkrankwerten und die muss erst recht behandelt werden, nicht so lassen.

Sie müssen beim Gefäßschutz mitmachen

Auch wenn viele Faktoren dafür eine Rolle spielen, gebe ich die Hälfte der Verantwortung für die nicht erfolgte Umsetzung mal ausnahmsweise Ihnen, den Laien, den Menschen in diesem Land, den Patientinnen und Patienten. Warum? Weil ich will, dass sich etwas ändert, und da ich allein das System nicht ändern kann, wende ich mich an Sie. Mein Eindruck ist, dass Sie stark verunsichert sind und nicht wissen, wem oder was Sie glauben sollen. Viele von Ihnen schätzen die vaskulären Risikofaktoren falsch ein und nehmen die einfach nicht ernst, obwohl das System es bezahlen würde. Zum einen glauben viele von Ihnen nicht, dass ein zu hohes LDL auf Dauer gefäßschädigend ist und zum anderen glauben auch viele, dass man das LDL mal eben so durch eine gesündere oder fettfreie Ernährung wieder herunter bekommt. Und drittens glauben viele auch noch, dass, wenn sie sich gesund perfekt verhalten, beide Krankwerte bei ihnen selbst schon keinen Schaden hinterlassen werden, denn man macht ja so viel richtig und das muss doch belohnt werden. Alle 3 Glaubenssätze sind so absolut (schwarz/weiß) falsch.

Das LDL-Cholesterin steigt bei Männern und Frauen in der Mitte des Lebens an, auch wenn sie sich gesund verhalten, einfach nur, weil sie altern. Bei Frauen steigt z. B. postmenopausal das LDL um etwa 30 % an, obwohl sie nichts ändern, weiter super-gesund vegetarisch essen, nicht trinken und Sport machen. Warum? Zum einen, weil das Cholesterin in den Ovarien nicht mehr in Östrogen und Progesteron umgewandelt wird und es sich deswegen »draußen« ansammelt. Zum anderen, weil auch durch den Östrogenverlust die Anzahl der LDL-Rezeptoren sinkt und so das LDL vor allem nicht mehr so gut von der Leber aufgenommen wird. Je älter wir werden, desto weniger findet die Energie (Cholesterin) Abnehmer. Ein zu hohes LDL macht auf Dauer krank, man muss nur alt genug werden und weitere Risikofaktoren mit chronischer Entzündungsneigung haben.

Natürlich gibt es Fälle, wo die 90-jährige Mutter mit einem LDL von 180 mg/dl noch bestens lebt (die hatte dann nur das hohe LDL, ohne Bluthochdruck, keinen Diabetes, keine Osteoporose und kein Lp[a]). Und es gibt auch Fälle, wo durch eine vegane Ernährung das LDL von 160 auf 110 mg/dl gesenkt werden konnte, aber das sind die Ausnahmen. Ob Sie zu denen gehören, müssen Sie überprüfen. Und wenn das Lp(a) z. B. positiv ist, dann ist selbst ein LDL von 110 mg/dl nicht niedrig genug, um im weiteren Verlauf die Gefäße *nicht* zu ärgern. Wenn Sie eine familiäre Hypercholesterinämie haben, mit einem LDL von 200 mg/dl, können Sie auch nichts essen und täglich Sport machen und das LDL bleibt trotzdem so hoch. Sie müssen Ihr Gesamt-Gefäß-Risiko erfassen und in diesen Kontext muss das LDL-Cholesterin je nach Höhe eingeordnet werden. Sie können oder müssen, wenn Sie absolut erhöhte Gefäßkrankwerte haben und nichts nehmen wollen – keine Hormone, keine Nährstoffe und vor allem keine Pharmaka – regelmäßig Ihre Gefäßorgansysteme überprüfen, ob Sie da auch wirklich nirgends verkalken.

Und die Ärzteschaft muss beim Gefäßschutz früher intervenieren

Und hier kommen auch schon die anderen 50 % der Verantwortung für die nicht erfolgte Umsetzung von Gefäßschutz ins Spiel. Auch die Ärzteschaft ist zu locker mit

Offizielle Referenzbereiche
LDL-Cholesterin (LDL-C) im Serum, Labor A[86]

LDL-C-Zielwert	< 116 mg/dl	bei einem insgesamt niedrigen Risiko	< 3,0 mmol/l (SI)
	< 100 mg/dl	bei moderatem Risiko	< 2,6 mmol/l (SI)
	< 70 mg/dl	bei hohem Risiko	< 1,8 mmol/l (SI)
	< 55 mg/dl	bei einem sehr hohen Risiko	< 1,4 mmol/l (SI)

- Fällt Ihnen etwas auf? Ja, genau, das Labor spricht hier »plötzlich« beim HDL-C und vor allem beim LDL-C von individuellen risikoabhängigen *Zielspiegeln* (unter Therapie!!) und nicht von altersgemäßen Normbereichen, wie bei den Beta-CrossLaps, dem Trap5b oder dem DHEA-S. Aber machen Sie sich Folgendes bewusst: Wenn hier von Risiko gesprochen wird, dann meint man damit das Risiko, eine CVD (Cardiovaskular Disease), also eine Krankheit wie einen Herzinfarkt zu bekommen. Damit ist eben nicht das Risiko gemeint, eine Arteriosklerose zu bekommen. Aber immerhin: Diese Zielwert-Definition und das Anstreben der Zielwerte unter Therapie sind genau das, was ich für viele andere Laborwerte genauso auch fordere. Hier beim LDL-C hat das System das schon für die Vermeidung der Folgekrankheit gut umgesetzt: Es gibt die LDL-Cholesterin-Diagnostik und, wenn es sein muss, auch die pharmakologische Therapie mit Cholesterinsenkern auf Kasse. Der präventive Trick ist es, später bei den präventiven Gefäßrisikogruppen, genau diese Risikostratifizierung zu übernehmen, aber eben schon viel früher.

K-Gesundheits-Skala: LDL (mg/dl)
(absolute Werte, laborunabhängig vergleichbar)

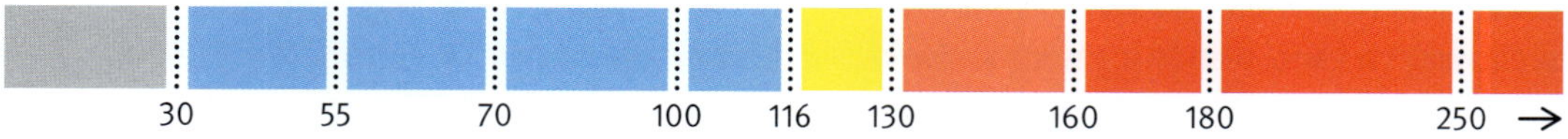

Beim LDL-C lässt sich keine konkrete Optimal-Skala erstellen, weil abhängig vom steigenden Risiko, der optimale Therapie-LDL-Zielspiegel sinkt.

dem LDL, denn auch sie hat keinen Überblick über Ihr Gesamtrisiko. Das System zahlt nicht, dass jemand sich mit Ihnen gedanklich eingehend beschäftigt; und es erfordert einfach analog viel Zeit, sich beim Einzelnen alle gefäßrelevanten Faktoren anzusehen. Sie werden sehen, es gibt neben Familienanamnese, eigenen Diagnosen, Blutdruck, LDL- und HDL-Cholesterin noch sehr viele weitere Werte, mit denen man den Gesamtscore ausrechnen müsste. Die Ärztinnen und Ärzte schauen auch nur auf das absolute LDL und HDL (ist beim KV-Check 35+ dabei); und nur, wenn das LDL über 180 mg/dl ist, erfolgt eine LDL-senkende Therapie; Werte darunter werden nur kontrolliert und der Mensch soll seine Lebensweise ändern, bekommt dabei aber auch keine Unterstützung.

Warum sind Ärztinnen und Ärzte beim LDL-C zu locker? Weil es keine so festen Definitionen gibt für die Begriffe *niedriges, moderates, hohes* und *sehr hohes* Gefäßrisiko. Es unterliegt ein bisschen den Behandelnden und ihrem Gefühl und ihrer Erfahrung, ob Sie ein Risiko-Patient bzw. eine Risiko-Patientin sind oder nicht. Und das Problem ist meiner Ansicht nach auch hier, ähnlich wie beim Knochen, dass die Kategorien »hohes« und »sehr hohes Risiko« zu spät vergeben werden und viele falsch in die Kategorie »gar kein Risiko« eingeordnet werden. Viele Kolleginnen und Kollegen finden, dass, wenn noch kein Infarkt stattgefunden hat (analog zur Fraktur beim Knochen), doch alles noch nicht so schlimm ist und die Konsequenz ist dann, dass entweder das LDL gar nicht oder nicht intensiv genug behandelt wird. Das ist aus intensiv- und notfallmedizinischer Sicht richtig, aber in der ambulanten Medizin ist das falsch.

Gesunde sollten sich weder an einen zu hohen Blutdruck noch an ein zu hohes LDL-C gewöhnen: So wie ich finde, dass wir uns gar nicht erst an einen ansteigenden, höher werdenden Blutdruck gewöhnen sollten, so finde ich auch, dass wir uns gesund erst gar nicht an LDL-C-Werte von > 120–130 mg/dl »gewöhnen« sollten, erst recht nicht beim Vorhandensein weiterer Risikofaktoren. Ja, Sie verstehen mich richtig, ich bin dafür, ggf. auch medikamentös bei Gefäßgesunden zu hohe Krankwerte zu senken, damit die Arteriosklerose gar nicht erst entsteht. Ja, man kann einiges mit Nährstoff- und Hormontherapie ergänzend zum gesunden Lifestyle bewirken, aber je nach Genetik und Gefäßzustand braucht es irgendwann – ab vielleicht 50 oder 60 – doch eine medikamentöse Unterstützung. Im Kapitel »Basis-Einschätzung der Gefäßgesundheit« (Seite 201) werde ich dann anhand der bildgebenden Diagnostik und der Laborwerte einen präventiven Strategievorschlag machen, so wie ich das beim Knochen auch gemacht habe mit den Risikogruppen I–IV.

Small Dense LDLs 1–7

Beim früher generell als schlecht angesehenen LDL differenziert man heute genauer: Denn es gibt milde oder harmlos erhöhte LDLs und es gibt »böse LDLs«. Ausschlaggebend ist die LDL-Größe. Man unterteilt in LDL 1 bis LDL 7. LDL 1 und 2 sind größere Partikel mit einem niedrigeren vaskulären Risiko. Wenn das Cholesterin hauptsächlich darin transportiert wird, ist das nicht so schlimm für das Gefäßrisiko, aber wenn das Cholesterin auch in LDLs 3–7 transportiert wird, ist das sehr ungünstig. Ab LDL 3 spricht man von *Small Dense LDLs*. LDL 3–7 sind also kleiner und gehen mit einem erhöhten Risiko für Arteriosklerose mit thromboembolischen Ereignissen (Herzinfarkt und Schlaganfall) einher.

Frauen allgemein haben eher nur LDL 1 und 2, vor allem die schlanken und die dünnen Frauen. Kräftige Männer mit einem Metabolischen Syndrom transportieren viel häufiger ihr Cholesterin auch in *Small Dense LDLs* (Frauen haben das seltener), das ist ungünstig. Wenn also jemand ein LDL-C von 160 mg/dl hat, das nur aus LDL 1 und 2 besteht (Typ A), dann wiegt das nicht so schwer auf der Zukunfts-Gefäß-Risiko-Waage, wie ein LDL-C von 140 mg/dl mit positivem Nachweis von LDL 3, 4 und 5 (Typ B). Typ B hat meist die Hypercholesterinämie (erhöhtes Cholesterin) im Rahmen eines Metabolischen Syndroms mit weiteren Risikofaktoren wie Bluthochdruck, Hypertriglyzeridämie (Fettstoffwechselstörung), Hyperurikämie (erhöhte Harnsäure), Insulinresistenz, Fettleber (Steatosis hepatis) und/oder Diabetes mellitus. Ja, da helfen auf jeden Fall die *Big Five.* Die Frage ist, ob das reicht. Meine Erfahrung ist: Nein, das reicht nicht, vor allem, wenn der Mensch einen normalen stressigen Alltag hat und arbeiten muss, um seinen Lebensunterhalt zu verdienen.

Handeln Sie!

Egal, was Sie vorhaben, stellen Sie doch erst einmal das LDL-Cholesterin auf zu Ihnen passende präventive Zielwerte ein, so wie man es beim Blutdruck auch macht. Vor allem dann, wenn Sie schon eine beginnende Arteriosklerose an einem Ihrer Gefäßbetten haben. Dann können Sie in Ruhe mit gesunder Nahrung abnehmen, Nährstoffe und Hormone nutzen, Sport machen etc. Wenn dann darunter das LDL-C wirklich erfolg-

Offizielle Referenzbereiche **NONHDL-Cholesterin im Serum, Labor A**

NONHDL-C-Zielwert	‹ 130 mg/dl	bei moderatem Risiko	(LDL-C ‹ 100 mg/dl)
	‹ 100 mg/dl	bei hohem Risiko	(LDL-C ‹ 70 mg/dl)
	‹ 85 mg/dl	bei einem sehr hohen Risiko	(LDL-C ‹ 55 mg/dl)

- Therapeutisches Ziel unter Therapie ist analog zum LDL im Rahmen des Gesamt-Arteriosklerose-Risikos zu sehen. Je höher das Risiko, desto besser ist es, wenn das NONHDL-C niedrig ist.

Offizieller Referenzbereich **Gesamt-Cholesterin im Serum, Labor A**

Cholesterin gesamt ab 150 mg/dl (› 290 mg/dl Verdacht auf familiäre Hypercholesterinämie)

- Steigende Cholesterin-Werte ab 150 mg/dl (3,9 nmol/l) führen zu einer Zunahme des kardiovaskulären Risikos. Sehr hohe Werte von › 290 mg/dl (7,5 nmol/l) weisen meist auf eine familiäre Hypercholesterinämie hin, oft liegt dann das LDL bei Werten von › 180 mg/dl. Nur wenn das Gesamt-Cholesterin absolut niedrig (‹ 150 mg/dl) oder absolut stark erhöht ist (› 290 mg/dl), lässt sich bezüglich des Gefäßrisikos eine positive oder negative Aussage treffen. Bei Werten dazwischen – von 200–250 mg/dl – ist es ohne weitere LDL-, HDL-, NONHDL-, Lp(a)-Differenzierung nicht möglich, etwas Aussagekräftiges und Konkretes zum individuellen Gefäßrisiko und zur Behandlungsindikation zu sagen. Lassen Sie sich beim Cholesterin von 230 mg/dl nicht falsch mit diesem Wörtchen »Okay« beruhigen. Sorgen Sie für eine weitergehende Aufschlüsselung der Fette.

reich gesunken ist, können Sie die Cholesterinsenker (Seite 219) wieder weglassen.

Im Labor A kann man die *Small Dense LDLs* als sogenannte LDL-Subfraktionen oder »Lipoprints«[87] anfordern, dann erhält man eine genaue Aufschlüsselung seiner LDL-Partikel. Das ist nichts Besonderes, das können viele Labore, auch das IMD Berlin[88] kann das.

NONHDL-C: Fettkrankwert

Neben Lp(a), LDL, *Small Dense LDLs* ist auch das NONHDL-Cholesterin (Non-HDL-C) ein relevanter Krankwert aus dem Fettstoffwechsel. Das NONHDL-C wird aus der Differenz von Gesamt-Cholesterin und HDL-Cholesterin gebildet und umfasst somit neben dem Cholesterin in den LDLs auch das Cholesterin in allen anderen atherogenen (= eine Artherosklerose hervorrufenden) Lipoprotein-Partikeln: IDL, VLDL sowie Chylomikronen und LDL-Remnants. VLDL und Chylomikronen sind zudem noch besonders reich an Triglyzeriden, denen man bei Erhöhung auch ein erhöhtes vaskuläres Risiko zuspricht. Das NONHDL-C liegt meist so ca. 30 mg/dl über dem LDL-C-Wert. Wenn Sie im Labor das Gesamt-Cholesterin und das HDL-Cholesterin anfordern, wird beim Ergebnis automatisch das errechnete NONHDL-Cholesterin mitgeliefert.

Apolipoprotein B: Fettkrankwert

Lipoproteine, wie LDL, VLDL, IDL und HDL, haben auf ihrer äußeren Proteinhülle besondere sogenannte Apolipoproteine. Diese Apolipoproteine bestimmen die Struktur und die Funktion der verschiedenen Transport-Lipoproteine. HDL enthält Apolipoprotein A (Apo-A) in seiner Proteinhülle, während LDL, IDL und VLDL das Apolipoprotein B (Apo-B) tragen.

Apolipoprotein A (genauer gesagt Apo-A-I) ist eher gut und schützt vor Arteriosklerose, indem es das Enzym Lecithin-Cholesterin-Acyltransferase (LCAT) aktiviert, das den Transport von Cholesterin zum HDL unterstützt.

Apo B (genauer gesagt Apo-B-100), das Haupt-Apolipoprotein des LDLs, ist gefäßschädigend. Denn es dient als Ligand für den LDL-Rezeptor, was dazu führt, dass sich das LDL-Cholesterin in den Gefäßwänden ablagern und so zu Gefäßplaques führen kann. Hohe Konzentrationen von Apo-B sorgen dafür, dass besonders viel Cholesterin aus dem LDL in die Zellen aufgenommen wird, und damit sind sie mit dem vermehrten Auftreten von Plaques und der Entwicklung von Herzinfarkt und Schlaganfall verbunden. Mit der Messung von Apo-B im Blut lässt sich noch genauer das individuelle Risiko für Herz-Kreislauf- und Nieren-Erkrankungen abschätzen, weil es im Gegensatz zum LDL-

Offizielle Referenzbereiche Apolipoprotein B im Serum, Labor A[89]

Zielwert Apo-B	< 100 mg/dl	bei moderatem Risiko	(LDL-C < 100 mg/dl)
	< 80 mg/dl	bei hohem Risiko	(LDL-C < 70 mg/dl)
	< 65 mg/dl	bei sehr hohem Risiko	(LDL-C < 55 mg/dl)

Cholesterin besser mit der genauen Anzahl der LDL-Partikel korreliert.

Als Beispiel: Bei gleichem LDL-C-Spiegel kann das Apo-B gleich hoch oder höher sein. Ein LDL-C mit einem höheren Apo-B geht einher mit einem höheren Arteriosklerose-Risiko. Oft hat derjenige mit einem Apo-B, das deutlich höher ist als das LDL-C, auch den positiven Nachweis von *Small Dense LDLs* 3–7. Noch einmal anders formuliert: Je mehr LDL-Partikel und -Partikelchen es gibt, also absolut quantitativ, desto mehr Apo-B ist vorhanden. Je mehr Apo-B vorhanden ist, desto schlechter ist das für die Gefäße, weil damit das LDL-Cholesterin in die Gefäßwand hineinkommt.

Auch hier macht eine in Farben abgestufte Skala keinen Sinn, weil ähnlich wie beim LDL-C und NONHDL-C, je nach Gesamtrisiko, die Apo-B-Zielwerte unterschiedlich niedrig sind. Je höher das Gesamtrisiko, desto niedriger soll das Apo-B sein. Auch hier hilft die Reduktion von Cholesterin, denn wenn davon weniger da ist, muss es auch weniger mit Apo-B-tragenden gefäßschädigenden LDL-Partikeln von der Leber zu den Gefäßen »gefahren« werden. Meine Beobachtung ist, dass man je nach Höhe des Gefäß-Gesamtrisikos beim Apo-B noch strenger sein kann oder sollte. In den USA werden sogar Apo-B-Werte von < 50 und < 30 mg/dl als sinnvolles gefäßschützendes Ziel angesehen.

Lp-PLA2: Gefäßentzündungskrankwert

Die Lipoprotein-assoziierte Phospholipase A2 (Lp-PLA2) ist ein spezifischer Marker für vorhandene Gefäßentzündungen. Die Lp-PLA2 wird in den Plaques in der Gefäßwand gebildet und gibt deswegen eine ziemlich gute Information darüber, ob die anderen Krankwerte wie Lp(a), LDL-C und Apo-B

Offizieller Referenzbereich

Lp-PLA2 (Lipoprotein-assoziierte Phospholipase A2), IMD Berlin[90]

Lp-PLA2 (Plaque-Wert) ‹ 560 U/l

- Werte über 600 und 700 U/l sind präventiv »schlimm«, denn sie beweisen sozusagen, dass es in den Gefäßwänden schon eine manifeste Plaquebildung gibt. Die Lp-PLA2 wird nur in den Makrophagen (Schaumzellen), die in diesen Plaques sind, hergestellt, es gibt sonst keine Lp-PLA2-Quelle. Bei Werten von über 600 U/l muss ab jetzt therapeutisch interveniert werden, damit die Lp-PLA2 sinkt. Dieser Wert darf nicht weitere 5 oder 10 Jahre so hoch bleiben. Die Lp-PLA2 ist wie das CRP ein sicherer Hinweis auf eine Entzündung, nur, dass die Lp-PLA2 im Gegensatz zum CRP wirklich gefäßspezifisch ist. Das ist das CRP nicht. Bei erhöhten CRP-Werten (Seite 229) kann die Entzündung überall im Körper sein.

Ziel Lp-PLA2	Risikokategorie (das ist mein Vorschlag, ich habe nur Erfahrung mit dem Lp-PLA2 des IMD Berlin)
‹ 450 U/l	präventiv ohne bekannte Risikofaktoren, gefäßgesund
‹ 350 U/l	präventiv bei 1 oder 2 pos. RF, gefäßgesund
‹ 250 U/l	präventiv bei › 2 RF und pos. FA und/oder Nachweis von Arteriosklerose kurativ bei pos. RF und Z. n. Organschädigung (KHK, cAVK, pAVK und CKD)

es wirklich geschafft haben, an den Gefäßen zur Plaquebildung beizutragen. Je höher die Lp-PLA2 ist, desto mehr ist der Beweis erbracht, dass die Gefäßkrankmacher erfolgreich gewesen sind. Es gibt Menschen, die auch schon zu hohe Lp-PLA2-Werte haben, obwohl das LDL-C »o.k.« ist, dann muss man u. a. das Lp(a) abklären. Häufig kann allein ein erhöhtes Lp(a) zu einem relevanten Anstieg des Lp-PLA2 führen. Was auch zu einer hohen Lp-PLA2 führen kann, ist ein Vitamin-K2-Mangel. Der Lp-PLA2-Wert ist wirklich eine sehr große Hilfe für die Erarbeitung einer Gefäßschutz-Behandlungsstrategie. Je höher die Lp-PLA2 ist, desto weniger darf man einfach nur zuschauen, man muss was tun, damit sie auf gesunde niedrige Werte sinkt. Wenn das LDL-C sinkt, sinkt kausal auch die Lp-PLA2. Während Blutdruck, Fett- und Zuckerkrankwerte »nur« Risikofaktoren für Arteriosklerose in der Zukunft sind, ist die Lp-PLA2 ein Krankwert, der in der Gegenwart die Folgen der Risikofaktoren widerspiegelt. Deswegen ist es so wertvoll zu wissen, ob die Lp-PLA2 erhöht ist. Solange sie sehr niedrig ist, ist die Wahrscheinlichkeit für Superkalk an den Gefäßen klein, auch wenn Risikofaktoren da sind, man hat also noch in der Gesundheit Zeit, präventiv etwas zu tun.

Langzeitblutzuckerwert HbA1c: Zuckerkrankwert

Nach den vier Basis-Risikofaktor-Krankwerten (Lp(a), LDL-C, *Small LDLs*, NON-HDL-C) des Fettstoffwechsels und dem Gegenwarts-Gefäß-Krankwert Lp-PLA2, komme ich nun zu den zwei wichtigsten Krankwerten des Zuckerstoffwechsels. Genauso wie die LDL-Partikel mit ihrem Apo-B, kann auch der Zucker die Gefäßwände proentzündlich »ärgern« und damit die Bildung der arteriosklerotischen Plaques fördern. Der Nüchternblutzucker, der beim KV-Check 35+ im GKV-System alle 3 Jahre auf Kasse mitbestimmt wird, ist kein guter Schlüsselwert-Parameter, um wirklich etwas über den Krankheitszustand des Zuckerstoffwechsels zu sagen. Er ist zu empfindlich, er geht schnell hoch und auch wieder herunter; er wackelt, selbst wenn er etwas erhöht ist, kann er sich nach 2–3 Tagen Fasten oder weniger essen auch wieder beruhigen. Bis der Nüchtern-Glukose-Wert dauerhaft als morgens zu hoch gemessen wird (> 125 mg/dl) dauert es lange. Man muss über Jahre und Jahrzehnte im Zuckerstoffwechsel gestört sein, damit der Nüchternzucker »stabil« über die Nacht nicht mehr unter 125 mg/dl absinkt.

HbA1c zeigt Ihren Zuckerstoffwechsel der letzten 3 Monate an

Wenn Sie feiner wissen wollen, was in den letzten 3 Monaten im Schnitt wirklich mit Ihren Blutzuckerspiegel-Schwankungen gewesen ist, dann gibt es einen viel aussagekräftigeren Zuckerkrankwert, den Sie bestimmen können, und das ist der sogenannte HbA1c oder Langzeitzuckerwert. Er wird in % ausgedrückt und er spiegelt wider, wie viele der roten Blutkörperchen (Erythrozyten) an ihrem Farbstoff Hämoglobin (Hb) verzuckert worden sind. Da die roten Blutkörperchen eine Lebensdauer von 3 Monaten haben und da sie ihren Zucker gern mit ins Grab nehmen, kann man über die prozentuale Höhe der Verzuckerung am HbA1c-Wert ablesen, wie krankhaft zu hoch der Zuckerspiegel gewesen sein muss. Der HbA1c-Wert ist also ein Gegenwartswert, der aber auch für die Vergangenheit spricht, er ist wie ein summiertes Zuckergedächtnis der letzten 3–6 Monate. Das HbA1c wäre deswegen ein viel besserer Check-35-Wert als der Nüchternblutzucker.

Wieso macht das System nicht den HbA1c-Wert beim Check mit und lässt dafür den Nüchternblutzucker weg? Meist erhalte ich dann als Antwort, das sei zu teuer. Aber stimmt das? Unser Krankensystem ist schon das teuerste in Europa, weil u. a. die Menschen zu spät, zu krank und zu alt in die Hightech-Kliniken kommen. Ein HbA1c kostet gemäß EBM (einheitlicher Bewertungsmaßstab, der die Abrechnungsgrundlage für Kassenärztinnen und -ärzte bildet) wenige Euros und der Nüchternblutzucker nicht mal 30 Cent. Klar ist das ein Unterschied, aber ich behaupte, dass sich das aus präventiver Sicht lohnt, wenn man früh das HbA1c bestimmt und dann den Menschen die Bedeutung auch schon von kleinen Anstiegen erklärt. Niemand will einen Diabetes mellitus bekommen. Alle wissen, dass das schlimm ist, wie bei Osteoporose, die will auch niemand bekommen. Wenn man aber den Menschen anhand ihrer persönlichen Daten und Befunde erklärt, dass das aber passiert, wenn sie jetzt (bei meinetwegen einem HbA1c von 6,0 %) nicht etwas verändern, dann bin ich überzeugt, dass sie das tun. Warum so lange warten, bis mit Diabetes mellitus der Mensch gefäßverkalkt einen Herzinfarkt hat? Verstehe ich nicht. Es ist so einfach mit diesem HbA1c-Wert, man kann schon 20 Jahre vor Manifestation des Diabetes mellitus sehen, ob jemand dazu eine Tendenz (oder das »Talent«) hat oder nicht.

Privatversicherte und Selbstzahlende bekommen die Laborkosten nicht nach EBM, sondern nach der GOÄ (der Gebührenordnung für Ärzte) berechnet. Nach GOÄ kosten HbA1c und Nüchternblutzucker fast das 10-Fache der EBM-Preise. Interessant, oder? Das ist im Übrigen bei allen Laborwerten so. Warum können Selbstzahlende die Laborwerte nicht günstiger kaufen? Angeblich ist das für die Labore gesetzlich verbo-

Offizielle Referenzbereiche Hämoglobin A1c (HbA1c, Langzeitzucker-Wert) aus EDTA-Blut, Labor A[91]

HbA1c	< 5,7 %	Ausschluss eines Diabetes	< 39 mmol/mol (SI)
	5,7–6,4 %	Grenzbereich, Prä-Diabetes	39–47 mmol/mol (SI)
	≥ 6,5 %	Diabetes mellitus (manifeste Zuckerkrankheit)	≥ 48 mmol/mol (SI)

K-Gesundheits-Skala: HbA1c in %
(absolute Werte, laborunabhängig vergleichbar)

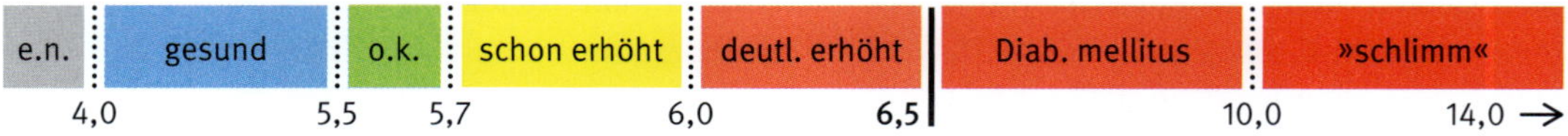

Erst ab 6,5 % diagnostizieren die Labore einen »Diabetes mellitus«, aber das Kind ist dann schon vor langer Zeit in den Brunnen gefallen, eine manifeste Zuckerkrankheit liegt vor. Bereits Werte ab 5,7 % sind erhöht, aber da wird leider noch viel zu lange abgewartet, dabei ist das schon ein Prä-Diabetes und Handeln ist angesagt, wenn man den Altersdiabetes verhindern will.

ten, die Laborkosten für alle Neugierigen und an Prävention interessierten Menschen günstiger abzugeben. Das wird sich sicherlich ändern. Sie können alle Laborkosten in beiden Systemen (EBM der KV und GOÄ) im Netz recherchieren. Es ist ein Riesenunterschied, deswegen sind die Laborkosten so teuer, wenn Sie das allein im Labor oder als Selbstzahlende in den Arztpraxen bezahlen. Ich finde das bei diesen Standardwerten nicht gerecht, weil es ja eine immer gleiche, meist maschinelle Dienstleistung ist. Krankenhäuser dürfen günstiger einkaufen und Blutabnahme-Startups (recherchieren Sie selbst und fragen Sie, was mit Ihren Daten passiert) auch.

Selbst wenn das HbA1c einmal bestimmt worden ist, wird leider über ein Ergebnis von schon nicht mehr gesunden 5,8 % oder 6,2 % nicht aktiv in der Hausarztpraxis gesprochen, weil solche nicht schlimm erhöhten Werte als noch nicht krank genug bewertet werden. Für diese Grenzwerte haben die Ärztinnen und Ärzte nichts Bezahltes, was sie den Betroffenen anbieten können. Erst ab 6,5 % macht das Labor ein Achtung-Achtung-Zeichen daran, denn dann gibt es die Diagnose »Diabetes mellitus«, aber auch da wird es meist noch der Patientin oder dem Patienten allein überlassen, sich mit Ernährung und Sport gesund zu kurieren. Das funktioniert aber nicht, wie die steigenden Zahlen von Diabetikern und chronisch Gefäßkranken zeigen. Irgendetwas fehlt den Menschen, um wirklich in die Umsetzung zu kommen. Ich denke, dass die Menschen früher im Leben besser und spezifisch an die Hand genommen werden müssen, es muss ihnen die Dramatik der steigenden HbA1c-Zahl bewusst gemacht werden. Ja klar wäre es großartig, wenn alle Menschen in diesem Land die *Big Five* beachten würden und die *Little Three* direkt mit, aber das ist unrealistisch, viele Menschen haben oft in ihrem Alltag nicht die Möglichkeiten dafür. Es fehlt an Zeit, Geld und auch an Bildung. Mich stört auch, dass an allem die oder der Einzelne schuld sein soll, das stimmt nicht, das ist nur ein kleiner Teil der Wahrheit. Die Umwelt ist belastet, die Lebensmittel sind unnatürlich, nährstoffentleert und schadstoffgefüllt, die Arbeitsbedingungen sind oft ungesund, es gibt zu viel Lärm und ungesundes Licht und wir werden alt, das ist am meisten »schuld«.

Was ist ein schlimm kranker HbA1c-Wert?

Die diabetischen Praxen (dafür gibt es die Zusatzbezeichnung Diabetologie, die meistens Internisten und internistische Endokrinologen tragen) müssen sich um die Betroffenen kümmern, die HbA1c-Werte von 8, 10, 12 % und mehr haben. Großartig ist dann, wenn durch die Therapie der HbA1c auf »gute« 7 % gesenkt werden kann. Aus der Perspektive eines Diabetes-Endstage-Arztes ist ein HbA1c von lächerlichen 5,8 % ein gesunder Witz, aber für den Betroffenen, der in den letzten 5 Jahren, warum auch immer, von supergesunden 5,0 % auf grenzwertige 5,8 % gestiegen ist, ist die Vollkatastrophe vorprogrammiert, wenn er oder sie erst 45 oder 50 Jahre alt ist. Bitte, dieser HbA1c-Wert ist superwichtig, er muss lebenslang unter 5,5 %, gern 5,0 %, und maximal unter 6,0 % bleiben. Für die Therapie spielt selbstverständlich die Ernährung eine Riesenrolle, genauso wie der Sport mit einer guten Muskulatur, der Darm mit seinem Mikrobiom, eine gute Nährstoffversorgung, wie vor allem auch eine gesunde hormonelle Regulation. Wenn das alles nicht reicht, um den Zuckerstoffwechsel in den Griff zu bekommen, gibt es natürlich auch hier echt gute Medikamente. Niemand müsste mehr einen schweren Altersdiabetes Typ 2 mit Folgen bekommen, das ist vermeidbar, man muss nur die Menschen früher abholen (messen), aufklären und spezifisch therapeutisch intervenieren.

HOMA-Index: Zuckerkrankwert

Der HOMA-Index ist der zweite sehr aussagekräftige Zuckerkrankwert. Er ist der Biomarker für die sogenannte Insulinresistenz (IR). Er setzt sich zusammen aus dem Produkt des Nüchtern-Insulins mal Nüchternblutzucker geteilt durch 450. Bei der Bestimmung des HOMA-Indexes ist es wichtig, dass die Blutentnahme (BE) morgens früh nach 12 Std. ohne Essen erfolgt, denn beide Werte, Blutzucker und Insulin, reagieren sofort mit einem Anstieg, wenn etwas gegessen wurde. Ein Nüchternblutzucker ist ideal, wenn er morgens unter 80 mg/dl bleibt. Das Insulin ist ideal, wenn es morgens nüchtern bei Werten um 5 µU/ml liegt. Alle Nüchtern-Insulin-Werte über 10 µU/ml sind schon nicht mehr so richtig »gesund«. Schlimm sind Insulinwerte morgens nüchtern von über 30 µU/ml.

Insulin ist ein sehr wichtiges Schlüsselhormon, es ist lebenswichtig, so wie auch das Cortisol. Im Rahmen der Alterung ist vor al-

Offizieller Referenzbereich HOMA-Index: Formel-Berechnung aus Insulin aus Natriumfluorid-Blut und BZ im Serum, Labor A[92]

HOMA-Index-Referenzbereich ‹ 2,5 (darüber spricht der Wert für eine Insulinresistenz)

- HOMA-Index = Nüchtern-Insulin (µU/ml) × Nüchternblutzucker (mg/dl) ÷ 405

K-Gesundheits-Skala: HOMA-Index
(absolute Werte, laborunabhängig vergleichbar)

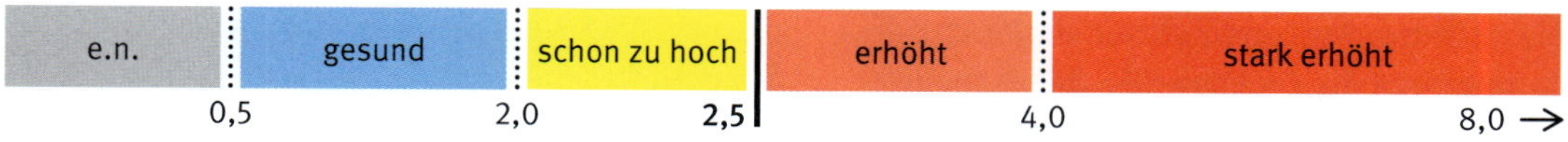

Der Nüchternblutzucker ist ideal, wenn er morgens unter 80 mg/dl bleibt, das Insulin, wenn es morgens nüchtern bei Werten um 5 µU/ml liegt.

S-Gesundheits-Skala: Insulin (µl/ml) morgens nüchtern
(absolute Werte, laborunabhängig vergleichbar)

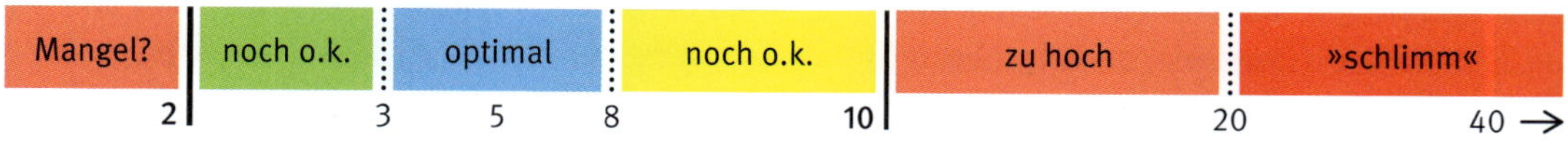

Das Schlüsselhormon Insulin ist lebenswichtig. Ein Diabetes mellitus Typ 1 (betrifft eher junge Menschen, auch Kinder) geht einher mit einem lebensbedrohlichen Insulinmangel. Bei älteren Menschen ist vor allem ein krank machendes Zuviel an Insulin das Hauptproblem (Insulinresistenz, Diabetes mellitus Typ 2, Altersdiabetes).

lem ein Zuviel an Insulin das Hauptproblem bei vielen Menschen. Gerade beim Metabolischen Syndrom (MetS) liegt oft eine Insulinresistenz (IR) mit Fettleber vor. Es gibt auch Menschen, die von einem Insulin-Mangel betroffen sind. Klassisches Beispiel dafür sind junge Menschen, auch Kinder, die autoimmunbedingt einen Verlust der Pankreasfunktion (Bauchspeicheldrüse) erleiden. Das nennt man Diabetes mellitus Typ 1. Das ist nicht oft das Problem der Menschen, die alt werden. Bei denen ist es anders, die haben meist erst ein Zuviel an Insulin, bevor sich dann im Verlauf der Zeit die Bauchspeicheldrüse erschöpft. Dann kann es zu einem insulinabhängigen Typ-2-Altersdiabetes kommen.

Was bedeutet Insulinresistenz?

Eine Insulinresistenz (IR) steht für eine Resistenz der Insulinrezeptoren – vor allem auf Leber- und Muskelzellen – dem Hormon Insulin gegenüber. Die Verbindung zwischen Insulin und seinem Rezeptor ist nötig, um den Zucker aus dem Blut, hinein in die Zellen zu transportieren. Ohne Insulin-Insulinrezeptor-Verbindung verbleibt der Zucker im Blut und verzuckert alles, was ihm in die Quere kommt (so entsteht u. a. das HbA1c, aber auch die diabetische Nephro- und Retinopathie). Wenn der Blutzucker also steigt, steigt auch die Insulinausschüttung aus der Bauchspeicheldrüse (Pankreas). Mit abnehmender Aufnahmekapazität von Leber und Muskulatur (weil die Speicher voll sind) sinkt auch die Empfindlichkeit der Rezeptoren für das Insulin, sie werden resistent. Weil aber der Zucker zum Schutz vor »Überzuckerung« aus dem Blut entfernt werden muss, fängt die Bauchspeicheldrüse an, immer schneller immer mehr Insulin auszuschütten. Die Folge: Der Zucker bleibt zwar unauffällig stabil o.k., aber das Insulin steigt und steigt und steigt. Ein dauerhaft zu hoher Insulinspiegel im Blut ist nicht gesund, denn man kann dann nicht mehr abnehmen, Insulin mästet uns und zu viel Insulin geht auch einher mit einem allgemein erhöhten Krebsrisiko. Wenn diese übermäßige Insulinausschüttung über Jahre und Jahrzehnte geht, erschöpft sich die Pankreasdrüse im Verlauf der Zeit und irgendwann kann sie gar kein Insulin mehr herstellen. Das ist dann der Moment, wo ein schwerer Typ-2-Diabetes-mellitus (T2 DM) zu einem insulinpflichtigen T2 DM wird. Das alles kann man vermeiden, wenn man früh um seinen Stoffwechsel mit IR weiß und dann auch etwas ändert. Man kann so eine beginnende IR mit *Big Five,* ergänzt durch NHT, wieder wegbekommen; das geht, denn die IR ist reversibel.

Interessant zu wissen ist, dass HbA1c über Jahre normal sein und bleiben kann (< 5,7 %), während der HOMA-Index mit Werten von über 4–10 µU/ml deutlich erhöht ist. Das ist logisch, denn der Körper versucht ja mit der kompensatorischen Erhöhung des Insulinspiegels den HbA1c-Wert unten zu halten; das funktioniert oft über 5–10 Jahre ganz gut. Das bedeutet, dass der HOMA-Index meistens noch früher als der HbA1c ein Zeichen für den Beginn eines gestörten und überforderten Zuckerstoffwechsels ist.

Mein Tipp: Wenn Ihr Nüchternzucker beim letzten Check nicht perfekte 70–80 mg/dl, sondern über 90 mg/dl oder sogar über 100 mg/dl gewesen ist, haken Sie nach. Messen Sie Ihr HbA1c und messen Sie 12 Stunden, ohne gegessen zu haben (!), Ihren HOMA-Index. Tun Sie das vor allem, wenn in Ihrer Familie T2DM vorkam/vorkommt, Sie deutlich zu dick sind, rauchen oder geraucht haben und ganz wichtig, wenn Ihr Blutdruck und/oder Ihr LDL erhöht ist.

AGEs: Zucker-Aging-Krankwert

Wenn Sie noch einen Wert zum Zuckerstoffwechsel machen möchten, der aber immer nur als Selbstzahlungsleistung gemacht werden kann, dann lassen Sie Ihre AGEs bestimmen. AGE ist die Abkürzung für »Advanced Glycation Endproduct«, übersetzt heißt das so viel wie »fortgeschrittener und irreversibel verzuckerter Stoffwechselmüll« oder »Alterszuckerdreck«. Wenn Sie braune (Alters-)Flecken am Handrücken haben, dann sind das sichtbar gewordene AGEs. Die kann man im Blut messen, ist natürlich ein Krankwert. Je höher HOMA und HbA1c, kombiniert mit chronischer Entzündung (etwas erhöhtes CRP), desto mehr Chancen für viele AGEs. Die wieder loszuwerden, ist nicht so leicht, der erste Schritt ist hier, dass die AGEs erst einmal nicht weiter steigen, sonst wird es schwer mit dem gesunden Altsein und dem Gesundbleiben. Dauerhaft viele AGEs und Healthy Longevity (gesunde Langlebigkeit) schließen sich aus. Abgesehen von der internen Müllbildung, können wir den AGE-Müll auch essen. AGEs sind in ALLEM drin, was in der traditionellen und industriellen Verarbeitung und Haltbarmachung erhitzt worden ist. Erhöhte Mengen sind in Brathähnchen, Wurst, Käse, Keksen, Kuchen und Schokolade, genauso wie auch in Fastfood, Softdrinks (Cola!) und Fertignahrung enthalten. Auch in industrieller Babykost wie Säuglingsnahrung aus dem Fläschchen und Babygläschen, wie auch der weit verbreiteten länger haltbaren Milch, der ESL-Milch und der H-Milch, sind AGEs enthalten.

Harnsäure: Stoffwechselkrankwert

Die Harnsäure ist ein interessanter Blutwert. Die meisten kennen die Harnsäure in Verbindung mit der Krankheit »Gicht«, also ei-

Offizieller Referenzbereich

AGEs (Advanced Glycation Endproducts) im Serum, IMD Berlin[93]

AGE ‹ 67 µg/ml

- therapeutisch gesundes Ziel: ‹ 50 µg/ml, je weniger, desto besser
- Maximal gesund hat man keine oder kaum AGEs. Werte unter 30 µg/ml sind gut. Bei der Bestimmung der AGEs habe ich nur Erfahrung mit den Werten des IMD Berlin. Da die AGEs aber etwas sehr Stabiles sind und das gesunde Ziel, das »Nichts« ist, denke ich, dass man die Werte gut auch mit Ergebnissen aus anderen Laboren vergleichen kann.

K-Gesundheits-Skala: AGEs (µg/ml)
(habe nur Erfahrung mit den Werten des IMD Berlin)

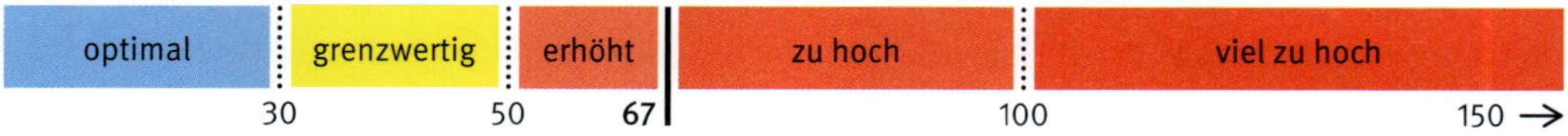

Neben einer Ernährungsumstellung und einer wie auch immer hergestellten Verbesserung des Zuckerstoffwechsels, hat sich zu Senkung der AGEs vor allem hochdosiert das Vitamin B1 – unabhängig vom B1-Spiegel – bewährt (täglich 200–300 mg, ggf. auch mehr, siehe *2. Buch Praxisleitfaden*).

ner heftigen und schmerzhaften Entzündung der Gelenke durch ausfallende kleine pieksige Harnsäurekristalle. Genau diese Mini-Kristalle können aber auch die Gefäße entzündlich ärgern und so trägt die erhöhte Harnsäure als zusätzlicher vaskulärer Risikofaktor auch zur Entstehung von Arteriosklerose bei. Die meisten Menschen mit einer erhöhten Harnsäure haben diese Problematik auf dem Boden einer genetischen Disposition zum Metabolischen Syndrom (MetS). Natürlich spielt die Ernährung eine Rolle, aber es gibt auch viele gesunde Lebensmittel, wie Fisch und Spargel, die durch ihren hohen Anteil an sogenannten Purinen zur vermehrten Harnsäurebildung führen. Manchmal ist es also mit einer alleinigen Ernährungsumstellung nicht getan.

Hinzu kommt, dass der Körper die erhöhte Harnsäure oft auch »haben will«, weil sie ein körpereigenes Antioxidans ist. Das ist ein bisschen so, wie mit dem Insulin. Zucker im Blut macht krank, also wird Insulin so lange hochgedreht, bis auch das krank macht. Bei der Harnsäure ist der Krankwert, den sie senkt oder neutralisiert, der oxidative Stress, den man auch messen kann (Seite 235). Auch hier: Ein bisschen Harnsäure ist ja o.k., aber zu lange, zu hohe Werte schaden Gelenken, Gefäßen und auch den Nieren. Bei Männern soll die Harnsäure am besten unter 6,0 mg/dl sein und bei Frauen unter 5,0 mg/dl. Molybdän ist für die Harnsäure ein interessanter Nährstoff. Oft fehlt Molybdän bei erhöhten Harnsäurewerten. Das ist ein bisschen unlogisch, weil Molybdän als Cofaktor der Harnsäure-herstellenden Xanthinoxidase eigentlich hilft, Harnsäure zu bilden. Es müsste eigentlich umgekehrt sein, je weniger Molybdän, desto weniger Harnsäure kann hergestellt werden. Aber ich beobachte das Gegenteil. Wohin man Molybdän einstellt, beschreibe ich später (Seite 285).

Offizielle Referenzbereiche Harnsäure im Serum, Labor A

Harnsäure	Mann	bis 7,0 mg/dl	oder bis 416 µmol/l (SI)
	Frau	bis 5,7 mg/dl	oder bis 339 µmol/l (SI)

- therapeutisch gesundes Ziel ohne/mit Therapie: Mann < 6,0 mg/dl und Frau < 5,0 mg/dl

K-Gesundheits-Skala: Harnsäure (mg/dl)
(absolute Werte, laborunabhängig vergleichbar)

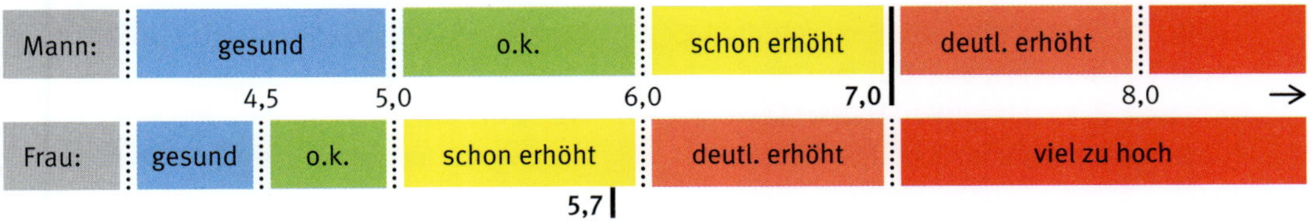

Wenn man es, wie auch immer, nicht schafft, die Harnsäure zu senken, gibt es gute Medikamente, wie z. B. Allopurinol oder Febuxostat, die den Harnsäure-Wert in den gewünschten Zielbereich bringen können. Relativ gesund reichen da meist sehr kleine Dosierungen aus.

Bildgebung in der Gefäßdiagnostik

Um nun zu wissen, ob bei vorhandenen vaskulären Risikofaktoren schon die arteriellen Gefäße von Arteriosklerose betroffen sind, brauchen wir eine gefäßdarstellende Bildgebung.

Das ist so wie beim Knochen – es dauert Jahrzehnte, bis Gefäßalterung als Bild sichtbar wird. Im Blut kann man den Prozess des Knochenabbaus direkt, wenn er da ist, anhand der erhöhten Knochenabbau-Krankwerte messen. Bis das aber in der Knochendichtemessung (KDM) als schwere und mit Medikamenten zu behandelnde Osteoporose mit oder ohne Knochenfrakturen zu sehen ist, dauert es Jahrzehnte. Genauso ist das auch bei der schweren Arteriosklerose mit hämodynamisch relevanter Durchblutungsstörung. Es dauert Jahrzehnte, bis die vaskulären Krankwerte im Blut zusammen mit Bluthochdruck und Alterung die Gefäße so schädigen, dass es objektiv »schlimm« aussieht. Das wird dann »Stenose« (Verengung) genannt. Und selbst eine 50%ige Gefäßstenose z.B. an der großen Halsschlagader (Carotis) merken wir nicht. Erst bei einer Gefäßstenose von über 70% sind die Medizinerinnen und Mediziner »beeindruckt«, weil erst dann das Risiko für einen Schlaganfall sehr groß ist. Erst ab einer höhergradigen Gefäßverengung wird in der Medizin aktiv interveniert, denn ab hier wird das »Nichtstun« (mit dann Schlaganfall und Pflegebedürftigkeit) im System teurer als die OP-/Katheter-Hightech-Medizin.

Erst dann, mit einer über 70%igen Stenose, wird das – vom System akzeptierte – Feld der wirtschaftlichen Notwendigkeit betreten, da alles auf die IST-Kosten der kurativen Medizin ausgelegt ist. Natürlich ist es heute billiger, die osteopenischen und osteosklerotischen Menschen nur zu beobachten, aber langfristig ist das doch ein sehr teurer und vor allem leidvoller Weg. Wir alle leiden an diesen Massen von chronisch schwer kranken Menschen: Die Patientinnen und Patienten selbst am meisten und schlimmsten, aber auch ihre Angehörigen, die Pflege, Ärztinnen und Ärzte und die Gesellschaft als Ganzes. So wie es jetzt ist, ist das nicht menschlich und nicht würdevoll und vor allem, es wäre so viel VERMEIDBAR, wenn nur früher gemessen, objektiviert, beraten und gehandelt werden würde.

Bei diesen halbkranken Zuständen zuckt die Ärzteschaft mit den Schultern, etwas Verkalkung und etwas Osteopenie, das sei ja noch nicht schlimm, also wird nichts getan. Die Leitlinien sehen das genauso. Nicht böse sein, so lernen wir das und für Schlimmes gibt es im System super Leistungen, nur vorher nicht, also müssen wir das in den Praxen dann auch gar nicht ansprechen, außerdem reicht die Zeit dafür nicht. Selbst für die, die schlimm betroffen sind, ist nicht genügend Zeit. Ja, es wird schon etwas empfohlen (Blutdrucksenkung oder Ernährungsumstellung oder LDL-Senkung), aber das wird nicht gut umgesetzt, weil niemand das richtig ernst nimmt. Und das, obwohl die wissenschaftlichen Daten seit Jahren und Jahrzehnten beweisen und belegen, dass mit zunehmender Arteriosklerose bei unbehandelten Risikofaktoren plus Alterung das Risiko für thromboembolische Ereignisse steigt und steigt und steigt, bis wir am häufigsten daran versterben.

Es geht um die Lebensqualität im Alter

Das Sterben an thromboembolischen Ereignissen ist im Übrigen nicht das Problem, an irgendetwas »müssen« wir ja sterben, aber dieses vor dem Tod immer länger, über Jahre und Jahrzehnte ein Pflegefall sein, das ist schrecklich und teuer und leidvoll. Wir brauchen bei dem Thema »Folgen der altersbedingten Osteoporose und generalisierten Arteriosklerose vermeiden« vor allem Bildung, Aufklärung, Beratung und eine Strategie. Das können gern auch die Arbeitgeber, die Krankenkassen selbst und die Gesundheitsämter mitgestalten. Es muss von allen verstanden werden, dass das Labor früher genutzt werden kann und muss, um das individuelle Risiko von »Verfall« mit Folgen in 20–50 Jahren abschätzen zu können. Und es muss die Stofftherapie (oral und transdermal) mit Nährstoffen, Hormonen und ggf. auch Medikamenten mehr und gezielt individuell genutzt werden.

Das Problem vieler Menschen hier in Deutschland ist, dass – warum auch immer – nicht an die »Schluck-Medizin« geglaubt wird. Unter anderem deswegen werden Medikamente und andere »Stoffe« abgelehnt. Viele haben entweder Angst vor Tabletten & Co. (vor allem Frauen) oder sie meinen, dass das »Zeug« unnötig und Geldverschwendung sei (betrifft mehr die Männer) oder man meint, dass da die Pharmafirmen dahinterstecken (Medien). Dieses Misstrauen trifft Nährstoffe und Hormone genauso wie körperfremde Pharmaka. Das ist ehrlich gesagt verrückt, denn viele gesunde, junge Frauen schlucken mit und ohne Bedenken die Pille, es wird gesund und krank geraucht und Alkohol getrunken und Schmerztabletten sind auch o.k., wenn man denn funktionieren will. Abgesehen von der ganzen Umweltbelastung mit toxischem Shampoo, Zahnpasta, Spülmittel, Waschmittel und Haarfärbemittel, was alles jeden Tag benutzt wird, meist ohne sich dabei negative Gedanken zu machen. Aber der kleine Blutdrucksenker oder die Bisphosphonate sollen Gift sein? Oder das Statin Teil einer Verschwörung? Und sowieso Vitamin D gefährlich und Estradiol und Progesteron krebserregend. Puh. Was für ein Dilemma.

Wie hoch ist Ihr Risiko, chronisch krank zu werden?

Bitte, ich will Sie zu nichts überreden, aber ich möchte, dass Sie ab jetzt selbst überprüfen und durchdenken können, ob bei Ihnen innendrin wirklich alles o.k. ist, wenn Sie weiter nichts nehmen, mit oder ohne perfektes Verhalten. Überprüfen Sie, ob Sie wirklich kein Risiko haben für die Entstehung von Osteoporose und Arteriosklerose. Es ist über das Blut und frühe Bildgebung OBJEKTIVIERBAR, ob Sie von diesen beiden Prozessen Knochenabbau und Gefäßverkalkung und ihren Folgen in den nächsten 30–50 Jahren (!) betroffen sind oder nicht.

Ab jetzt ist mein Appell an Sie, dass Sie selbst daran interessiert sein sollten, dass dieser Beginn des »inneren Verfalls« gestoppt wird und nicht weiter fortschreitet, evtl. sich sogar auch noch verbessert. Ich weiß, das wird jetzt kein leichter Weg, weil das Bewusstsein, dass dieser Beginn von Knochen- und Gefäßfunktionsverlust etwas ist, wo man etwas tun muss, im System nicht vorgesehen ist. Bisher sind Sie mit Ihrem Verhalten in der alleinigen Verantwortung, Sie sollen sich ändern (Ernährung/Sport) und Ihr Verhalten soll gesünder sein. Das ist auch richtig, und es wäre großartig, wenn wir alle mit unserem Verhalten machen, was gesund geht. Ich behaupte aber, dass das bei vielen von uns Älteren (ab 40) ohne spezifische biochemische Unterstützung nicht bis 85 reicht. Für den Knochen ist die Hormon(-ersatz)- und Nährstofftherapie ab der Lebensmitte der Schlüsselmoment. Bei den Gefäßen kann es – je nach Genetik – sein, dass ergänzend zum Verhalten (Rauchen geht einfach nicht) und der individuellen NHT nach Labor doch auch die Pharmakotherapie mit dabei sein muss. Ja, liebe Frauen, je älter wir werden, desto weniger schaffen wir das »allein«, je nach Genetik und Umständen (Epigenetik), den Prozess der Alterung aufzuhalten. Sie müssen den Blutdruck und die Knochenkrankwerte sowie die Gefäßkrankwerte im Blut gesenkt bekommen, wenn Sie mit 50 oder 60 Jahren von Osteopenie und Arteriosklerose betroffen sind. Wenn das in Ihrem Alltag nicht funktioniert, sind Medikamente o.k., sie helfen, dass Sie nicht weiter innerlich altern, und … die gute Nachricht: Das System bezahlt diese Medikamente.

Wichtig ist zu verstehen, dass Sie sich nicht schlecht fühlen müssen, um eine Indikation für eine gefäß- und knochenschützende Therapie zu haben, denn die meisten altersbedingten Veränderungen in unserem Inneren spüren wir nicht. Die Osteoporose tut erst weh, wenn der Knochen bricht, die Arteriosklerose wird erst akut bemerkt, wenn schon sehr viel Organfunktion irreversibel verloren gegangen ist. Nur das Herz macht sich manchmal etwas früher bemerkbar, einfach weil es eine hörbare und rhythmische Muskelpumpe ist, das können wir spüren, aber Nieren und Gehirn haben keinen Muskel, die leiden still vor sich hin und irgendwann, sehr viel später, wird es dann klinisch akut relevant, aber dann ist es zu spät für eine reversible Gesundung. Was kaputt ist, ist kaputt.

Wenn man nun die Osteoporose und die fortgeschrittene Arteriosklerose mit Organversagen (Fraktur, Infarkt, Dialyse, Demenz) im höheren oder hohen Alter vermeiden will, muss man Knochen und Gefäße, je nach Krankwerten, früher »fotografieren« und früher im Blut diagnostizieren (messen) und dann muss man je nach Befund und Verlauf unterschiedlich intensiv therapeutisch intervenieren. Beim Knochen wird es präventiv ernst, wenn in der Knochendichtemessung (KDM) schon eine Osteopenie vorliegt. Spätestens ab da darf man, wenn die statistische Lebenserwartung mehr als 10 Jahre beträgt, nicht einfach weiter nur zuschauen, erst recht nicht, wenn die Frau erst 45 Jahre ist. Sie muss dann etwas Spezifisches machen. Auf jeden Fall mit Ernährung und Sport, aber auch eine Nährstoff- und Hormontherapie und ggf. auch Pharmakotherapie, das sind alles Optionen, die man für sich individuell nutzen kann oder muss.

Ab wann wird es bei den Arterien präventiv ernst?

So wie es bei den Knochen als frühes Stadium die Osteopenie gibt, so gibt es bei den Gefäßen als Frühstadium der Gefäßverkalkung oder Kalzifikation die Bildung von Gefäßplaques und Arterieninnenwand-Verdickung (Intima-Media-Dicke, IMD). Es gibt in der Angiologie, das ist das medizinische Wort für Gefäßheilkunde, sehr viele diagnostische bildgebende Verfahren, um die Krankheiten der Gefäße zu objektivieren. Viele von diesen Untersuchungen werden in der Radiologie gemacht. Es gibt Angiografien wie Röntgen, CT und MRT. Das sind alles teurere und teilweise auch strahlenbelastende Untersuchungen (Röntgen und CT), die die Einnahme von Kontrastmittel erfordern, die wiederum die Nieren belasten können (gilt auch für das MRT). Das geht präventiv nicht mal eben so, alle paar Jahre. Es gibt schon genug Bedenkenträger für die kleine Strahlenbelastung bei der Knochendichtemessung, die finden, dass für Menschen, die noch nicht 70 Jahre alt sind, die KDM eine Körperverletzung ist. Das halte ich für stark übertrieben, denn die Strahlenbelastung einer Knochendichtemessung ist gering, sie liegt bei modernen Geräten zwischen 0,001 und 0,006 Millisievert (mSv), das sind 1–6 Microsievert. Zum Vergleich: Eine Röntgenaufnahme der Zähne liegt bei 0,01 mSv und eine Computertomografie des Bauchraums liegt bei 7–12 mSv. Ein Langstreckenflug von Frankfurt nach New York hat eine Strahlenbelastung von 0,05 mSv.

Farbkodierte Dopplersonografie (FKDS) der Halsschlagadern

Die einfachste und sicher nicht belastende Gefäßuntersuchung ist die farbkodierte Dopplersonografie (FKDS). Das ist eine Ultraschalluntersuchung der Gefäße, bei der mithilfe von Farben (rot und blau) und Rauschtönen die Qualität des Flusses, also der Durchblutung, sichtbar und hörbar gemacht werden kann. Solch eine FKDS eignet sich besonders gut für die Beurteilung der Gefäßwände der größeren Arterien, man kann hier richtig gut die Ablagerungen an der inneren Gefäßwand sehen. Wenn unser Stoffwechsel krankhaft Arteriosklerose macht, dann ist eine der ersten Gefäßstellen oder Orte, wo man kleine Plaques und eine verdickte IMD in ihrer Entstehung sehen und ausmessen kann, der sogenannte Bulbus an den Halsschlagadern (Carotiden). Der Bulbus ist eine leicht erweiterte Stelle der Carotis communis, von der aus die interne und externe Carotis nach oben in den Kopf abgehen. Hier fängt aus verschiedenen Gründen meistens die Arteriosklerose mit der Bildung von sogenannten weichen Plaques an. Das ist von außen mit einem Ultraschall sehr leicht zu untersuchen, man muss nur den Schallkopf längs auf die Mitte des Halses entlang der Muskulatur halten. Diese präventive FKDS-Diagnostik ist einfach und die Gesundheit ist leicht zu diagnostizieren. Das ist anderes, wenn jemand schwer an den Gefäßen erkrankt ist, da ist die FKDS, gerade auch der intrakraniellen Gefäße im Verlauf eine sehr anspruchsvolle und schwierige Untersuchung, für die man viel Erfahrung benötigt.

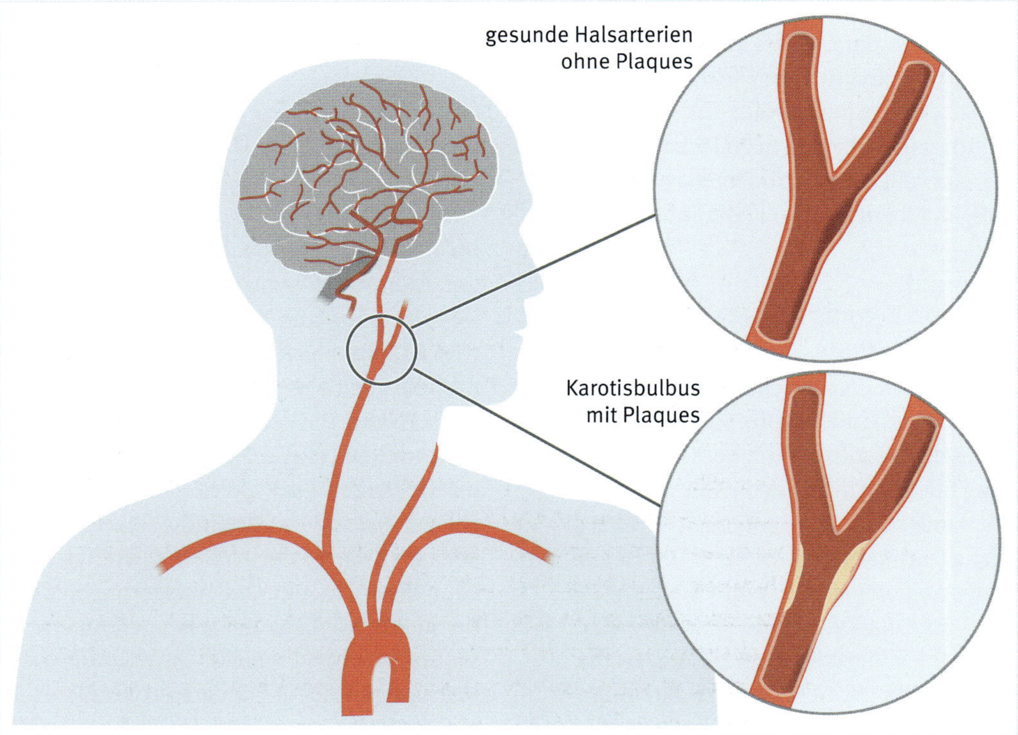

Am Abgang der Arteria carotis externa und Arteria carotis interna aus der Arteria carotis communis, am sogenannten Bulbus, bilden sich sehr oft im Laufe des Lebens die ersten arteriosklerotischen Plaques und/oder eine Verdickung der inneren Gefäßwandschicht (Intima), die man sehr gut in der FKDS sehen und vermessen kann.

Mehr will ich medizinisch zu den Plaques nicht erklären, denn wenn die FKDS der Carotiden auffällig ist, die zerebrovaskuläre Verschlusskrankheit (cAVK) also da ist, dann brauchen Sie eine Ärztin oder einen Arzt, die bzw. der das mit Ihnen weiterverfolgt, abklärt, bespricht und je nach Ihrem Risikoprofil eine Therapie einleitet, ggf. auch mit Medikamenten. Das kann Ihre Hausärztin oder Ihr Kardiologe sein. Wichtig ist, dass, wenn der Beginn einer Arteriosklerose nachgewiesen wurde und Sie noch eine Lebenserwartung von mehr als 10 Jahren haben, Sie das nicht ignorieren und schönreden dürfen, auch wenn die Ärzteschaft das noch macht (weil wir so ausgebildet sind, erst zu reagieren, wenn der innere Zustand akut schlimm ist). Diese Plaque hat Jahre und Jahrzehnte gebraucht, um ganz langsam zu entstehen, ab jetzt geht es aber schneller. Die Entwicklung einer chronischen altersbedingten Erkrankung erfolgt nicht linear, sie verläuft eher logarithmisch.

Den Befund der beginnenden Arteriosklerose ernst nehmen

Reden Sie mit Ihren behandelnden Ärztinnen und Ärzten und sagen Sie denen, dass Sie bereit sind, Ihre vaskulären Risikofaktoren

(Gefäßkrankwerte) auf gesunde Werte einzustellen. Die haben keine Zeit, das mit Ihnen zu diskutieren, entweder Sie wollen oder Sie wollen nicht, das liegt bei Ihnen. Sie werden sehen, wenn Sie offen und bereit sind, bekommen Sie die Empfehlung und ggf. auch Verordnung für entsprechende Medikamente auf Kasse. Bitte keine Sorge: Wir sind dann nicht böse mit den Pharmafirmen verbunden. Diese Medikamente sind in den Leitlinien und nur die können Ihnen auf Kasse ermöglicht werden. Das Verhalten müssen Sie allein ändern und Nährstoffe und Hormone haben im Systemdenken leider (noch) keinen festen Platz, weil man den Nutzen nicht anerkennt, bei den Gefäßen noch weniger als beim Knochen. Beim Knochen weiß man immerhin schon, wie wichtig Vitamin D und wie wichtig Estradiol für die Knochengesundheit sind. Trotzdem werden beide Hormonsysteme nicht strategisch und präventiv für jede und jeden medizinisch, vor allem internistisch, genutzt.

Die kardiologischen, angiologischen und neurologischen Leitlinien sind in diesen Zwischenbereichen, wo Sie also schon ein bisschen gefäßkrank sind, »weich«. Man kann Sie behandeln, aber die Kolleginnen und Kollegen haben nicht die Pflicht, Sie zu überreden, denn es ist ja noch keine Not vorhanden. Sie müssen nun Ihre Krankwerte zusammenrechnen, oft wird das in den Praxen aufgrund von Zeitmangel auch nicht alles überblickt. Sie müssen das positive Lp(a) mit dem LDL und ggf. mit der Osteoporose und/oder dem Bluthochdruck zusammen ernst nehmen. Ich höre schon das »Aber« und, dass Sie keine Medikamente wollen, o.k., dann versuchen Sie es mit Ernährung und Sport und gern auch mit NHT (Seite 275). Aber wenn in 1–2 Jahren die Arteriosklerose zugenommen hat, dann ist Ihre Rechnung nicht aufgegangen, und dann muss etwas Stärkeres passieren. Seien Sie nicht naiv. Wir altern und sterben irgendwann, das ist (noch) sicher. Die Idee ist, auf dem Weg dahin zwei krankhafte Basisprozesse, die ab 60–70 Jahren viele unangenehme leidvolle Folgen haben, zu verhindern oder zumindest zu verlangsamen: die Knochenentkalkung und die Gefäßverkalkung. Und nur auf dem Boden von gesunden Gefäßen und gesunden Knochen macht es Sinn, sich mit abgefahrener Longevity zu beschäftigen, ansonsten lebt man am Ende nur schlecht länger.

Weitere Möglichkeiten, die Gefäße abzuklären

Das Problem mit den arteriellen Gefäßen ist, dass sie überall im Körper sind und individuell nicht jedes Gefäßbett gleich betroffen ist. Jeder und jede macht das Gesunde (Pubertät oder Schwangerschaft) und das Kranke (Arteriosklerose, Diabetes mellitus etc.) unterschiedlich gut oder schlecht. Bei den meisten Menschen (vor allem Frauen) ist der Anfang an den Carotiden zu sehen, aber bei manchen (eher Männern) entsteht die Arteriosklerose zuerst oder ausgeprägter eher woanders (Herz- oder Beckenarterien). Auch die Nieren können mal der erste Ort sein, wo sich durch arteriosklerotisch bedingte Verödung die Anzahl der Glomeruli krankhaft reduziert. Das ist dann nur nichts, was man im Ultraschall sieht, das muss man anders ausschließen.

Zusammengefasst sind die wichtigsten Gefäßgebiete, die man je nach Geschlecht, Familienanamnese und Verhalten (Rauchen) neben den Hals- und Kopfgefäßen noch überprüfen kann, die Becken- und Beinarterien, die Aorta (Bauchschlagader), die Herzkranzgefäße (Koronarien), die Gefäße am Augenhintergrund und die Glomeruli der

Nieren (das sind die kleinen »Waschmaschinen«, in denen das Blut gegen eine zarte Gefäßfilterwand gefiltert wird).

Wenn Sie länger und viel geraucht haben oder sogar immer noch rauchen, dann macht ergänzend zur FKDS der Carotiden auch eine FKDS der Becken- und Beinarterien Sinn, denn dann wird oft hier als Erstes verkalkt. Wenn Sie schon lange erhöhten Blutdruck haben, macht es Sinn, auch eine FKDS der Aorta machen zu lassen. Hier können sich auch recht früh Plaques manifestieren und eine Aorten-Erweiterung (Aortenaneurysma) kann auch direkt damit ausgeschlossen werden. Was von außen mit Ultraschall nicht so einfach abzuklären ist, ist die Arteriosklerose des Herzens (KHK, koronare Herzerkrankung) und die arteriosklerotische Verödung der Nierenglomeruli mit daraus entstehendem Rückgang der glomerulären Filtrationsrate (GFR). Je niedriger die GFR, desto schlechter wird die Wasch- und Filterfähigkeit der Nieren. Das nennt man dann chronische Niereninsuffizienz (CKD = Chronic Kidney Disease).

Untersuchung der Herzkranzgefäße

Bei der Arteriosklerose des Herzens sind die Koronarien, die Herzkranzgefäße, betroffen. Für diese im Herzmuskel liegenden Gefäße benötigen Sie eine tiefergehende kardiologische funktionelle Diagnostik. Da das Herz so etwas ist wie eine elektrisch regulierte Muskelpumpe, gibt es viele Möglichkeiten, das von außen zu überprüfen. Die Basis sind hier ein EKG und ein ECHO (Echokardiografie, Ultraschalluntersuchung). Wenn man wissen will, ob es bei den Koronarien schon zu einer Durchblutungsproblematik gekommen ist, machen Belastungsuntersuchungen Sinn, wie das Belastungs-EKG und das Stress-ECHO. Daneben gibt es noch die Möglichkeit, eine Myokardszintigrafie (Nuklearmedizin/Radiologie) unter Belastung vorzunehmen. Sollte sich in einem dieser Tests unter Belastung der Verdacht auf eine Ischämie (Mangel an Durchblutung im Herzmuskel unter Belastung) ergeben, muss ggf. ein Herzkatheter (Koronarangiografie, Röntgen mit Kontrastmittel) erfolgen.

Was man aber auch machen kann, um bei multiplen Risikofaktoren von außen früher den Grad der Kalzifikation (Agatston-Score) an den Koronarien abschätzen zu können, ist ein Kardio-CT. Das hat allerdings eine hohe Strahlenbelastung und sollte deswegen wohl überlegt werden. Der Vorteil ist, dass man hier ohne die invasive Koronarangiografie (Herzkatheter) sehr gut und früh sehen kann, ob eine KHK besteht und wie ausgeprägt diese ist. Männer (vor allem die mit MetS) sind im Rahmen ihrer vaskulären Risikofaktoren oft eher ausgeprägt an den Herzgefäßen und nicht so an den Carotiden betroffen. Für die macht das Kardio-CT durchaus Sinn, weil man dann die Strategie der Therapieintensität für die Senkung der Krankwerte daran ausrichten kann oder auch muss.

Auch eine Bestimmung der Pulswellengeschwindigkeit (PWG), mit der man die Gefäßsteifigkeit der peripheren Arterienwände abschätzen kann, ist eine interessante ergänzende Untersuchung. Je starrer und unelastischer die Gefäßwände, desto schneller werden die Pulse weitergeleitet. Gut ist, wenn bei gesunden Menschen mittleren Alters die PWG bei um die 5 m/s liegt, alles über 10 m/s ist auffällig und weist auf eine erhöhte Steifigkeit im Sinne einer vorschnellen Alterung der Gefäße hin.

Für die Abschätzung der Nierenfunktion brauchen wir wiederum ein anderes diagnostisches Vorgehen. Hier spielen vor allem im Blut die zwei Nierenkrankwerte Kreatinin und Cystatin C (Seite 242) eine Rolle, aber auch ein Nierenultraschall und eine Urinuntersuchung können weiterhelfen.

Wann Sie ärztlichen Rat brauchen

Ich erkläre das präventive Vorgehen hier pauschal theoretisch und strategisch für noch relativ Gesunde. Im Einzelfall muss man mit diesen Empfehlungen »spielen«. Ich will Ihnen eine Orientierung geben, das ist nicht gleichzusetzen mit einer konkreten Behandlung. Wenn Sie sehr betroffen und kränker sind, können Sie – auch mit diesem Buch – nicht allein Knochen- und Gefäßschutz umsetzen, das schaffen Sie nicht, Sie brauchen dann ärztliche Hilfe. Was mir aber wichtig ist, ist, dass Sie mit Ihren Ärztinnen und Ärzten für Ihre Zukunft mitdenken können und damit auch in der Lage sind, besser Entscheidungen zu treffen. Ich möchte, dass Sie wissen, wie und wo Sie sich die richtige medizinische Hilfe holen können. Sie sollen wissen, wann wer wie wofür zuständig ist. Ich will, dass diese Verunsicherung aufhört, dafür muss ich Ihnen die Regeln erklären dürfen, wie wir ärztlich medizinisch denken, oder wie man in der Kardiologie, Osteologie oder Hausarztmedizin denkt und vorgeht, sodass Sie einschätzen können, wie ernst es für Sie ist. Nicht schimpfen, wenn Ihre Ärztinnen und Ärzte nicht neugierig und präventiv denken, das ist das System, in dem wir arbeiten müssen. Im Prinzip ist alles, was ich hier über Prävention schreibe, gedanklich im System so nicht vorgesehen und trotzdem, wenn Sie halb krank sind, gibt es Leistungen, die Sie nutzen können. Dieser Grad zwischen noch gesund oder schon krank genug, um eine Kassenleistung zu erhalten, ist schwierig. Aber ich finde, dass viele 50–60-Jährige doch schon krank genug sind, um das System zu nutzen, sie wissen nur nichts davon, und in den Praxen wird nicht eingehend diagnostiziert, weil die Regeln das nicht vorsehen.

Nur noch kurz zu den Augen, auch das ist ein Ort, wo die Augenärztinnen und -ärzte, wenn die Augen weitgetropft sind, im Augenhintergrund an den Gefäßen sehen können, ob die schon unter z. B. Bluthochdruck oder Zucker leiden. Das nennt man dann Retinopathie. Es gibt die hypertensive und die diabetische Retinopathie. Schlagen Sie die Risikofaktoren für die Entstehung der Retinopathie gern nach; Sie werden sehen, dass das unsere schon besprochenen acht Blutgefäßkrankwerte (plus Blutdruck sind es dann neun Werte) sind, die leider meist immer nur auf das Herz bezogen werden.

Aber die Wahrheit ist, dass jedes arterielle Gefäß in unserem Körper von der im Alter normalen arteriosklerotischen Veränderung betroffen ist. Wir müssen nur lange genug leben, um das zu erleben (> 70 J.). Die Frage ist also nicht, *ob* wir im Laufe unseres Lebens Arteriosklerose bekommen (die Antwort ist: ja, wir müssen nur alt genug werden), sondern *wann* wir sie *wie* bekommen. Es ist eine einfache mathematische Sache: Je mehr und je früher sich vaskuläre genetische und epigenetische Risikofaktoren zusammentun, desto früher sind die Gefäße betroffen. Nach ca. 30 Jahren trifft es dann in etwa auch die Organebene. Da die Alterung bei uns relevant so ab 30–40 beginnt, auch wenn wir alles perfekt gesund machen, kommt es bei vielen von uns ab 60–70 *im Inneren* zu manifesten chronischen medizinischen Problemen, die meist immer noch nicht für uns zu fühlen sind. Erst nochmal ca. 10 Jahre später tut das dann spürbar weh oder bedroht akut das Leben.

BASIS-Einschätzung der Gefäßgesundheit

Wie bei der Knochendiagnostik gibt es je nach Krankwerten und Bildgebung nun auch bei der Gefäßdiagnostik je nach Ergebnis und Befund vier verschiedene *präventive* Risikogruppen.

Von einem niedrigen Risiko, über ein moderates Risiko geht es hin bis zu einem hohen und sehr hohen Risiko für akutes und chronisches Organversagen durch akute und chronische Durchblutungsstörungen im Rahmen einer ausgeprägten Arteriosklerose. Meist wird die »gefährliche« Folge der Risikofaktoren nur als »Herz-Kreislauf-Erkrankungen« beschrieben. Das ist aber zu milde formuliert, denn bei einer generalisierten Arteriosklerose sind im Laufe der Jahre ALLE wichtigen Organsysteme mehr oder weniger betroffen, neben dem Herz, betrifft das insbesondere auch das Gehirn (mit Augen und Ohren) und die Nieren. Da man in der Kardiologie und der Nephrologie das akute und chronische Versagen (Herz- und Niereninsuffizienz) sehr gut behandeln kann bis hin zur Transplantation, in der Neurologie bisher aber nur das akute Ereignis (Schlaganfall) und nicht das chronische Versagen (Demenz, chronische »Gehirninsuffizienz«) behandeln kann, steigen die Zahlen der Altersdemenz (gerade bei Frauen) stark an. Es wird einfach alles andere durch unsere Hightech-Medizin mehr und mehr überlebt.

Nach einer Studie der Weltgesundheitsorganisation (WHO) von 2021 sollen die Demenzzahlen rasant steigen: Bis 2030 sollen etwa 40 % mehr Menschen weltweit mit Demenz leben als heute. Weltweit betroffen waren 2019 nach Schätzungen der WHO etwa 55 Millionen Menschen.[94] Auf Basis der Angaben des statistischen Bundesamts zum Bevölkerungsstand ergeben sich für Deutschland zum Ende des Jahres 2023 rund 1,8 Millionen Menschen mit Demenz, davon sind knapp doppelt so viele Frauen (1,2 Millionen) wie Männer (0,6 Millionen) betroffen. Der größte Anteil – etwa 1,7 Millionen – der Menschen mit Demenz waren über 65 Jahre alt. Geht man von gleichbleibenden Prävalenzraten aus, ergibt sich je nach Lebenserwartung für 2050 eine Schätzung von 2,3–2,8 Millionen Menschen mit Demenz im Alter von über 65 Jahren.[95] Das Problem: Für die Altersdemenz gibt es noch keine den Prozess stoppenden Medikamente, ganz im Gegensatz zur Herz- und auch Niereninsuffizienz. Bei den beiden zuletzt genannten Organinsuffizienzen können wir in der Medizin sehr viel medikamentös einstellen, stabilisieren und ggf. sogar rückgängig machen. Das kann die Medizin beim Gehirn, wenn es denn »kaputt« ist, noch nicht. Und ja, es kommen Medikamente, die den Prozess der Ablagerung im Gehirn verlangsamen können (Lecanemab, ein Antikörper, wurde gerade im April 2025 für einige wenige Betroffenen neu zugelassen), aber das wird dauern, bis sich die Medizin in diesem Bereich so entwickelt hat, wie es in der Kardio-, Nephro- und auch Rheuma- und Onkologie schon Realität ist.

Je nach Gefäßrisikogruppe früher spezifisch tätig werden

Die Idee ist nun, je nach Präventiv-Risikogruppe (siehe ab Seite 201) für die Entstehung von Arteriosklerose (und eben nicht für einen Herzinfarkt), früher tätig zu werden, als das heute im System getan wird. Präventiv sind für die frühere therapeutische Intervention besonders Risikogruppe I (niedriges Risiko), II (moderates Gefäßrisiko) und vor allem auch Gruppe III (hohes Gefäßrisiko) interessant. Die Kriterien für diese drei Gruppen, möchte ich Ihnen bewusst machen. Sie werden sehen, was es alles an positiven Gesundheitsvoraussetzungen braucht, um sich in Gruppe I (kein oder niedriges Gefäßrisiko) einordnen zu »dürfen«. Auch sollen Sie verstehen, was es bedeutet, in Gefäßrisikogruppe IV zu sein. Hier ist es zwar für eine gesunde Heilung zu spät, da innerlich schon viel irreversibel zerstört ist, aber das ist kein Todesurteil, weil es dafür wirklich sehr gute Medikamente gibt, die man wiederum auch sehr gut durch eine kurative ergänzende Nährstoff- und Hormontherapie (und natürlich Sport etc.) begleiten kann. Auch in den Gruppen II und III gibt es Konstellationen, bei denen medikamentös behandelt werden sollte oder muss, meist reichen in Gruppe II aber noch die natürlichen Wege mit Verhaltensänderung und/oder Nährstoffen und Hormonen.

Legen Sie bitte Ihre Ängste ab, schaffen Sie Fakten und wägen Sie bei Ihren Entscheidungen Nutzen und Risiko – auch wirksame Stoffe nicht zu nutzen – vernünftig ab. Dieses »vernünftige Abwägen« bedeutet, seine Entscheidungen auf dem Boden von rationalen, logischen, mathematischen und strategischen Überlegungen zu fällen, am besten zusammen mit einer Ärztin oder einem Arzt, der oder dem Sie vertrauen. Sie können hier nicht Ihrem Gefühl vertrauen, weil diese altersbedingten Prozesse nicht zu fühlen sind. Eines Tages wird es mit KI möglich sein, für jeden von uns aus vielen unserer Daten persönliche Risikoscores zu berechnen fürs Tun und Nichtstun, aber da sind wir noch nicht. Ohnehin benötigt jede therapeutische Umsetzung dann doch einen Menschen, der Erfahrung in der Umsetzung hat. Was Sie aber zuerst benötigen, ist besseres theoretisches Präventions-Wissen.

Die zwei Gefäßkrankwerte-Päckchen

Nun zu den vier Gefäßrisikogruppen, zu denen ich vorab etwas Grundsätzliches erklären muss. Um besser zu verstehen, wie in der Medizin die Präventionsstrategie zum Gefäßschutz nach heutigem Kenntnisstand funktioniert, muss man die Gefäßkrankwerte in zwei Päckchen einteilen:

Päckchen 1 beinhaltet vier »Diagnose-Gefäßkrankwerte« mit als Basis-Blutwerte das Lp(a), der HbA1c, der HOMA-Index und die Harnsäure. Hinzu kommt noch der Bluthochdruck. Streng genommen ist der Blutdruck kein Krankwert, sondern ein Schlüsselwert. Das Besondere hier in Päckchen 1 ist, dass diese Krankwerte genetisch/epigenetisch schon immer (angeboren) oder »plötzlich« (erworben) im Rahmen der Alterung als »Diagnose« da sein können, und zwar einfach so, ohne Schuld. Der Grund ist nur, dass man älter geworden ist, also noch lebt. Ja, natürlich ist das Verhalten wichtig, je ungesünder wir uns verhalten, desto schlechter altern wir, weil wir früher und schneller gefäßkrankmachende Diagnosen »einsammeln«. Aber Fakt ist: Auch perfekt gesund lebende Menschen altern und auch sie können unbemerkt auf dem Weg zur 80 diese Gefäßkrank-Diagnosen bekommen, und dafür möchte ich sensibilisieren. Das Prinzip: Je mehr diese gefäßrelevanten Diagnosen zusammenkommen, desto mehr steigt das Gesamtrisiko für (kardio-)vaskuläre Erkrankungen (CVD = Cardiovaskular Disease). In Wahrheit sind davon nicht nur das Herz-Kreislauf-System, sondern insbesondere auch die Nieren und das Gehirn betroffen.

Die Werte für die vaskulären Risikofaktoren in Päckchen 1 müssen »nur« optimal gesund (blauer Bereich) sein: Für die Prävention gilt es nun, diese vaskulären Risikofaktoren (RF) auf optimale gesund niedrige Zielwerte einzustellen (Blutdruck, Zucker, Harnsäure). Wenn dann der Wert optimal eingestellt ist, ist alles gut, und es bringt nichts, diesen noch niedriger zu senken.

- Beim Blutdruck (BD) ist das Ziel mit 110/70–120/80 mmHg erreicht, den BD noch stärker zu senken, wäre schädlich und vielleicht sogar lebensbedrohlich, denn der Blutdruck ist ein Schlüsselwert.
- Aber auch bei der Harnsäure ist nie das Ziel der Therapie, eine Harnsäure von 2 mg/dl zu erzeugen, alles unter 5,0 mg/dl reicht.
- Auch beim HbA1c ist ein Wert von 4,0% nicht sinnvoll, wenn das überhaupt geht; super ist 5,0–5,3%, auch 5,5% ist o.k., nur Werte über 5,7% sind zu vermeiden.
- Und auch beim HOMA-Index ist nicht eine Null das Ziel, denn sowohl der Blutzucker wie auch das Insulin, aus denen der HOMA-Index berechnet wird (Seite 184), sind überlebenswichtige Schlüsselwerte.
- Das Lp(a) ist noch einmal etwas Besonderes, weil hier noch gar keine spezifische medikamentöse Senkung möglich ist. Es wird in naher Zukunft ein Medikament geben, aber noch ist es nicht da und man muss mit dem erhöhten Lp(a) leben, indem man alle anderen Gefäßkrankwerte drumherum optimiert. Und da kommt nun das Päckchen 2 ins Spiel.

Je nach Gesamtrisiko werden die Krankwerte in Päckchen 2 unter das normal gesunde Niveau gesenkt: Päckchen 2 beinhaltet die »Fett-Gefäßkrankwerte« mit LDL-C, NONHDL, Apo-B und Lp-PLA2. Das Besondere an diesem Päckchen ist, dass diese Werte wie eine Schraube, je nach Höhe des Gesamtgefäßrisikos, medikamentös Schritt für Schritt stufenweise immer weiter nach unten gedreht werden. Hier geht man tatsächlich – je nach Risiko – bis fast an das untere Nichts. Normal jung und gesund ist ein LDL von 80 mg/dl. Altersgemäß geht das auch bei perfektem Verhalten in der zweiten Lebenshälfte gesund hoch auf Werte bis um 120–130 mg/dl. Wenn das Gesamtgefäßrisiko niedrig ist und bleibt, darf das LDL »natürlich« hoch bleiben (je nach LDL-Konstellation bis maximal 130 mg/dl). Aber wenn das Risiko sehr hoch ist (Zustand nach mehreren Herzinfarkten mit immer weiterem Fortschreiten der Arteriosklerose), dann kann sogar in der kurativen Kardiologie bei jemandem, der »nur« sehr schwer gefäßkrank ist, ein LDL von nur 30 mg/dl das Therapieziel sein.

Das LDL-C ist die Hauptschraube, an der man, je nach Risiko, herunterdreht: Diese Päckchenunterteilung ist wichtig, weil man in der Prävention je nach Päckchenzugehörigkeit des Gefäßkrankwerts andere Zielprinzipien hat. Wichtig zu verstehen: Je mehr Gefäß-Krank-Diagnosen sich im Laufe des Lebens summieren, desto mehr dreht man an der Hauptschraube Cholesterinstoffwechsel die Werte herunter. Die kritischen Leserinnen und Leser werden sich jetzt fragen, ob das denn auch wirklich sinnvoll ist, und meine Antwort ist tatsächlich: »Ja.« Abgesehen von der eindeutigen wissenschaftlichen Evidenz bestätige ich das auch aus mehr als 30-jähriger Gefäß- und Blutlese-Erfahrung. Ich dachte auch, dass es reicht, sich gesund zu verhalten, aber dem ist nicht sicher für alle so. Gerade für uns Frauen ist die mit Hormonverlust einhergehende Alterung ein Problem. Dieser Hormonverlust sorgt dafür, dass Frauen schneller und heftiger völlig ohne Schuld (!!) gefäßkrankmachende Diagnosen bekommen, einfach so aus dem Nichts. Deswegen ist es so wichtig, früh nach Labor Nährstoffe und Hormone zur Prävention von normalen altersbedingten gefäßkrankmachenden Diagnosen zu nutzen. Damit lassen sich für eine lange Zeit – trotz Alterung – die Knochen- und Gefäßkrank- sowie -schlüsselwerte im unteren bzw. optimalen blauen Bereich in den Skalen halten. Das ist der Trick der robusten IBSE.

Ablauf der Umwandlung der Steroidhormone, ausgehend von der Vorläufersubstanz Cholesterin, das in den Mitochondrien als erste Stufe in Pregnenolon umgewandelt wird.

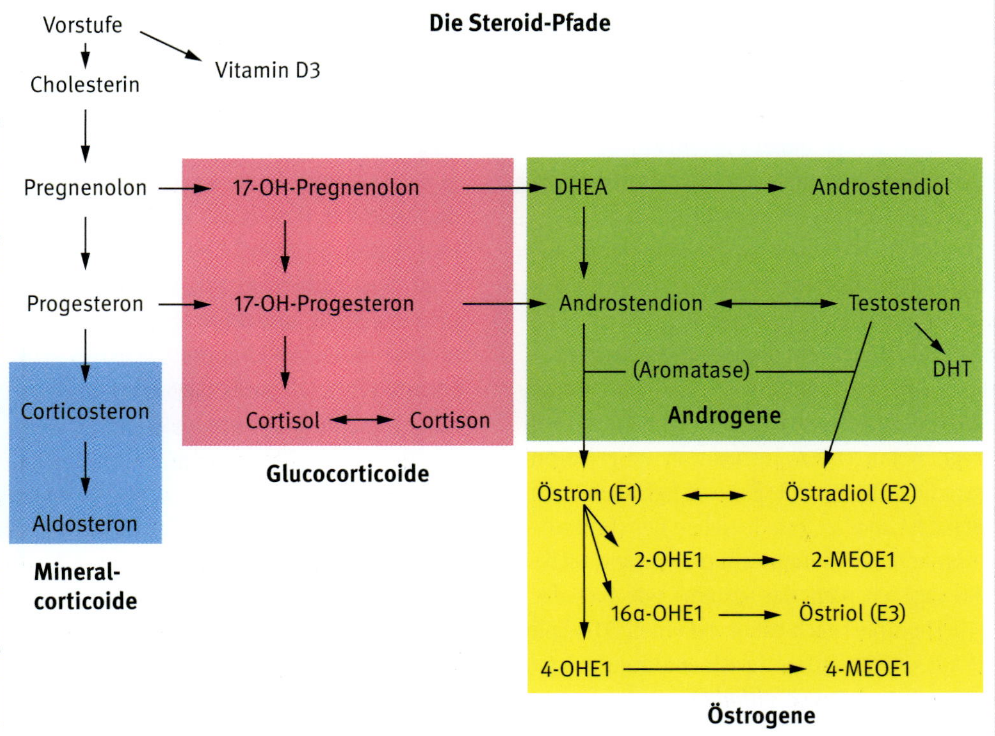

Quelle: Krug M. Hormoncoaching erlernen & gezielt anwenden. Stuttgart: TRIAS; 2023

Cholesterin ist die Ausgangssubstanz für die Steroidhormone

Wichtig ist es aus meiner präventiven Sicht, auch kurativ (!), die an das Gefäßrisiko angepasste medikamentöse LDL-Cholesterin-Absenkung durch eine körpereigene (Steroid-) Hormontherapie zu begleiten. Denn wie Sie ja nun schon wissen, ist das Cholesterin die Ausgangssubstanz für alle Steroidhormone. Aus Cholesterin entsteht in den Mitochondrien als erster Schritt der körpereigenen Steroidsynthese das Muttersteroid Pregnenolon, woraus dann je nach Zelle und Drüse, die anderen Hormone gebildet werden (siehe Abb. Seite 199). Und wenn man das LDL-Cholesterin senkt, senkt man auch die Quelle für diese lebenswichtigen funktionserhaltenden Hormone. Ja, richtig gelesen. Das bedeutet, dass ein 60-jähriger Mann, der bei Zustand nach Herzinfarkt (cholesterinsenkende) Statine nehmen muss, eine Reduktion seines sowieso schon altersgemäß meist eher niedrigen Testosteron-Spiegels erlebt. Aber auch die Steroidhormonproduktion der Nebenniere (Cortisol, DHEA, Aldosteron und etwas Testosteron) wird ohne »satt« Cholesterin im Blut schwächer. Diese Hauptnebenwirkung der Cholesterinsenker (Reduktion der Steroidhormonsynthese) kann man aber super mit bioidentischer Hormontherapie ausgleichen und so von dem Gefäßnutzen der LDL-Senkung profitieren, ohne den Nebenwirkungsschaden, bedingt durch den noch stärkeren Steroid-Hormonverlust, erleiden zu müssen. Die Substitution von Pregnenolon, DHEA, Testosteron, Progesteron, Estradiol (E2), Estriol (E3) und ggf. auch Cortisol nach Labor ist gerade neben der cholesterinsenkenden Therapie ein präventives MUSS (das sage ich, nicht das System), wie auch die Q10-Therapie (nach Labor auf einen Q10-Spiegel auf > 2500 µg/l) unter einer Statintherapie (siehe *2. Buch Praxisleitfaden*).

Zwei Tricks, die Sie nutzen können

Es gibt zwei Tricks mit diesen vier präventiven Gefäßrisikogruppen. Der erste Trick ist, das, was in den Leitlinien für die den Gruppen IV und manchmal auch für Gruppe III kurativ schon etabliert ist, schon früher in den Gruppen II und III anzuwenden, wenn da – gesamt betrachtet – das Gefäßrisiko schon sehr hoch ist. Das bedeutet, dass man auf der Zeitachse der altersbedingt »normalen Arteriosklerose-Entstehung« ca. 20 Jahre früher für die Ultra- und Primär-Prävention – je nach Gesamtrisiko – die Regeln anwendet, die man sonst erst so richtig streng bei der sekundären Prävention anwenden würde.

Und der zweite Trick ist, ab Gruppe I und vor allem ab Gruppen II und III, die Nährstoff- und Hormontherapie intensiv nach Labor zu nutzen, um möglichst spät oder nie so schlimm in Gruppe IV zu landen. Bis zum Anfang von Gruppe IV lässt es sich gut leben. Am Ende oder »nach« Gruppe IV ist die Lebensqualität mehr und mehr eingeschränkt bis hin zur Pflegebedürftigkeit. Der Weg bis zum Ende von Gruppe IV dauert – je nach Genetik/Epigenetik – 30–60 Jahre; das bedeutet, dass man (wir, Sie, das System) wahnsinnig viel Zeit hat, etwas zu tun; man muss nur früher schauen, wo die/der Einzelne steht, und dann je nach Gesamtdatenlage individuell handeln. Wie das geht, kommt jetzt. Ich weiß, dass das komplex ist, bitte nicht jammern, denn noch haben Sie mit mir die Möglichkeit, jeden Schritt, den eines Tage die KI mit Scores für Sie berechnen wird, nachzuvollziehen. Sie werden dann in der Lage sein, das Startup mit seinen Scores rational überprüfen zu können. Sie werden wissen, ob das Ergebnis der KI sein kann oder nicht. Nun zu den vier Gefäßrisikogruppen, Achtung, es wird komplex.

Präventive Gefäßrisikogruppe I: niedriges Risiko – keine Risikofaktoren, kein Knochenabbau, gesunde Gefäße

Kategorie	Beschreibung
Beschreibung	Hier in Gefäßrisikogruppe I liegt in der Anamnese und in der Diagnostik (noch) nichts oder nur wenig vor, was auf ein Risiko für die Entstehung einer Arteriosklerose hinweist: 1. Die Familienanamnese bei Eltern, Großeltern, Onkel, Tanten, Geschwistern für Herzinfarkt, Schlaganfall, Diabetes mellitus, Dialyse, Demenz ist leer, alle sind gesund oder an etwas anderem (?) alt gestorben oder leben noch topfit (solche Familien sind selten). 2. Sie sind sehr wahrscheinlich noch jünger (< 55 Jahre) und eine gesunde Lebensweise liegt und lag schon »immer« vor: nie geraucht, regelmäßig Sport, viel Bewegung, gesunde Ernährung, relativ schlank und muskulös mit einem BMI um die 25 (< 22 ist eher ein Risiko), guter Schlaf, wenig oder kein Alkohol (das ist bei vielen, vor allem Männern, die älter als 50–60 sind, schon nicht mehr der Fall, weil das in den 70ern und 80ern nicht üblich war, sich »gesund« zu verhalten). 3. Ganz wichtiger Punkt, bei peri- und vor allem postmenopausalen Frauen: Der Knochen ist gesund mit guten Werten in der KDM und niedrigen (gesunden) Knochenabbauwerten (Knochengruppe I). Bei kräftigen Männern mit Muskeln ist das wahrscheinlich, bei dünnen, muskelarmen Frauen peri-/postmenopausal ohne HRT ist das eher unwahrscheinlich, meist sind diese in Knochengruppe II und/oder III, deswegen ist die HRT auch für viele Frauen für den Knochen- und Gefäßschutz so wichtig. 4. Der Blutdruck (in Ruhe) ist niedrig gesund und liegt bei 110/70 mmHg, max. 125/80 mmHg und im Blut sind alle Gefäßkrankwerte ohne medikamentöse Therapie spontan gesund/blau optimal bei negativem Lp(a). Wenn das Gesamtgefäßrisiko niedrig ist, weil man noch jünger ist, gesund gelebt hat und keine Diagnosen aus den »Diagnose-Gefäßkrankwerten« hat, müssen die »Fett-Gefäßkrankwerte« (LDL, Apo-B, NONHDL, Lp-PLA2) nicht so niedrig sein, wie z. B. bei einem Zustand nach Herzinfarkt. Das LDL z. B. darf bei einem sehr niedrigen Gefäßrisiko bis 116 mg/dl hoch sein (was aber im Vergleich zur Realität auch eher niedrig ist). Hier bei diesen Fett-Gefäßkrankwerten liegen die Hauptschrauben, an denen man für die Gefäßgesundheit je nach individuellem Risikoprofil herunterdreht. **Diese Diagnose-Gefäßkrankwerte müssen in Gruppe I optimal (blau) sein:** Blutdruck 110/70 mmg max. < 125/80 mmHg Lp(a) < 7,0 nmol/l negativ max. < 30 nmol/l HbA1c < 5,5 % max. < 5,7 % HOMA-Index < 1,5 max. < 2,0 Harnsäure Frauen < 4,0 mg/dl max. < 5,0 mg/dl Männer < 5,5 mg/dl max. < 6,0 mg/dl Sobald hier diese Diagnose-Krankwerte steigen – warum auch immer – ist man mehr und mehr in Gruppe II und dann müssen die Fett-Gefäßkrankwerte strenger gesenkt werden. **Diese Fett-Gefäßkrankwerte können in Gruppe I noch etwas höher sein:** Gesamt-Cholesterin < 180 mg/dl max. < 200 mg/dl LDL-C < 116 mg/dl max. < 130 mg/dl (ohne small LDLs) NONHDL-C < 110 mg/dl max. < 120 mg/dl (mit HDL > 60–80 mg/dl) Apo-B < 90 mg/dl max. < 100 mg/dl Lp-PLA2 < 400 U/l max. < 450 U/l

Präventive Gefäßrisikogruppe I: Fortsetzung

Kategorie	Beschreibung
	Meine Erfahrung ist, dass bei zunehmender Alterung, ab ca. 50–60 Jahren, fast alle Menschen in Gruppe II oder auch III »rutschen«, weil einfach die Alterung per se zur Entstehung von Gefäß-Krank-Diagnosen führt. Je älter wir werden, desto mehr sammeln wir »unschuldig« Diagnosen, die die Gefäße schädigen, wie z. B. eine Osteoporose. Und immer wird dann je nach Gesamtrisiko der therapeutische Zielwert des LDL-Cholesterins nach unten angepasst. 5. Wichtigste Voraussetzung für Gruppe I neben den gesunden Blutwerten und einem niedrig gesunden Blutdruck ist, dass die Halsgefäße gemäß FKDS gesund sind und keine Plaques sowie keine Verdickung der Intima-Media (IMD: ‹ 0,8 mm, max. 0,9 mm) aufweisen. Auch gibt es in keinem anderen Gefäßbett Auffälligkeiten: Augen, Herz, Becken- und Beinarterien sowie die Aorta und die Nieren sind gesund oder zumindest ist nichts Gegenteiliges bekannt. Grundsätzlich sind arteriosklerotisch sichtbare Veränderungen eher etwas, was später kommt, eher nach dem 50. LJ; es sei denn, es gibt eine starke genetische Fettstoffwechselstörung mit sehr hohem LDL und/oder pos. Lp(a). Insofern sind umgekehrt gesunde Gefäße bis 50–55 Jahren ein normal zu erwartender Befund. Ab 60–70 Jahren wird es spannend, wenn dann nichts in den Gefäßen ist, hat man auf jeden Fall etwas richtig gemacht und zudem genetisch und epigenetisch Glück gehabt.
Bewertung	Sie merken, wie schwierig es ist, ein niedriges Risiko für die Arteriosklerose zu haben und vor allem im Alter zu *behalten*. Wenn aber bei Ihnen wirklich bei den Punkten 1–5 alles fein ist, dann sind Sie ein Glückskind und perfekt mit Knochen- und Gefäßgesundheit ausgestattet. Ehrlich gesagt sind Sie damit, wenn Sie älter als 60 Jahre (2025: vor 1966 geboren) sind, eine absolute Ausnahme. Sie hatten dann in der Kindheit Glück, wurden gebildet und gut genährt, waren im Sportverein, Ihre Eltern waren schon gesund, Geld war kein Problem, Ihre Zähne waren gut, kein Amalgam, keine Belastung durch Drogen, Rauchen und Alkohol, Fastfood, keine Scheidung bei den Eltern und kein Auto- oder Skiunfall, nie Stress, keine Antibiotika und keine Umweltbelastung. Wenn Sie jünger als 35 oder 40 Jahre sind (da bitte noch keine KDM machen, es sei denn, Ihre Periode ist seit mehr als 2 Jahren schon weg ...), ist das großartig und eine wunderbare Voraussetzung für Ihr Alter, aber es kommt nun auf die nächsten 20 Jahre an und wie es in dieser Zeit mit der Alterung weitergeht. Sie sind noch nicht sicher *nicht* betroffen, Sie sind noch zu jung. Was Alterung für Sie persönlich an den Gefäßen bedeutet, wird sich bis zum 60–70 LJ zeigen.
To do	Weiter so! Je älter Sie mit diesem gesunden Zustand sind, desto mehr haben Sie alles richtig gemacht. Sie hatten aber auch Glück und eine gute Genetik.

Kategorie	Beschreibung
Therapie	Weiter gesund ernähren, weiter Bewegung und Sport, weiter Muskeln und Knochen durch die Auseinandersetzung mit der Schwerkraft aufrechterhalten und wichtig: Nutzen Sie die Nährstofftherapie und je älter Sie werden auch die Hormontherapie nach Labor. **Mein Rat:** Nutzen Sie, ergänzend zu dem gesunden Verhalten, das Ihnen möglich ist, die Nährstoff- und Hormonmedizin individuell nach Labor. Kümmern Sie sich präventiv um eine robuste IBSE. Damit lässt sich vieles von den alterungsbedingten Prozessen zu Ihren Gunsten funktionell modulieren, verlangsamen und vielleicht sogar vermeiden. Verlassen Sie sich nicht darauf, dass mit 50 Jahren alles prima war. Messen und objektivieren Sie jedes Jahr im Blut mit den Knochen- und Gefäß-Krankwerten, ob Sie wirklich an Knochen und Gefäßen gesund altern. Mit dem Wissen im »Rücken«, dass der Knochen und die Gefäße in der Bildgebung gesund waren, können Sie jetzt erst mal entspannen und in den nächsten 3–5 Jahren den Verlauf Ihrer Krankzahlen im Blut beobachten. Wenn die niedrig bleiben (geht meist nur mit NHT & gesundem Verhalten), dann entziehen Sie der Knochen- & Gefäßalterung die Zutaten und Ihre Organe (vor allem Herz, Nieren und Gehirn) haben viel höhere Chancen, relativ gesund bis ins hohe Alter funktionieren zu können.
Ziele	Alles soll so, wie es ist, erhalten bleiben: niedrige und optimale Knochenabbau- und Gefäßkrankwerte (unterhalb der oberen Grenzen, siehe 4. Punkt), ein dichter Knochen in der KDM und glatte große arterielle Gefäße in der FKDS. Auch die Herzkranzgefäße und die Nierenfunktion müssen tipop sein. Wenn Sie es schaffen, Ihren Knochen und Ihre arteriellen Gefäße auf dem Boden von gesunden Zahlen im Blut über Ihr 5. und 6. Lebensjahrzehnt gesund ins 7. Lebensjahrzehnt zu bringen, haben Sie wahnsinnig viel an »Longevity-Prävention« geschafft. Meiner Erfahrung nach ist das »Bis-80–85-innerlich-jung-Bleiben« sehr schwer und meist wird falsch ab 50–60 Jahren kein Medikament genutzt, weil man meint, das müsse nicht sein. Vor allem Blutdruck- und Cholesterinsenker werden falsch nicht oder nur schlecht genutzt. Es wird nicht richtig auf gesunde Zielwerte geachtet. Ja, wenn man mit 60–70 stirbt, mag das korrekt oder »o.k.« sein, aber da wir alt und sehr alt werden, ist das, auf die hohe Lebenserwartung hochgerechnet, falsch. Ohne vaskuläre und osteologische Medikamente geht es innerlich gesund bis 85 praktisch nur, wenn man genetisch wirklich keine oder kaum eine Disposition hat – weder zur Arteriosklerose noch zur Osteoporose –, das Immunsystem total brav ist, Ihre Lebensweise konstant gesund war, ist und bleibt, und nichts passiert, kein Unglück, kein Schicksal, keine (Umwelt-)Belastung, kein Stress und kein Pech. Meine Beobachtung ist, dass für die meisten Frauen und Männer solch eine gesunde Alterung unrealistisch ist, selbst wenn sie viel im Verhalten richtig machen, erst recht, wenn dann auch noch auf ergänzende Nährstoff- und Hormontherapie nach Labor verzichtet wird. Immerhin, wenn Sie jung in dieser Gruppe sind und diese niedrigen Werte, wie bei Punkt 4 genannt, haben, dann haben Sie schon mal Glück, denn Sie haben keine schwere arterielle Hypertonie, kein positives Lp(a) und keine familiäre Hypercholesterinämie mit einem LDL von › 180 mg/dl. Das macht schon einmal vieles einfacher.

Präventive Gefäßrisikogruppe II: moderates Risiko – mehrere erhöhte Gefäßkrankwerte, ggf. auch Osteopenie/-porose, aber noch gesunde Gefäße in der FKDS

Kategorie	Beschreibung
Beschreibung	Hier in diese Gefäßrisikogruppe II gehören Sie, wenn der Knochen schon osteopenisch ist und/oder relevante Gefäß-Risikofaktoren im Blut da sind, und dabei aber die FKDS der großen arteriellen Gefäße (Carotiden, Aorta) noch perfekt gesund ist und die Organebene nicht bekannt betroffen ist. In diese II. Gruppe gehören wahrscheinlich die meisten Leserinnen und Leser und gerade für diese Gruppe und die III. Gruppe ist dieses Buch, wo es um vermeidende Vorbeugung geht, wichtig. 1. Die Familienanamnese ist manchmal positiv. Oft wissen aber auch die heute über 50-Jährigen nicht so genau, was die Eltern und Großeltern wirklich hatten. Es wird/wurde eher nicht darüber gesprochen, woran still gelitten wurde. Eine positive Anamnese würde bedeuten, dass die Vorfahren und/oder Geschwister an Herz-, Nieren- oder Gehirn-Krankheiten erkrankt und/oder verstorben sind. Vielleicht hatte oder hat die Mutter einen Diabetes mellitus, einen Bluthochdruck und war/ist an Dialyse und/oder der Vater ist mit 79 Jahren an einem Herzinfarkt verstorben. Besonders interessant sind Vorfahren, die jung (< 60 J) an vaskulären Krankheiten erkrankt oder verstorben sind, denn dann ist die Wahrscheinlichkeit groß, dass genetische RF für die Entwicklung einer Arteriosklerose vorliegen, wie z. B. ein positives Lp(a) und/oder eine familiäre Hypercholesterinämie. UND/ODER 2. Sie haben bisher eher relativ gesund gelebt, nicht geraucht, haben Sport gemacht (evtl. sogar sehr viel Sport). Wenn Sie eine Osteopenie haben, sind vielleicht auch dünn (und waren/sind eher leicht) und haben keine starke Muskulatur. Oder Sie sind muskelkräftiger mit gutem Knochen, aber vielleicht etwas übergewichtig. Sie haben bisher eher keine Nährstoffe wie z. B. Vitamin D genommen und/oder Ihre Zähne sind evtl. nicht so gut. Bisher hatten Sie keine großen internistischen Probleme und es sind keine wesentlichen Stoffwechselerkrankungen bekannt. UND/ODER 3. **Sie haben eine diagnostizierte Osteopenie oder sogar schon beginnende Osteoporose in der KDM mit auch noch erhöhten Knochenabbau-Krankwerten.** Wichtig zu verstehen: Je mehr sich der Knochen entkalkt, desto höher ist das Risiko für eine Arteriosklerose. Meist betrifft das Thema Osteoporose mehr die dünnen und eher muskelschwachen Menschen. Die kräftigen, schweren und vielleicht auch adipösen Menschen haben eher einen dichten Knochen und dafür aber mehr erhöhte vaskuläre RF. UND/ODER 4. **Einer Ihrer Diagnose-Gefäßkrankwerte ist unbehandelt deutlich bis sehr deutlich erhöht und/oder eine oder mehrere Fett-Gefäßkrankwerte sind deutlich und etwas erhöht.** Wichtig zu verstehen ist, dass man die Fett-Gefäßrisiko-Krankwerte strenger senken muss, wenn gefäßrelevante Diagnosen wie eine arterielle Hypertonie (erhöhter Blutdruck), ein positives Lp(a) als genetischer unveränderbarer RF, Prädiabetes (HbA1c > 5,7 %), Diabetes mellitus (HbA1c > 6,5 %), eine Insulinresistenz (IR mit HOMA > 2,0) und/oder eine Hyperurikämie (erhöhte Harnsäure), wie sie gern zusammen beim Metabolischen Syndrom vorkommen. Aber auch der Knochenabbau ist ein RF für die Entstehung einer Arteriosklerose. In der folgenden Tabelle sind die erhöhten Gefäßrisiko-Krankwerte aufgeführt. In Gruppe II sind Sie, wenn je nach Höhe ein bis drei dieser Gefäß-Krankwerte unbehandelt erhöht sind. Für ein deutlich erhöhtes Risiko hängt es etwas davon ab, welcher Parameter in welcher Konstellation und Kombination wie hoch ist. Sobald es eine Diagnose gibt, haben Sie ein erhöhtes Arterioskleroserisiko. Je mehr Diagnosen Sie haben, desto höher ist das Gefäßrisiko, die Diagnosen potenzieren sich zu Ihren Ungunsten.

Kategorie	Beschreibung		
	etwas erhöht	deutlich erhöht	sehr deutlich erhöht
Blutdruck	› 125/80 mmHg	› 145/85 mmHg	› 160/90 mmHg
		Diagnose: arterielle Hypertonie (Bluthochdruck)	
Lp(a)	› 30 nmol/l	› 60 nmol/l	› 120 nmol/l
	grenzw. positiv	**Diagnose: positives Lp(a)**	
HbA1c	› 5,7 %,	› 6,0 %	› 6,5 %
	Diagnose: Prä-Diabetes		**Diabetes mellitus Typ 2 (T2DM)**
HOMA-Index	2,0	2,5	3,0
		Diagnose: Insulinresistenz	
Harnsäure Frauen	› 5,0 mg/dl	› 6,0 mg/dl	› 7,0 mg/dl
Harnsäure Männer	› 6,0 mg/dl	› 7,0 mg/dl	› 8,0 mg/dl
		Diagnose: Hyperurikämie (erhöhte Harnsäure)	
Gesamt-Cholesterin	› 180 mg/dl	› 200 mg/dl	› 230 mg/dl
		Diagnose: Hypercholesterinämie (erhöhtes Cholest.)	
LDL-C	› 116 mg/dl	› 130 mg/dl	› 160 mg/dl
		Diagnose: Hypercholesterinämie (erhöhtes Cholest.)	
NONHDL-C	› 120 mg/dl	› 140 mg/dl	› 180 mg/dl
	mit HDL ‹ 60 mg/dl	mit HDL ‹ 50 mg/dl	mit HDL ‹ 40 mg/dl
Apo-B	› 90 mg/dl	› 100 mg/dl	› 110 mg/dl
Lp-PLA2	› 400 U/l	› 500 U/l	› 600 U/l

Präventive Gefäßrisikogruppe II: Fortsetzung

Kategorie	Beschreibung
	Um zu entscheiden, wo Sie stehen, kommt es auf Ihr Gesamt-Gefäß-Risiko an. Das Gesamt-Gefäß-Risiko besteht aus dem familiären Risiko, dem eigenen Risiko mit Ihrem bisherigen Verhalten und bisher schon bekannten Diagnosen, dem Knochenzustand (je mehr sich der Knochen entkalkt, desto mehr können sich die Arterien verkalken) und dazu der Anzahl der erhöhten Gefäß-Risikofaktoren im Blut. Als Grundmuster gibt es in der Gruppe II vielleicht zwei Typen von äußerlich gesunden Menschen, die für die Prävention »gefunden« werden sollten: Zum einen die gesund lebende dünne, zarte oft blonde Frau mit aber schon Osteopenie/Osteoporose in der KDM und dazu ein bis zwei genetischen vaskulären RF wie einem positiven Lp(a) und/oder erhöhtem LDL und zum anderen den meist kräftigen dickeren »Apfel«-Mann (bei mehr innerem Bauchfett) mit Metabolischem Syndrom mit angeborener familiärer Hypercholesterinämie und ggf. auch noch mit einem positiven Lp(a). Bei diesen beiden »Typen« ist es jetzt (noch gefäßgesund) wichtig, etwas zu tun, damit die Gefäße in der Zukunft nicht arteriosklerotisch massiv erkranken, denn bei diesen Grundbedingungen ist ein arteriosklerotisches Organversagen vorprogrammiert, man muss nur lange genug leben, um »es« zu erleben. UND 5. Trotz dieser RF ist bei beiden Typen (und natürlich gibt es dazwischen Mischungen und Übergänge) die FKDS der Carotiden (und ggf. auch Aorta) noch völlig unauffällig, es gibt keine erkennbaren Plaques und keine Verdickung der IMD, die großen arteriellen Gefäße sind gesund.
Bewertung	Hier ist es wichtig, Folgendes zu verstehen: Die Bedingung, um in Gruppe II zu fallen, besteht darin, dass die Gefäße in der FKDS noch gesund sind, es aber schon multiple Risikofaktoren (RF) gibt für die Entstehung der Arteriosklerose, die wiederum einhergeht mit einem erhöhten Risiko für vaskuläre Ereignisse und Organfunktionsverlust in der Zukunft (› 10 Jahre). Für diesen frühen Zeitpunkt möchte ich Sie sensibilisieren. Hier muss hingeschaut werden und jetzt muss überlegt werden, was man tun kann oder muss. Ein wichtiger RF für die Entstehung der Arteriosklerose (Gefäßverkalkung = Kalzifikation) ist der Prozess der Knochenentkalkung, diesen Punkt gilt es nun zu addieren mit den RF aus den Blut-Gefäß-Krankwerten. Es muss verstanden werden, dass auch eine perfekt gesund lebende Frau, die blendend aussieht mit einer nicht spürbaren Osteoporose, einem unfühlbaren Lp(a) und einem etwas erhöhten LDL von nur 130 mg/dl ein hohes Risiko hat, eine Arteriosklerose im höheren Alter zu entwickeln. Genauso kann es auch den supersportlichen kräftigen athletischen Mann mit etwas Bauch mit einer schweren familiären Hypercholesterinämie bei einem MetS treffen. Wenn dann noch Stress dazukommt mit etwas zu hohem Blutdruck (› 130/80 mmHg), dann funktioniert das nicht mit dem gesunden 8. Lebensjahrzehnt. Nein, das System ist hier in Gruppe II noch sehr inaktiv, vor allem bei der gesund aussehenden zarten Frau, die wird null gesehen und beraten, der Mann mit dem MetS wird meist mit der Empfehlung, sich gesünder zu ernähren und mehr Sport zu machen wieder entlassen und so richtig bewusst wird nicht verstanden, dass das oft nicht reicht, um die Arteriosklerose zu verhindern, weil zum einen die Werte genetisch bedingt zu hoch sind und zum anderen oft der Alltag es bei vielen auch nicht zulässt, sich mehr um die Gesundheit zu kümmern. Wirklich, das ist für viele unrealistisch so ganz ohne Anleitung und Hilfe, weil viele sehr viel arbeiten müssen, um ihre Familien zu ernähren. Um sich gesund verhalten zu können, braucht es Bildung, persönliches Wissen, Zeit und Geld. Und das hat einfach nicht jede und jeder. Was ich Ihnen hier nur geben kann, ist Bildung dahingehend, um welches persönliche diagnostische Wissen Sie sich bemühen und für sich therapeutisch nutzen können. Das mit der Zeit und dem Geld kann ich nicht lösen, aber ich kämpfe dafür, dass es im System mehr Leistung gibt, die Sie für sich nutzen können.

Kategorie	Beschreibung
To do	Hier ist es elementar, zu schauen, was man von den festgestellten und bestehenden RF in Richtung Gesundheit ändern kann und was nicht. Genetische Faktoren wie das Lp(a) und die ungesunde Vergangenheit kann man für die Zukunft erst mal nicht verändern. Aber viele andere RF lassen sich für die Zukunft verändern und aktiv gestalten: durch eine gesündere Lebensweise und/oder durch eine Behandlung mit Nährstoffen und Hormonen nach Labor (robuste IBSE), ergänzt ggf. durch Pharmaka. Insbesondere ist es bei den Frauen wichtig, den peri- und postmenopausalen Knochenabbau zu stoppen, erst recht, wenn schon eine Osteopenie nachgewiesen wurde. Hier ist die HRT mit Estradiol transdermal und Progesteron oral eine wichtige Option, um den Knochen zu beschützen, natürlich ergänzt mit Kraftsport und Vitamin D & Cofaktoren. Aber oft reicht selbst das nicht aus, um die Auswirkungen des Hormonverlusts zu kompensieren. Deswegen sollte jede Frau mit einer eingehenden Beratung plus Knochen- & Gefäßdiagnostik die Möglichkeit erhalten, hier aktiv eine Entscheidung treffen zu können. Es ist notwendig zu überprüfen, ob die Frau es sich leisten kann, die HRT nicht zu nutzen. Meine Meinung ist, dass sie die HRT nutzen muss, wenn der Knochen sich aktiv abbaut und/oder dazu noch Gefäß-Risikofaktoren im Blut vorhanden sind. Wichtig, auch wenn Sie – warum auch immer – nichts therapeutisches Stoffliches machen wollen oder können, weil Sie oder man meint, das wird schon und Ernährung und Sport reichen, bitte kontrollieren Sie je nach individueller Situation und Kontext Ihren inneren Prozess mit Bildgebung und Labordiagnostik alle 1–3 Jahre. Sobald die Arteriosklerose nachweisbar ist – an Hals, Herz, Augen oder auch Nierengefäßen – sind Sie in Gruppe III. Dann müssen Sie je nach Ausprägung und Höhe der Krankwerte ggf. Medikamente nutzen, wenn Sie nicht wollen, dass der Alterungsprozess fortschreitet.
Therapie	Hier muss je nach Risikogeschehen spezifisch gehandelt werden, wenn man Ultra-Gefäß-Prävention (= an den Gefäßen gesund bleiben) betreiben möchte. Achtung, das ist im System nicht vorgesehen, dort wird meist erst später gehandelt (manchmal ab Gruppe III, so richtig ernst meist nur ab Gruppe IV). Ergänzend zum passenden Verhalten ist es zentral, Nährstoffe, Hormone und ggf. auch schon Pharmaka nach Labor zu nutzen. Für die Frauen ist hier das Wichtigste, die HRT mit Estradiol und Progesteron, erst recht, wenn der Knochen schon dabei ist, sich aufzulösen. Beide Hormone schützen den Knochen, aber sie behandeln auch den Blutdruck und die Gefäßkrankwerte im Blut. Das wird leider noch nicht in der Inneren Medizin verstanden. Das Gleiche gilt für Nährstoffe, auch sie können direkt und indirekt gesund machenden Einfluss nehmen auf erhöhte Krankwerte und verschobene Schlüsselwerte. Bei Männern in Gruppe II ist wichtig, die »herauszufischen«, die ein sehr hohes genetisches Risiko für Arteriosklerose haben. Wenn das LDL mit › 180 mg/dl stark erhöht ist und das Lp(a) deutlich positiv ist, dann sollte und wird auch schon in Gruppe II über eine pharmakologische LDL-C-Senkung nachgedacht. Hier kann der Lp-PLA2-Wert eine große Hilfe sein. Wenn der deutlich erhöht ist, entsteht im »Jetzt« Arteriosklerose, auf was will man dann warten? Auch wichtig bei den Männern ist die Testosterontherapie, wenn da die Werte niedrig sind. Es ist sehr schwer für einen Mann, sich gesund zu verhalten, wenn das Testosteron fehlt. Hier in Gruppe II ist wirklich der Moment, wo man gefäßgesund noch alle Fäden in der Hand hat, um sowohl den Knochen wie auch die Gefäße zu beschützen. Es ist aus meiner Sicht ein Fehler, dass man im System hier in Gruppe II meist (vor allem bei Frauen) einfach nur zuschaut und nichts unternimmt. Die Menschen müssen aufgeklärt werden über ihr persönliches Risiko. Sie werden dann ihr Verhalten ändern und dazu benötigen Sie individuelle Nährstoff- und Hormonmedizin nach Labor, weil die Alterung an Knochen und Gefäßen allein durch die Veränderung des Verhaltens meiner Erfahrung nach bis ins hohe Alter nicht aufzuhalten ist.

Präventive Gefäßrisikogruppe II: Fortsetzung

<table>
<tr><th>Kategorie</th><th>Beschreibung</th></tr>
<tr><td>Ziele</td><td>
1. Der Knochenabbau muss gestoppt werden. Knochenabbau-Krankwerte Beta-CrossLaps und Trap5b müssen sinken und/oder niedrig bleiben, am besten im blauen Optimal-Bereich. Aus einer Osteopenie darf sich keine Osteoporose entwickeln, erst recht nicht bei einer genetischen Disposition zur Arteriosklerose bei positivem Lp(a), deutlich erhöhtem LDL-C (> 160 mg/dl) und zu hohem Blutdruck. Das betrifft vor allem die Frauen, aber Achtung, es gibt auch Männer mit Osteoporose. Die sind je nach vaskulären RF und Verhalten (Rauchen) ggf. besonders bedroht, eine ausgeprägte Arteriosklerose (meist KHK) zu entwickeln.
2. Der Blutdruck muss auch im Alter von > 40 Jahren bei < 125/80 mmHg bleiben, bei Frauen sollte er sogar mit < 120/75 mmHg eher noch niedriger bleiben. Junge gesunde Frauen haben meist nur einen Blutdruck von 100–110/70 mmHg, warum sollen wir das bis altersgemäße 130–140/85 mmHg hochsteigen lassen, das ist auf eine Lebenserwartung von über 80 Jahren hochgerechnet falsch.
3. Der Langzeit-Zuckerwert HbA1c sollte nicht bei Werten > 5,7 % liegen, auch der HOMA-Index sollte < 2,0 sein und bleiben. Wenn beide Werte warum auch immer nicht gesenkt werden können, dann müssen die Fett-Gefäßkrankwerte strenger gesenkt werden.
4. Der Harnsäurewert sollte bei Männern in Gruppe II mindestens < 7,0 mg/dl und bei Frauen < 6,0 mg/dl liegen. Eine sehr ausgeprägte Hyperurikämie muss ggf. auch medikamentös behandelt werden, wenn es nicht gelingt, die Werte durch eine purinärmere Ernährungsumstellung und/oder Nährstofftherapie zu senken.
5. Wenn das Lp(a) in dieser Gruppe positiv ist, müssen alle anderen vaskulären RF, insbesondere das LDL, streng gesenkt werden.
6. Ziel-Einstellung der Fett-Gefäßkrankwerte bei Osteopenie und/oder erhöhten vaskulären RF:
<table>
<tr><th>Gruppe II</th><th>mit negativen Lp(a)</th><th>mit positivem Lp(a)</th></tr>
<tr><td>LDL-C</td><td>< 100 mg/dl</td><td>< 70 mg/dl</td></tr>
<tr><td>NONHDL-C</td><td>< 100 mg/dl</td><td>< 90 mg/dl</td></tr>
<tr><td>Apo-B</td><td>< 80 mg/dl</td><td>< 65 mg/dl</td></tr>
<tr><td>Lp-PLA2</td><td>< 350 U/l</td><td>< 300 U/l</td></tr>
</table>
Diese LDL-Absenkung vor allem auf Werte < 70 mg/dl geht nicht mit einer Ernährungsumstellung, das ist zu schwach. Hier benötigt man Medikamente, dafür brauchen Sie eine Ärztin und oder einen Arzt, die bzw. der Sie berät und passend zu Ihrem Risikoprofil behandelt. Das kann in der Hausarztpraxis erfolgen, wenn die Ärztin sich damit auskennt, das kann auch der Kardiologe machen oder es kann jemand, der die Zusatzbezeichnung »Lipidologie« (Spezialist für Krankheiten des Fettstoffwechsels) übernehmen, wenn es mit den Fett-Gefäß-Krankwerten knifflig ist und die Statine nicht vertragen werden (das ist selten und nicht häufig). Grundsätzlich ist meine Beobachtung, dass die Menschen die LDL-senkenden Medikamente – warum auch immer – zu spät nehmen. Je nach individuellem Risiko, ist das ein Fehler, je länger Ihre Lebenserwartung ist. Gern probieren Sie alles »Natürliche« aus, aber bitte überprüfen Sie alle 1–2 Jahre mit Labordiagnostik und Gefäß-Bildgebung, ob Ihre Erwartung – mit Knochenabbau und erhöhten vaskulären RF – gefäßgesund zu bleiben, sich auch wirklich erfüllt. Seien Sie nicht naiv, messen und objektivieren Sie, was bei Ihnen innerlich im Laufe Ihrer Alterung geschieht.
</td></tr>
</table>

Präventive Gefäßrisikogruppe III: hohes Risiko – mehrere Risikofaktoren sind deutlich erhöht, mit ggf. Osteopenie/-porose und vorhandener Arteriosklerose in der FKDS

Kategorie	Beschreibung
Beschreibung	In die Gruppe III gehören Sie, wenn in der FKDS Ihrer großen arteriellen Gefäße (Carotiden, Aorta und/oder Becken- und Beinarterien) schon eine beginnende Arteriosklerose mit Plaquebildung, Intima-Verdickung und/oder vielleicht auch eine nicht hämodynamisch relevante Stenose nachweisbar ist und Sie vielleicht auch an anderen Gefäßbetten im Körper eine Diagnose oder Auffälligkeit diagnostiziert bekommen haben. Begreifen Sie: das ist keine spontane Idee der Natur, das hat 10–15 Jahre gebraucht, um sich zu zeigen und das Ganze ist u. a. entstanden auf dem Boden von vaskulären RF, die Sie jetzt zielorientiert streng und gut auf gesunde therapeutische Zielwerte einstellen müssen. Jetzt muss geforscht werden, wie das passieren konnte, damit dann ursächlich behandelt werden kann. Ganz wichtig auch in dieser Gruppe ist eine begleitende Nährstoff- und Hormontherapie nach Labor. 1. Die Familienanamnese ist bei Ihnen oft positiv, vielleicht etwas deutlicher als in Gruppe II. Eine positive Familienanamnese liegt vor, wenn die Großeltern, Eltern und/oder Geschwister an Herz-, Nieren- oder Gehirn-Krankheiten erkrankt sind oder waren. Interessant sind Väter, die früh am Herzen verstorben sind, und Mütter, die eine schwere Osteoporose hatten mit dazu noch Schlaganfall und/oder Demenz. Oft wissen die heute über 50-Jährigen auch nicht so genau, was die Eltern hatten oder haben. Schlagworte, die darauf hinweisen, können sein: Alterszucker, schweres Übergewicht, Bluthochdruck, Herzschwäche, Herzinfarkt, Herzrhythmusstörungen, schlechte Nierenfunktion, Dialyse, Schlaganfall, Demenz, schwere Osteoporose, Pflegeheim, viele Tabletten nehmen müssen. UND/ODER 2. Sie haben nicht immer so gesund gelebt, haben mehr als 10 Jahre geraucht oder rauchen noch, machen eher weniger Sport, sind am Bauch sehr dick oder insgesamt sehr dünn, haben keine Nährstoffe wie z. B. Vitamin D genommen, Ihre Zähne sind nicht gut und Sie haben schon auch ein paar bekannte internistische Diagnosen wie z. B. eine arterielle Hypertonie oder eine Hypercholesterinämie und trotzdem können Sie sich sehr gut fühlen. UND/ODER 3. Sie haben vielleicht dazu noch eine diagnostizierte Osteopenie oder sogar schon fortgeschrittene Osteoporose in der KDM mit noch erhöhten oder auch schon normalen Knochenabbau-Krankwerten. Sie wissen nun um den negativen kausalen Zusammenhang mit Osteoporose und Arteriosklerose. UND/ODER 4. Mehrere Ihrer Diagnose- und Ihrer Fett-Gefäßkrankwerte sind unbehandelt deutlich bis sehr deutlich erhöht oder wenn sogar schon behandelt nicht richtig gut genug gesenkt und eingestellt. Evtl. sind Sie ein kräftiger, eher athletischer »Apfel-Mensch« (Männer sind öfter als Frauen betroffen) und bei Ihnen ist schon ein Metabolisches Syndrom bekannt mit einer oder mehreren der folgenden Diagnosen: arterielle Hypertonie (erhöhter Blutdruck), Hypertriglyceridämie (die TGs sind auch ein Gefäßkrankwert, der aber meist sehr viel mit Ernährung zu tun hat, deswegen habe ich ihn nicht extra aufgenommen), Prädiabetes (HbA1c › 5,7 %) oder auch schon Diabetes mellitus (HbA1c › 6,5 %, eine Insulinresistenz (IR mit HOMA › 2,0), Fettleber (siehe weiter unten bei der GPT) und/oder eine Hyperurikämie (erhöhte Harnsäure). Aber vielleicht sind Sie auch sehr zart, dünn und leicht (Frauen › Männer) und haben neben einer Osteoporose auch noch genetische vaskuläre RF für die Entstehung einer Arteriosklerose, wie ein positives Lp(a). Fakt ist, egal, was Sie wie hoch haben, es hat

Präventive Gefäßrisikogruppe III: Fortsetzung

Kategorie	Beschreibung
	gereicht, um Ihre Gefäße arteriosklerotisch werden zu lassen. Sie müssen präventiv/kurativ nun etwas tun, um den weiteren Progress der Arteriosklerose zu stoppen, wenn Ihre Lebenserwartung > 10 Jahre beträgt. Oft spielt in diesem Kontext auch noch zusätzlich eine chronische Entzündung eine proinflammatorische Rolle (siehe weiter unten beim CRP). Unbedingt ist jetzt der Zeitpunkt gekommen, mit dem Rauchen aufzuhören und alles, was im Zahn-/Kieferbereich als Störfeld wirken kann, sanieren zu lassen (siehe weiter unten beim Rantes-Wert).

	etwas erhöht	deutlich erhöht	sehr deutlich erhöht
Blutdruck	> 125/80 mmHg	> 145/85 mmHg	> 160/90 mmHg
		Diagnose: arterielle Hypertonie (Bluthochdruck)	
Lp(a)	> 30 nmol/l	> 60 nmol/l	> 120 nmol/l
	grenzw. positiv	**Diagnose: positives Lp(a)**	
HbA1c	> 5,7 %	> 6,0 %	> 6,5 %
	Diagnose: Prä-Diabetes		**Diabetes mellitus Typ 2 (T2DM)**
HOMA-Index	> 2,0	> 2,5	> 3,0
		Diagnose: Insulinresistenz	
Harnsäure Frauen	> 5,0 mg/dl	> 6,0 mg/dl	> 7,0 mg/dl
Harnsäure Männer	> 6,0 mg/dl	> 7,0 mg/dl	> 8,0 mg/dl
		Diagnose: Hyperurikämie (erhöhte Harnsäure)	
Gesamt-Cholesterin	> 180 mg/dl	> 200 mg/dl	> 230 mg/dl
		Diagnose: Hypercholesterinämie (erhöhtes Cholest.)	
LDL-C	> 116 mg/dl	> 130 mg/dl	> 160 mg/dl
		Diagnose: Hypercholesterinämie (erhöhtes Cholest.)	
NONHDL-C	> 120 mg/dl	> 140 mg/dl	> 180 mg/dl
	mit HDL < 60 mg/dl	mit HDL < 50 mg/dl	mit HDL < 40 mg/dl
Apo-B	> 90 mg/dl	> 100 mg/dl	> 110 mg/dl
Lp-PLA2	> 400U/l	> 500U/l	> 600 U/l

Kategorie	Beschreibung
	Bei nachgewiesener manifester Arteriosklerose ist nun eine medikamentöse Therapie der erhöhten Gefäß-Krankwerte auch in der klassischen Medizin empfohlen. Achtung, sie ist kein Muss. Wenn die Werte nicht sehr deutlich erhöht sind, wird kaum jemand in der Ärzteschaft Sie dazu überreden oder Ihnen ernsthaft zureden, denn Sie sind ja noch nicht in Gruppe IV. In der ambulanten Medizin gibt es leider nicht genug Zeit, um Ihnen das alles genau zu erklären. Man hat auch nicht den Überblick über Ihr gesamtes Gefäßrisiko. Es wird nicht alles zusammengerechnet, was Sie persönlich betrifft, deswegen erkläre ich Ihnen das auch hier und Sie sehen, wie komplex es ist. Alles, was in der Tabelle über der Grenze von »etwas erhöht« liegt, ob nun schon behandelt oder nicht, muss in Gruppe III unter diese »etwas erhöhten« Grenzwerte gebracht werden (siehe bei Therapie die Ziele). In der klassischen Medizin wird es erst in Gruppe IV ernsthaft mit Medikamenten interveniert. Da ist es aber für wirklich vorbeugende Prävention zu spät, da dort die Organebene schon irreversibel kaputt ist. **UND** **5. Die FKDS der Carotiden (und ggf. auch Aorta) ist auffällig, es gibt deutlich erkennbare arterielle Plaques mit oder auch ohne eine deutlichen Verdickung der IMD › 1,0 mm, die großen arteriellen Gefäße sind nicht mehr gesund. Es kann auch »nur« eine KHK bekannt sein, oder eine pVAK, ohne dass es schon zu hämodynamisch relevanten Stenosen gekommen ist.**
Bewertung	Der Hauptunterschied dieser Gruppe III mit hohem Gefäß-Risiko zur vorherigen Gruppe II mit einem moderaten Risiko besteht darin, dass bei bestehenden, meist auch etwas ausgeprägteren vaskulären RF mit oder ohne Osteoporose/-penie, in der FKDS an den großen Arterien eine krank machende arteriosklerotische Entwicklung manifestiert zu sehen ist. Das ist jetzt so etwas, wie beim Knochen die Osteopenie. Das ist nicht akut gefährlich – und Achtung: Sie können sich trotz der beginnenden Arteriosklerose und den erhöhten RF super fühlen –, aber es ist ein chronischer Prozess, der im Rahmen der Alterung sicher nach 10, 20 oder 30 Jahren schwerwiegende Folgen haben wird, die vermeidbar sind, wenn man jetzt etwas macht. Es müssen, je nach Kontext, Alter und Gesamt-Risiko, die RF besser eingestellt werden. Es gilt jetzt, sich ernsthaft – mit Ihrer Mitarbeit und Ziel-Kontrolle – zu bemühen, gefäßrelevante Krankwerte auf niedrig gesunde Ziele einzustellen. Natürlich kann man das, was man da sieht, jetzt ausführlich durchdiskutieren und dann schön und schlecht reden. Ich weiß, dass viele von Ihnen, aber auch von den ärztlichen Kolleginnen und Kollegen denken, das ist doch noch gar nichts, man hat doch Zeit, Plaques etc. sind doch nicht schlimm. Aber gerade dieses Zuschauen, mit dem Argument, dass man doch Zeit hat, halte ich für falsch, weil wir alt werden und dank Hightech-Medizin viele akute und früher tödliche Ereignisse überleben. Wenn wir den Healthspan (gesundes längeres Leben) ab 65–70 Jahren verbessern wollen, müssen wir in unseren 40er bis 60er Jahren je nach Risikoprofil präventiv – ergänzend zum Lifestyle – etwas individuell Spezifisches für den Erhalt der Gefäße (und der Knochen) tun.

Präventive Gefäßrisikogruppe III: Fortsetzung

Kategorie	Beschreibung
To do	Hier in dieser Gruppe III ist das »Kind schon etwas in den Brunnen gefallen«. Es müssen zu hohe Gefäßkrankwerte (ggf. verstärkt durch erhöhte Knochen-Krankwerte) schon über einen längeren Zeitraum (› 10–20 Jahre) Zeit gehabt haben zu wirken. Wichtig: Wenn Sie schon 80 sind und Sie fit sind, sind diese Plaques relativ betrachtet »o.k.« und Sie haben alles richtig gemacht, denn Sie haben trotz Ihrer 80 Jahre nur etwas Arteriosklerose. Dann müssen Sie »nur« schauen, was Sie therapeutisch milde benötigen, um diesen Zustand möglichst zu halten. Aber: Je jünger Sie bei der Feststellung der beginnenden Arteriosklerose sind, desto ernsthafter sollten Sie nun Ihre vaskulären Risikofaktoren auf niedrige Zielwerte einstellen. Wenn Sie bei der Feststellung von Arteriosklerose in der FKDS »erst« 50–60 Jahre alt sind oder sogar noch jünger (das ist echt ungewöhnlich), dann müssen Sie eine genetische Disposition für die Arteriosklerose haben und dann sind Sie unschuldig, es war dann nicht Ihr schlechtes Verhalten. Wenn es da war, hat es natürlich nicht geholfen, aber wichtig zu begreifen ist, dass es dann nicht für die Therapie reichen wird, sich »nur« gesund zu verhalten, denn Sie haben mit 50–60 Jahren ja noch eine Lebenserwartung von mindestens 20, 30 oder sogar 40 Jahren. Hier ist mir wichtig, dass Sie verstehen, dass Sie kontrolliert nach Labor und Bildgebung handeln *müssen*. Der Bluthochdruck, die Hypercholesterinämie, der Diabetes mellitus, die Insulinresistenz, die Fettleber, die schwere Hyperurikämie und der übermäßige Knochenabbau müssen behandelt und beantwortet werden. Es muss nicht alles Einzelne perfekt eingestellt werden, aber wenn man schon Blutdrucksenker nimmt, dann sollten Sie selbst auch überwachen, dass die Blutdruckwerte *unter* Therapie so sind, wie es je nach Risiko sein muss. Und wenn Sie schon Statine nehmen, dann sollten Sie mit schauen, dass das LDL-C, das Apo-B und das LP-PLA2 auch wirklich gut gesenkt sind. Und wenn das Lp(a) positiv ist, ist jetzt der Zeitpunkt auch das ernst zu nehmen und risikoadaptiert das LDL-C auf sogar Werte von ‹ 55 mg/dl abzusenken. Dazu wird im Verhalten geändert, was geht. Rauchen ist ab jetzt echt »speziell« und Sie sollten damit aufhören und Sie sollten prüfen, was es in der Nährstoff- und Hormonmedizin gibt, damit Sie als Ganzes in Ihrer Stoffwechselfunktion unterstützt werden. Sie können auch noch nichts machen und warten, ob es wirklich an den Gefäßen weitergeht, aber bedenken Sie, Sie können ja in der FKDS nur die größeren Gefäße anschauen und objektivieren, was aber in den klitzekleinen Endarterien in Organen passiert, das sehen Sie in der FKDS nicht. Wenn Sie zweifeln oder unsicher sind, ob Sie wirklich Medikamente nutzen sollen, lohnt sich auch noch ein Blick nach rechts oder links auf andere Blutwerte und »Diagnose-Orte«, die mehr indirekt mit den arteriellen Gefäßgesundheit zusammenhängen (CRP, GPT, Krea etc.). Dazu später noch mehr.
Therapie	Auch hier muss je nach Risikogeschehen spezifisch gehandelt werden, um die Progression der Arteriosklerose zu stoppen oder zu verlangsamen. Das Problem: im System, in der ambulanten Medizin wird das so eindeutig, wie ich es hier schreibe, nicht gesehen. Man muss schon schwerer gefäßkrank sein, um als Patientin und Patient in den Hausarztpraxen ernst genommen zu werden. Kleine arterielle Plaques werden meist noch als »o.k.« bewertet und ja, die sind akut nicht schlimm, aber hochgerechnet auf die nächsten 30 Jahre, sind Plaques heute eben nicht »o.k.«. Sie sind der manifestierte Anfang von Gefäßalterung auf dem Boden von erhöhtem Knochenabbau, erhöhten vaskulären Risikofaktoren und meist dazu noch chronischer Entzündung (siehe weiter unten beim CRP). In der Gruppe III geht es nicht mehr um Ultra-Prävention (Vermeidung *von* Arteriosklerose), sondern um primäre Prävention (Vermeidung von akutem und chronischem Organversagen *durch* Arteriosklerose). In der ambulanten und stationären Medizin liegt der Fokus vor allem auf dem Vermeiden

Kategorie	Beschreibung
	der akuten Ereignisse: Herzinfarkt und Schlaganfall (leider auch oft erst nachdem 1× etwas passiert ist). Was meiner Ansicht nach vergessen wird, ist, dass es aber neben diesen akuten thromboembolischen Ereignissen auch das chronische Organversagen gibt. Das ist vor allem bei den Frauen das viel häufigere Problem: chronische Herz-, Nieren- und Gehirninsuffizienz (Demenz) nach 30 Jahren von zunehmender Arteriosklerose und Osteoporose. Wie enttäuschend ist es, wenn die Frau sich immer gesund verhalten hat und dann brechen mit 70 mehrere ihrer Wirbelkörper und die rechte Hüfte, dann kommt es zu mehreren kleinen, nicht dramatischen Schlaganfällen und mit 75 oder 80 kommt es dann zur zunehmenden Demenz mit jahrelanger oder sogar jahrzehntelanger Pflegebedürftigkeit. Nutzen Sie hier in dieser III. Gruppe die klassisch internistische Medizin, kombiniert mit der NHT nach Labor: Wichtig ist es, hier alles, was Sinn macht und bei Ihnen fehlt, gut einzustellen. Besonders wichtig sind die Hormone. An alle Frauen, natürlich können Sie jetzt noch eine HRT machen, auch wenn die LR schon einige Jahre her ist, Progesteron und Estriol sind sowieso kein Problem und bevor Sie mit Estradiol beginnen, müssen Sie die vaskulären RF behandeln, Statine sind hier sehr hilfreich. Auch DHEA und Testo sind ggf. sehr wichtig. Auch der Mann profitiert von einer HT, die TET ist wichtig, wenn die Testo-Werte schlapp sind und was auch superwichtig ist, bei jedem, ist sich je nach Klinik und Labor um das aktive T3 und ggf. auch das Cortisol zu kümmern. **Mein Rat:** Reden Sie mit Ihrem Hausarzt und mit Ihrer Kardiologin. Wenn die merken, dass Sie was tun möchten, werden sie sich freuen. Seien Sie offen für deren Vorschläge. Manchmal macht es Sinn, bei Diagnosen, wie Bluthochdruck und deutlich erhöhtem LDL, auch Medikamente zu nehmen, ergänzend zum gesunden Verhalten und zur Nährstoff- und Hormontherapie nach Labor. Wenn Arteriosklerose da ist, *müssen* die Krankwerte, die das unterstützt und gefördert haben, gesenkt werden. Es ist wichtig »den Druck« herauszunehmen und in einem ersten Schritt Ihre Gesundheit erst einmal zu sichern. Und dann, wenn im Laufe der gesunden Verhaltensänderung und dem erholsamen Schlaf mit HRT z. B. der Blutdruck unter Therapie zu niedrig wird, kann man doch die Blutdrucksenker auch wieder absetzen. Meiner Erfahrung nach ist es ab 50–60 Jahren nicht mehr so leicht, allein durch die Veränderung des Lifestyles altersbedingte Prozesse, die schon »ON« sind, zu stoppen oder gar rückgängig zu machen, erst recht nicht, wenn vorher schon relativ gesund gelebt wurde. Es ist auch nicht allen Menschen möglich, sich super gesund zu verhalten, weil bei vielen das Leben mit dem Alltag, wie er eben ist, das nicht zulässt. Wenn das bei Ihnen der Fall ist, möchte ich Sie motivieren, sich ggf. biochemisch körpereigen und körperfremd (wenn es denn anders nicht geht) helfen zu lassen. Senken Sie Ihre Krankwerte, ggf. auch mit pharmakologischer Hilfe, das ist nicht schlimm. Es sind gute Medikamente, die seit Jahrzehnten erforscht sind und viele sind mittlerweile günstig als Generikum erhältlich (Blutdrucksenker, Harnsäuresenker, Cholesterinsenker, Antidiabetika, Osteoporose-Medikamente etc.). Nein, das erste Problem sind nicht die »bösen« Nebenwirkungen, davor wird in Deutschland völlig übertrieben und unnötig gewarnt, stattdessen sollen Frau und Mann es allein schaffen. Ich finde das merkwürdig, eine Brille tragen doch auch alle, wenn sie nicht mehr gut sehen können, und Hüften, Augenlinsen und Zähne implantiert man auch. Probieren Sie es doch aus. Und ja, wir brauchen eine feine Medizin. Tipp: Bei Frauen reichen oft kleine medikamentöse Dosierungen aus, um erhöhte Krankwerte zu senken. Es muss nicht die in Studien erforschte »Männer-Dosis« sein. Sie müssen einfach klein anfangen und dann unter Therapie messen: Blutdruck, Krankwerte, Schlüsselwerte und Gesundmachwerte, dann wissen Sie a), was Sie machen und b), ob das auch reicht und c), dass Sie sicher sind und es Ihnen nicht schadet.

Präventive Gefäßrisikogruppe III: Fortsetzung

Kategorie	Beschreibung
Ziele	1. Bei schon manifester Arteriosklerose muss ein vorhandener erhöhter Knochenabbau unbedingt gestoppt werden. Die Knochenabbau-Krankwerte Beta-CrossLaps und Trap5b müssen niedrig bleiben, am besten im blauen Optimal-Bereich. Die D-Ratio darf nicht > 1 liegen. Wenn eine HRT nicht möglich ist/war und die Osteoporose fortgeschritten ist mit hohem Frakturrisiko, müssen ggf. auch osteologische Medikamente genutzt werden. Nutzen Sie die modernen osteologischen Möglichkeiten. 2. Der Blutdruck (BD) muss optimal eingestellt sein. Optimal bedeutet vor Tabletteneinnahme ein Blutdruck von < 120/80 mmHg. Je jünger Sie sind, desto strenger muss die BD-Einstellung sein. Gewöhnen Sie sich gar nicht erst an 140/90 mmHg, vor allem Ihre Nieren werden es Ihnen danken. Wenn Sie schon älter sind und Ihre Gefäße deutlich arteriosklerotisch verändert sind, kann es sein, dass Sie mit so niedrigen BD-Werten nicht zurechtkommen, dann schauen Sie, dass der Blutdruck vor der Tabletteneinnahme < 140/85 mmHg bleibt. Reden Sie mit Ihren Ärztinnen und Ärzten, wenn die Werte nicht tipptopp sind. Manchmal braucht es bei fortgeschrittener Arteriosklerose 3 oder 4 verschiedene niedrig dosiertere Blutdrucksenker in Kombination, bis der Blutdruck gut eingestellt ist. Wenn trotz 3 verschiedener Blutdrucksenker der Blutdruck > 160/90 bleibt, dann stimmt was Ursächliches nicht, dann ist das keine primäre essenzielle Hypertonie, sondern Sie haben dann evtl. eine »sekundäre« Hypertonie. Hier gibt es dann andere Krankheiten, die zu Bluthochdruck führen. Das kann ein endokrinologisches Problem sein, wo in den Nebennieren zu viel Cortisol, Aldosteron oder Katecholamine hergestellt werden, das kann auch eine gestörte Atmung in der Nacht sein (Schlafapnoe mit Atempausen, wie sie u. a. beim Schnarchen auftreten können) und/oder das kann auch eine Nierenarterienstenose sein. Egal was ist, wenn der Blutdruck sich nicht mit Medikamenten leicht senken lässt, brauchen Sie Bluthochdruck-Spezialisten, die das Thema abklären. Diese Spezialisten heißen Hypertensiologen und sind an z. B. an einer Uniklinik meist in der Kardiologie oder der Nephrologie in besonderen Bluthochdruck-Sprechstunden zu finden. Denken Sie ergänzend dazu an Nährstoffe wie Calcium, Magnesium und Kalium und Hormone wie Progesteron, um ergänzend den Bluthochdruck in den Griff zu bekommen. 3. Die vorhandenen vaskulären RF müssen jetzt streng medikamentös eingestellt werden, da Lifestyle-Änderungen und Nährstoff- und Hormontherapie auf Dauer nicht ausreichen werden, um das Fortschreiten der Arteriosklerose zu verhindern. 4. Die Harnsäure muss ggf. medikamentös gesenkt werden auf Werte bei Männern < 6,0 mg/dl und bei Frauen auf Werte < 5,0 mg/dl. 5. Der Langzeitzucker und der HOMA-Index müssen möglichst auf gesunde Werte gesenkt werden, was schwierig sein kann, je nachdem, wo Sie bezüglich Diabetes mellitus, IR und Gewicht stehen. Bei schwerer Adipositas gibt es ebenfalls Medikamente, die Sie in Ihrem Prozess unterstützen können. 6. Wichtig in dieser Gruppe III: Das LDL muss je nach Gesamt-Risiko aktiv unter die gesunde Norm gesenkt werden auf Werte von < 100 mg/dl, < 70 mg/dl und ggf. auch auf < 55 mg/dl, wenn das Lp(a) positiv ist. Sie merken, hier werden nun als »Schraube« die Fett-Gefäßkrankwerte deutlicher und strenger heruntergedreht. Suchen Sie Ärztinnen und Ärzte, die Sie begleiten und unterstützen. Grundsätzlich ist auch bei bestehender Arteriosklerose meine Beobachtung, dass die Menschen sich scheuen, die LDL-senkenden Medikamente zu nehmen. Viele haben – unnötig – zu große Angst vor Nebenwirkungen. Je nach individuellem Risiko, ist das ein Fehler. Wenn das Lp(a) positiv ist, muss unbedingt gehandelt werden, und zwar je jünger Sie sind und je mehr der Knochen sich abgebaut hat, desto strenger, weil Sie ja noch eine Lebenserwartung von > 20–40 Jahren haben:

Kategorie	Beschreibung		
	Gruppe III	**Ziel bei negativem Lp(a) + RF**	**Ziel bei positivem Lp(a) + RF**
	LDL-C	< 100 bis < 70 mg/dl	< 55 mg/dl
	NONHDL-C	< 110 bis < 95 mg/dl	< 90 mg/dl
	Apo-B	< 80 bis 70 mg/dl	< 65 mg/dl
	Lp-PLA2	< 350 bis 300 U/l	< 250 U/l
	Diese *präventiven* Erfahrungs-Empfehlungen von mir haben (noch) keine studienerforschte Allgemeingültigkeit, das soll hier erst einmal eine Orientierung sein. Bitte nicht verzweifeln, wenn das nicht alles so perfekt funktioniert. Wir reden/schreiben an dieser Stelle über Prävention und nicht über Notfallmedizin. Richtig erforschte Daten mit Behandlungsindikation und Zielwerten gibt es (leider) hauptsächlich nur für die Gefäß- und Knochen-Gruppe IV. Das ist aber für eine Ultra- und primäre Prävention zu spät und deswegen kläre ich Sie über Ihre Möglichkeiten auf, wie Sie je nach Ergebnis in der Basis-Diagnostik Ihr Risiko knochen- und gefäßkrank zu werden, erst einmal früher erfassen und dann auch präventiv reduzieren können. Es geht mir darum, dass Sie medizinisch begreifen, wie sich Ihre Knochen- und Gefäß-Labor-Daten und Bildgebungs-Fakten zu einem Krankheitsrisiko auf Ihre nächsten 20–40 Jahre gerechnet summieren. Und ich möchte Ihnen bewusst machen, dass Alterung *per se* für Knochen und Gefäße ein Risiko mit sich bringt, auch wenn Sie sich perfekt gesund verhalten und verhalten haben. Der Trick ist, das, was als Krank-Zielwerte in Gruppe IV gilt, schon früher (in Gruppen II und III) als Ziel in der Therapie anzusetzen und ergänzend dazu – vor allem in beiden Risiko-Gruppen I und II und in der Knochen-Gruppe III – präventiv die individuelle Nährstoff- und Hormontherapie nach Labor einzusetzen. Je länger man es schafft, mit Verhalten, Nährstoffen und Hormonen den gesunden Zustand zu erhalten, desto weniger Medikamente muss man später nehmen! In der Knochen-Gruppe IV und ab der Gefäß-Gruppe III müssen Medikamente genutzt werden, wenn man nicht im Alter an einem die Lebensqualität einschränkenden Organfunktionsverlust bis hin zur Pflegebedürftigkeit leiden möchte, denn in diesen 3 Gruppen (Knochen IV und Gefäß III und vor allem IV) ist der Alterungsprozess an Knochen und Gefäßen schon *irreversibel* fortgeschritten.		

Präventive Gefäßrisikogruppe IV: stark erhöhtes Risiko – Risikofaktoren, Arteriosklerose und manifeste Organkrankheit(en) mit ggf. Zustand nach ...

Kategorie	Beschreibung
Beschreibung	In die Gruppe IV gehören Sie, wenn es auf dem Boden von relevanten Gefäß-Risikofaktoren schon zu schwerwiegenden Folgen mit Organgefäß-Krankheiten mit akutem oder chronischem Funktionsverlust gekommen ist. Das akute Ereignis kann ein kleiner oder großer Herzinfarkt und/oder Schlaganfall gewesen sein, es kann aber auch eine Herzinsuffizienz bei chronischer KHK (koronare Herzerkrankung) und/oder eine chronische Niereninsuffizienz (CKD) bei Bluthochdruck und/oder Diabetes mellitus vorliegen. In den angiologischen Untersuchungen ist die Diagnose einer cAVK (zerebrale arterielle Verschlusskrankheit bei z. B. Carotisstenose) und/oder einer pAVK (periphere arterielle Verschlusskrankheit an den Bein- und Beckenarterien) oder auch einer fortgeschrittenen Retinopathie bewiesen und diagnostiziert. Vielleicht haben Sie auch vor ein paar Jahren einen Stent in die Herzkranzgefäße bekommen und haben geglaubt, dass es damit gut und erledigt ist, wenn Sie jetzt weiter »nur« Ihre ASS 100 mg täglich einnehmen. Oft ist den Betroffenen nicht klar, dass diese Organgefäß-Krankheiten als eine Spitze des Eisberges auf dem Boden eines systemischen arteriosklerotischen Ganz-Körper-Geschehens entstanden sind. Sie verstehen und wissen nicht, dass als Ursache der Arteriosklerose neben externen Faktoren wie Rauchen auch vor allem interne altersbedingte Faktoren eine Rolle spielen. Sie bekommen nicht richtig eindrücklich erklärt, wie alles zusammenhängt und was wichtig ist, als protektives Ziel in der Therapie zu erreichen. Das erfahren Sie aber jetzt. 1. Die Familienanamnese ist meist positiv. Da Sie aber nun selbst schon Organfunktionsverlust auf dem Boden der Arteriosklerose entwickelt haben, ist die Vergangenheit Ihrer Familie für Ihre Zukunft und Risikoeinschätzung nicht mehr so wichtig, selbst wenn da alle gesund gewesen sind, Sie sind es – warum auch immer – nicht mehr. UND/ODER 2. Je jünger Sie bei der Erstdiagnose waren oder sind und je gesünder Sie gelebt haben, desto mehr muss etwas Genetisches da sein, was die Gefäße ursächlich geärgert hat. Je ungesünder Sie gelebt haben und je älter Sie bei der Erstdiagnose sind, desto »normaler« ist dann jetzt dieser Zustand. Bitte keine Verzweiflung: IMMER können Sie etwas tun, in Ihrem Verhalten und in Ihrer Stoff-Therapie, um Ihre Situation zu stabilisieren und/oder sogar zu verbessern. Nein, Heilung geht jetzt mit den Methoden, die uns zurzeit im System zur Verfügung stehen, nicht mehr, aber man kann mit dem, was noch »o.k.« ist, lernen zu leben. Der Mensch ist unglaublich anpassungsfähig. Wichtig: Hier brauchen Sie nun wirklich eine gute medizinische Versorgung und ärztliche haus- und fachärztliche Anbindung. UND/ODER 3. Sie haben eine diagnostizierte Osteopenie oder sogar schon fortgeschrittene Osteoporose in der KDM mit noch erhöhten oder auch schon normalen Knochenabbau-Krankwerten. Sie kennen nun den negativen kausalen Zusammenhang von Osteoporose und Arteriosklerose. Gerade sehr gesund lebende, dünne und vor allem leichte Frauen ohne HRT sind hier betroffen. UND/ODER

Kategorie	Beschreibung
	4. Sie müssen mehrere vaskuläre RF haben, egal was wie hoch ist, es muss nun alles optimal eingestellt und gesenkt werden. Folgende gefäßschädigende Diagnosen brauchen nun eine Top-Einstellung: • Osteoporose (Knochenabbau) • arterielle Hypertonie (Bluthochdruck) • Hypercholesterinämie (erhöhtes Cholesterin) • Hyperlipidämie (hier sind neben dem LDL-C auch die Triglyceride erhöht) • Insulinresistenz (erhöhter HOMA-Index) • Prä-Diabetes (HbA1c 5,8 % bis 6,4 %) • Diabetes mellitus Typ 2 (T2 DM mit einem HbA1c ab 6,5 %) • Fettleber (Steatosis hepatis, SLD) • Hyperurikämie (erhöhte Harnsäure) UND 5. In der Diagnostik der arteriellen Gefäße ist eine manifeste evtl. sogar generalisierte Arteriosklerose nachweisbar. Es können beidseitig oder einseitig die Carotiden betroffen sein mit einer höhergradigen Stenose in der FKDS mit/ohne Z. n. Schlaganfall und/oder es kann die Aorta betroffen sein mit einer schweren Arteriosklerose und vielleicht auch einem Aorten-Aneurysma (Erweiterung) und/oder es können die 1–3 Herzkrankgefäße betroffen sein, auf dem Boden einer KHK mit/ohne Herzinsuffizienz und/oder Z.n. Herzinfarkt und/oder es können die Bein- und Beckenarterien betroffen sein bei einer pAVK mit/ohne verminderter Gehstrecke und/oder es können die Augengefäße betroffen sein bei einer Retinopathie und/oder ganz wichtig, es können auch noch die Nieren betroffen sein mit einer verminderten GFR ‹ 60 ml/min (CKD G3) und/oder Proteinurie (Eiweiß im Urin, siehe weiter unten).
Bewertung	Der Hauptunterschied von dieser Gruppe IV mit deutlich erhöhtem Gefäß-Risiko zur vorherigen Gruppe III mit einem erhöhten Risiko besteht darin, dass bei bestehenden, meist auch ausgeprägteren vaskulären RF mit oder ohne Osteoporose, die Arteriosklerose schon zu manifestiertem Organverlust geführt hat. Das ist jetzt beim Knochen vergleichbar mit der osteoporotischen Fraktur. Hier in Gruppe IV wird es nun in naher Zukunft gefährlich (3–5 Jahre). Das Risiko, an einem thromboembolischen Ereignis akut zu versterben oder ernsthaft pflegebedürftig zu überleben, ist sehr groß. Die traurige Wahrheit: Sie sind schwer krank und nicht mehr gesund. Jetzt müssen Sie die klassische Medizin intensiv nutzen mit gesundem Livestyle soweit möglich und ergänzender Nährstoff- und Hormontherapie nach Labor. Vieles Gesundes geht leider aber auch nicht mehr. Hier in Gruppe IV geht es nun im Rahmen der sekundären Prävention darum, ein weiteres akutes Gefäß-Ereignis und das Fortschreiten des chronischen Organversagens aktiv zu verhindern.
To do	Hier in dieser Gruppe IV ist der »Traum vom gesunden Sterben« vorbei. Das heißt aber nicht, dass Sie leiden müssen oder man nichts mehr tun kann. Das Gegenteil ist der Fall, aber das ist dann nicht mehr »natürlich« möglich. Nutzen Sie hier bitte die Angebote der klassischen universitären Medizin, erst recht, wenn Sie erst 50 oder 60 Jahre alt sind. Warten Sie nicht. Alles, was hilft und Ihnen gesund möglich ist zu tun, ist wichtig. Bitte hören Sie mit dem Rauchen auf. Wenn Sie ein starkes Übergewicht haben, nehmen Sie ab, ggf. lassen Sie sich auch hierfür mit Medikamenten unterstützen. Machen Sie Sport, egal was, was Ihnen Freude macht, gehen Sie raus in die Natur, atmen Sie, Sie brauchen einen guten Schlaf, belesen Sie sich, recherchieren Sie, was für Sie Sinn macht. Suchen Sie Praxen, die Ihnen dabei helfen. Neben der Pharmakologie und dem gesunden Verhalten kann auch hier eine kurative Nährstoff- und Hormontherapie sehr gut ergänzen und unterstützen.

Präventive Gefäßrisikogruppe IV: Fortsetzung

Kategorie	Beschreibung
Therapie	In dieser Gruppe IV gibt es in den medizinischen Fachgesellschaften wirklich sehr gute Leitlinien, alles, was darin enthalten ist, ist eine Kassenleistung. Hier gilt es nun, perfekt die erforschten Ziele unter der Therapie zu erreichen plus dazu Ihr Verhalten gesünder zu gestalten plus dazu die kurative Nährstoff- und Hormontherapie nach Labor auf therapeutische Zielwerte zu nutzen.
Ziel	1. Eine Osteoporose mit erhöhtem 3-Jahres-Frakturrisiko muss behandelt werden. Achtung, bei den osteologischen Medikamenten kann es je nach Ihrem individuellen Gefäßzustand und vorhandenen anderen Diagnosen ggf. für Sie auch Kontraindikationen geben. 2. Der Blutdruck (BD) muss optimal für Ihr Risikoprofil und Alter eingestellt sein. Optimal bedeutet vor Tabletteneinnahme ein Blutdruck von < 125/80 mmHg. Je jünger Sie sind, desto strenger muss die BD-Einstellung sein. Wenn Sie schon älter sind und Ihre Gefäße deutlich arteriosklerotisch verändert sind, kann es sein, dass Sie mit diesen niedrigen BD-Werten nicht zurechtkommen, dann schauen Sie, dass der Blutdruck vor der Tabletteneinnahme mindestens < 140/85 mmHg bleibt. Reden Sie mit Ihren Ärztinnen und Ärzten, wenn die Werte nicht tipptopp sind. Manchmal braucht es bei fortgeschrittener Arteriosklerose 3 oder 4 verschiedene Blutdrucksenker in Kombination, bis der Blutdruck gut eingestellt ist. Denken Sie ergänzend dazu an Nährstoffe wie Calcium, Magnesium und Kalium und Hormone, wie ggf. auch Progesteron (Ihr Alter ist irrelevant und auch Männer können Progesteron zur Nacht nutzen), um ergänzend den Bluthochdruck in den Griff zu bekommen. Bei der Medikamentenauswahl müssen Ihre Diagnosen beachtet werden und Sie sollen sich wohlfühlen. Wenn die Blutdruckeinstellung ambulant mit den Hausärztinnen und den Kardiologen nicht gelingt, lassen Sie sich an eine spezialisierte Hochdruck-Ambulanz an einer Uni-Klinik überweisen, oder wenn die Nieren betroffen sind, wenden Sie sich an nephrologische Praxen, die kennen sich sehr gut mit der medikamentösen Blutdruckeinstellung aus. Klären Sie unbedingt eine Schlaf-Apnoe ab, darum kümmern sich meist Pneumologen (Lungenärzte), die die Zusatzbezeichnung Schlafmedizin haben. Ihr Schlaf muss gut sein, das muss er auch in Gruppe I bis III, aber wenn er hier in Gruppe IV nicht gut ist, muss man das untersuchen und ggf. behandeln. Sie können sich das jetzt nicht mehr leisten, schlecht zu schlafen. 3. Vaskuläre RF müssen jetzt sehr streng medikamentös eingestellt werden, da Lifestyle-Änderungen und Nährstoff- und Hormontherapie nicht ausreichen werden, um das Fortschreiten der Arteriosklerose mit thromboembolischem Ereignis zu verhindern. 4. Die Harnsäure muss runter auf Werte bei Männern < 6,0 mg/dl und bei Frauen auf Werte von < 5,0 mg/dl, nutzen Sie hierfür erst einmal Medikamente, wenn die Werte wirklich durch Ihre Ernährungsumstellung sinken, können Sie die Medikamente jederzeit wieder absetzen. 5. Der Langzeitzucker und der Homa-Index müssen möglichst auf gesunde Werte gesenkt werden, was schwierig sein kann, je nachdem, wo Sie bezüglich Diabetes mellitus, IR und Gewicht stehen. Diabetologen sind happy, wenn der HbA1c-Wert von 10 auf 7 % gesenkt wird. Sie sehen, wie weit weg das von der Gesundheit ist, aber es gilt nun, den besten Kompromiss für Sie zu finden.

Kategorie	Beschreibung
	6. Das LDL muss radikal und streng gesenkt werden auf Werte von ‹ 55 mg/dl auch wenn das Lp(a) negativ ist. Sie brauchen hier Haus- und Fachärztinnen und -ärzte, die Sie begleiten und unterstützen. **LDL-C :** ‹ 55 mg/dl, ggf. sogar noch niedriger **NONHDL-C:** ‹ 80 mg/dl, ggf. sogar noch niedriger **Apo-B:** ‹ 50 mg/dl, ggf. ‹ 30 mg/dl **Lp-PLA2:** ‹ 250 U/l, ggf. sogar ‹ 200 U/l Sollte das Ziel-LDL-C von ‹ 55 mg/dl bei schwerer familiärer Hypercholesterinämie mit und ohne positivem Lp(a) nicht mit oralen Medikamenten zu erreichen sein[96], gibt es auf Kasse die Möglichkeit, die teuren, aber hervorragend wirkenden PSCK9-Hemmer zu geben. Das sind Spritzen, die man nur 1× alle 2 Wochen oder sogar nur 1× alle 6 Monate geben muss. Das ist insbesondere wichtig für die Menschen, die Statine nicht vertragen und/ oder wo es mit oder ohne Statine mit 180 mg Bempedoinsäure (Nilemdo) und 10 mg Ezetimib (als Kombi als Nustendi 180 mg/10 mg im Handel erhältlich) täglich nicht reicht bis zu den erforderlichen LDL-C von 55 mg/dl (mehr Infos siehe Extra weiter unten). Bei schwerer fortschreitender Arteriosklerose bei positivem Lp(a) geht man sogar in der Therapie bis hin zur Blutwäsche (Lipidapharese dann lebenslang 2×/Woche). Für diese Fälle wird das Lp(a)-senkende Medikament, was schon in der Pipeline ist, hoffentlich eine Erlösung sein. 7. Hier in dieser Gruppe IV gibt es je nach betroffenem Organsystem weiterführende multifaktoriell wirkende Medikamente, die zu nutzen, je nach Fall, sinnvoll ist. SGLT2-Hemmer beispielsweise sind indiziert bei Diabetes mellitus, aber auch bei Herz- und Niereninsuffizienz. Auch Finerenon (Kerendia) ist ein Medikament, das bei Niereninsuffizienz mit Mikroalbuminurie bei T2 DM das Risiko für CVD und Progress der CKD senkt. Auch die GLP1-Analoga scheinen neben ihrer günstigen Wirkung auf den Zuckerstoffwechsel und das Gewicht noch weitere positive Auswirkungen auf den Stoffwechsel zu haben. Ich weiß, dass Sie es komisch finden, wen ich hier so positiv über die Pharmaka berichte. Aber ab diesem Moment haben Sie keine andere Wahl mehr, nutzen Sie es für sich, dass es diese Mittel gibt.

Was Sie über Cholesterinsenker wissen sollten

Es gibt verschiedenen Möglichkeiten, mit Medikamenten das LDL-Cholesterin zu senken. Es gibt Cholesterin-Synthese-Hemmer (= Statine und die Bempedoinsäure), Cholesterin-Wiederaufnahme-Hemmer (= Ezetimib, das verhindert, dass das Cholesterin aus dem Darm wieder rückresorbiert wird) und Medikamente, die über eine Abbau-Hemmung der LDL-Rezeptoren die Anzahl der LDL-Rezeptoren an der Oberfläche der Leberzellen erhöhen, sodass mehr LDL in die Leberzellen aufgenommen wird, wodurch als Folge der LDL-Spiegel im Blut sinkt (PSCK9-Hemmer). Statine und Ezetimib sind sehr gut wirksam und vor allem sehr günstig, weil es davon seit Langem schon Generika gibt. Die Bempedoinsäure (Nilemdo) und die PSCK9-Hemmer (Rephatha, Praluent, Leqvio) sind patentgeschützt noch relativ neu und deswegen viel teurer. In der LDL-Senker-Therapie wird immer erst mit Statinen gestartet, sie sind das erste Mittel der Wahl. Sie senken effektiv und dosisabhängig das LDL-Cholesterin und sie haben zusätzlich auch noch einen antientzündlichen (glättenden) Effekt auf schon etwas »verplaquete« Gefäßinnenwände. Ich weiß, dass viele Menschen, vor allem Frauen, vor Statinen Angst haben. Müssen Sie nicht, u. a. deswegen schreibe ich das hier. Mein Gefühl ist, dass hier in der Kommunikation sehr viel schiefgelaufen ist. Ich dachte bis vor 10 Jahren auch noch, dass es Unsinn oder übertrieben sei, das LDL medikamentös streng zu senken, aber das ist eben falsch. Es ist *der* entscheidende Gefäßkrankwert, der, wenn er je nach Gefäßrisiko »heruntergeschraubt« wird, wirklich hilft, das altersbedingte Risiko für einen weiteren Progress der Arteriosklerose und das Auftreten von kardiovaskulären (Herzkranzgefäße betreffend) Ereignissen zu senken. Bei Frauen ist der Haupttrick mit einer kleinen Dosis zu beginnen, meist reicht die Hälfte der wissenschaftlich erforschten Männerdosis, um den gleichen Effekt auf die LDL-Senkung zu erzeugen.

Es gibt viele verschiedene Statine: Am häufigsten werden Atorvastatin und Rosuvastatin in den Praxen und Kliniken verwendet. Weitere Statine sind u. a. Simvastatin und Pravastatin. Wenn das Lp(a) positiv ist, nutzt man in der Lipidologie und Kardiologie meistens als Erstes das Rosuvastatin. Das ist das am stärksten LDL-Cholesterin-senkende Statin. Bei den meisten Frauen mit einem positiven Lp(a) reichen meist 5 mg oder 10 mg täglich, um das LDL um 60–100 Punkte von z. B. 160 mg/dl auf 70 mg/dl zu senken. Bei Männern braucht es dafür eher 10–20 mg täglich, meist dann noch in Kombination mit Ezetimib 10 mg. Es gibt auch Rosuvastatin-Tabletten mit 40 mg, die gebe ich Frauen nie und bei Männern versuche ich auch, solche hohen Dosierungen (mit mehr Potenzial für Nebenwirkungen) zu vermeiden. Wenn Rosuvastatin nicht vertragen wird, kann man auf Atorvastatin umsetzen, da es anders verstoffwechselt wird. Etwa 10–20 mg Atorvastatin sind so wirksam wie 5 mg Rosuvastatin täglich. Die maximale Dosis von Atorvastatin sind 80 mg, das verwende ich nie. Ohne Lp(a) bei einem LDL von 130 mg/dl reicht bei Frauen meist die 10-mg-Dosis Atorvastatin, um das LDL auf den gewünschten Zielwert von 70 oder auf 55 mg/dl abzusenken. Manchmal reichen auch nur 5 mg Simvastatin (das ist noch schwächer als Atorvastatin). Ich mache es kurz: Jedes Statin hat seine Besonderheiten und das kann ich hier nicht alles im Detail erklären. Ich will hier »nur« in einem ersten Schritt bewirken, dass Sie cool bleiben, wenn Ihnen eine Ärztin oder ein Arzt zu einer Therapie mit Statinen rät. Sie können doch jetzt mitdenken, wann, was, wie für Sie ganz individuell Sinn macht, und wie Sie im Verlauf den Erfolg der Therapie auch überprüfen können.

Ja, Statine können Nebenwirkungen haben: Sie können manchmal (ist nicht oft) die Muskeln »ärgern«, weil sie (neben der Leber) auch in den Muskelzellen die Cholesterinsynthese hemmen, aber die Unverträglichkeit merken Sie (Gliederschmerzen, Muskelkrämpfe oder komische Muskelschwäche etc.) und dann können Sie die Statine doch pausieren und sehen, ob die Symptome wieder weggehen. Das ist dann kein Schaden für immer. Man kann diese sogenannte »Statinmyopathie« manchmal auch an einer erhöhten CK (das ist ein Muskelkrankwert) im Blut erkennen. Wenn Ihre Beschwerden durch das Statin bedingt waren, gehen sie schnell wieder weg. Manchmal kommen diese Nebenwirkungen schnell (nach Tagen), manchmal auch erst bei einer höheren Dosis nach Monaten. Wenn die Statine nicht vertragen werden, kann man andere LDL-Senker nehmen, es gibt sehr gute Alternativen, wie Bempedoinsäure. Sie hemmt die Cholesterinsynthese nur in den Leberzellen, nicht in den Muskeln. Statine und Bempedoinsäure werden jeweils gerne mit Ezetimib kombiniert, dadurch ist es möglich, die Statindosis niedriger zu halten. Ezetimib wird meist gut vertragen. Da gibt es sogar fertige Kombi-Tabletten. PSCK9-Hemmer müssen eingesetzt werden, wenn Statine nicht vertragen werden und wenn bei hohem Risiko (z. B. Lp(a) positiv und/oder schwere fortschreitende Arteriosklerose mit Z. n. Ereignis) das LDL-Therapieziel von < 55 mg/dl unter Nustendi (Kombination aus 180 mg Bempedoinsäure und 10 mg Ezetimib) nicht erreicht wird. Wer aber was, in welcher Dosis bekommen muss oder kann, das müssen Sie mit Ihren Ärztinnen und Ärzten besprechen. Die Therapie muss in den medizinischen Kontext eingebettet sein.

Nachtrag zur Gefäßrisikogruppen-Einteilung I–IV

Sie dürfen das, was ich hier beschrieben habe, nicht 1:1 gleichsetzen mit dem, was üblicherweise draußen in der ambulanten und stationären, meist kardiologischen Medizin als Risiko verstanden wird. Das, was ich in den Gefäßrisikogruppen I–IV beschrieben habe, ist viel komplexer und feiner und damit natürlich auch schwieriger zu überblicken. In den zur Verfügung stehenden Leitlinien-Scores wird mit viel weniger Daten Ihr Risiko berechnet, in 10 Jahren einen Herzinfarkt oder Schlaganfall (Cardiovascular Disease = CVD) zu erleiden. In dem aktuellen SCORE2 von 2021 wird »nur« aus Ihrem Alter, Ihrem Geschlecht, Ihrem systolischen Blutdruck, Ihrem Gesamt-Cholesterin, Ihrem HDL-C und ob Sie geraucht haben oder nicht das 10-Jahres-CVD-Risiko berechnet. Interessant bei diesem SCORE2 ist, dass, selbst wenn Sie perfekte Zahlen bei Blutdruck, Gesamt-Cholesterin und HDL-C eingeben, Ihr Risiko bei > 5 % liegt (das ist hoch), je älter Sie werden. Also ist es auch hier klar und deutlich berechnet, dass Alterung *per se* der größte Risikofaktor für die Entstehung der CVD ist. Meiner Ansicht nach könnte man mit der heutigen IT mehr Daten zur Berechnung des individuellen Risikos miteinbeziehen. Dieser SCORE2 ist relativ oberflächlich, aber selbst der reicht schon aus, um zu zeigen, wie hoch unser Risiko im Alter ist, eine CVD zu bekommen. Das muss doch zu reduzieren sein, man muss einfach

Schwellenwert des CVD-Risikos (Cardiovascular Disease)

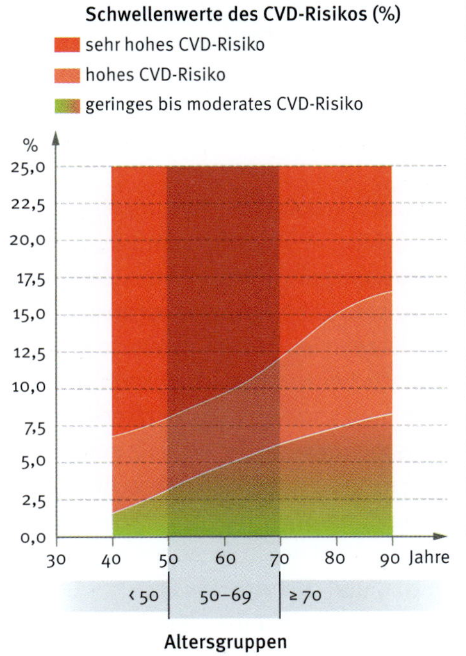

Basierend auf Deutsche Gesellschaft für Kardiologie – Herz- und Kreislaufforschung e. V. (2022) ESC Pocket Guidelines. Prävention von Herz-Kreislauf-Erkrankungen, Version 2021.

nur früher anfangen, präventiv alterungsbedingte Prozesse an Knochen (!) und Gefäßen zu verhindern.

Hier lauten die therapeutischen Empfehlungen[98], wie in der Abb. dargestellt. Wenn Sie jünger als 50 Jahre sind und der SCORE2 eine Wahrscheinlichkeit zwischen 2,5 und 7,5 % anzeigt, liegt ein hohes CVD-Risiko (Cardiovascular Disease) vor und es sollte eine Behandlung der Herz-Kreislauf-Risikofaktoren erwogen werden. Im Alter von 50–69 Jahren haben Sie ein hohes CVD-Risiko bei einem Ergebnis von 5–10 %. Alle Ergebnisse mit noch höheren Prozentzahlen weisen auf ein sehr hohes Risiko hin, das mit Ihrem Arzt oder Ihrer Ärztin besprochen werden sollte. Ab 70 Jahren liegt grundsätzlich ein erhöhtes Risiko vor. Daher sollte jeder ältere Mensch, wenn nötig, gut medikamentös eingestellt sein, einen gesunden Lebensstil mit ausreichend Bewegung pflegen und nicht rauchen.

Überweisungsvorlagen

Genauso wie beim Knochen, möchte ich Ihnen auch bei den Gefäßen ein paar Beispiel-Überweisungen vorformulieren, damit Sie das, was im Rahmen Ihrer Diagnostik festgestellt worden ist, in richtige Worte gefasst, mit ärztlicher Hilfe ggf. im System weiterverwenden können. In den letzten Jahren ist mir mehr und mehr aufgefallen, wie wenig im System weiterführend diagnostisch und therapeutisch passiert, obwohl einzelne Krankwerte sogar bestimmt worden sind und vorliegen. Suchen Sie Ärztinnen und Ärzte, die Ihnen helfen, das, was an Zahlen und Befunden durch Ihre bisherige Diagnostik vorhanden ist, in medizinische Worte (= DIAGNOSEN) und Zusammenhänge zu fassen. Die Kunst hier ist, aus den erhöhten Krankwerten in Prosa die Diagnosen zu formulieren. Das kann Ihre kassenärztliche Hausärztin an den Gyn- oder den Kardio-Facharzt oder auch Ihre Gyn- oder HNO-Fachärztin an den Hausarzt machen. Überweisungen (im Sinne einer Weitergabe von medizinischen Infos mit der Bitte an den, der dafür inhaltlich verantwortlich ist) gehen auch von einer Privatpraxis an eine Kassenpraxis. Auch eine privatärztlich tätige HNO-Ärztin, Orthopädin, Augenärztin oder Nicht-Fachärztin kann einem kassenärztlichen Kardiologen oder Gynäkologen auf dem Überweisungsformular medizinische Inhalte schreiben; das ist wie ein kleiner Arztbrief, den man natürlich auch »frei« schreiben kann, aber das dauert dann länger.

Komplexe innere Daten in einen medizinischen Kontext gebracht

Sie merken, dass ich in diesen Überweisungstexten versuche, die Ärztinnen und Ärzte, die diese Überweisungen bekommen, aufzuklären über Ihren individuellen medizinischen Gesamtkontext. Ich fasse aus den Daten, Befunden, Beschwerden und erhöhten Krankwerten Ihren Zustand in diagnostischer Sprache in passende Worte und Sätze zusammen, sodass es in deren Ärzteköpfen zu den existierenden Leitlinien passt; und dann fordere ich medizinisch stimmig und indiziert auf, abzuklären und zu handeln. Es fasst einfach nie jemand Ihre gesamten Gefäßdiagnosen bzw. -Krankwerte zusammen, weil es unterschiedliche Fachgruppen betrifft. Man braucht, um dem Thema Knochen & Gefäße in der ambulanten Medizin Herr zu werden, verschiedene Praxen: Hausarztmedizin (Allgemeinmedizin und Innere Medizin), Osteologie, Radiologie, Orthopädie, Kardiologie, Angiologie, Endokrinologie, Gynäkologie, Urologie, Diabetologie, Lipidologie, Hypertensiologie, Nephrologie, Pneumologie, Somnologie, Geriatrie und ggf. auch Hepatologie, Augenheilkunde, Zahn-Kiefer-Heilkunde, HNO und Rheumatologie und leider verbindet noch kaum jemand Osteoporose mit einer Risikoerhöhung für Arteriosklerose. Das ist vielleicht der wichtigste neue Aspekt dieses Buches.

Ich weiß, dass Sie diese Überweisungen nicht selbst schreiben können, aber ich weiß auch, dass es viele jüngere Ärzte und vor allem Ärztinnen da draußen gibt, die sich gern um Sie präventiv und funktioneller kümmern möchten. Weil sie genauso wie Sie enttäuscht vom System sind, haben sie sich privatärztlich niedergelassen. Oft trauen die sich nicht, ihre Patienten mit den neu entdeckten Diagnosen wieder zurück zu den Kassenärzten zu schicken. Gerade das finde ich aber wichtig und gerecht, denn wenn Krankheiten da sind, hat das System diagnostische und therapeutische Leistungen, auf die Sie ein Recht haben. Unsere ambulante Medizin ist fachärztlich leider total spezialisiert aufgeteilt und jeder macht nur das kurativ, was das System bezahlt. Niemand überblickt die 2–5 Jahrzehnte *in between,* wo Sie schon funktionell mucken, aber noch nicht in Not sind. Das Schlimmste finde ich, ist, dass wirklich essenzielle Nährstoffe, an denen es uns allen mangelt, wie z. B. Vitamin D und Selen, nicht in der klassischen Medizin genutzt werden und, dass die Hormone nicht verstanden und therapeutisch angewendet werden. Die gesamten 10–15 Jahre der Perimenopause, in der die Frau unter den Hormonschwankungen leidet, »gelten nicht«, das Low-T3-Problem gilt nicht, die Nebennierenschwäche gilt nicht, Andropause bei der Frau gibt es nicht, Testo-Mangel beim Mann gilt auch nicht. Puh! Was für eine Verschwendung von RESSOURCEN.

Hormonmangel macht bei jeder Frau Symptome

Die HRT ist zwar eine Kassenleistung, aber nur bei den klassischen Beschwerden, die hat aber nicht jede. Jede Frau hat aber trotzdem Hormonmangel und jede hat dazu eine Symptomatik, es nimmt sich nur niemand Zeit, ALLE klimakterischen Symptome in der gesamten Medizin abzufragen, und es hat niemand Zeit, Ihre Gesamt-Beschwerde-Symptomatik medizinisch durchzudenken. Deswegen müssen Sie Fakten schaffen über das, was in Ihrem Stoffwechsel ist. Sobald man mit Labor, KDM und Ultraschall objektive Krank-Fakten hat, machen die meisten Kolleginnen und Kollegen auch mit. Also suchen Sie sich unter den Ärztinnen und Ärzten mit Ihrem präventiven und kurativ-präventiven Ansatz Verbündete, es gibt sie. Geben Sie denen das Buch und arbeiten Sie zusammen. Wenn Sie unsicher sind hinsichtlich Ihrer Wechseljahressymptome, lesen Sie z. B. auch das Buch Hormoncoaching von Marianne Krug (Seite 379). Ein schöner Überblick über die Wechseljahre bei Frau und Mann und darüber, wie wichtig eine Hormonersatztherapie für die Healthy Longevity ist, findet sich in meinem Artikel in der Zeitschrift für Komplementärmedizin (4/25)[97].

1. Beispiel-Überweisung an die Hausarztpraxis für die Gefäßrisikogruppe II

Frau: BMI 22, Osteopenie, BD 135/85, LDL 130:

Diagnose/Indikation:
44-j. perimenopausale Pat. mit manifester Osteopenie in der KDM, arterieller Hypertonie und Hypercholesterinämie. Die Pat. lebt schon sehr gesund.

Auftrag:
Erbitte medikamentöse Blutdruck-Einstellung und dringend Überweisung zur Gyn zur Einleitung einer osteologisch indizierten HRT (mit vor allem transdermal E2 und oral P). Bitte auch Überweisung zur FKDS der Carotiden, um eine Arteriosklerose abzuklären, dann je nach Ergebnis bitte medikamentöse LDL-Senkung. Bitte 1 x Bestimmung von Lp(a), Mutter und Großmutter hatten einen Schlaganfall.

2. Beispiel-Überweisung an die Hausarztpraxis für die Gefäßrisikogruppe II

Frau: BMI 30, MetS, BD 140/85, LDL 150, HDL 43, Beta-CrossLaps 0,7:

Diagnose/Indikation:
52-j. postmenopausale Pat. mit Metabolischem Syndrom mit arterieller Hypertonie und Hypercholesterinämie, Schlafstörung & Gelenkschmerzen und V. a. Osteoporose

Auftrag:
Erbitte medikamentöse Einstellung der kardiovaskulären RF. Bitte Überweisung zur Gyn zur Einleitung einer HRT, wenn keine KI, bei klimakt. Beschwerden (Schlaf/Gelenke). Bitte auch kardiologische/angiologische Vorstellung zur FKDS der Carotiden: Plaques/IMD?, je nach Befund LDL risikoadaptiert senken. Bitte 1× Lp(a) und 1× eine KDM zum Ausschluss einer postmenopausalen Osteoporose bei erhöhtem Knochenabbau bei erhöhten Beta-CrossLaps.

3. Beispiel-Überweisung an die Augenheilkunde für die Gefäßrisikogruppe II

Frau: BMI 30, MetS, BMI 30, BD und LDL gut eingestellt:

Diagnose/Indikation:
52-j. postmenopausale Pat. mit Metabolischem Syndrom, Bluthochdruck und Hypercholesterinämie, seit 6 Monaten medikamentös gut eingestellt, Visus-Verschlechterung in den letzten Monaten

(man kann eine augenärztliche Untersuchung bei MetS/+RF aber auch ohne Visusprobleme veranlassen)

Auftrag:
Erbitte augenärztliche Untersuchung: Hinweis für Retinopathie? Katarakt? Augendruck/Grüner Star?

4. Beispiel-Überweisung an die Kardiologie für die Gefäßrisikogruppe II

Frau: Osteoporose, pos. Lp(a) 150, LDL 130, schwankender BD:

Diagnose/Indikation:
55-j. Pat. mit manifester Osteoporose und einem pos. Lp(a) mit pos. FA für vaskuläre Ereignisse, Hypercholesterinämie und V. a. arterielle Hypertonie

Auftrag:
Erbitte eine FKDS der Carotiden: Gibt es Plaques/IMD? B-EKG/Stress-ECHO? Bitte je nach Gefäßzustand (vor geplanter HRT) Einleitung einer LDL-senkenden Therapie auf therapeutische Zielwerte. Bitte 1× eine 24-h-RR-Messung zur Abklärung einer arteriellen Hypertonie. Bitte Abklärung von Lp(a) bei den beiden erwachsenen Kindern. Der Sohn raucht!

5. Beispiel-Überweisung an die Gynäkologie für die Gefäßrisikogruppe II

Frau: Osteoporose, pos. Lp(a) 150, LDL 130, Z. n. HWI, Blasenschwäche:

Diagnose/Indikation:
55-j. Pat. mit manifester Osteoporose und positivem Lp(a) mit noch unauffälliger FKDS der Carotiden. Statin-Therapie wurde bei pos. Lp(a) begonnen.

Auftrag:
Erbitte Gyn-Vorsorge. Gibt es bei der Pat. Kontraindikationen für eine HRT? HRT aus osteologischer und aus kardiologischer Sicht dringend indiziert. Bitte ggf. Verordnung und Einleitung der HRT mit transdermal E2 und oral P zur Nacht. Bitte auch Verordnung von E3 vaginal bei atrophischer Kolpitis mit Z. n. HWI bei Blasenschwäche bei Östrogenmangel.

6. Beispiel-Überweisung an die Hausarztpraxis für die Gefäßrisikogruppe II

Mann: pos. Lp(a) 180, LDL 200, HDL 35:

Diagnose/Indikation:
40-j. Pat., schlank, guter AZ/EZ, macht Sport, lebt gesund. Bei pos. FA (Mutter hatte mit 58 J. einen Schlaganfall, mit 70 J. an Demenz verstorben). Labor: pos. Lp(a) mit dazu familiärer Hypercholesterinämie, damit sehr hohes vaskuläres Risiko.

Auftrag:
Erbitte Abklärung Fettstoffwechsel mit ggf. Überweisung in eine Lipid-Sprechstunde zur Einleitung einer cholesterinsenkenden Therapie. Weitere RF? BD/DM? Bitte auch kardiologische Vorstellung zum Ausschluss einer KHK und bitte Beratung der Familie bezüglich des CVD-Risikos, Pat. hat einen älteren Bruder und eine jüngere Schwester.

7. Beispiel-Überweisung an die Kardiologie für die Gefäßrisikogruppe II

Mann: BD 140/85, LDL 180, Typ B:

Diagnose/Indikation:
50-j. Pat., pos. FA mit Herzinfarkt mit 55 J. beim Vater. V. a. familiäre Hypercholesterinämie mit positiven small LDLs, arterielle Hypertonie.

Auftrag:
Erbitte kardiolog. Abklärung mit B-EKG, ECHO, ggf. Stress-ECHO/Kardio-CT, FKDS der Carotiden und 24-h-RR. Hinweis für KHK und/oder für Folgen von Bluthochdruck? LVH? Diastolische Funktionsstörung? Plaques/IMD? Bitte Einleitung einer risikoangepassten medikamentösen Therapie von BD und LDL und 1× Bestimmung von Lp(a).

8. Beispiel-Überweisung an die Hausarztpraxis für die Gefäßrisikogruppe II

Mann: MetS, BMI 32, BD 150/90, HbA1c 5,9, HOMA 3, Harnsäure 6,5 mit ED:

Diagnose/Indikation:
55-j. adipöser Pat. mit einem Metabolischen Syndrom mit arterieller Hypertonie, Prä-Diabetes, Insulinresistenz, Hypercholesterinämie und milder Hyperurikämie.

Auftrag:
Erbitte Einstellung und Optimierung der vaskulären RF. Bitte Überweisung zur Kardiologie zum Ausschluss einer KHK und Plaques an den Carotiden (FKDS) und bei typischer Klinik mit erektiler Dysfunktion (ED) bitte auch urologische Überweisung zur Abklärung eines Testo-Mangels. 1× Bestimmung des Lp(a) zur Risikostratifizierung.

9. Beispiel-Überweisung an die Diabetologie/Endokrinologie für die Gefäßrisikogruppen II + III

Mann: MetS, Adipositas, eingestellter BD+LDL, HbA1c 6,6, HOMA 10 mit oder ohne Arteriosklerose:

Diagnose/Indikation:
60-j. Pat. mit MetS, BD unter Therapie 120/80. LDL unter Statintherapie < 100. Abnehmen trotz Ernährungsumstellung/Sport gelingt nicht. Pat. ist müde/erschöpft.

Auftrag:
Erbitte diabetologische Unterstützung bei schwerer Insulinresistenz mit beginnendem T2 DM. Hohes vaskuläres Risiko. Bitte Ausschluss endokrinologische Störung: Hypothyreose? Low-T3? Testomangel? DHEA-Mangel? Wenn keine KI, bitte Beginn medikamentöse Therapie mit Metformin und ggf. auch Inkretinmimetika (Semaglutid, Tirzepatid). Bitte ggf. auch Weiterleitung an den Urologen, wenn Testomangel unter Statintherapie bestätigt.

10. Beispiel-Überweisung an die Gynäkologie für die Gefäßrisikogruppe III

Frau: Osteoporose, CrossLaps 0,8, Trap5b 5,0, gut eingestellte vaskuläre RF:

Diagnose/Indikation:
65-j. Pat., LR mit 52, Pat. hat eine noch nicht spezifisch behandlungspflichtige Osteoporose mit erhöhten CrossLaps + Trap5b, Schlaf deutlich gestört, an den Carotiden minimale Arteriosklerose. BD und LDL sind jetzt gut medikamentös eingestellt. Mammografie vor 2 Monaten o. B., hier Beginn Progesteron oral zur Nacht, darunter Schlaf/BD besser.

Auftrag:
Erbitte gynäkologische Mitbehandlung. Gibt es aus Gyn-Sicht KI gegen die Aufnahme einer HRT? Die Pat. hat klimakt. Beschwerden (Schlaf/Schwitzen) und E2 ist internistisch transdermal zum Knochenschutz indiziert. Wenn aus Ihrer Sicht o.k., bitte Weiterführung der HRT-Verordnung. Bitte auch Verordnung von Estriol/E3 vaginal bei atroph. Kolpitis und Blasenschwäche.

11. Beispiel-Überweisung an die Kardiologie & Lipidologie für die Gefäßrisikogruppe III

Mann: Osteoporose, Carotis-Plaques, Lp(a) 200, LDL 140:

Diagnose/Indikation:
52-j. Pat. mit sehr hohem vaskulärem Risiko bei manifester Osteoporose in der KDM (pos. FA, BMI von 20) und positivem Lp(a) und Hypercholesterinämie.

Auftrag:
Erbitte Abklärung kardiovaskuläres Risiko mit Ausschluss KHK mit ggf. auch Kardio-CT. FKDS Carotiden: Plaques? IMD? Bitte Einleitung einer LDL-senkenden Therapie auf Werte < 55, ggf. auch mit PSCK9-Hemmern, wenn Statine nicht vertragen werden und die Bempedoinsäure zusammen mit Ezetimib nicht reicht.

Extra-Gefäßkrank- und -schlüsselwerte

Es gibt neben den Knochen- und Gefäßkrankwerten noch weitere Krank- und Schlüsselwerte, auf die sich ein Blick lohnt, wenn man bis ins hohe Alter innerlich gesund sein und bleiben will.

Nimmt man sie mit ins diagnostische »Boot«, vergrößert man den Blick auf unser Inneres. Sie müssen auch niedrig oder optimal sein, wenn man die Knochen- und Gefäßgesundheit bewahren will (= robuste IBSE = niedrige Krank- und optimale Schlüsselwerte). Diese Extra-Werte sind zum einen die Folge von Osteoporose und Arteriosklerose, wie aber auch die Ursache für einen schlechten Verlauf, insbesonder der Arteriosklerose. Sie steigen auch gern an, einfach nur, weil wir älter werden. Es ist ein bisschen wie ein Teufelskreis. Alles im Inneren, was mit zunehmendem Alter dysfunktional nicht mehr gut läuft, begünstigt sich auf dem Weg zum Ende. Je mehr Krank- und Schlüsselwerte (egal wie, ggf. auch mit Medikamenten) wir in der gesunden Ordnung halten, desto besser sind wir für die Zukunft gerüstet.

Diese Extrawerte geben oft einen Hinweis, wo man diagnostisch zusätzlich noch suchen muss und wo man ursächlich noch etwas behandeln kann oder muss; und sie helfen, vor allem auch bei der Entscheidung über die Therapieintensität, vor allem der vaskulären Risikofaktoren. Je nach Gesamtsituation mit diesen zusätzlichen Extrawerten, kann es sein, dass man den Blutdruck (bei z. B. einem erhöhten Nierenkrankwert) oder auch das LDL (bei einem leicht erhöhten CRP bei *Silent Inflammation* und starkem oxidativem Stress) noch weiter absenken muss, damit diese Extrakrankwerte nicht weiter steigen. Diese Extrawerte stehen für eigene, sehr komplexe medizinische Zusammenhänge, auf die ich aus Platzgründen hier nicht eingehen kann. Ich werde diese Extrawerte deswegen »nur« benennen und aufzeigen, ab wann sie eine präventive oder auch kurative Relevanz haben. Ich werde sie nicht erklären, das kann man alles woanders nachlesen. Ich verrate Ihnen »nur«, wie man mit den Werten rechnet und wie man sie zusammen mit den Gefäßkrankwerten bewertet und wie man daraus einen Präventivplan für seine Stoffwechselgesundheit entwerfen kann.

Meine Erfahrung ist leider, dass sich in der Ärzteschaft kaum jemand die Mühe macht, auch noch solche Extrawerte, die bei etwas Erhöhung einzeln betrachtet »egal« sind, für die oder den einzelnen Betroffenen zu einem inneren Gesamtgeschehen zusammenzubringen. Es fehlt die Zeit, aber auch das Wissen, wie in unserem Inneren alles zusammenhängt. Um Sie dabei zu unterstützen, bei im System gültigen und akzeptierten erhöhten Extrawerten eine passende und sinnvolle fachärztliche Abklärung zu suchen oder zu fordern, werde ich Ihnen auch dazu, wie bei den Risikogruppen II–IV eine oder mehrere Beispiel-Überweisung vorformulieren. Manche dieser Extrawerte, wie z. B. das Homocystein, haben leider keinen Platz im System und dann gibt es keinen, zu dem ich Sie hinschicken kann, aber trotzdem ist das Wissen darüber wichtig, weil sich für Sie daraus vor allem in der Nährstofftherapie schützende Therapieoptionen ergeben.

BSG & CRP: Entzündungskrankwerte

Akute und vor allem chronische Entzündungen spielen im Rahmen der Alterung eine störende Rolle. Alles, was wir im Alter nicht haben wollen, manifestiert sich mit immunologischer »Entzündungsunterstützung« schneller, stärker und kränker. Auch Osteoporose und vor allem Arteriosklerose werden durch gleichzeitig existierende Entzündungsprozesse »gefördert«, haben also mit oder bei gleichzeitig vorhandener akuter und vor allem chronischer stiller Entzündung (*Silent Inflammation*) einen schlechteren Verlauf. Das Problem: Die stille Entzündung merken wir nicht. Sie macht keine Symptome, deswegen nennt man sie auch »stille Entzündung«. Aber auch wenn sie »still« ist, ist sie nicht egal, denn sie erhöht das Risiko, dass es auf dem Boden von zu hohen Krankwerten und ungünstig verschobenen Schlüsselwerten zu strukturellem Gewebeschaden kommt. Sie ist wie Wind, der die altersbedingte Glut zu einem Feuer entfachen kann. Wichtig zu verstehen ist, dass eine chronische stille Entzündung Folge und aber auch Auslöser vor allem der Arteriosklerose, aber auch der Osteoporose sein kann und ist. Meist sind es mehrere Ursachen, wie z. B. asymptomatische Infektherde vor allem im Zahn-/Kieferbereich, ein chronisches Autoimmungeschehen und/oder das Bauchfett beim Metabolischen Syndrom, die zu so einer stillen Entzündung beitragen. Manchmal kann man sie behandeln und beseitigen, manchmal auch nicht. Gut ist es in jedem Fall, wenn wir möglichst »entzündungsfrei« älter werden.

Wenn BSG und CRP erhöht sind, gibt es irgendwo eine Entzündung

Ich nenne hier zwei Extrakrankwerte, an denen man sich zunächst einmal orientieren kann, wo man grob bezüglich »Entzündung« steht: die BSG (Blut-[körper-]senkungsgeschwindigkeit) und das CRP (C-reaktives Protein). Beide Krankwerte schließen pauschal, wenn sie sehr niedrig sind, viele Entzündungsprozesse aus, wie schwere rheumatische und vor allem akute und viele der chronisch-bakteriellen Entzündungen. Dagegen hinterlassen akute und vor allem chronische intrazelluläre Infektionen mit Viren und anderen Erregern oder auch erregerfreie immunologische allergische Entzündungen bei der BSG und dem CRP meist kaum Spuren. Es kann also sein, dass BSG und CRP unauffällig sind und trotzdem das Immunsystem an anderen »Orten oder Wegen« nicht in der Balance oder sogar schwer gestört ist. Und auch wenn BSG und CRP erhöht sind, bleibt noch vieles unklar, weil beide Parameter sehr unspezifisch mit einer Erhöhung reagieren. Man kann also aus ihrer Erhöhung nicht ablesen, was genau die Ursache für die Erhöhung ist.

Fakt ist: Wenn die BSG und vor allem das CRP erhöht sind, dann ist irgendwo im Körper etwas Entzündliches am Laufen und dieses Entzündliche kann dann zusätzlich zu den vaskulären Risikofaktoren das Geschehen von altersbedingten Veränderungen ungünstig beschleunigen. Je höher BSG und CRP ansteigen, desto akuter ist das Geschehen. Die stille chronische Entzündung zeichnet sich durch eine nur minimale Erhöhung vor allem des CRP-Wertes aus. Die ist nur zu »sehen«, wenn andere akute Prozesse und Infektionen das chronische Basisgeschehen nicht überlagern. Ab einem CRP von 5–10 mg/l kann man davon ausgehen, dass etwas gröberes Akutes als Ursache da ist, was überlagert. Richtig »schlimm krank« sind CRP-Werte über 100–200 mg/l. Dann sind die Menschen aber auch eindeutig klinisch krank oder sogar schwer krank. Patienten mit Sepsis auf der Intensivstation können sogar CRP-Werte über 300 mg/l haben. Deswegen sind Ärztinnen und Ärzte bei Werten bis 5 mg/l auch so »gelangweilt«, denn ein CRP-Wert von 2,5 mg/l ist null lebensbedrohlich, aber trotzdem stimmt dann da etwas im Körper nicht. Die Wahrheit: Richtig gesund ist ein negatives CRP. Alles über 1,0 mg/l ist für die nächsten 30 Jahre nicht egal, vor allem, wenn dazu dann andere altersbedingte, krank machende Faktoren hinzukommen.

Die BSG wird meist in der Praxis selbst vorgenommen. Hier wird geschaut, wie schnell sich die roten Blutkörperchen (Erythrozyten) in einem senkrecht hingestellten schmalen 20 cm hohen Glasröhrchen – in mm gezählt – absenken. Man liest die mm-Absenkung nach 1 und 2 Stunden ab. Je entzündlicher die Zusammensetzung des Blutes, desto mehr verklumpen die Erythrozyten, desto schneller sinken sie in der Blutsäule ab. Werte von 2/4–5/10 bedeuten keine Entzündung, ab da wird es immer interessanter. Werte von bis zu 20/40 werden bei über 50-Jährigen altersgemäß gefunden, ja weil auch Aging gern mit einer chronischen (Mini-)Entzündung einhergeht. So richtig hoch ist eine BSG bei zweistelligen Werten von 40/80 oder von 80/- (nicht mehr messbar). Bei solch hohen Werten ist der Mensch meist spürbar auch krank, hat Schmerzen, Fieber und vielleicht eine Lungenentzündung oder auch eine systemische rheumatische Erkrankung. Aber »gesund« können Menschen auch eine leicht

K-Gesundheits-Skala: BSG in mm
nach 1 h und 2 h Ablesung in der Praxis (Werte immer absolut vergleichbar)

	optimal	o.k.	erhöht	deutl. erhöht	sehr deutl. erhöht	Sturzsenkung
1 h	2 5	**10**	20	40	80	→
2 h	4 10	**20**	40	80	40	→

BSG-Werte von 2/4–5/10 bedeuten keine Entzündung, Werte von bis zu 20/40 werden zwar bei über 50-Jährigen altersgemäß gefunden, aber so richtig gut ist das nicht. Besser ist, wenn trotz Alterung die BSG niedrig bleibt. Richtig hoch ist eine BSG bei zweistelligen Werten von 40/80 oder von 80/- (nicht mehr messbar).

erhöhte BSG von z. B. 20/40 haben, was dann aber nicht »normal« ist, auch wenn es altersbedingt »normal« und nicht lebensbedrohlich ist.

Manche denken, das hs-CRP sei ein anderes CRP als das »normale CRP«. Das ist nicht der Fall: CRP ist CRP, es kommt nur darauf an, dass das Labor fein bis ganz unten misst und nicht bei Werten < 5 mg/l aufhört, zu quantifizieren. Wenn Sie bei Ihrem Labor beim CRP das »CRP quantitativ« anfordern können, dann wird gemessen, was ist, bis runter auf 0,6 mg/l und dann muss man nicht noch

Offizieller Referenzbereich
CRP quantitativ (C-reaktives Protein) im Serum, Labor A[99]

CRP quant. ‹ 5 mg/l

- therapeutisch gesundes Ziel: ‹ 0,6 mg/l
- Beim CRP »quantitativ« wird das CRP zwar auch unter 5 mg/l quantitativ gemessen, es wird allerdings erst ab einem Wert über 5 mg/l als erhöht gekennzeichnet. Das bedeutet, dass ein Ergebnis von 2 oder 3 mg/l dann nicht als krankhafte Abweichung erkennbar ist, sodass Sie dann denken, dass das o.k. sei. Ist es aber langfristig nicht. Alle Werte über 1 mg/l sind »interessant«: Sie deuten auf eine chronisch-entzündliche Problematik hin, die u. a. das Risiko für die Entwicklung der Arteriosklerose verstärkt. Das möchte ich Ihnen bewusst machen, eine chronische, stille Entzündung verstärkt in der Formel für die Gesundheit im Alter, das Pech.

Offizieller Referenzbereich CRP sensitiv (High Sensitivity C-reaktives Protein, hs-CRP) im Serum, Labor A[100]

Arteriosklerose-Risiko	‹ 1 mg/l	gering
	1–3 mg/l	mittel
	› 3 mg/l	hoch in Abwesenheit von akuter Erkrankung
	› 5 mg/l	entzündliche Erkrankung

- therapeutisch gesundes Ziel auch hier: ‹ 0,6 mg/l (darunter wird nicht gemessen)
- Manche Labore messen das hs-CRP auch bis 0,3 mg/l. Das ist dann noch besser. Das CRP ist ein richtig schöner, klarer Krankwert. Richtig perfekt gesund ist einfach ein CRP von null. Und trotzdem, alles unter 1,0 ist o.k.

K-Gesundheits-Skala: CRP quantitativ/sensitiv (mg/l)
(absolute Werte, laborunabhängig vergleichbar)

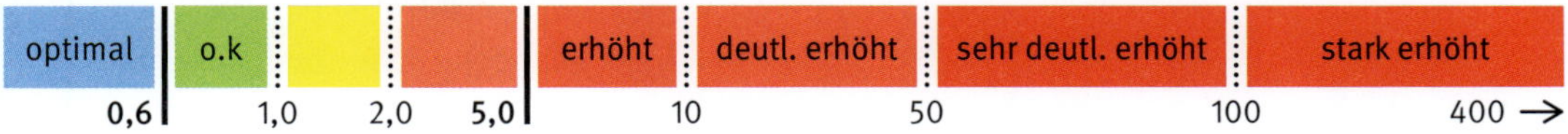

Um das akute Krankenhaus-CRP (positiv ab 5 mg/l) von ambulanten Mini-Entzündungs-CRP (0,6–5 mg/l) zu unterscheiden, spricht man in diesem unteren Bereich auch vom »high sensitive CRP« (hs-CRP).

einmal extra das hs-CRP anfordern. Wenn aber Ihr Labor das CRP erst ab 5 mg/l quantifiziert, dann brauchen Sie ergänzend das hs-CRP, um im Bereich von unter 5 mg/l zu differenzieren.

Mir ist wichtig, dass Sie in einem ersten Schritt erfahren, dass es die beiden Entzündungs-Screening-Werte BSG und CRP gibt und, dass Sie die in Ihren Laborergebnissen erkennen und neu präventiv interpretieren können. Das CRP wird sehr oft in der

Beispiel-Überweisung an die Hausarztpraxis

Frau, Gefäßrisikogruppe II: BMI 30, MetS, BD 140/85, LDL 150, HDL 43, CrossLaps 0,7, CRP 2,5:

Diagnose/Indikation:
52-j. postmenopausale Pat. mit Metabolischem Syndrom, erhöhtem Blutdruck und Hypercholesterinämie, Schlafstörung & Gelenkschmerzen.

Auftrag:
Erbitte Einstellung der kardiovaskulären RF. Bitte Überweisung zur Gyn zur Einleitung einer HRT, wenn keine KI. Bitte auch kardiologische/angiologische Vorstellung zur FKDS der Carotiden: Plaques/IMD? Je nach Risiko, bitte LDL senken. Bitte 1× eine KDM zum Ausschluss einer post-menopausalen Osteoporose bei erhöhten CrossLaps. Achtung: CRP wiederholt bei 2–3 mg/l. Was ist die Ursache für die Silent Inflammation? Bitte je nach Klinik Einleitung Störfeld-/Ursachen-Suche: rheumatisches/autoimmunes Geschehen? Zähne/Kiefer/-itis (= Entzündung)? HNO? Blase/HWI? Abdomen/Leber/Gallensteine? IR/Bauchfett? Ggf. auch GLP1-Analoga überlegen.

Beispiel-Überweisung an die Kardiologie

Mann, Gefäßrisikogruppe II: BD 140/85, LDL 180:

Diagnose/Indikation:
50-j. Pat., schlank, Nichtraucher, pos. FA mit Herzinfarkt mit 55 J. beim Vater. Familiäre Hypercholesterinämie, arterielle Hypertonie und Silent Inflammation bei CRP von wiederholt 2–3 mg/l.

Auftrag:
Erbitte kardiovaskuläre Abklärung mit B-EKG, ECHO, ggf. Stress-ECHO, FKDS der Carotiden und 24-h-RR. Hinweis für KHK? Hinweis für Folgen von Bluthochdruck? LVH? Diastolische Funktionsstörung? Plaques/IMD? Bitte Einleitung einer risikoangepassten medikamentösen Therapie. Ursache CRP? Chronische Entzündung? Zähne/Kiefer? Der Pat. hat zwei tote wurzelbehandelte Zähne und immer wieder Sinusitiden, bitte zusammen mit HA/ Zahnarzt, ggf. HNO um Abklärung kümmern.

Hausarztpraxis mitgemacht, aber es wird bei leicht erhöhten Werten nicht mit Ihnen darüber gesprochen. Wenn Sie immer wieder CRP-Werte von 2, 3 oder 5 mg/l haben, stimmt etwas nicht. Auch kleine chronische Erhöhungen von BSG und CRP sind langfristig für ein gesundes Alter nicht egal, denn diese Mini-Entzündung(en) bedeuten für die Alterung – insbesondere die Entstehung von Arteriosklerose – eine noch zusätzliche Belastung. Man muss dann versuchen, die Ursache dafür zu finden. Entweder das gelingt und man kann die Quelle der »Inflammation« beseitigen oder aber, wenn das nicht geht oder unklar bleibt (was oft so ist), dann muss man mit der Mini-Entzündung möglichst gut leben, indem man z. B. Krankwerte, wie das LDL, strenger einstellt. Um Ihnen zu zeigen, wie man ein leicht erhöhtes CRP als zusätzliche Info mit in die Überweisungen aufnehmen kann, hier zwei Beispiele (Nr. 2 und Nr. 8) der oben genannten Risikogruppen-Überweisungen.

Ich weiß, dass Sie dafür eine Ärztin oder einen Arzt brauchen. Trotzdem: Die Idee ist, dass Sie, aufgeklärt, wie Sie jetzt sind, selbstermächtigt und selbstbewusst mit dem Wissen um Zusammenhänge darum bitten. Es muss nur für die Kolleginnen und Kollegen logisch medizinisch passen und das drücke ich Ihnen hier aus, damit Sie lernen, wie in der Medizin gedacht und verknüpft werden könnte.

RANTES: Entzündungskrankwert

Ein weiterer interessanter Entzündungskrankwert ist der sogenannte RANTES-Wert[101]. Ihn möchte ich erwähnen, weil er bei der Abklärung eines etwas erhöhten CRP-Wertes eine Hilfe sein kann, eine mögliche und vor allem behandelbare Ursache für die stille chronische Entzündung zu finden: Ein erhöhter RANTES-Wert kann ein Hinweis sein auf eine lokale Entzündung im Zahn-/Kieferknochenbereich, wie Kieferostitis oder Kieferosteonekrose (NICOS/FDOK). Wenn der RANTES-Wert erhöht ist, bei jemandem, der ansonsten klinisch gesund ist, lohnt es sich, deswegen im Zahn-/Kieferbereich eine Störfeldsuche vorzunehmen. Meist hilft ein normales konventionelles 2-D-Röntgen (OPT) von Ober- und Unterkiefer nicht weiter und es muss eine DVT-3-D-Röntgen-Untersuchung durchgeführt wer-

Offizieller Referenzbereich **RANTES im Serum, IMD Berlin**[102]

RANTES < 30 ng/ml

- je niedriger, desto besser, alles < 30 ng/ml ist erst einmal o.k.

K-Gesundheits-Skala: RANTES-Wert (ng/ml)
(hier nur Erfahrung mit den Werten des IMD Berlin)

optimal	o.k.	leicht erhöht	erhöht	deutl. erhöht
< 20	20 – 30	30 – 35	35 – 50	50 – 70 →

Ein erhöhter RANTES-Wert kann auf eine lokale Entzündung im Zahn-/Kieferknochenbereich hinweisen, insbesondere, wenn auch das CRP bei 2–3 mg/l liegt.

den. Mit der digitalen Volumentomografie (DVT) lassen sich sehr viel besser innerhalb des Knochens feine entzündliche Strukturveränderungen differenzieren. Man kann in der DVT sogar die Knochendichte des Kiefers erkennen und objektivieren. Das ist eine Selbstzahlerleistung, die mit einigen Hundert Euro zu Buche schlägt und meist nur in chirurgisch tätigen »Mund-Praxen« vorhanden ist (Zahnärzte, die operieren und z. B. auch Implantate setzen, Kieferchirurgen, Mund-Kiefer-Gesichts-Chirurgen und HNO-Ärzte).

Achtung: Ein erhöhter RANTES-Wert ist nicht 100 % spezifisch für eine Entzündung im Kiefer. Er kann theoretisch auch bei anderen entzündlichen Prozessen im Körper erhöht sein. Meiner Erfahrung nach weist aber eine konstante RANTES-Erhöhung (zwei- bis dreimal gemessen) bei ansonsten Gesunden, doch ganz gut auf behandelbare Prozesse im Bereich der Zähne und Kieferknochen hin, vor allem, wenn das CRP dazu auch bei 2–3 mg/l »hängt«. Man muss nur ordentlich suchen, auch wenn man nichts spürt und keine Beschwerden hat, kann eine Entzündung vorliegen.

Bitte nicht verrückt machen, wenn der RANTES-Wert erhöht ist, das ist akut dann nicht schlimm, aber eben auf Dauer auch nicht normal oder gesund. Der Mund ist ein sehr wichtiger Ort für den ganzen Körper. Sie sollten schauen, dass Sie mit einem sauberen, »sanierten« und infektfreien Mund älter werden. Das Zahnfleisch darf nicht entzündet sein, bitte regelmäßig zur Prophylaxe gehen und selbst zu Hause auch die Zahnzwischenräume mit Zahnseide oder Zahnbürstchen reinigen, die Zahnersatz-Materialien müssen vertragen werden, das kann man alles im Blut testen. Amalgam und verschiedene Metalle sind im Mund ungünstig. Ich weiß, dass das ein Riesenthema ist und dass viel davon von den Kassen nicht übernommen wird. Aber das Thema Mund- und Zahngesundheit ist wichtig. Darum müssen Sie sich kümmern, wenn Sie im Alter in Ihrem Inneren gesund sein wollen. Nachfolgend zwei Überweisungsbeispiele.

Beispiel-Überweisung an die Kieferchirurgie, Mund-Kiefer-Gesichts-Chirurgie, Zahnmedizin

Frau, Gefäßrisikogruppe II: BMI 22, Osteopenie, BD 135/85, LDL 130, CRP 1–2, RANTES 70:

Diagnose/Indikation:
44-j. perimenopausale Pat. mit manifester Osteopenie in der KDM, arterieller Hypertonie und milder Hypercholesterinämie. Die Pat. lebt schon sehr gesund. Hypothyreose bei bekannter Hashimoto-Thyreoiditis, ein wurzelbehandelter Backenzahn UK rechts (6er), immer wieder Kopfschmerzen. CRP leicht erhöht bei deutlich erhöhtem RANTES-Wert.

Auftrag:
Erbitte DVT-3-D-Rö zum Ausschluss NICOs/FDOKs oder anderen entzündlichen Veränderungen im Zahnwurzel-/Kiefer-Bereich. Je nach Befund, bitte Therapievorschlag.

Beispiel-Überweisung an die Kieferchirurgie, Mund-Kiefer-Gesichts-Chirurgie, Zahnmedizin

Mann, Gefäßrisikogruppe II, mit erhöhtem vaskulärem Risiko, CRP 2–3, RANTES 55:

Diagnose/Indikation:
50-j. Pat., familiäre Hypercholesterinämie, arterielle Hypertonie. Einstellung läuft. Anhaltend leicht erhöhtes CRP von 2–3 mg/l und dazu zweimal erhöhter RANTES-Wert von 55 ng/ml. Keine Klinik, keine Schmerzen. Laut Patient seien zwei tote wurzelbehandelte Zähne bekannt. Z. n. Entfernung der 8er (Weisheitszähne).

Auftrag:
Erbitte Abklärung/Ausschluss Entzündung im Zahn-/Kieferbereich mit ggf. auch DVT-3-D-Rö: Kieferostitis? NICO/FDOK? Je nach Befund, bitte Therapievorschlag.

Noch ein Rat zur Mundgesundheit

Auch der Kieferknochen ist ein Knochen, der von Osteoporose betroffen sein kann. Wenn Sie im Bereich der Kiefer und Zähne eine OP machen müssen, kümmern Sie sich vorher um das Thema Vitamin D und Cofaktoren (Seite 107). Meine Erfahrung ist, dass ganzheitlich und biologisch arbeitende Mund-Ärztinnen und -Ärzte vor einer NICO-OP oder Zahnimplantation einen Vitamin-D-25-OH-Wert von 70 ng/ml haben wollen, am besten natürlich mit einer D-Ratio von 0,5. Ebenso ist hier die HRT mit Estradiol transdermal und Progesteron sehr wichtig. Ohne vor allem das Estradiol (E2) atrophiert und vertrocknet »es« auch im Mund: Zahnfleisch, Zahnhalteapparat, Kieferknochen, Kiefergelenk brauchen das Östrogen, damit sie nicht abgebaut werden.

Oxidiertes LDL & MDA-LDL: Krankwerte für oxid. Stress

Eine andere Ursache für ein leicht erhöhtes CRP kann der sogenannte »oxidative Stress« sein. Hier entstehen im Rahmen von zellulärer Arbeit proentzündliche Sauerstoffradikale, die – wenn zu viel davon entstehen – Zellstrukturen schädigen. Das sind alles sehr komplexe Vorgänge, auf die ich aus Platzgründen hier jetzt nicht eingehen kann, aber auch hier gibt es zwei Screening-Werte, die ich gern zur Einschätzung des Arteriosklerose-Risikos mitbestimme: das oxidierte LDL und das MDA-LDL[103]. Beide Marker stehen für die ungünstige Oxidation von LDL-Cholesterin und sie sollten im Verlauf der gefäßschützenden Therapie sinken und/oder niedrig bleiben. Manchmal sind beide gleichzeitig erhöht, manchmal aber auch nur einer von beiden. Die Halbwertszeit vom oxidativen LDL ist länger, deswegen kann es sein, dass das oxidierte LDL noch erhöht ist, während das MDA-LDL schon wieder gesunken ist. Die Ursachen für zu viel oxidativen Stress (etwas ist o.k. und fürs Leben sogar notwendig) sind vielfältig und vor allem multifaktoriell. Meist ist es eine Mischung aus Dingen, die ursächlich ungünstig zu viel da sind (ungesunde Nahrung, Rauchen, Alkohol, Umweltbelastung, Schwermetalle, Infektionen, psychische Belastung etc.) und Dingen, die genetisch und epigenetisch bedingt, antioxidativ innerlich zur Verteidigung und zum Aufräumen fehlen (Nährstoffe wie Selen, Q10, Omega-3-Fette, Vitamin C, Vitamin E, Vitamin A und antientzündliche Hormone, wie DHEA, Progesteron und Cortisol, aber auch Estradiol, Testosteron, Pregnenolon und T3).

Fakt: Für die Gesundheit wichtig ist, dass – in Abwesenheit einer akuten Erkrankung – das oxidierte LDL und das MDA-LDL möglichst niedrig sind, denn je höher diese beiden Extrakrankwerte sind, und damit der vorhandene oxidative Stress, desto höher steigt meist auch das hs-CRP. Je höher das hs-CRP, desto mehr steigt das Risiko, über die nächsten Jahre und Jahrzehnte aus vaskulären Risikofaktoren eine manifeste Arteriosklerose zu entwickeln. Umgekehrt: Je niedriger das LDL, desto mehr sinken oxidiertes LDL und MDA-LDL und damit auch das hs-CRP oder CRP quantitativ. Wenn es also nicht gelingt, die Ursache des oxidativen Stresses und der stillen Entzündung spezifisch zu behandeln oder zu beseitigen, was manchmal einfach schwierig ist, dann kann man mit dem Absenken von LDL, und damit auch oxidiertem LDL und MDA-LDL, die *Silent Inflammation* reduzieren, so wie man dem Wind (= Entzündung) und der Glut (= Alterung) das trockene Laub (LDL-C) wegnehmen kann.

Offizieller Referenzbereich oxidiertes LDL im Serum, Labor A[104]

oxidiertes LDL < 170 ng/ml

- therapeutisch gesundes Ziel: < 170 ng/ml

K-Gesundheits-Skala: oxidiertes LDL (ng/ml)
(absolute Werte, laborunabhängig vergleichbar)

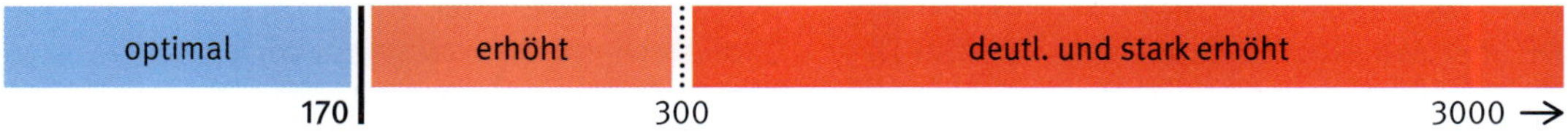

Oxidiertes LDL ist ein Marker für eine ungünstige Oxidation von LDL-Cholesterin. Er sollte im Verlauf der gefäßschützenden Therapie sinken und/oder niedrig bleiben.

Offizieller Referenzbereich MDA-LDL im Serum, IMD Berlin[105]

MDA-LDL < 70 U/l

- therapeutisch gesundes Ziel: < 30 U/l

K-Gesundheits-Skala: MDA-LDL (U/l)
(hier nur Erfahrung mit den Werten des IMD Berlin)

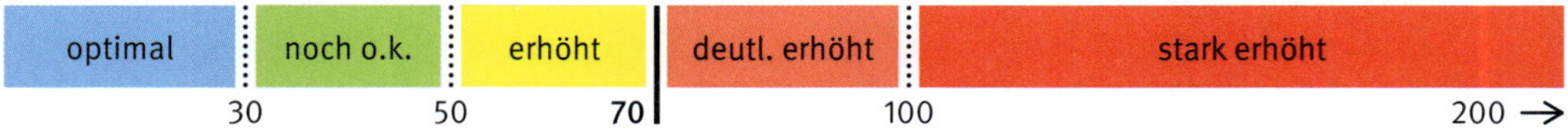

Auch MDA-LDL weist auf eine ungünstige Oxidation von LDL-Cholesterin hin. Wie das LDL sollte auch dieser Wert im Verlauf einer Therapie sinken bzw. niedrig bleiben.

Es gibt noch einige andere entzündliche Krankwerte (wie z. B. das Nitrotyrosin[106] oder auch Histamin[107]), auf die ich hier jetzt nicht eingehen kann. Bitte mir nachsehen, das Gebiet ist riesig, die Therapie sehr individuell und leider meist außerhalb der bezahlten Kassenmedizin. Oxidativer Stress und *Silent Inflammation* gibt es in der klassischen Medizin als zu behandelndes Thema nicht. Das ist nicht lebensbedrohlich genug. Deswegen gibt es auch keine Fachärztin und keinen Facharzt, zu der oder dem ich Sie mit der Bitte um Abklärung und Therapie von oxidativem Stress hinschicken kann. Am ehesten können privatärztliche Praxen für funktionelle Medizin mit dem Begriff etwas anfangen. Viele ganzheitliche Methoden, wie auch die Ernährungs- und Sportmedizin und ausleitende Verfahren, wie sie in der naturheilkundlichen und auch der ayurvedischen Medizin vorkommen, helfen u. a. diese Entzündungen zu reduzieren.

Antinukleäre AK: Autoimmunkrankwert

Die Rheumatologie ist ein Riesenfach, sehr komplex, mit vielen unaussprechlichen Diagnosen und in Diagnostik und Therapie sehr anspruchsvoll. Und trotzdem nenne ich Ihnen hier einen rheumatologischen Basis-Krankwert – die antinukleären Antikörper (kurz ANA). Diese antinukleären Antikörper sind interessant und sollten einmal auf Ihrer inneren Forschungsreise bestimmt werden. Wenn ANA vorhanden sind, sollten Sie auch im Verlauf im Blick behalten werden. Ich habe schon gebeichtet, dass das mit der Entzündung und dem Immunsystem (darum kümmert sich die Rheumatologie) nicht so leicht ist, Ihnen da Einblicke zu geben; aber nur weil das kurativ alles so kompliziert ist, heißt das nicht, dass man es nicht, aus der Gesundheit heraus betrachtet, etwas herunterbrechen kann.

Grundsätzlich geht es in der Rheumatologie immer um entzündliche Prozesse, bei denen vor allem die Entstehung von Autoantikörpern (die entstehen in den Plasmazellen, einer Untergruppe der B-Lymphozyten) gegen unsere eigenen Gewebe- und Zellbestandteile im Vordergrund stehen. Diese autoimmune Entzündung führt im weiteren Verlauf zum Verlust der Gewebe- und Zellstrukturen. Meist steht am Anfang einer rheumatologischen Kette ein banaler viraler oder bakterieller Infekt. Im Rahmen der darauffolgenden immunologischen Abwehr entsteht dann – warum auch immer – ein Chaos, aus dem dann oft eine »falsche« und krank machende Antikörperbildung gegen eigene Strukturen »übrigbleibt«. Die Liste der bisher bekannten Antikörper ist lang.[108] Da die Immunologie zusammen mit der Rheumatologie und der Onkologie in der Forschung sehr aktiv ist, wächst und wächst das Wissen zu autoimmunen Prozessen jedes Jahr weiter an.

Viele Krankheiten in der Rheumatologie gehen mit erhöhten ANA einher: Beispiele für solche Autoimmunerkrankungen sind in jedem Facharztgebiet zu finden, denn jedes Organ und jede Gewebestruktur kann von einer autoimmunen Entzündung betroffen sein. Bei vielen dieser rheumatologischen Erkrankungen gibt es zum einen organ- oder gewebespezifische Antikörper und zum anderen gibt es aber auch eher unspezifische Antikörper, die sich gegen ganz allgemeine und in jeder Zelle vorhandene Strukturen richten. Zur letzteren Gruppe gehören die ANA. Sie richten sich gegen nukleäre Strukturen, also Bestandteile des Zellkerns, die bei jeder autoimmunen Entzündung entstehen können, weil Zellen im Rahmen von autoimmunen Erkrankungen kaputt gehen und dann das Zellkernmaterial ungeschützt plötzlich für das Immunsystem erkennbar freiliegt. Da normalerweise Zellkernbestandteile draußen nicht zu finden sind, erkennt das Immunsystem diese Strukturen nicht als körpereigen, sondern als körperfremd und verschiedenste antinukleäre Antikörper können entstehen. Wenn der Antikörper-Titer für diese ANA sehr hoch ist, also ihre Anzahl im Blut sehr hoch ist, macht es Sinn, sie weiter aufzuschlüsseln. Wenn man weiter differenziert, welche ANA genau erhöht sind, erhält man Erkenntnisse über das genauere Krankheitsgeschehen, was wiederum wichtig für die weitere Diagnostik und Therapie sein kann.

So richtig optimal und gesund sind ANA nur, wenn sie nicht da sind. Sobald sie messbar da sind, ist das »interessant«. Wichtig: ANA-Titer können positiv sein, ohne dass die betroffenen Menschen Symptome haben müssen. ANA-Titer von 1:80 bis 1:640 sind auch bei »Gesunden« echt häufig, ohne dass es dazu passend eine richtige Rheumadiagnose gibt; also bitte nicht aufregen, wenn diese ANA bei Ihnen etwas positiv sein sollten. Wenn die Werte aber im Verlauf steigen und/oder bei Erstentdeckung oder im Verlauf bei oder über 1:1280 liegen, dann macht vielleicht doch – gerade auch, wenn unspezifische komische Beschwerden vorliegen – eine rheumatologische Vorstellung Sinn, dazu gleich eine Beispiel-Überweisung. Fakt ist, wenn die ANA positiv sind, gibt es ein autoimmunes Geschehen oder ein autoimmunes »Talent« oder »Potenzial«. Hier macht es also viel Sinn, sich um optimale Nährstoffe wie Selen, Vitamin D, Zink und Vitamin C zu kümmern.

Autoimmune Aktivität beschleunigt das CVD-Risiko

Mir ist wichtig, dass Sie diese großen Achsen der stillen Entzündung durchdenken können,

Offizieller Referenzbereich antinukleäre Antikörper (ANA) werden mittels Immunfluoreszenztest (IFT) unter Verwendung von Hep2-Zellen bestimmt, Labor A[109]

ANA Hier gibt es keinen gesunden Referenzbereich, richtig gesund ist, wenn gar keine ANA nachweisbar sind. Sobald welche da sind, ist vorher etwas passiert, wobei Zellen kaputt gegangen sind, sodass Bestandteile vom Zellkern frei wurden.

- therapeutisch gesundes Ziel: < 1:80, also negativ

K-Gesundheits-Skala: ANA-Titer
(absolute Werte, laborunabhängig vergleichbar)

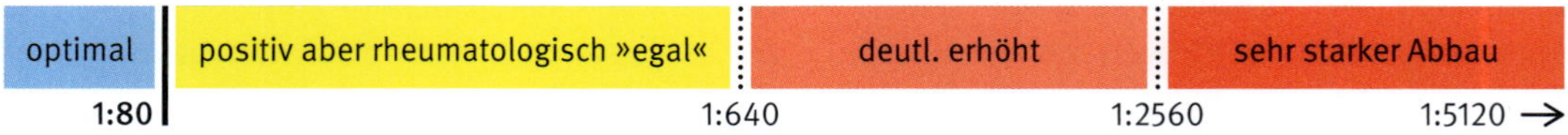

So richtig optimal und gesund sind antinukleäre Antikörper (ANA) nur, wenn sie nicht da sind. Sobald sie messbar da sind, ist das »interessant« und hinweisend auf ein autoimmunes Grundgeschehen. Nur sehr hohe Werte »beeindrucken« die Rheumatologen.

Beispiel-Überweisung an die Rheumatologie

Frau, Gefäßrisikogruppe II: BMI 22, Osteopenie, BD 135/85, LDL 130, CRP 1–2, ANA 1:1280:

Diagnose/Indikation:
44-j. perimenopausale Pat. mit manifester Osteopenie in der KDM, arterieller Hypertonie und Hypercholesterinämie. Die Pat. lebt schon sehr gesund. Hypothyreose bei bekannter Hashimoto-Thyreoiditis mit positiven TPO-AK. Auffällig sind die ANA von 1:1280. Die Pat. hat diffuse Gelenkschmerzen und ist müde.

Auftrag:
Erbitte Ausschluss/Abklärung RA oder andere spezifisch-rheumatische Erkrankungen.

weil es in der Prävention eine Bedeutung hat. Wenn CRP, RANTES, oxidiertes LDL, MDA-LDL und die ANA negativ sind, dann haben Sie schon mal, was das Immunsystem betrifft, eine herrlich gesunde und stabile Ausgangslage. Dazu etwas erhöhte Knochen- und/oder Gefäßkrankwerte, das ist jetzt für den Moment nicht so schlimm. Sie haben Zeit, sich in Ruhe das mit den Hormonen (vor allem der HRT), den Nährstoffen und ggf. auch den gefäßschützenden Medikamenten zu überlegen und zum Zahnarzt müssen Sie auch nicht einfach so ohne Symptome.

Wenn aber das CRP und dazu die antinukleären Antikörper (ANA) etwas erhöht sind, dann ist da etwas Entzündliches *undercover* unterwegs, was sich lohnt zu erforschen und, wenn möglich, auch zu beseitigen. Menschen mit schweren rheumatischen Erkrankungen, wie z.B. einer rheumatoiden Arthritis (RA), haben ein erhöhtes Risiko für CVD, was logisch ist, da die Alterungsprozesse mit den erhöhten Krankwerten für Knochen und Gefäße auf dem Boden einer wie auch immer gearteten Entzündung beschleunigt werden.

Bei empfindsamen (hochsensiblen) Frauen mit Osteoporose sollte zusätzlich mit TPO-AK und TAKs eine Hashimoto-Thyreoiditis ausgeschlossen werden und bei Menschen mit Verdauungsproblemen sollte mit Zonulin und FABP2 im Blut, ergänzt durch ggf. auch eine Stuhldiagnostik ein *Leaky Gut* abgeklärt werden (siehe *1. Buch Nährstofftherapie*, Seiten 307–324, und *2. Buch Praxisleitfaden*, Seiten 127–168). Oft werden von Menschen, die autoimmun »aktiv« sind, glutenhaltige Nahrungsmittel nicht vertragen, evtl. liegt sogar eine Zöliakie vor.

Auch die zunehmende Umweltbelastung spielt bei der Entstehung von Autoimmunität eine Rolle. Sie sind dann nicht schuld. Es ist heutzutage einfach zu viel, was der Körper stemmen, abwehren und vor allem TOLERIEREN muss. Die Disposition, eine Autoimmunkrankheit zu entwickeln, ist auch genetisch bedingt, hier spielt unser HLA-System eine wichtige Rolle.[110] HLA steht für humane Leukozyten-Antigene. Diese Moleküle befinden sich auf der Oberfläche von jeder unserer Zellen und sie bestimmen den genetischen Fingerabdruck unserer Zellen. Denken Sie also an so etwas, wenn schon Ihre Mutter und Ihre Großmutter oder Tanten eine Autoimmunkrankheit hatten.

NHT ist eine wertvolle Unterstützung bei erhöhter Autoimmunität

Therapeutisch ist für Menschen (vor allem Frauen sind hier betroffen) mit autoimmuner Aktivität die Nährstoff- und Hormontherapie sehr wichtig. Die HRT ist essenziell, vor allem ist das Progesteron eine wirksame antientzündliche Säule, aber auch Vitamin D & Cofaktoren (siehe *1. Buch Nährstofftherapie*, Seiten 121–138) sind wichtig. Bitte auf die D-Ratio achten, sie sollte unter 1,0 liegen. Das 1,25-OH-Vitamin-D darf allein nicht so hoch sein, das fördert Entzündung. Auch Zink, Selen und Vitamin C sollten gut eingestellt sein (siehe *2. Buch Praxisleitfaden*). Wichtig ist es, weitere »banale« Infekte zu vermeiden, vor allem die nervigen Infekte der Atemwege im Winter, denn jeder Infekt kann das autoimmune Geschehen wieder triggern. Wichtig für eine feuchte und gut aufgebaute Schleimhaut (Mund, Hals, Atemwege, Magen, Darm, Vagina und Blase) sind die Östrogene. Wenn, warum auch immer, das Estradiol (E2) nicht geht, bitte großzügig Estriol (E3) benutzen. E3 ist in den vaginalen Creme-, Zäpfchen-, Tabletten-Produkten für die urogenitale Schleimhaut enthalten (Ovestin, Oekolp, Estriol-Wolff etc.), die auf Kasse verordnet werden können, wenn Sie an Blasen- und/oder Vaginalbeschwerden leiden. Die Symptome müssen Sie den Ärztinnen und Ärzten nur deutlich mitteilen oder aufgeschrieben mitbringen.

Homocystein: Stoffwechselschlüsselwert

Zum Homocystein (HC) habe ich in meinen beiden Büchern und in meinem Blog auf meiner Webseite schon einiges geschrieben, da dieser Wert vor allem im Rahmen von Vitamin-B-Mangel ungünstig erhöht ist.

Ziel einer Nährstofftherapie mit B-Vitaminen ist u. a. auch immer die Absenkung des HCs auf Werte von mindestens < 10 µmol/l, optimal sind Werte um 7 µmol/l. Abgesehen davon, dass ein zu hohes Homocystein ein Marker ist für den Mangel von einem oder mehreren B-Vitaminen, ist das erhöhte HC obendrauf auch noch proentzündlich ungünstig für unsere Gefäßgesundheit. HC gilt auch als vaskulärer Risikofaktor für viele altersbedingte Erkrankungen, wie Herzinfarkt, Schlaganfall und Demenz. Zum einen kann es oxidativen Stress induzieren und zum anderen die mitochondriale Funktion stören.[111]

Meine Erfahrung bestätigt, dass es für eine robuste IBSE günstig ist, wenn das HC um 7 µmol/l liegt. Meist gelingt das unter einer individuellen Nährstofftherapie mit B-Vitaminen nach Labor (siehe *2. Buch Praxisleitfaden*), manchmal gelingt es aber auch nicht und das HC bleibt bei erhöhten Werten »hängen«, weil entweder die Genetik nicht mitspielt oder auch die renale Ausscheidung bei fortgeschrittener Niereninsuffizienz (Seite 243) reduziert ist. Letzteres würde miterklären, warum Menschen mit einer chronischen Niereninsuffizienz (CKD) und erhöhtem HC ein deutlich erhöhtes Risiko haben für eine KHK (koronare Herzerkrankung) und eine cAVK (zerebrale arterielle Verschlusskrankheit, zerebrale Vasosklerose oder Arteriosklerose).

Meist geht es bei der Prävention um die Vermeidung von ungesunden zu hohen HC-Werten. Manchmal gibt es aber auch Fälle, bei denen das HC mit Werten unter 5 µmol/l sehr niedrig ist. In diesen Fällen lohnt es sich, die Aminosäuren anzuschauen, die mit dem HC-Stoffwechsel zusammenhängen. Es kann sein, dass entweder die essenzielle

Aminosäure Methionin (Vorläufer von HC) fehlt und/oder dass für die Entgiftung in der Phase II der Leber[112] sehr viel von der Aminosäure Cystein (entsteht aus HC) und dem Peptid Glutathion (besteht aus Cystein, Glutamin und Glycin) verbraucht werden. Das muss man dann ggf. mit einem Aminosäuren-Profil[113] und der quantitativen Bestimmung von intrazellulärem Glutathion[114] überprüfen und ggf. kann man dann die fehlenden Aminosäuren, wie auch reduziertes Glutathion, oral substituieren.

Ein zu hohes Homocystein hat keinen Platz im System

Auch hier beim HC, ähnlich wie beim oxidativen Stress, gibt es keine Facharztpraxis, in die ich Sie zur Abklärung und Therapie eines erhöhten HCs schicken könnte. Werte von 12 oder 15 µmol/l sind aus meiner Präventiv-Sicht »schrecklich«, aber sie sind fürs Kassensystem schon wieder akut nicht lebensbedrohlich genug. Dass das aber über 20–50 Jahre so hoch für unsere Ganzkörperstoffwechsel- und -zellgesundheit nicht egal ist, wird zwar teilweise gewusst, aber da weder die Diagnostik noch die Therapie mit B-Vitaminen eine klassische Kassenleistung ist, wird darüber in den Praxen nicht gesprochen und nicht nachgedacht, weil das ganze Thema HC und B-Vitamine in den Leitlinien nicht vorkommt. Wer manchmal auf Kasse das HC mitbestimmt, sind Praxen, die darauf spezialisiert sind, bei Zustand nach Thrombosen oder anderen embolischen Ereignissen das Gerinnungssystem auf eine unbekannte Thrombophilie (Thromboseneigung) abzuklären. Entweder werden diese Gerinnungspraxen von Labormedizinern betrieben oder auch Hämato-Onkologen kümmern sich um diese Thematik. Aber selbst wenn da dann die Werte nur etwas erhöht sind, wird therapeutisch nichts Konkretes, Spezifisches und vor allem Dauerhaftes gemacht, weil es nicht so, wie ich das jetzt hier schreibe, gesehen wird.

Offizieller Referenzbereich **Homocystein im Natriumfluorid – Blut, nüchtern, zentrifugiert, Labor A[115]**

Homocystein	‹ 12 µmol/l: optimal
	12–15 µmol/l: grenzwertig
	15–30 µmol/l: moderate Hyperhomocysteinämie
	› 30 µmol/l: Hyperhomocysteinämie

- therapeutisch optimales Ziel: um 7 µmol/l

S-Gesundheits-Skala: Homocystein (µmol/l)
(absolute Werte, laborunabhängig vergleichbar)

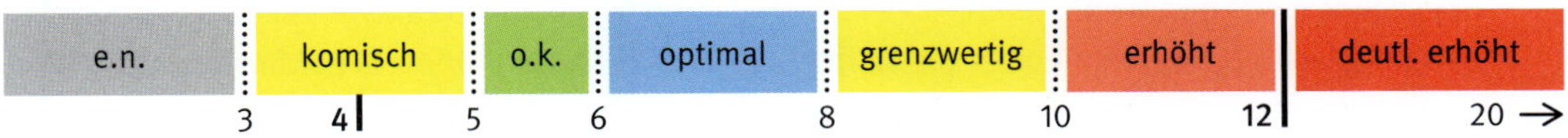

Fakt ist: Für alle Krankheiten, die Sie altersbedingt im Alter nicht haben oder bekommen wollen, ist es besser, ein HC um 7 µmol/l zu haben.

Deswegen mein Rat: Wenn bei Ihnen gesund oder auch krank oder dazwischen ein erhöhtes HC festgestellt wurde, kümmern Sie sich lebenslang um die Therapie mit den entsprechenden B-Vitaminen. Dazu habe ich im *2. Buch Praxisleitfaden* ausführlich beschrieben, was man wann, bei welchen Werten an vor allem B6, B9 (Folsäure), B12, B7 (Biotin) und B2 (Reihenfolge nach Wichtigkeit) messen und geben muss. Kümmern Sie sich um ein HC von um die 7 µmol/l. Alles unter 10 µmol/l ist nicht optimal, aber o.k.

Kreatinin & Cystatin C: Nierenkrankwerte

Als Nephrologin haben die beiden Nieren-Extra-Krankwerte Kreatinin und Cystatin C mit ihrer jeweiligen glomerulären Filtrationsrate (Krea-GFR und Cystatin-C-GFR) für mich eine besonders wichtige Bedeutung. Alles, was ich mache und schreibe[116], auch meine ersten beiden Nährstofftherapie-Bücher, sollte und soll im weitesten Sinne dazu dienen, meine Lieblingsorgane, die Nieren, zu beschützen. Ich möchte mit dieser präventiven Stoffwechselmedizin nach Labor helfen, dass Menschen zu Lebzeiten nicht schlimm altersbedingt nierenkrank werden, dass also diese beiden Krankwerte Kreatinin und Cystatin C nie gefährlich so hoch ansteigen, dass dialysiert werden muss.

Meiner Ansicht nach wird in unserem Krankensystem, so wie es zurzeit aufgestellt ist, auf den Erhalt unserer Nierengesundheit überhaupt nicht und wenn, dann erst viel zu spät geachtet. Das Herz hat es geschafft, es wird im System schon auf Kasse diagnostisch und therapeutisch präventiv beschützt (Blutdrucksenkung, Einstellung von Diabetes und LDL). Man spricht von der Vermeidung der CVD. Dass aber die Nieren (und das Gehirn) genauso wie das Herz unter den gleichen vaskulären Risikofaktoren leiden, darüber wird nicht gesprochen. Es wird nur auf die Herzgesundheit geschaut. Das Wort »Kardiologie« kennt jede und jeder. Viele gehen auch gesund zum Kardiologen und lassen sich »checken«. Die Nephrologie kennt kaum jemand und wenn, dann nur, wenn jemand in der Familie dialysepflichtig ist oder gewesen ist. Man wird meist erst sehr spät zum Nephrologen geschickt, erst ab einem Kreatinin von 3 mg/dl werden Hausärzte ernsthaft nervös; weil aber auch viele nephrologische Praxen erst ab solch erhöhten Werten Termine haben oder vergeben, dabei ist da schon fast nichts mehr da, was man an Nierengewebe retten kann. Das wäre so, als würde man die Menschen mit nur noch zwei Zähnen zum Zahnarzt schicken. Man muss in der ambulanten Medizin das Labor anders auslesen als auf der Intensivstation oder in der Notfallmedizin. Es geht »draußen« nicht um das akute Nierenversagen, es geht um das chronische u. a. auch normale, altersbedingte, chronisch fortschreitende Nierenversagen. Das muss früher gesehen, beantwortet und behandelt werden. Ja, das GEHT!

Eine große deutsche Studie der Schleswig-Holstein-Universität in Kiel, deren Ergebnisse sogar im Dezember 2024 in der renomierten Medizin-Fachzeitschrift *Lancet* veröffentlicht wurden, zeigt auf, dass unter den 73 Millionen gesetzlich Versicherten knapp 2 % eine gesicherte mittlere und fortgeschrittene CKD aufzeigen.[117] Das sind 1,3–1,4 Millionen Menschen. Man vermutet eine hohe Dunkelziffer, was ich zu 100 % bestätigen kann, weil ich oft erlebt habe, dass bei Patientinnen und Patienten, die zu mir gekommen sind, trotz erniedrigter GFR in den

Vorbefunden weder ambulant noch stationär daraus die Diagnose chronische Niereninsuffizienz (CKD) formuliert worden ist. Den Menschen wurde nicht erklärt, was für einen Organfunktionsverlust sie erlitten haben, wenn die Kreatinin- und/oder die Cystatin-C-GFR bei unter 60 ml/min liegt.

Viele Nierenkranke sind nicht gut versorgt

Knapp ein Drittel der chronisch Nierenkranken in Stadium 4 (da liegt die GFR schon bei nur noch < 30 ml/min) sind laut dieser Studie nicht gut nach modernen nephrologischen Leitlinien versorgt. Das ist im System bekannt und man weiß um diese Dinge. Man weiß auch, dass das eine Riesenrelevanz für die Morbidität der Betroffenen hat und dass eine chronische, aber vor allem die terminale dialysepflichtige CKD (GFR < 10 ml/min) zu wahnsinnig hohen Kosten im System führt. Diese Kosten wären vermeidbar, wenn nur den Menschen (und Ärztinnen und Ärzten) früher aktiv gesagt und erklärt werden würde, was schon leicht erhöht Nierenwerte an meist irreversiblem Nierenverlust bedeuten. Ich bin sicher, dass viele Betroffene aktiver und bewusster den Knochen- und Gefäßschutz ernst nehmen würden, wenn sie nur von ihrem vermeidbaren Nierenschicksal wüssten. Ein Krea von 1,5 mg/dl mit einer GFR von etwa 40 ml/min (CKD, Grad oder Stadium 3b = höhergradige chronische Niereninsuffizienz) müsste genauso einen Aufschrei unter der betroffenen Bevölkerung auslösen, so wie es mittlerweile bei der Diagnose »Osteopenie und Osteoporose« schon passiert.

Vor allem Frauen haben mittlerweile verstanden, dass eine Osteopenie oder auch beginnende Osteoporose mit 50 kein guter Start in die postmenopausale Lebensphase ist, weil es dann mit hoher Wahrscheinlichkeit zu Lebzeiten zu osteoporotischen Frakturen kommen wird, wenn die Frau alt wird. Der Knochen hält dann nicht ohne spezifische Intervention bis zur 80 plus durch, erst recht nicht ohne die HRT. Genauso ist es auch mit der Nierenfunktion. Eine chronische Niereninsuffizienz (CKD) ist ein eigener vaskulärer Risikofaktor. Je fortgeschrittener die CKD, desto früher leiden und erkranken Herz und Gehirn, desto mehr leiden Knochenmark und Knochen und desto früher wird gestorben.

Nierenkrankwerte steigen erst sehr spät über die obere Referenz

Wichtig zu wissen: Das Kreatinin ist erst auffällig, wenn die Glomeruli von anderthalb Nieren (also 75 % der Glomeruli) funktionslos sind. Erst dann steigen Krea (und auch Cystatin C) deutlich über die »Norm« an. Eine Mutter kann also ihrem Kind eine Niere spenden und wenn die verbleibende Niere gesund ist und gut arbeitet, bleibt das Krea auch nach der Entnahme so wie vorher bei 0,7 mg/dl. Erst wenn dann von dieser Einzelniere noch einmal die Hälfte der Funktion weg ist, steigt das Kreatinin über die obere Referenz an. Da ist dann aber die GFR mit 60 ml/min oder auch weniger schon deutlich reduziert, da schaut nur kaum jemand hin, obwohl das Labor die GFR immer zum Krea mit ausrechnet. Das muss sich ändern, ich hoffe, Sie helfen mir dabei.

Auf der Suche nach Nierenschutz (= was hält die beiden Nierenkrankwerte unten) ist mir bewusst geworden, wie wichtig für die Nieren (aber auch für das Herz und das Gehirn) eine gute und gesunde Durchblutung, also die Abwesenheit von Arteriosklerose ist.

Und um die zu vermeiden ist es das A und O, dass es keine Osteoporose und auch keine chronische Entzündung gibt. Das sind alles normale altersbedingte Prozesse, die wir zwar mit unserem Verhalten verlangsamen, aber auf Dauer meist nicht vermeiden können. Alles wäre »gut«, wenn wir, so wie früher mit 60 oder meinetwegen auch 70 Jahren versterben würden. Tun wir aber nicht. Wir werden alt, 80 plus. Und die, die sich um ihre Gesundheit kümmern können, und das auch tun, haben alle Chancen, 90 oder sogar 100 plus zu werden, einfach weil auch die Hightech-Medizin so viel akutes und auch chronisches Sterben verhindern kann.

Erst mit den gesunden Frauen in den Wechseljahren habe ich verstanden, was für eine wahnsinnig wichtige Rolle Estradiol und Progesteron für den Erhalt unserer internistischen Gesundheit im Alter spielen. Auch unglaublich ist das Ausmaß des Nährstoffbedarfs und auch -mangels, den ich selbst bei sich perfekt gesund verhaltenden Patientinnen feststellen durfte. All das spielt für den Erhalt der Nierengesundheit ab 60 Jahren eine essenzielle Rolle, denn Nieren altern einfach so »leicht und schnell« und damit früher als andere Organsysteme, wie beispielsweise Leber und Muskeln. Das Nierengewebe ist sehr empfindlich, ein bisschen so wie auch unser Gehirn, unsere Augen, Ohren und unsere Haut. Das Herz kann durch Muskelverdickung einige Zeit »Widerstand« leisten, die Nieren und das Gehirn können das so wie das Herz nicht. Nieren bestehen funktionell betrachtet aus vielen Glomeruli (Waschmaschinen = zarte Gefäßknäuel) und vielen Tubuli (zartes Röhrensystem = Interstitium). Und diese zarten Strukturen gehen schnell kaputt, wenn man sie – wie auch immer – ärgert. Mit einer fortgeschrittenen CKD ist es schwer, eine robuste IBSE zu behalten. Je mehr die GFR sinkt, desto häufiger muss man ins Krankenhaus. Alles, was einem passiert, verläuft schlechter und mit mehr Komplikationen. Das war auch bei Covid so: Menschen mit CKD hatten einen schlechteren Verlauf. Gerade beim Thema »Nierenschutz« ist eine Absenkung der Knochen- und Gefäßkrankwerte, ergänzt um eine frühzeitige präventive Nährstoff- und Hormontherapie nach Labor (vor allem von HRT & Vitamin D & Freunden) essenziell, um die Entstehung einer CKD zu verhindern oder zu verlangsamen.

Ein erhöhtes Kreatinin gilt im System als etwas Krankes

Das »Gute«: Hier bei diesen beiden Nierenkrankwerten Kreatinin und auch Cystatin C kann ich Ihnen bei einer fraglichen Erhöhung, genauso wie bei den erhöhten Knochen- und Gefäßkrankwerten, helfen, mit dem richtigen medizinischen Kontext, wie in den Überweisungsbeispielen (Seite 250) dargestellt, vielleicht doch in der Hausarztpraxis ernst genommen zu werden und ggf. an nephrologische Facharztpraxen weitergeleitet zu werden. Denn diese Nierenkrankwerte werden im Kassensystem – im Gegensatz zu den Extrawerten für den oxidativen Stress und zum Homocystein – als etwas Krankhaftes akzeptiert. Es muss nur jemand aus den Werten einmal die Diagnose »CKD« formulieren. Wir haben in der Nephrologie bei Erstdiagnose der CKD[118] und auch bei der Betreuung einer bekannten CKD[119] Leitlinien zur weiteren Diagnostik und zur nephroprotektiven Therapie.

Nephrologinnen und Nephrologen nehmen freiwillig Blut ab und je nach Stadium der Niereninsuffizienz werden auch andere Nährstoff- und Hormonschlüssel- und -gesundmachwerte mitbestimmt. Zum Beispiel Ferritin, B12 und Folsäure, die für das Blutbild wichtig sind, und 25-OH-VD, Calcium und manchmal auch 1,25-OH-VD und PTH, die für den Knochenstoffwechsel wichtig sind. Eine Bitte: Wenn Ihnen Nephrologen ein Medikament empfehlen, ziehen Sie das unbedingt ernsthaft in Betracht und lehnen Sie das nicht einfach *per se* ab. Probieren Sie aus, was medikamentös vorschlagen wird. Fangen Sie mit der halben Dosis an, wenn Sie eine Frau sind. Zeigen Sie, dass Sie offen sind für deren Expertise. Wenn Sie das Medikament, warum auch immer, nicht vertragen, können Sie das doch wieder absetzen. Sie müssen ab einer GFR von < 60 ml/min mit dem Rauchen aufhören, wenn Sie erst 50 oder 60 Jahre alt sind. Sie müssen außerdem den Blutdruck auf Werte von maximal 120/80 mmHg senken und Sie müssen je nach Gesamtrisiko ggf. auch das LDL auf Werte von < 100 mg/dl, < 70 mg/dl oder auch < 55 mg/dl absenken, um den Prozess der arteriellen Verkalkung zu stoppen. Keine Diskussion, das funktioniert sonst nicht mit der guten Lebensqualität im Alter.

Man sieht hier bei den Kreatinin-Referenzbereichen zwei interessante Aspekte: Männer und Menschen > 60 Jahre haben höhere obere Referenzgrenzen als Frauen und Menschen unter 60 Jahren. Das lässt sich zum einen dadurch erklären, dass Männer mehr Muskelmasse haben (Kreatinin ist ein Eiweiß und kommt aus den Muskeln) und zum anderen, dass Nierenfunktion im Alter bezüglich ihrer Filterfähigkeit »normal« abnimmt, was wiederum dazu führt, dass das Krea im Laufe der Alterung altersbedingt ansteigt. Aber Achtung: Nur, weil dieser Krea-Anstieg altersbedingt normal ist, heißt das nicht, dass das egal oder sogar o.k. ist. Es ist eher umgekehrt: Gerade weil altersbedingt die Nierenfunktion »gern« schlechter wird, sollte man schon leicht erhöhte Nierenwerte in der Lebensmitte sehr ernst nehmen

Offizielle Referenzbereiche Kreatinin im Serum, Labor A[120]

Kreatinin (Krea)	**Mann**	15–59 Jahre	< 1,20 mg/dl	< 106,0 µmol/l (SI)
		ab 60 Jahre	< 1,30 mg/dl	< 115,0 µmol/l (SI)
	Frau	15–59 Jahre	< 1,00 mg/dl	< 88,5 µmol/l (SI)
		ab 60 Jahre	< 1,10 mg/dl	< 97,0 µmol/l (SI)

K-Gesundheits-Skala: Kreatinin (mg/dl)
(absolute Werte, laborunabhängig vergleichbar, Referenzwerte je nach Geschlecht/Alter unterschiedlich)

e.n.	sicher gesund	meist noch o.k.	schon relativ hoch	deutl. erhöht	stark erhöht
0,5	0,8	1,0	1,2	3	6 →
		bei < 60 kg bei Frauen oft schon zu hoch	hier ist die GFR sehr wichtig!	hier ist meist die GFR schon < 60 ml/min	GFR meist schon < 30 ml/min G4 < 15 ml/min G5

Bei Kreatinin einen optimalen Bereich zu kennzeichnen, ist schwierig, weil es von Alter, Geschlecht und vor allem von der Muskelmasse abhängig ist. Man muss entsprechend zum Alter immer dazu die GFR mit ansehen, um abzuschätzen zu können, was hier im Einzelfall an Nierenfunktion wirklich vorliegt.

und aktiv prüfen, was zu tun ist, damit dieser Anstieg nicht einfach so unkontrolliert weitergeht. Da das Krea muskelabhängig ist, können Menschen, die viel Muskelmasse haben und/oder auch Kreatin als Pulver zu sich nehmen, falsch erhöhte Werte haben, und Menschen, die im Alter total muskelverarmt und dünn (sarkopenisch) sind, falsch noch gute Werte innerhalb der Referenz haben.

Um hier weiter differenzieren zu können, hilft es, sich vom Labor die sogenannte glomeruläre Filtrationsrate (eGFR, »e« steht für »estimated«) ausrechnen zu lassen. Die eGFR wird mit der CKD-EPI-Formel, in die das Geschlecht und das Alter – normiert auf eine Körperoberfläche von 1,73 m² – mit einfließen, aus dem Krea berechnet[121]. Je niedriger die eGFR, desto schlechter die Nierenwaschfähigkeit. Ab einer GFR von < 60 ml/min (korrekt muss es heißen 60 ml/min/1,73 m² Körperoberfläche) über mehr als 3 Monate liegt objektiv sicher eine relevante chronische Niereninsuffizienz Stadium III (CKD Grad 3) vor.

Cystatin C, der »wahre« Nierenkrankwert

Der zweite Nierenkrankwert, den ich gerade im Alter bei vor allem auch entzündlichen Grunderkrankungen oft aussagekräftiger finde, ist das Cystatin C. Cystatin C ist im Gegensatz zum Kreatinin nicht muskelabhängig und deswegen gibt seine GFR meist eine bessere Abschätzung der tatschlichen Nierenwaschfähigkeit. Cystatin C wird nicht routinemäßig gemacht, weil der Wert nicht so bekannt ist und weil er vor allem teurer ist als das »billige« Kreatinin. Wenn man um

Anhand der Kreatinin-GFR (Nierenwaschfähigkeit) wird die Nierenfunktion in Stadien eingeteilt[122]

Stadium	Bezeichnung	GFR (ml/min/1,73 m²)
G1	normal = gute Nierenfunktion	› 90
G2	leicht vermindert = milde Nierenfunktionseinschränkung	89–60
G3a	leicht bis mäßig vermindert = mittelgradige Nierenfunktionseinschränkung	59–45
G3b	mäßig bis stark vermindert = höhergradige Nierenfunktionseinschränkung	44–30
G4	stark vermindert = hochgradige Nierenerkrankung	29–15
G5	terminale Niereninsuffizienz = Nierenversagen	‹ 15

Kosten für die Bestimmung von Nierenkrankwerten

Nierenkrankwerte	nach EBM	nach GOÄ
Kreatinin	unter 30 Cent	knapp das 10-Fache
Cystatin C	knapp 10 Euro	30 % teurer

die Feinheiten und Schwachstellen der Kreatinin-Bestimmung weiß, kann man auch gut ohne Cystatin C abschätzen, was mit den Nieren los ist. Und dennoch: Ich bestimme das Cystatin C meistens einmal am Anfang mit, einfach um sicher zu sein, dass es den Nieren wirklich gut geht. Nein, bei jungen gesunden Menschen mit einem Krea von 0,7 mg/dl und einer Krea-GFR von 100 ml/min brauche ich das nicht, aber ab 50 Jahren mit etwas CRP und ein oder zwei erhöhten vaskulären Krankwerten bin ich erst beruhigt, wenn auch das Cystatin C und seine GFR gut sind.

Im Prinzip besteht hier bei Cystatin C im Bereich um die obere Referenz genau das gleiche Problem wie beim Krea. Es kann in der oberen Norm schon sein, dass die Nierenfunktion schon etwas reduziert ist. Das sieht man nur oder besser, wenn man sich zum Cystatin C, so wie beim Krea auch, die GFR anschaut. Die rechnet das Labor genauso automatisch mit aus, wie beim Kreatinin, ggf. klären Sie das vorher, dass Sie das mitbestimmt bekommen möchten. Ansonsten kann man mit seinen Daten auch Cystatin-C-GFR-Rechner[124] im Netz dazu finden. Bei der Cystatin-GFR (glomeruläre Filtrationsrate des Cystatins) teilt man genau in die gleichen Stadien wie bei der Krea-GFR ein. Es gibt im Netz von verschiedenen Laboren auch GFR-Rechner, die aus beiden Nie-

Offizieller Referenzbereich Cystatin C im Serum, Labor A[123]

Cystatin C ‹ 1,1 mg/l

- therapeutisch gesundes Ziel: möglichst weit unter der Referenz bleiben. Alles unter 1,0 mg/dl ist sicher gesund. Sie sehen, dass es hier keine Unterschiede gibt zwischen den Geschlechtern und dem Alter. Das macht die Aussage des Cystatin-C-Wertes klarer.

K-Gesundheits-Skala: Cystatin C (mg/l)
(absolute Werte, laborunabhängig vergleichbar)

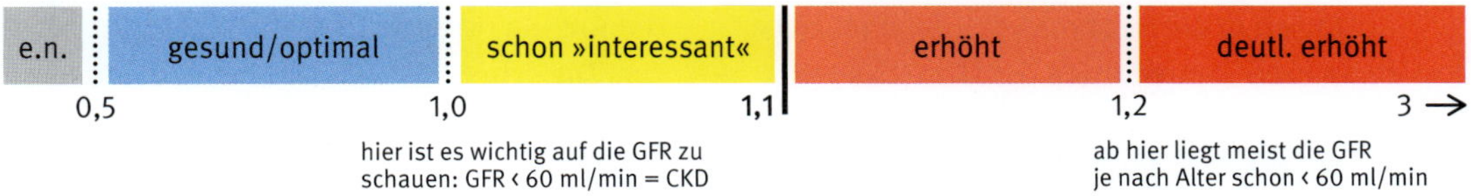

Bei der Cystatin-GFR (glomeruläre Filtrationsrate des Cystatins) teilt man genau in die gleichen Stadien wie bei der Krea-GFR ein. Ab einer GFR von spätestens ‹ 60, je nach Alter, gehört das Thema in ärztliche Hände.

renkrankwerten die GFR bestimmen[125]. Mir ist wichtig, dass Sie das mit der GFR wissen und, dass Sie ab einer GFR von < 70, je nach Alter, das Thema bei den Ärztinnen und Ärzten ansprechen.

Ein gesunder Urin ist frei von Blut, Eiweiß, Zucker und Zellen

Für Nephrologinnen und Nephrologen sind zwei Flüssigkeiten des Körpers zur Abschätzung der Nierengesundheit wichtig: das Blut und der Urin. Das Blut, weil das die Flüssigkeit ist, auf die die Nieren aufpassen und es von vielen Substanzen reinwaschen, und der Urin, weil das die Flüssigkeit ist, die beim »Aufpassen & Reinigen« entsteht (so etwas wie Abwasser aus einem Haus). Im Blut kennen Sie jetzt die zwei wichtigsten Nieren-Krankwerte Kreatinin und Cystatin C: Die dürfen nicht erhöht sein und auch, wenn die in der oberen Norm sind, sollte die GFR > 80 ml/min sein, dann ist da alles sicher gut und die glomeruläre Nierenwaschfähigkeit ist in Ordnung. Um die Nieren gesund zu sprechen, muss nun auch noch der Urin »sauber« sein. Der Urin ist diagnostisch ein bisschen tricky, denn wenn er auffällig ist, heißt das nicht sofort, dass kranke Nieren daran schuld sind.

Wenn man sich den Verlauf des Urins wie bei einem Fluss vorstellt, dann ist der Anfang, also die Quelle, die Nierenwaschmaschinen (Glomeruli), dann kommen die Tubuli (gehört noch in die Nephrologie), dann im Nierenbecken sammelt sich der Urin (das gehört fachlich schon der Urologie), dann fließt der Urin weiter durch die beiden Harnleiter in die Blase und beim Wasserlassen durch die Harnröhre (gehört alles in die Urologie). Der Ausgang der Harnröhre, das »Loch« teilen sich die Urologie und die Dermatologie und auch die Hausarztmedizin. Bei Frauen kann auch noch Sekret oder Blut aus Vagina und Vulva (Gynäkologie) als »Nebenfluss« verfälschend zum Urin dazukommen.

Mein Eindruck in der ambulanten Medizin ist: Da so viele ärztliche Fachgebiete am »Urin-Flussrand« wohnen, fühlt sich (außerhalb der Urologie und Nephrologie) selten jemand so richtig zuständig, wenn der Urin auffällig ist. Oft wird vermutet, ach ja, dieses bisschen Blut oder das bisschen Eiweiß im Urin-Stix, das ist egal, das kann ja eine kleine gynäkolgische, dermatologische oder urologische Infektion sein. Nicht schlimm, geht wieder weg. Ja, das stimmt zwar, das kann sein, aber ... es kann auch sein, dass im Rahmen von vaskulären Risikofaktoren (Bluthochdruck, Adipositas und vor allem Diabetes) oder auch autoimmunen Entzündungen (Glomerulonephritiden) die glomeruläre Filterhaut (das ist eine feine Gefäßwand), gegen die gewaschen wird, kaputt gegangen ist. Als Folge sind krankhafte Löcher im »Filter« entstanden durch die die roten Blutkörperchen (Erythrozyten) und die kleinsten Eiweißstückchen (Albumin) aus dem Blut hindurchflutschen und dann Fluss-Etagen tiefer im Urin erscheinen. Wenn das passiert, merkt der Mensch nichts davon, aber für die Nieren ist das richtig, richtig schlimm, denn diese Bluteiweiß-Bestandteile im Urin machen die Filterwände und die Tubuli, die danach kommen, kaputt. Eiweiß im Urin ist die Angina pectoris (Herzschmerz) der Nieren. Die schreien dann, aber es hört sie leider niemand.

Man weiß gesichert, dass, wenn erst einmal Albumin (die kleinsten Eiweißstückchen im Blut) in höheren Mengen im Urin erscheint (= Mikroalbuminurie), die Nieren-

und Gesamtüberlebenszeit verkürzt sind. Um genau zu objektivieren, wie viel Mini-Eiweiß krankhaft durch entzündet-geschädigte Glomeruli-Gefäß-Filtermembranen durchflutschen, wird die Mikroalbuminurie (MA) im mg pro g Krea aus dem Urin im Labor quantifiziert. Indem man das Albumin in mg auf das Gramm Kreatinin im Urin bezieht, passt man die Eiweißausscheidung an die Konzentration des Urins an. Dann ist egal, ob der Urin verdünnt ist oder nicht, und es gibt keine falsch guten oder schlechten Befunde, nur weil jemand getrunken hat oder nicht. Je höher die Mikroalbuminurie, desto schwerer sind die Nierenglomeruli geschädigt und desto mehr muss etwas Nephroprotektives getan werden: Knochen- und vor allem Gefäßkrankwerte müssen gesenkt werden mit Nährstoffen, Hormonen und unbedingt auch Medikamenten (z. B. ACE-Hemmer, Sartane und ggf. auch Finerenon).

Da die MA für das Nieren- und das Gesamtüberleben (Outcome und die Prognose) so wichtig ist, haben die nephrologischen Fachgesellschaften die MA ergänzend zur GFR mit in ihre Stadieneinteilung aufgenommen[127].

Man sieht in dieser Grafik, dass eine MA auch bei einer gesunden GFR auftreten kann (z. B. im Rahmen von Diabetes mellitus Typ 2 und Bluthochdruck). Sie ist dann auch ohne reduzierte GFR ein Alarmzeichen dafür, dass die Nieren dabei sind, geschädigt zu werden. Das darf man dann nicht so lassen! So wie eine Angina-pectoris-Symptomatik zig diagnostische und therapeutische Konsequenzen in der Kardiologie hat, so müsste es auch in der Nephrologie laufen. Das Problem ist, dass die Nephrologen und Nephrologinnen aus verschiedenen, vor allem systembedingten Gründen diese frühen Stadien nicht in ihren Praxen sehen, weil die Menschen dann äußerlich noch zu gesund sind. Deswegen sehen in der ambulanten Medizin vor allem die Hausärzte, die Gynäkologen und die Urologen diese Frühstadien, aber die schalten dann nicht so, wie es sein müsste, um die Betroffenen vor vermeidbarer CKD zu beschützen. Ich werfe das niemandem vor, ich stelle nur fest und kläre auf, was verbessert werden muss und wo im System gerade aus präventiver Sicht Lücken bestehen. Mir ist wichtig, dass Sie nun Ihre Befunde besser interpretieren können und vor allem auch Befunde, Daten und Werte aus verschiedenen Arztbesuchen »zusammenrechnen« können.

Offizielle Referenzbereiche Albumin im Urin, 20 ml Urin vom Spontanurin (am besten Morgenurin, muss aber auch nicht sein) oder 24-Std.-Urin, Labor A[126]

Mikroalbuminurie (MA)	Spontanurin	20–200 mg/l
	24-Std.-Urin	30–300 mg/24 h
	Kreatinin-Bezug	30–300 mg/g Kreatinin → Stadium A2
Makroalbuminurie (MA)	Spontanurin	› 200 mg/l
	24-Std.-Urin	› 300 mg/24 h
	Kreatinin-Bezug	› 300 mg/g Kreatinin → Stadium A3

GFR- und Albuminuriekategorien bei CKD und deren Assoziation mit Prognose (KDIGO 2012)

				Albumin-Kategorien (bezogen auf Kreatinin im Urin)		
				A1	A2	A3
				normal bis leicht erhöht	mäßig erhöht	stark erhöht
				‹ 30 mg/g ‹ 3 mg/mmol	30–300 mg/g 3–30 mg/mmol	› 300 mg/g ‹ 30 mg/mmol
GFR-Kategorien (ml/min/1,73 m²)	G1	normal oder erhöht	≥ 90			
	G2	leicht vermindert	60–89			
	G3a	leicht bis mäßig vermindert	45–59			
	G3b	mäßig bis stark vermindert	30–44			
	G4	stark vermindert	15–29			
	G5	Nierenversagen	‹ 15			

Blau: kein Hinweis für eine CKD; Grün: falls keine anderen Marker einer Nierenerkrankung vorliegen, besteht keine CKD; Gelb: CKD mit mäßigem Risiko; Orange: CKD mit hohem Risiko; Rot: CKD mit sehr hohem Risiko

Quelle: basierend auf Levin A, Stevens PE, Bilous RW et al. Kidney disease: Improving global outcomes (KDIGO) CKD work group. KDIGO 2012clinical practice guideline for the evaluation and management of chronic kidney disease. Kidney Int Suppl 2013; 3 (1): 1–150

Prognose der CKD anhand von GFR- und Albuminurie-Kategorien: Grün bedeutet ein niedriges Risiko, sofern keine anderen Zeichen einer Nierenerkrankung und keine CKD vorliegen. Gelb ist ein moderat erhöhtes Risiko. Rot ein sehr hohes Risiko.

Wenn Sie zu Hause allein überprüfen wollen, ob Ihr Urin sauber oder frei von unerwünschten Inhalten ist, können Sie sich in den Apotheken oder online Urinteststreifen besorgen, auch für die Mikroalbuminurie (MA) gibt es extra Teststreifen, die auch kleinste Mengen Albumin anzeigen, die beim Eiweißfeld im normalen Urinteststreifen oder kurz U-Stix nicht angezeigt werden. Bitte mich jetzt nicht nach Firmen fragen, gehen Sie in die Apotheken und lassen Sie sich da beraten, was Sie kaufen sollen.

Wenn der Urin nicht o.k. ist, dann auch nicht mich fragen, sondern gehen Sie damit in Ihre Arztpraxis und fragen sie dort nach. Wichtig ist, dass Sie für Ihren Test zu Hause einen sogenannten Mittelstrahlurin benutzen. Also nicht den ersten Tropfen testen, sondern erst die zweite Portion des Urinstrahls zum Testen nehmen.

Überweisungsvorlagen zur Nephrologie

Ich habe mir aus den 12 Überweisungsbeispielen zur Abklärung der Gefäßgesundheit ein paar Überweisungen herausgenommen, die ich jetzt um die CKD ergänze, damit kann man der ganzen Thematik enormen Schwung geben, sodass Sie ernst genommen werden müssen. Ich weiß, dass Sie eine Ärztin oder einen Arzt benötigen, der

Ihnen eine Überweisung schreibt, aber die Wahrheit ist, dass Sie das, was ich da aufschreibe auch in einer E-Mail selbst an die Praxen formulieren können. Sie können dem Hausarzt schreiben, dass Sie sich die Befunde angesehen hätten und sich fragen, warum denn nichts passiert und warum Ihnen niemand erklärt hat, dass Sie eine chronische Niereninsuffizienz haben (bei einer GFR < 60 ist das so, wenn das über 3 Monate so bleibt).

Meine Erfahrung ist, dass viele Kolleginnen und Kollegen beim Thema Niere, aus Angst etwas falsch zu machen, eher gar nichts machen. Dann wenden Sie sich eben an eine nephrologische Praxis oder an Ihre Krankenkasse. Ja, alle im System sind überfordert, deswegen gibt es keine Zeit, Sie aufzuklären und zu überreden, etwas Präventives zu tun. Aber nun wissen Sie ja, dass man etwas tun kann, wenn Ihre inneren Zahlen im Blut nicht gut sind.

Nierenschutz über Aufklärung ins System bringen

Zum Thema »Nierenschutz« könnte ich jetzt noch seitenweise mehr Informationen herausgeben, aber das sprengt hier den Rahmen. Der erste Schritt ist, dass Sie die wichtigsten Laborwerte (vor allem die Nie-

Beispiel-Überweisung an die Nephrologie

Frau 52 Jahre, CKD G3a: BMI 30, MetS, BD 140/85, LDL 150, HDL 43, Krea 1,1, GFR 57, MA 60, Hb 11, MCV 82:

Diagnose/Indikation:
52-j. postmenopausale Pat. mit CKD G3a A2 mit einer GFR von 57 ml/min und positiver MA bei Metabolischem Syndrom, arterieller Hypertonie, Hypercholesterinämie und Anämie

Auftrag:
Erbitte dringend weitere nephrologische Mitbetreuung, Nierensono, Abklärung/Einschätzung der CKD mit nephroprotektiver Einstellung der vaskulären RF. Bitte auch Abklärung Eisenmangelanämie, B12-/Folsäure-Mangel und Ausschluss Hyperpara/Vit-D-Mangel.

Beispiel-Überweisung an die Nephrologie

Frau 55 Jahre, Krea 1,3, GFR 48: Osteoporose, pos. Lp(a), LDL 130, Krea 1,3 → das ist dann errechnet nur eine GFR von 46 ml/min!![128]

Diagnose/Indikation:
55-j. Pat. mit CKD G3 mit GFR < 50 bei manifester Osteoporose, pos. Lp(a) und Hypercholesterinämie

Auftrag:
Erbitte nephrologische Mitbetreuung und Bitte um Einstellung der vaskulären Risikofaktoren: Stadium CKD? Ursache? Bitte Nierensono und Ausschluss einer Proteinurie/MA. Bitte auch Abklärung/Behandlung der renalen Osteopathie: Hyperpara? Vit-D-/Calciummangel?

Beispiel-Überweisung an die Nephrologie

Mann 50 Jahre, BD 140/85, LDL 180, Krea 1,1, GFR 75, MA 300:

Diagnose/Indikation:
50-j. Pat., pos. FA mit Herzinfarkt mit 55 J. beim Vater, familiäre Hypercholesterinämie, arterielle Hypertonie und V. a. CKD G2 A2 mit pos. MA!!

Auftrag:
Erbitte dringend nephrologische Mitbetreuung und Einleitung einer nephroprotektiven medikamentösen Therapie bei signifikanter MA von 300. Pat. braucht dringend Sartane, risikoangepasste LDL-Senkung und Abklärung T2 DM. Bitte auch Abklärung Vitamin-D, Eisen und B-Vitamine zur Vermeidung einer renalen Anämie und Osteopathie.

Beispiel-Überweisung an die Nephrologie

Mann 60 Jahre, Krea 1,5, positive MA: MetS, Adipositas, medikamentös eingestellter BD+LDL, HbA1c 6,6, HOMA 10, Krea 1,5 mit GFR von 54, MA 100:

Diagnose/Indikation:
60-j. Pat. mit CKD G3a A2 bei schwerem Metabolischem Syndrom: BD unter Therapie mit Sartanen und Ca-Antagonisten schon gut bei 120/80 mmHg. LDL unter Statintherapie 90, manifeste Insulinresistenz mit T2 DM.

Auftrag:
Erbitte nephrologische Mitbehandlung bei CKD mit positiver MA. Erhöhung der Sartandosis, Beginn SGL2-Hemmer? Finerenon? Ozempic? Der Pat. braucht dringend nephrologische Unterstützung, niemand kümmert sich um den Nierenschutz bei fortgeschrittener CKD.

Beispiel-Überweisung an die Nephrologie

Mann 65 Jahre, Ein-Gefäß-KHK, CKD mit GFR 50, MA 60, BD unter Therapie 140/85, LDL unter Therapie 120:

Diagnose/Indikation:
65-j. Pat. mit bekannter 1-Gefäß-KHK, Z. n. Stent vor 2 J., chron. Niereninsuffizienz mit CKD G3a A2, arterielle Hypertonie, Hypercholesterinämie

Auftrag:
Erbitte nephrologische Mitbetreuung, strengere Einstellung der vaskulären RF. Therapeutische kardiologische & nephrologische Zielwerte sind nicht erreicht. RR muss vor Tabletten 120/80 mmHg sein und LDL muss < 55 sein. Nephrologische Mitbetreuung wichtig zur besseren Nephroprotektion. Bitte mit Kardiologen abstimmen und zusammenarbeiten. Bitte 1× Lp(a) bestimmen.

renkrankwerte) anders auslesen können. Es geht mir bei vielen Krankwerten in erster Linie darum, dass Sie wissen, dass die auch schon »niedrig erhöht« eine Bedeutung für Ihre Zukunft haben und dass man da etwas tun kann. Ich weiß, dass es dann mit der Umsetzung schwierig ist, aber das ist jetzt erst einmal egal; ich kläre auf, und Sie fordern mit den richtigen Argumenten Ihre ärztliche Versorgung. Dafür sind Sie versichert. Knochen-, Gefäß- und Organschutz von Herz und Nieren ist schon eine Kassenleistung, es wird nur vom System zu spät gemessen und gehandelt, obwohl man schon früher messen und handeln darf und kann. Ja, es ist eine Grauzone für die Behandelnden, die müssen das nicht, aber wenn Sie, also die Patientinnen und Patienten, informiert sind und das Richtige fordern, dann wird es besser funktionieren, dass Sie internistisch korrekt beachtet und versorgt werden. Das System muss präventiver werden, es muss früher in die Menschen hineinschauen und dann je nach Befund intervenieren. Hier in dieser Phase, wo das Labor schon auffällig ist, aber ggf. in der Bildgebung (Radiologie) noch alles »o.k.« ist, da kann ein gesünderes Verhalten (*Big Five* & *Little Three*), ergänzt durch individuelle Nährstoff- und Hormontherapie nach Labor und ggf. auch Medikamente, Ihre Zukunft verändern hin zu mehr robuster Lebensqualität oder *Healthy Longevity* über 80 Jahre.

NT-proBNP: Herzkrankwert

Nur kurz noch ein sehr wichtiger Krankwert für das Herz: das N-terminale Prohormon des natriuretischen Peptids des Gehirns, kurz NT-proBNP oder einfach nur kurz BNP. NT-proBNP ist ein Marker, der sofort, wenn etwas in der Herzpumpe (Herzmuskel- und Herzklappenfunktion) nicht gut läuft, im Blut ansteigt. BNP ist ein kleines Eiweiß (Peptid), das als Hormon bei entsprechender Belastung von den Herzzellen gebildet und ins Blut abgegeben wird. BNP führt dann an den Nieren zu einer vermehrten Wasserausscheidung, was wiederum den Blutdruck etwas sinken lässt. BNP nimmt damit dem Herzen den Druck, so schwer pumpen zu müssen, indem es kompensatorisch an den Nieren für eine Entlastung sorgt. Es ist ein sehr feiner Wert und immer, wenn dieser Wert erhöht ist, hat das organische Gründe. Das ist dann zwar lange, lange egal und nicht lebensbedrohlich, aber trotzdem, irgendetwas stimmt dann nicht und das muss abgeklärt werden, weil es sein kann, dass da etwas ist, was in der klassischen Kardiologie eine Konsequenz hat.

NT-proBNP ist in der stationären und ambulanten Medizin ein unabhängiger aussagekräftiger Prognosemarker für Patientinnen und Patienten mit chronischer Herzinsuffizienz und Zustand nach Myokardinfarkt, den man aber meist erst macht, wenn jemand schon sehr schwer herzkrank ist. In Populationsstudien[130] korreliert das NT-proBNP mit dem NYHA-Stadium, also der Schwere der Herzinsuffizienz (NYHA = New York Heart Association, vier Stadien der Herzinsuffizienz I–IV)[131]. Aufgrund der starken Streuung kann jedoch für den individuellen Patienten nicht vom BNP-Wert auf das NYHA-Stadium rückgeschlossen werden. Erst Werte von über 750 pg/ml führen zu einer leichten Symptomatik wie Luftnot bei Belastung oder vermehrte Erschöpfung oder auch Problemen mit dem Herzrhythmus (NYHA-Stadium II). Alles vorher bleibt für Sie eher unbemerkt, wobei ich glaube, dass das nicht stimmt, weil der Wert noch viel zu selten bei denen, die sich nicht gut fühlen, be-

Korrelation der NYHA-Klassifikation mit dem NT-proBNP-Wert

- NYHA II: ab 750 pg/ml
- NYHA III: ab 1200 pg/ml
- NYHA IV: über 2400 pg/ml

Nebenbemerkung:
Schwerkranke beatmete Patientinnen und Patienten auf der Intensivstation mit maximalem Herzversagen können einen proBNP-Wert von 40 000 pg/ml haben. Natürlich sind dann Werte von 200 oder sogar auch 1000 pg/ml für die Kolleginnen und Kollegen, die in der Intensiv- und Notfallmedizin gearbeitet und gelernt haben, langweilig, so wie die GFR von 60 ml/ml oder der HbA1c von 6,0 % auch niemanden, der nur akut denkt, besorgt. Aber das sind alles schreckliche Werte, wenn man die nächsten 30 Jahre gesund bleiben will. Erstens stimmt dann etwas nicht und zweitens kann man immer etwas machen. Es muss aufhören, dass alle diese Werte einfach nur mit Schulterzucken zur Kenntnis genommen werden.

stimmt wird. Es wird zum Ausschluss einer Herzproblematik immer nur das Echo und das EKG herangezogen, aber das BNP kann schon vorher auffällig sein.

Auch hier, ähnlich wie beim LDL oder auch beim Kreatinin, dürfen die Werte altersbedingt auch höher sein, ohne dass man sich sofort aufregen muss. Also: Je älter Sie sind, desto normaler ist eine leichte Erhöhung. Wenn Sie 80 Jahre sind und Ihr BNP »nur« 220 pg/ml ist, dann ist das »o.k.« (für Frauen sowieso, aber auch für Männer). Aber wenn Sie erst 50 Jahre alt sind, sind 220 mg/ml nicht »o.k.«. Irgendetwas belastet dann Ihr Herz, irgendetwas ist dann defekt (meist schließt dann eine der vier Klappen nicht richtig). Je älter Sie sind, desto mehr ist es ein Glück und ein Geschenk, wenn BNP, LDL sowie CRP unten und die GFR oben bleiben. Je jünger Sie sind, desto mehr müssen Sie sich um die leichte Erhöhung dieser Knochen-, Gefäß- und Organkrankwerte kümmern, vor allem, wenn Sie viele dieser kleinen Erhöhungen haben. Noch einmal zum Verständnis: Diese unterschiedlichen Krankwerte multiplizieren (und nicht addieren) Ihr Risiko für altersbedingte Krankheiten.

Überweisungsvorlagen zur Kardiologie

Auch hier werde ich Ihnen medizinische Zusammenhänge vorformulieren, damit Sie weiterkommen, wenn bei Ihrer Präventionsrecherche im Labor ein erhöhtes BNP gefunden wurde. Bitte nicht mit den Kolleginnen und Kollegen der Hausarzt- und Herzmedizin schimpfen, wenn die nicht sofort mit Superfürsorge auf das BNP von 300 pg/ml reagieren. Ich habe ja erklärt, dass das für die klassische Medizin noch zu langweilig ist. Die Nephrologen reagieren auf die GFR von < 60 ml/min, weil da schon so viel Nierengewebe zerstört ist. Das wissen die. Beim BNP ist das aber anders, das zeigt physikalischen Herzstress superfrüh, da ist das Gewebe noch gesund, nur die Pumpe empfindet Druck. Ist vielleicht vergleichbar mit schwitzen: Wenn es heiß ist (analog zu alt), ist es normal, dass man irgendwann beginnt zu schwitzen, aber wenn es nicht heiß ist und jemand schwitzt einfach so, dann ist das nicht normal, auch wenn das kein akutes Todesurteil ist. Irgendetwas stimmt dann nicht innendrin. Und so ist es auch beim BNP: Es ist ein Indiz, woran sich der Detektiv auf der Suche nach strukturellen und funktionellen Ursachen in Richtung Herz entlanghangeln kann.

Was man bei erhöhtem BNP tun kann

Diese Überweisungstexte sollen nur eine Orientierung sein, damit Sie sehen, wie man das, was ist und was man schon weiß, in die Argumentation einbauen kann. Wenn Sie Glück haben und obwohl Sie schon etwas älter sind und als Ursache für das BNP nichts Konkretes gefunden wurde, ist das auch gut. Aber erstens darf man dann in 1 oder 2 Jahren auf Kasse wiederkommen und zweitens gibt es dann sicher etwas in der Nährstoff- und Hormontherapie bei den Gesundmach- und Schlüsselwerten, was man machen und »geben« kann:

Offizielle Referenzbereiche NT-proBNP (BNP) im Serum, Labor A[129]

		Mann (pg/ml)	Frau (pg/ml)
Referenzbereich BNP	bis 44 Jahre	bis 63	bis 116
	45–54 Jahre	bis 84	bis 169
	55–64 Jahre	bis 161	bis 247
	65–74 Jahre	bis 241	bis 285
	ab 75 Jahre	bis 486	bis 738

- Man sieht hier an der altersabhängigen Referenz, dass das Herz bei Frauen und im Alter erlaubt schwächer ist/wird. Das ist interessant und bedeutet, dass abhängig von Geschlecht und Alter, das Herz »normal« schlapp macht. Es altert (bei Frauen sogar besonders), so wie alles andere in uns auch, und das ist objektivierbar, und zwar schon Jahre bevor das im ECHO zu sehen ist und Jahrzehnte bevor es zu einem intensivpflichtigen Problem wird. Fakt ist: Ein gesunder Herzmuskel mit perfekter Vier-Klappen-Funktion macht kein erhöhtes BNP. Optimal wäre lebenslang ein proBNP von unter 100 pg/ml. Und ein proBNP von 200 pg/ml ist bei einer 60-jährigen Frau – auch wenn das bei Frauen noch in der Referenz ist – schon ein Hinweis auf Herzschwäche; auch wenn das noch niemanden beeindruckt, weil es für das Heute und das Morgen NULL lebensbedrohlich ist. Diese Frau ist mit einem BNP von 200 pg/ml in der NYHA-Herzinsuffizienz-Stadieneinteilung noch nicht relevant krank genug und meist hat sie dann auch noch keine Symptome, aber das ist für die nächsten 30 Jahre nicht egal. Man muss dann auf das Herz aufpassen und man muss die vaskulären Risikofaktoren gut einstellen. Und in der Nährstoff- und Hormontherapie sind sowohl die HRT aber auch DHEA, Testosteron, T3, wie auch das Q10 und Omega-3-Fette superwichtige Tools zur Kräftigung der Herzmuskelzellen.

K-Gesundheits-Skala: NT-proBNP (pg/ml)
(absolute Werte, laborunabhängig vergleichbar, Referenzwerte je nach Geschlecht/Alter unterschiedlich)

e.n.	sicher gesund	je n. Alter noch o.k.	erhöht	NYHA II	NYHA III	NYHA IV
30	100	200	750	1200	2400	→

Je älter Sie sind, desto normaler ist eine leichte Erhöhung des BNP-Wertes. Wenn Sie 80 Jahre sind und Ihr BNP »nur« 220 pg/ml ist, dann ist das »o.k.«, aber wenn Sie erst 50 Jahre alt sind, sind 220 mg/ml definitiv nicht »o.k.«.

Beispiel-Überweisung an die Kardiologie

Frau 44 Jahre, BMI 22, Osteopenie, BD 135/85, LDL 130, BNP 240:

Diagnose/Indikation:
44-j. perimenopausale Pat. mit manifester Osteopenie in der KDM, arterieller Hypertonie und Hypercholesterinämie. Auffällig ist ein leicht erhöhtes, nicht altersgemäßes BNP von 240 pg/ml. V. a. Herzinsuffizienz. Die Pat. lebt sehr gesund, möchte noch mehr Sport machen. Ist trotzdem oft müde, manchmal das Gefühl von Herzstolpern, keine Ödeme, keine Nykturie.

Auftrag:
Erbitte kardiologische Abklärung Herzinsuffizienz: ECHO (Klappenfunktion, Mitralklappen-Prolaps?), ggf. B-EKG/Stress-ECHO, L-EKG (intermittierendes Vorhofflimmern, andere HRST?) und FKDS der Carotiden (IMD/Plaques?). Bitte Unterstützung Blutdruck-Einstellung, Indikation für Statine? B-Blocker sinnvoll? Bitte darüber Bericht an Hausarzt schreiben, Lp(a) muss noch abgeklärt werden.

Beispiel-Überweisung an die Kardiologie

Frau 55 Jahre, Osteoporose, pos. Lp(a), LDL 130, BNP 350:

Diagnose/Indikation:
55-j. Pat. mit manifester Osteoporose, pos. Lp(a) mit pos. FA für vaskuläre Ereignisse, Hypercholesterinämie. V. a. Herzinsuffizienz bei BNP von 350 → KHK? Bisher keine AP, Pat. macht aber keinen Sport, im Sommer immer Knöchelödeme.

Auftrag:
Erbitte kardiologische Mitbetreuung mit eingehender kardiologischer Abklärung mit L-EKG, ECHO, Stress-ECHO, ggf. auch Kardio-CT (Calciumscore?) und FKDS der Carotiden: Gibt es Plaques? IMD? Bitte je nach Gefäßzustand Einleitung einer LDL-senkenden Therapie auf therapeutische Zielwerte, ASS? Medikamentöse Therapie Herzinsuffizienz?

Beispiel-Überweisung an die Kardiologie

Mann 50 Jahre, BD 140/85, LDL 180, BNP 160:

Diagnose/Indikation:
50-j. Pat., pos. FA mit Herzinfarkt mit 55 J. beim Vater, familiäre Hypercholesterinämie mit LDL 180: arterielle Hypertonie, BNP auffällig, ist nicht altersgemäß, ist zu hoch. Ursache Herzinsuffizienz?

Auftrag:
Erbitte kardiologische Mitbetreuung und kardiovaskuläre Abklärung mit B-EKG, ECHO, ggf. Stress-ECHO, FKDS der Carotiden und 24-h-RR. Hinweis für KHK oder LVH bei art. Hypertonie? Bitte Einleitung einer risikoangepassten medikamentösen Therapie und regelmäßige Wiedervorstellung.

Beispiel-Überweisung an die Kardiologie

Mann 60 Jahre, Ein-Gefäß-KHK, CKD mit GFR 50, BD unter Therapie 140/85, LDL unter Therapie 120, T2 DM, BNP 700:

Diagnose/Indikation:
65-j. Pat. mit bekannter KHK, Z. n. Stent vor 2 Jahren, bekannte CKD G3 mit GFR von nur 50. Auffällig das erhöhte BNP. Klinisch etwas Belastungsdyspnoe, Blutdruck noch zu hoch, LDL auch. Ursache Herzinsuffizienz? HRST?

Auftrag:
Erbitte kardiologische Mitbetreuung und kardiologische Abklärung der Herzinsuffizienz mit ECHO, Stress-ECHO, L-EKG, FKDS der Carotiden. Bitte um dringende Optimierung der kardiologischen Medikation mit strengerer Einstellung der vaskulären RF, SGLT2-Hemmer dazu? Bitte auch Anbindung an ein nephrologisches Zentrum, BD zu hoch. Bitte dem Hausarzt einen Arztbrief schreiben, was in der Einstellung als Zielwert zu beachten ist.

- Ferritin anheben auf 100–200 ng/ml,
- Selen mit Natriumselenit im Vollblut anheben auf 140 µg/l,
- B-Vitamine anheben auf therapeutische Zielwerte, bis das HC bei 7 µmol/l ist,
- ggf. das kardioprotektive aktive T3 auf die obere Hälfte der Norm substituieren (wenn es nicht hoch geht und rT3 hoch bleibt),
- Q10-Werte anheben auf Spiegel von > 2500 µg/l,
- DHEA und Testosteron anheben auf Werte von 40-Jährigen und so weiter.

Wie man dieses Anheben der Nährstoffe nach Labor macht, habe ich in meinem *2. Buch Praxisleitfaden* wirklich ausführlich beschrieben, das kann ich hier nicht noch einmal schreiben. Hier in diesem Buch soll der Sinn im Zusammenhang mit einer medizinischen Nährstoff- und Hormontherapie aufgezeigt werden. Man muss die NHT nur in einen klassisch-internistischen Kontext bringen, dann macht sie Sinn, und dann wird auch verstanden, warum es das Labor braucht, wenn man eine Wirkung UND die Sicherheit vor einem Zuviel haben will.

BDNF: Gehirnschlüsselwert

Der »Brain-derived neurotropic Factor« (BDNF) ist kein Laborwert, der im Kassensystem gilt oder da einen Platz hat. Kaum jemand in der klassischen Medizin kennt ihn und trotzdem möchte ich Ihnen davon erzählen. Der BDNF ist ganz einfach heruntergebrochen so etwas wie ein Indikator, ob es dem Gehirn gut geht oder nicht. Er ist ein Schlüsselwert, denn er darf vor allem nicht dauerhaft zu niedrig sein. Wenn er niedrig ist (alles unter 20 ng/ml ist niedrig) ist das Gehirn »funktionsmüde oder erschöpft«, denn der BDNF (ein Eiweiß aus 252 Aminosäuren) spielt eine große Rolle im Langzeitgedächtnis, es verhindert das Absterben vorhandener Gehirnzellen und es fördert das Wachstum neuer Neuronen und Synapsen, vor allem im Hippocampus, in der Großhirnrinde und im Vorderhirn. Der BDNF ist also so etwas wie ein Wachstums- und Regenerationshormon für das Gehirn.[132] Mit einem BDNF von kleiner 10 ng/ml ist das Risiko für Depression und Demenz erhöht. Am besten ist er meiner Erfahrung nach, wenn er zwischen

30 und 40 ng/ml liegt. Nebenbemerkung: Manchmal ist der BDNF auch mit Werten von 50–70 ng/ml erhöht, nicht erschrecken, das ist erst einmal besser als zu niedrig. Wenn der BDNF wiederholt so hoch ist und es Ihnen neurologisch nicht gut geht, bitte gehen Sie einmal zu einem Neurologen und bei unklaren Beschwerden und/oder Kopfschmerzen (auch Migräne) sollte/kann über ein EEG und ein CT des Kopfes nachgedacht werden.

Ich nutze die Messung des BDNF-Wertes vor allem, um einen Mangel abzuklären (das ist das häufige Phänomen) und eine Erhöhung interessiert erst einmal bei den Gesunden nicht. Der BDNF hilft mir abzuschätzen, ob vor allem Stress, Schlafprobleme (vor allem im Rahmen der Wechseljahre) und Nährstoff- und Hormonunterversorgung am Gehirn schon Mangelspuren hinterlassen haben. Es gibt viel Forschung dazu, dass vor allem Sport, eine gesunde Ernährung und ein guter Schlaf einen niedrigen BDNF anheben können. Es ist auch ein Faktor, bei dem es eine genetische Disposition zu niedrigen Spiegeln gibt (BDNF-Polymorphismus[133]). Das sind dann Menschen, die einfach von Haus aus nicht so gut mit Stress umgehen können, diesen BDNF-Polymorphismus kann man – wenn man das Geld dafür ausgeben will – auch im Labor (z. B. IMD) abklären lassen. Wenn man nicht so viel Geld hat, nicht die Genetik untersuchen lassen, wichtiger ist es zu wissen, was man trotz oder mit der Genetik, die man hat oder nicht, daraus macht. Auch bei empfindlicher Genetik kann man trotzdem ganz gute BDNF-Spiegel haben und umgekehrt kann man auch trotz guter BDNF-Genetik einen Mangel haben. Also lieber das messen, was es für die Therapie des niedrigen BDNF-Wertes braucht und was da helfen kann, das Gehirn zu »düngen«.

Bitte mit dem BDNF nicht verrückt machen, der Wert kann auch mal wackeln und reaktiv hochschnellen, wenn das Gehirn unter Stress Schutz braucht. Auch wenn der Wert wiederholt sehr niedrig ist, bitte keine Panik. Sie sterben nicht, das ist kein Notfallwert der Intensivstation. Das ist ein Wert, der Ihnen helfen kann, Ihre gefühlte Gehirn-/Stressempfindlichkeit zu bestätigen. Sie spinnen dann nicht, wenn Sie sich nicht gut fühlen, Ihr Gehirn ist dann wirklich chemisch alle und physikalisch erschöpft. Sie brauchen dann Urlaub oder Hormone oder eine

Offizieller Referenzbereich **BDNF im Serum, Labor IMD**[134]

BDNF im Serum 18,3–31,4 ng/ml

- optimal gesunder Bereich: 30–40 ng/ml

S-Gesundheits-Skala: BDNF (ng/ml)
(hier nur Erfahrung mit den Werten des IMD Berlin)

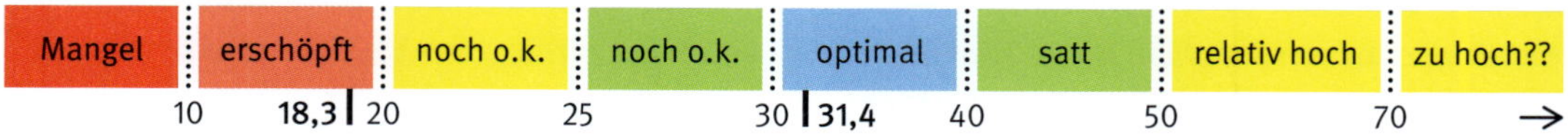

Der BDNF ist nicht sehr stabil, er kann unter Stress auch mal hochschnellen und beruhigt sich dann wieder. Für ein langes und gesundes Gehirnleben sollte der BDNF einfach nicht dauerhaft niedrig bleiben. Was (zu) hohe BDNF-Werte bedeuten ist unklar, ggf. neurolog. Vorstellung sinnvoll.

andere Ernährung oder Sport oder die Natur oder Musik oder die Liebe. Der Wert soll Sie motivieren, sich zu kümmern, er soll Sie nicht ängstigen. Sowieso stört Angst, wenn Sie sich mit Prävention beschäftigen wollen. Das bringt nichts, sich wegen jeder nicht perfekten Zahl wahnsinnig zu machen, deswegen verrate ich das Ihnen alles hier nicht. Ich möchte, dass Sie mit Ihren Daten einen kühlen Kopf behalten und mit den richtigen Argumenten in die für Sie stimmige und passende Handlung kommen. Wenn Sie vor Angst nicht mehr schlafen können, dann will ich das nicht, dann müssen Sie sich professionelle Hilfe von Praxen suchen, die sich mit funktioneller Medizin beschäftigen, wenn die Systemärzte Ihnen nicht helfen, weil Sie für die zu gesund sind. O.k.?

Wenn Ihr BDNF niedrig ist, braucht Ihr Gehirn einen gesunden Schlaf, Sport und keinen Stress, soweit das möglich ist. Meditieren Sie und atmen Sie. Kümmern Sie sich um ein ausgeglichenes autonomes Nervensystem (darüber habe ich im *1. Buch Nährstofftherapie* geschrieben). Und ganz wichtig: Bitte lassen Sie die für das Gehirn wichtigen Nährstoffe und Hormone überprüfen. Die B-Vitamine sind so wichtig, das Homocystein muss unter 10 µmol/l sinken, der Omega-3-Index muss bei 10–12 % sein, das Q10 muss bei > 2500 µg/l liegen, die Gefäßkrankwerte müssen gut eingestellt werden, die Carotiden sollen sich nicht verkalken, der HOMA-Index muss niedrig unter 2,0 bleiben, Melatonin und Serotonin sind wichtig, dafür sind B6 und Magnesium wichtig. Vitamin D & Cofaktoren sind wichtig und die Darmflora ist wichtig, denn wenn es ihr gut geht, kann sie sogenannte kurzkettige Fettsäuren herstellen, die dem Gehirn und auch dem BDNF guttun. Diese SCFA (Short Chain Fatty Acids) kann man beim IMD Berlin im Blut und im Stuhl messen[135] und wenn diese erniedrigt sind, braucht der Darm mehr Ballaststoffe.

Lithium – ein essenzielles Spurenelement für unser Gehirn

Auch ein interessanter Nährstoff für das Gehirn scheint Lithium zu sein. Lithium ist ein essenzielles Spurenelement, von dem wir alle auch eher einen Mangel haben oder haben sollen. Der Kollege Michael Nehls hat hierzu viel veröffentlicht, u. a. auch ein in 2025 erschienenes Buch. Lithium kennt man aus der Psychiatrie, es wird dort hochdosiert bei bipolarer Störung und schweren Depressionen gegeben. Die Therapiespiegel, auf die man in der Psychiatrie einstellt (Serum-Messung), haben aber nichts zu tun mit unserem Natur-Spiegel, denn da sind die Konzentrationen, die man erfassen muss, viel niedriger. Ich kann unseren natürlichen Basis-Lithium-Spiegel im EDTA-Vollblut erst seit etwa Sommer 2024 beim IMD[136] messen und hier muss ich erst einmal Erfahrungen sammeln, wohin man Lithium für die Gesundheit einstellen soll. Fakt ist, dass alle, die nichts nehmen (auch kein lithiumhaltiges Trinkwasser), niedrige Spiegel in der Referenz um 1,0 µg/l (0,35–1,45 µg/l) haben. Laut dem Kollegen Nehls sei das ein Mangel und die Referenz somit wieder nur die statistische Darstellung dieses Mangels. Unter 0,75–1 mg Lithium täglich schnellen bei den Patientinnen und Patienten in meiner Praxis, die das aus unterschiedlichen Gründen schon nehmen, die Spiegel hoch auf etwa 8–20 µg/l. Und unter 5 mg täglich gehen die Spiegel hoch auf etwa 40–80 µg/l, was laut Dr. Nehls einer ganz guten gesunden Versorgung entsprechen soll. So richtig, ob das etwas Spürbares macht, kann ich noch nicht sagen, weil meine Patientinnen und Patienten psychisch relativ gesund sind.

Aber wenn der BDNF niedrig ist und klinisch der Verlust von kognitiven Fähigkeiten und Depression ein Thema sind, denke ich, dass eine Therapie mit Lithium interessant ist. Einige Kolleginnen und Kollegen haben damit anscheinend schon gute Erfahrungen gemacht. Ich kann dazu noch nichts sicher sagen, aber mein Gefühl ist, dass es stimmt, dass uns also auch Lithium fehlt und umgekehrt, es uns therapeutisch helfen kann, im Gehirn länger gesünder zu bleiben.

Wichtige Hormone für das Gehirn

Bei den Hormonen ist die HT wichtig, allen voran mit Progesteron, aber auch mit Estradiol, Pregnenolon, DHEA und Testosteron. Auch Männer können, wenn Sie nicht gut schlafen, 50–200 mg Progesteron zur Nacht bei viel Stress einnehmen. Das ist nicht gefährlich, im Gegenteil: Progesteron kann auch beim Mann den Blutdruck senken, die Insulinresistenz günstig beeinflussen und die Prostata beschützen vor altersgemäßem Wachsen. Dafür muss man auch nicht das Progesteron vorher im Blut messen, das ist ein Gesundmachwert mit hoher therapeutischer Breite, einfach nehmen und schauen, ob es hilft. Ja, für Progesteron brauchen Sie in den deutschen Apotheken ein Rezept, und für Estradiol (E2) und Testosteron auch. Aber DHEA-Kapseln (5 mg, 10 mg, 15 mg, 25 mg und 50 mg), Pregnenolon-Kapseln (30 mg, 50 mg, 100 mg und 200 mg) und auch retardiertes Melatonin (Melachron 3 mg und 5 mg) gibt es z. B. von Vitabasix ohne Rezept. Das finden Sie im Internet. Ich schreibe das hier, weil ich will, dass Sie mit diesen Gesundmachhormonen Erfahrungen machen, wenn Ihr BDNF niedrig ist. Mit diesen Produkten habe ich viele und gute Erfahrungen gemacht. Man kann sich alle diese körpereigenen Hormone auch mit Rezept in bestimmten deutschen Apotheken (Seite 378) anfertigen lassen, aber da sind die Preise auf jeden Fall teurer, nein nicht, weil die böse sind, sondern weil die das alles nach strengen Regeln per Hand herstellen und das ist in Deutschland teuer. In der HT sind für das Gehirn auch Cortisol und T3 wichtig, sie dürfen nicht schwach sein. Dazu später mehr.

Noch ein Tipp: Wenn Sie einen Bluthochdruck haben, Sie schnarchen und dann auch noch der BDNF wiederholt niedrig ist, lassen Sie überprüfen, ob Sie nachts viele und/oder längere Atempausen haben. Man nennt das Schlaf-Apnoe-Syndrom (SAS). Ansprechpartner sind da zuerst die Hausarztpraxen oder die Kardiologen oder auch die Pneumologen (Lungenärzte), die dann meist dafür die Zusatzbezeichnung Schlafmedizin (Somnologie) haben. Auch wenn der BDNF in der Kassenmedizin keine Bedeutung hat, das Nicht-schlafen-Können hat in der Medizin einen pathologischen Wert und deswegen hier doch auch ein paar Überweisungsbeispiele, wenn der BDNF wiederholt niedrig ist.

GPT und gGT: wichtige Leberkrankwerte

Zum Schluss dieser Extra-Werte-Liste noch zur Orientierung ein paar wichtige Leberkrankwerte aus der Gesundheit heraus betrachtet. Die Leber ist von Haus aus ein eher saftiges und robustes Organ. Bis die mal nichts mehr macht, das dauert echt lang; und wenn das zu Lebzeiten passiert, muss sie echt über Jahre und Jahrzehnte richtig schwer geärgert worden sein. Und nein, es ist nicht immer nur das ungesunde Verhalten des betroffenen Menschen schuld. Es muss auch hier vieles zusammenkommen: genetisches Pech (die Entgiftung läuft bei je-

Beispiel-Überweisung an die Hausarztpraxis

Frau 44 Jahre, BMI 22, Osteopenie, BD 135/85, LDL 130, BDNF mehrfach niedrig mit 12, 18 und 15:

Diagnose/Indikation:
44-j. perimenopausale Pat. mit manifester Osteopenie in der KDM, arterieller Hypertonie und Hypercholesterinämie. Die Pat. lebt sehr gesund, ist sehr empfindlich auf Stress. Seit 2 Jahren Ein- und vor allem Durchschlafstörung.

Auftrag:
Erbitte medikamentöse Blutdruck-Einstellung, ggf. Kardio-Abklärung mit ECHO, und dringend Überweisung zur Gyn zur Einleitung einer osteologisch und schlafmedizinisch indizierten HRT. Bitte schnellstmöglich Beginn mit Progesteron 100 bis 200 mg zur Nacht (mit Pause bei Blutung). Progesteron senkt auch den Blutdruck und verbessert den Schlaf, wenn Schlaf/BD unter HRT nicht besser, bitte Abklärung Schlaf-Apnoe-Syndrom.

Beispiel-Überweisung an die Pulmologie/Schlafmedizin

Mann 55 Jahre, MetS, BMI 32, BD 150/90, HbA1c 5,9, HOMA 3, Harnsäure 6,5 mit ED, BDNF wiederholt niedrig mit 5, 10 und zuletzt 15:

Diagnose/Indikation:
55-j. adipöser Pat. mit einem Metabolischen Syndrom mit arterieller Hypertonie, Prä-Diabetes, Insulinresistenz, Hypercholesterinämie und milder Hyperurikämie. Einstellung läuft. Blutdruck nachts in der 24-h-RR-Messung hoch mit inverser Tag-Nacht-Rhythmik, V. a. Schlaf-Apnoe-Syndrom, Schnarchen bekannt.

Auftrag:
Erbitte Abklärung SAS, ggf. auch im Schlaflabor. DD: Verlegung der Atemwege? Ggf. weitere Überweisung an HNO/Zahnmedizin (Schiene sinnvoll?). V. a. Testo-Mangel, urolog. Abklärung läuft.

dem von uns von Haus aus unterschiedlich gut oder schlecht, aber auch der Umgang mit Nährstoffen wie Eisen und Kupfer, aber auch Zucker und Fetten ist von Mensch zu Mensch unterschiedlich), das Verhalten bezogen auf die Ernährung und den Alkoholkonsum, Medikamente, Drogen, Umweltbelastungen und leberspezifische Virusinfektionen machen der Leber zu schaffen.

Je gesünder wir uns ernähren (zuckerarm, wenig einfache Kohlenhydrate, keinen Alkohol, gute Fette, mindestens 30 g Ballaststoffe täglich, schadstofffreie, lebendige Lebensmittel), je weniger Gifte, die die Leber verstoffwechseln muss, und je besser es auch der Darmflora mit ihrem Mikrobiom geht, desto besser bleibt sie uns lebenslang für die Entgiftung und einen gesunden Zucker- und Fettstoffwechsel erhalten. Vor allem beim Metabolischen Syndrom liegt die

Leber im Zentrum des Geschehens. Bei den Menschen mit dieser genetischen Disposition (fast immer erkennbar an einem niedrigen SHBG um die 20 nmol/l) verfetten sich die Leberzellen leichter, wenn man sie, egal wie, ärgert: mit zu viel Fastfood, Zucker, Gluten, Alkohol, Übergewicht, Stress und Dysbiose. Und wenn sie verfettet ist, dann ist das etwas Proentzündliches für die Leber, was wiederum dann sehr oft an einer leicht erhöhten GPT und/oder auch gGT abzulesen ist. Auch der HOMA-Index ist ein feiner Parameter, der in diese Richtung Hinweise gibt.

Es gibt in der Leber zwei Arten von Hauptzellen: die Leberzellen (Hepatozyten) und die Gallengangszellen. Beide Zellenarten haben unterschiedliche Indikatorkrankwerte: die Transaminasen für die Hepatozyten und die Cholestaseparameter für die Gallengangszellen. Meist bestimme ich zur Orientierung bei den Gesunden bei den Transaminasen nur die GPT und bei den Cholestaseparametern nur die gGT.

- GPT = Transaminase, kommt hauptsächlich nur aus den Hepatozyten (Leberzellen)
- GOT = Transaminase, kommt aus Leber- und Muskelzellen, ist also nicht so spezifisch für die Leber
- gGT = Cholestaseparameter, kommt nur aus den intra- und extrahepatischen Gallengangszellen
- AP = Cholestaseparameter, kommt aus den Gallengangszellen, aber auch aus den Knochen

Eine eher niedrige GPT von 8 oder 9 U/l ist als Kind normal, aber im höheren Erwachsenenalter ist das eher ungewöhnlich und kann auch mal etwas Krankhaftes bedeuten: Wenn die Leber nach einer langen Phase von Entzündung und Verfettung in das Stadium der Fibrosierung (Vernarbung) übertritt, nennt man das Leberfibrose und das Endstadium Leberzirrhose. Bei einer Leberfibrosierung wird das gesunde Lebergewebe mehr und mehr reduziert, sodass dann immer weniger GPT zu messen ist. Eine Möglichkeit, das Risiko abschätzen zu können, ist der FIB-4-Index oder -Score[137]. Hier können Sie Ihr Risiko, bei Fettleber eine Fibrose zu entwickeln, berechnen. Sie brauchen Ihr Alter, die

Offizielle Referenzbereiche GPT (ALAT) im Serum, Labor A[138]

GPT	Mann	< 50 U/l	entspricht < 0,84 µkat/l (SI)
	Frau	< 35 U/l	entspricht < 0,59 µkat/l (SI)

- therapeutisch gesundes Ziel: Männer < 35 U/l, Frauen < 30 U/l

K-Gesundheits-Skala: GPT (U/l)
(absolute Werte, laborunabhängig vergleichbar, Referenzwerte je nach Geschlecht unterschiedlich)

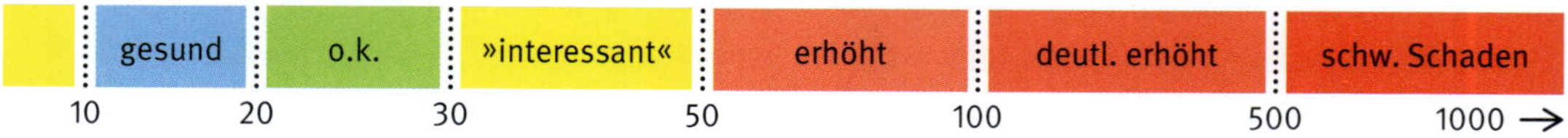

Meistens steigt die GPT als entzündlicher Leberkrankwert, wenn die Leber durch was auch immer (falsche Ernährung, Infektion, Umweltbelastung, Medikamente etc.) etwas überfordert ist. Im Rahmen einer schweren Hepatitis kann die GPT auf Werte > 1000 U/L steigen.

GOT, die GPT und die Thrombozyten (die nehmen auch ab, wenn die Leber vernarbt).

Bei Frauen ist es zur Bestätigung der Lebergesundheit bei den Krankwerten GPT und gGT wirklich wichtig, unten in der Referenz zu sein. Auch Männer sollten gesund unter den oberen Frauen-Referenzwerten liegen, alles darüber ist in Wahrheit bei beiden schon »interessant«. Mit diesem Wort »interessant« meine ich, dass da schon etwas ist, wogegen man etwas tun könnte. Die Leber ist stark von unserem Verhalten abhängig. Während Nieren, Herz und Gehirn eher ein bisschen wie Opfer von zu hohen Gefäßkrankwerten zu sehen sind, ist die Leber, vielleicht wie auch der Knochen, mehr auf der Täterseite zu sehen. Das ist ein bisschen übertrieben, aber als Bild passt es ganz gut: Wenn der Knochen mit Sport und guter Nahrung stark ist und bleibt, und die Leber mit gesunder zuckerarmer Nahrung, Bewegung und ohne Alkohol und Drogen sauber ist und bleibt, geht es Nieren, Herz und Gehirn auf Dauer einfach viel besser. Im Prinzip ist das eine einfache, aber gute Formel für den inneren Ablauf. Bei Männern ist *per se* die Leber bis zur Lebensmitte belasteter, einfach durch das eher ungesunde Verhalten bei jungen Männern. Bei Frauen ist der Knochen bedrohter durch die eher schwachen Muskeln und dann natürlich den Wegfall der Östrogene im Rahmen der Wechseljahre. Das ist ein häufiges Muster, das aber bei jedem von uns unterschiedlich abläuft, je nach Genetik, Epigenetik, Glück, Pech, Schicksal und Intensität, Spezifität und damit Effektivität der Gegenmaßnahmen.

Vielleicht ergänzend hier noch genannt die Triglyzeride (TG) als Krankwert der Leber und als ein Zeichen für zu viel kohlehydratreiche Nahrung (vor allem auch Fruktose aus Limonaden und verarbeiteten Lebensmit-

Offizielle Referenzbereiche Gamma-GT (γ-GT, gGT, Gamma-Glutamyl-Transferase) im Serum, Labor A[139]

gGT	Mann	‹ 60 U/l	entspricht ‹ 1,01 µkat/l (SI)
	Frau	‹ 40 U/l	entspricht ‹ 0,68 µkat/l (SI)

- therapeutisch gesundes Ziel: Männer ‹ 40 U/l, Frauen ‹ 30 U/l

K-Gesundheits-Skala: gGT (U/l)
(absolute Werte, laborunabhängig vergleichbar, Referenzwerte je nach Geschlecht unterschiedlich)

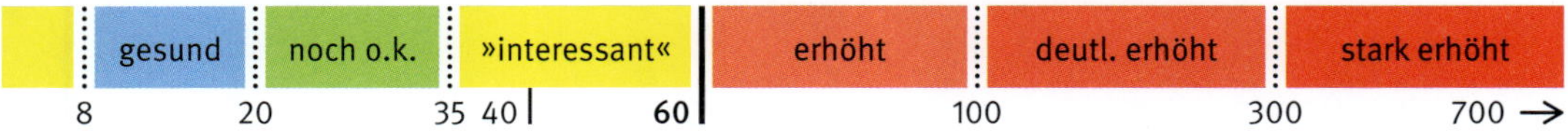

Die gGT darf, so wie die GPT, nicht im Rahmen der Alterung steigen. Die gGT darf gesund nicht über 40 U/l liegen. Auch wenn 50 U/l bei Männern noch in der Norm liegen, ist das schon krankhaft nicht gut, da man weiß, dass damit das Risiko, an CVD zu erkranken und zu sterben, deutlich erhöht ist.[140] Wenn Sie ergänzend zur Sonografie Ihr Risiko für eine Fettleber mit Labor abschätzen möchten, geht das mit dem Fatty-Liver-Index[141]. Hierfür brauchen Sie Ihre Größe, Ihr Gewicht, den Taillenumfang, die Triglyzeride in mg/dl und die gGT. Je höher die Werte, desto mehr steigt das Risiko für eine Verfettung der Leber.

teln). Die TG sollten nicht dauerhaft erhöht sein. Man muss sie morgens nüchtern bestimmen, sie sind eng an das gekoppelt, was und wie viel in den letzten Tagen gegessen wurde. Sie sind häufig hoch bei einer manifesten Insulinresistenz (IR).

TG-Werte unter 30 gibt es bei gesunden Erwachsenen eher nicht. Wenn die Werte sehr hoch sind (500 mg/dl), ist die Wahrscheinlichkeit groß, dass eine familiäre Hypertriglyzeridämie (HTG) vorliegt. Erhöhte TG-Werte treten auch gern im Rahmen des Metabolischen Syndroms (MetS) auf. Sie erhöhen das CVD-Risiko, vor allem in Kombination mit dem für das MetS typisch niedrigen HDL-C und dem erhöhten LDL-C mit positiven small LDLs. Die TG-Werte sinken relativ schnell, wenn man Alkohol und unnötige ungesunde Kohlehydrate weglässt. Für alle Score-Liebhaber: Man kann aus dem Verhältnis von TG zu HDL das Risiko für eine IR und das CVD-Risiko berechnen. Je höher die TG-Werte und je niedriger die HDL-C-Werte, desto höher die Ratio. Gut ist alles unter 2,0. Über 3,0 ist die Wahrscheinlichkeit für eine IR mit erhöhtem CVD-Risiko sehr hoch.

In der NHT ist bei dem Thema Fettleber das aktive T3 ein sehr wichtiges Hormon, das dann auch oft fehlt oder »low« ist (Low-T3-Syndrom). Wie man das fehlende T3 diagnostiziert und wie man es dann auch mit Thybon 20 (enthält das aktive T3) therapiert, beschreibe ich später ausführlich (Seite 311).

Auch hier noch einmal Überweisungsbeispiele für die Gefäßrisikogruppen II–III, die man aber selbstverständlich auch übertragen kann auf Menschen die kränker sind, mit schon Zustand »nach etwas«.

Offizieller Referenzbereich Triglyzeride im Serum, Labor A[142]

Triglyzeride nüchtern < 150 mg/dl oder < 1,7 mmol/l (SI)

- therapeutisch gesundes Ziel nüchtern: < 120 mg/dl, gern auch < 100 mg/dl

K-Gesundheits-Skala: TG (mg/dl)
(absolute Werte, laborunabhängig vergleichbar)

e.n.	o.k./gesund	noch o.k.	zu hoch	erhöht	stark erhöht/V.a. genet. HTG
30	100	120	**150**	300	1000 →

TG-Werte < 30 mg/dl kommen bei gesunden Erwachsenen eher nicht vor. Sehr hohe Werte (500 mg/dl) sind ein Anzeichen für familiäre Hypertriglyzeridämie (HTG). Auch Menschen mit MetS haben sehr oft erhöhte TG-Werte.

Beispiel-Überweisung an die Hausarztpraxis, Gastroenterologie oder Hepatologie

Frau 44, BMI 22, Osteopenie, BD 135/85, LDL 130, GPT 60, HbA1c 5,7:

Diagnose/Indikation:
44-j. perimenopausale Pat. mit manifester Osteopenie in der KDM, arterieller Hypertonie, Hypercholesterinämie, Prä-Diabetes und V. a. Steatosis hepatis (SLD). Die Pat. lebt sehr gesund, sie trinkt keinen Alkohol und war immer schlank.

Auftrag:
Erbitte Abklärung einer MASLD (= Metabolic Associated Steatotic Liver Disease) mit Abdomensono, Bestimmung noch der TGs und HOMA-Index. Bitte auch Ausschluss anderer Lebererkrankungen: Hämochromatose, Morbus Wilson, Alpha-Antitrypsin-Mangel, chronische Virushepatitis und Hypothyreose (low-T3). Bitte je nach Befund/Abklärung Einleitung einer Therapie mit risikoangepasster LDL-Senkung und noch Bestimmung von Lp(a).

Beispiel-Überweisung an die Hausarztpraxis, Gastroenterologie oder Hepatologie

Mann 55 Jahre, GPT 80: MetS, BMI 32, BD 150/90, HbA1c 5,9, HOMA 3, Harnsäure 6,5 mit ED:

Diagnose/Indikation:
55-j. adipöser Pat. mit einem Metabolischen Syndrom mit arterieller Hypertonie, Prä-Diabetes, Insulinresistenz, Hypercholesterinämie, milder Hyperurikämie und erhöhter GPT. Der Patient trinkt regelmäßig Alkohol.

Auftrag:
Erbitte Abklärung alkoholische Fettleber mit Abdomensono: Leber echoreich? Anhalt schon für narbigen Umbau? Bitte Einstellung der Fettstoffwechselstörung und der Insulinresistenz, ggf. auch medikamentös, wenn Ernährungsumstellung, Sport und Reduktion oder Sistieren von Alkohol nach 6 Monaten nicht geholfen haben, die Werte zu verbessern. Evtl. Semaglutid oder Metformin? Bitte Überweisung zur Kardiologie zum Ausschluss einer KHK und Plaques an den Carotiden (FKDS) und bei typischer Klinik mit erektiler Dysfunktion (ED) bitte auch urologische Überweisung zur Abklärung eines Testo-Mangels. 1× Bestimmung des Lp(a) zur Risikostratifizierung.

Prävention für den Erhalt der Gefäßgesundheit

Die Nährstoff- und Hormontherapie (NHT) macht insbesondere Sinn, wenn man sie so früh einsetzt, dass sich bestimmte akute und vor allem auch altersbedingte »normale« Prozesse gar nicht erst entwickeln.

Oder, wenn Sie dabei sind, sich zu entwickeln, dass man sie mit NHT – ergänzt durch ein möglichst stimmiges gesundes Verhalten – verlangsamt oder stoppt (= Ultra- und Primär-Prävention). Gerade für die Unterstützung der Knochen- und arteriellen Gefäßgesundheit lässt sich die präventive NHT schön anwenden, da sich die Stadien dieser beiden Prozesse so gut im Blut anhand des Anstiegs der Krankwerte (Anfang und Verlauf) und in der Bildgebung (Verlauf und Ende) beobachten und objektivieren lassen. Man kann den Knochenstoffwechsel von Beginn der Osteopenie bis hin zur osteoporotischen Mehrfachfraktur beobachten und vermessen. Genau das Gleiche gilt auch für den arteriellen Gefäßzustand, den man ebenfalls lange vor Beginn der Plaquebildung bis hin zu Gefäßverschluss oder Organversagen im Labor objektivieren kann. Deswegen ist es bei diesen beiden altersbedingten Prozessen so leicht, FRÜH im Verlauf das Risiko für die weitere krankhafte Entwicklung von schweren Folgen abzuschätzen.

Das Gesundheitssystem, das in Wahrheit eher »nur« ein Krankensystem ist, reagiert leider erst mit bezahlten, kurativen, standardisierten und leitliniengerechten Maßnahmen (spezifische Medikamente, OPs, Katheter, Stent, Dialyse, Notfall- und Intensivmedizin), wenn diese auf Dauer krank machenden Prozesse auf Organebene zu schweren, irreversiblen Folgen geführt haben oder drohen, zu schweren, lebenslangen Folgen zu führen.

Das Gute: Ab da läuft alles nach Plan, wenn man ärztliche Hilfe in Anspruch nimmt. Die oder der Leidende wird meist schnell ernst genommen, denn der Schaden ist klar nachweisbar und die Notwendigkeit ist offensichtlich. Die akute Medizin und die sekundäre Prävention sind im System organisatorisch und finanziell geregelt, und die große Masse der Betroffenen wird in diesen Situationen in diesem Land technisch und materiell korrekt nach Leitlinien schnell versorgt und gerettet. Menschlich kommt das System allerdings auch beim Retten mittlerweile an seine Grenzen, weil es fast überall an Personal fehlt, in den Praxen, im Rettungsdienst, den Pflegeeinrichtungen, den Stationen in den Kliniken, den Notaufnahmen und auch auf den Intensivstationen.

Das Schlechte: Das System kümmert sich nach der Lebensrettung nicht wirklich um die Aufarbeitung und die ursächlichere Behandlung der krankhaften Prozesse, die zu dem lebensbedrohlichen Ereignis geführt haben. Man könnte auch kurativ (bei Zustand nach akutem Ereignis mit bleibender chronischer Organinsuffizienz) so vieles mit Nährstoffen und vor allem Hormonen tun, um die Stoffwechselfunktion der erkrankten Menschen funktionell zu unterstützen oder sogar zu behandeln, wodurch sich die Lebensqualität verbessert; aber das passiert leider nicht.

Warum Prävention kaum stattfindet

Bei der primären Prävention (z. B. Blutdruckeinstellung bei Metabolischem Syndrom ohne bisherigen Herzinfarkt) läuft es dagegen im System schon nicht mehr so gut, denn zum einen machen Sie nicht mit u. a., weil Sie nicht richtig gut aufgeklärt werden, und zum anderen ist aber auch die Ärzteschaft aus verschiedenen Gründen nicht so engagiert, wie sie sein könnte. Vor allem liegt das daran, dass im System, so wie es aufgestellt ist, nicht organisiert (und bezahlt) wird, dass wir mit Ihnen sprechen. Man müsste aber mit Ihnen ausführlich sprechen, um Sie zu bewegen mitzumachen, um etwas in Ihrem Leben zu verändern und ggf. auch Medikamente, Nährstoffe und Hormone zu nehmen. Irgendwo ist leider in diesem Chaos der schlechten Kommunikation, der Wirtschaftlichkeitsgebote und auch der Überforderung auf allen Seiten, das Vertrauen in das, was die Wissenschaft und die Ärzteschaft sagen, verloren gegangen. Dafür ist das Misstrauen gegen das System, die Medizin und die Pharmafirmen (und damit leider auch gegen die Medikamente selbst) gewachsen, was sich dann leider auch übertragen hat auf Vitamine, Mineralien und Hormone.

Lesen Sie, recherchieren Sie selbst, ich weiß, das kostet Zeit, aber es gibt zur Gesundheit und zu Krankheiten so viele gute Infos in Büchern und kostenfrei auch in den sozialen Medien. Schauen Sie, mit wem ich da vernetzt bin, es gibt uns zuhauf, Ärztinnen und Ärzte und auch viele Health-Coaches, die Ihnen durch Bereitstellung von gutem Wissen helfen wollen. Ja, ich weiß, es gibt da auch schlechte Infos, deswegen: Um zu wissen, welches Wissen hilfreich ist und welches nicht, müssen Sie sich medizinisch bilden und Sie brauchen dann an Ihrer Seite ein paar Ärztinnen und Ärzte, denen Sie vertrauen und die Ihnen bei der Umsetzung helfen von dem, was Sie wissen und machen wollen. Ja, vieles in der primären Prävention (Diagnostik und NHT) müssen Sie selbst bezahlen, aber wenn bestimmte Fakten (erhöhte Krankwerte und krankhafter Beginn in der Bildgebung) von Ihnen an die Oberfläche geholt und objektiviert wurden, dann haben Sie bei vielen Krankheitsfakten doch für einiges im System Versorgungsrechte.

Das will ich Ihnen mit den Überweisungsbeispielen verdeutlichen. Der Trick oder die Kunst ist es, aus den ggf. auch privat finanzierten Werten und Befunden, die gültigen System-Diagnosen für Sie zu formulieren und das dann mit einem medizinischen, sinnvollen und leitliniengerechten Auftrag an die entsprechenden Fachkollegen zu verbinden. Selbst wenn Sie dann im System keine Therapie bekommen, weil Sie noch zu gesund sind, werden Sie ab dann im System auf Systemkosten immerhin im Verlauf regelmäßig kontrolliert. Das ist dann schon mal gut und spart für Sie Kosten, und Sie sind im System und können eine Beziehung aufbauen. Es ist mir wichtig, dass Sie wieder ins System kommen und nicht privat alles weiter allein stemmen. Nur so können wir das System »zwingen«, sich zugunsten der Prävention für die Wiedererlangung, die Gestaltung und den Erhalt der Gesundheit zu verändern.

Ultra-Prävention existiert im System nicht

Mit der Ultra-Prävention (damit ist das frühe Vermeiden von u. a. osteoporotischen und arteriosklerotischen Veränderungen an Knochen und Arterien gemeint) sieht es nochmal ganz anders aus, für diese frühe Herangehensweise ist niemand im Land versichert (obwohl sich viele danach sehnen) und es gibt keine Leitlinien. Dieses sehr frühe Vermeiden auf der Funktions- und eben nicht Strukturebene, das existiert vor allem in der Inneren Medizin nicht. In der Nephrologie, Endokrinologie, Gastroenterologie, Hepatologie, Diabetologie, Osteologie, Hämatologie, Rheumatologie und auch Kardiologie und Pneumologie warten wir zu lange mit unseren medizinischen Interventionen. Wobei – theoretisch – die Kardiologie von diesen ganzen Disziplinen (bei denen man mit Blutwerten vaskuläre Risikofaktoren bestimmt) mit Ihren LDL-Zielwerten je nach CVD-Risiko noch am präventivsten aufgestellt ist. Das liegt natürlich auch daran, dass es in der Kardiologie so viele gute Möglichkeiten gibt, medikamentös zu behandeln, präventiv und kurativ. Nur werden diese schon existierenden Empfehlungen der LDL- und Blutdrucksenkung sowie der Herzinsuffizienzbehandlung und der Niereninsuffizienzbehandlung in der ambulanten Medizin nicht konsequent umgesetzt. Meist gibt es präventiv immer nur die Empfehlung, dass Sie sich bitte gesund zu verhalten haben. In der Folge ist alles, was dann Krankes passiert, sowieso Ihre Schuld, weil Sie nicht richtig gehandelt, gefühlt und gedacht haben. Gerade bei uns Frauen trifft dieser Vorwurf auf dichten und satten Nährboden, weil wir ja auch schon gesund immer bei uns die Schuld suchen. Also, das ist bitte ab jetzt Unsinn. Niemand ist schuld, wenn der Knochen sich *ent*kalkt, die arteriellen Gefäße sich *ver*kalken, Ihr LDL und Ihr Blutdruck im Rahmen von Aging ohne HT steigen und Ihre Organsysteme schlapp machen. Und das, obwohl Sie so vieles gut machen, es ist einfach zu viel, was auf zu vielen Ebenen getan werden müsste, und das Leben ist für die meisten Menschen sehr anstrengend und wir – besser unsere Körper – werden alt. Mehr ist es nicht.

In der nächsten Tabelle erläutere ich Ihnen nochmal genau die Unterschiede der Ultra-, Primär- und Sekundär-Prävention am Beispiel der Gefäßgesundheit, so wie ich es für die Knochengesundheit schon gemacht habe. Der Punkt auf den ich mit diesen Begriffen Ultra-, Primär- und Sekundär-Prävention aufmerksam machen will, ist der Zeitpunkt und die Intensität der Intervention je nach Stadium und Risiko für die Entwicklung von – vor allem altersbedingter – Krankheit. Wir müssen in der Medizin, vor allem in der Inneren Medizin, wenn wir wirklich partielles Organversagen verhindern wollen, früher im Leben der Menschen Blutwerte messen und dann je nach Befund in der Bildgebung und individuellen Risikokonstellation spezifisch handeln. Wir können es uns als Gesellschaft im wahrsten Sinne des Wortes nicht leisten, die Menschen »nur« alt werden zu lassen, ohne dass wir – Ärztinnen und Ärzte – uns kümmern dürfen. Wir müssen uns bei den Menschen in den 40–60ern darum bemühen, dass sie spezifische Hilfe bekommen, um nach dem 70. Lebensjahr kein Pflegfall zu werden.

NHT geht immer – auch im Alter

An die geburtenstarken Jahrgänge: Keine Panik, auch mit über 60 oder 70 Jahren ist es nicht zu spät, Nährstoffe und vor allem auch die Hormone zu nutzen, ergänzend zu den vielleicht auch schon notwendigen Medikamenten. Das geht, es ist dann nur einfach schon einiges nicht mehr zu »retten«. Aber das ist egal, wir Menschen sind genügsam und können auch mit wenig gut zurechtkommen. Gerade wenn Sie sich bis zu Ihrem 60sten Lebensjahr Mühe gegeben haben und relativ gesund gelebt haben, ist noch so vieles da, was sich zu beschützen lohnt. Messen Sie, schauen Sie, in welcher Risikoknochen- und -gefäßgruppe Sie sind und legen Sie los. Natürlich kann die HRT aus internistischen Aspekten auch noch im Alter begonnen werden. Warum denn nicht? Man muss nur mehr und feiner die Therapie auf den schon gealterten und evtl. funktionsgestörten Stoffwechsel abstimmen, so wie das bei Sport und Ernährung doch auch gemacht wird. Nein, die Hormone machen keine Krebserkrankungen. Die Alterung *per se*, Umweltbelastungen und unser Lifestyle erhöhen die Wahrscheinlichkeit für Krebserkrankungen, nicht die körpereigenen Hormone. Es gibt dazu genug Studien. Für die, die das interessiert, bitte in die dicken Fachbücher von Dr. Thierry Hertoghe schauen (Seite 379).

ACHTUNG hier kommt ein Paradigmenwechsel: Aus internistischer Sicht ist es für jede und jeden zu jederzeit, in jedem Alter, krank und gesund, möglich, Nährstoffe und körpereigene Hormone individuell nach Klinik (Beschwerden, Diagnosen, Befunde) und Laborwerten zu nutzen. Es muss nur das Vorgehen an den individuellen Körperzustand bezüglich der Stoffe und Dosierung angepasst werden, so wie man das beim Sport und bei der gesunden Ernährung ja auch macht. Deswegen fordere ich analog zur Ernährungs- und Sportmedizin eine neue medizinische Fakultät: die Nährstoff- und Hormonmedizin.

Es ist völliger Unsinn, die HRT 10 Jahre nach der letzten Blutung zu beenden. Frauen leben doch nach der letzten Blutung bis zum Tod noch 30–50 Jahre! Um mit über 80 oder 90 noch einen stabilen Knochen und kalkfreie Gefäße zu haben, benötigen sie in den 40–70ern einen biochemischen Knochen- und Gefäßschutz, ergänzend zu Nahrung und Bewegung gegen Widerstand. Es braucht eine völlig andere präventive und funktionelle Herangehensweise an den inneren Stoffwechsel in der Mitte des Lebens, wenn man die Art und Weise der Alterung positiv gestalten will. Ich kann das System nicht ändern, aber wenn Sie, liebe Leserinnen und liebe Leser, Bescheid wissen, keine Angst mehr vor Nährstoffen, Hormonen, Ärzten und Medikamenten haben und rational und mathematisch nach Fakten beginnen zu machen, was vor allem auch im System schon geht, dann ist der erste wichtigste Schritt getan.

Die drei Präventionsstufen der Gefäßgesundheit

Am besten für den einzelnen Menschen, aber auch die Gesellschaft als Ganzes ist es, wenn die Menschen mit aktiver, risikoangepasster und spezifischer Ultra- und Primär-

Prävention auf Organebene schadensfrei bleiben. Ein bisschen Arteriosklerose oder Osteopenie ist mit einer guten Lebensqualität vereinbar. Ein Zustand nach Schlaganfall und Schenkelhalsfraktur aber nicht. Es ist so viel Leid vermeidbar, wenn man im System früher je nach Risiko therapeutisch interveniert. Gerade in der frühen Prävention macht Nährstoff- und Hormontherapie so viel Sinn. Es gibt keine Nebenwirkungen, es gibt nur ein Zuviel, ein Zuwenig oder – mit der passenden wirksamen Dosis nach Labor – ein Richtig. Dieses »Richtig« muss man sich erarbeiten, indem man immer wieder misst (objektiviert) und angepasst an die Messergebnisse justiert.

Ultra-Prävention: die beste Prävention hinsichtlich der Gefäßgesundheit

Präventionsstufen der Gefäßgesundheit

Ultra-Prävention	
Zustand	Gefäße gesund, mit niedrigen oder schon erhöhten Gefäßkrankwerten, evtl. auch Osteopenie oder sogar Osteoporose, FKDS der Carotiden/Organebene noch gesund (Gefäßrisikogruppen I und II)
Ziel	Entstehung der arteriosklerotischen Plaques, der IMD-Verdickung und beginnende Gefäßstenosen lebenslang vermeiden.
Weg	IBSE-Trick: Ergänzend zum bestmöglichen Verhalten (*Big Five, Little Three*) mit individueller NHT nach Labor den Knochenabbau stoppen/vermeiden und Knochenaufbau fördern, Gefäßkrankwerte niedrig halten, evtl. sogar auch schon Pharmaka einsetzen, wenn die vaskulären Risikofaktoren, genetisch bedingt, sehr hoch sind und ein gesundes Verhalten allein diese nicht senken kann. Ursachen von ggf. *Silent Inflammation* suchen, abklären und ggf. behandeln. Notwendige Medikamente immer durch eine NHT begleiten, sodass man viel Wirkung und wenige Nebenwirkungen hat.
Primäre Prävention	
Zustand	Arteriosklerose in den Gefäßen vorhanden, FKDS der großen Arterien, insbesondere der Carotiden zeigt Plaques und/oder eine verdickte IMD (bei erhöhten vaskulären RF, evtl. auch Osteopenie oder sogar schon Osteoporose (Gefäßrisikogruppe III)
Ziel	1. Eine behandlungspflichtige Gefäßstenose vermeiden. 2. Ein akutes thromboembolisches Ereignis wie einen Herzinfarkt und einen Schlaganfall vermeiden. 3. Ein chronisches Organversagen von Nieren, Herz und Gehirn (CKD, NYHA-Herzinsuffizienz und Demenz) vermeiden.
Weg	IBSE-Trick: Ergänzend zum bestmöglichen Verhalten (*Big Five, Little Three*) mit individueller NHT (altersunabhängig!!) nach Labor den Knochenabbau stoppen/vermeiden, Knochenaufbau fördern, Gefäßkrankwerte, insbesondere den Blutdruck, soweit möglich auf gesunde/niedrige Werte einstellen. NHT auch nutzen, um notwendige Medikamente so zu begleiten, dass es weniger Nebenwirkungen und mehr Wirkung gibt. Hier in Gruppe III sollte vor allem je Gesamtrisiko das LDL aktiv auf Werte von ‹ 100 mg/dl oder auch ‹ 70 mg/dl gesenkt werden. Meist geht das nicht ohne cholesterinsenkende Pharmaka. Hier bitte einen Blick auf die Extra-Werte werfen: So bald eine CKD vorliegt, befinden Sie sich in Gruppe IV.

Präventionsstufen der Gefäßgesundheit

Sekundäre Prävention	
Zustand	Gefäßstenosen wurden schon behandelt und/oder Nieren, Herz und Gehirn sind schon von einer manifesten Arteriosklerose betroffen und es gibt Organdiagnosen wie: KHK, Z. n. Herzinfarkt, Herzinsuffizienz, CKD, Z. n. Schlaganfall (Gruppe IV). Bei Frauen liegt dann häufig auch eine manifeste Osteoporose mit evtl. sogar schon Z. n. Knochenfraktur vor.
Ziel	1. Erneute akute Ereignisse (Rezidive) vermeiden. 2. Organinsuffizienzen von Nieren, Herz und Gehirn stoppen und wenn möglich verbessern. 3. Pflegebedürftigkeit vermeiden (hier ist insbesondere wichtig, ggf. eine vorliegende Osteoporose zu behandeln).
Weg	Hier in Gruppe IV benötigen Sie die internistische Pharmakologie, wenn Sie Ihre Lebensqualität sichern möchten und Ihre Lebenserwartung > 5–10 Jahre ist. Das geht nicht mit Verhalten und NHT allein. Vor allem profitieren auch Frauen von einer optimalen Einstellung der erhöhten Gefäßkrankwerte. Das LDL sollte je nach Gesamtrisiko auf Werte von < 70 oder auch < 55 mg/dl abgesenkt werden. Ein Knochenabbau muss gestoppt werden, ggf. müssen bei schwerer Osteoporose osteologische Medikamente eingesetzt werden. Hier lässt sich die individuelle NHT nach Labor wunderbar kurativ nutzen, um die Wirkung der vaskulären und osteologischen Medikamente zu unterstützen und um ggf. unerwünschte Nebenwirkungen z. B. von Cholesterinsenkern, wie u. a. Statinen, auszugleichen. Alle körpereigenen Hormone sind altersunabhängig grundsätzlich erlaubt, nur mit dem Neubeginn von Estradiol muss man bei vorhandener ausgeprägter Arteriosklerose etwas vorsichtig sein. Erst müssen streng die vaskulären Risikofaktoren eingestellt werden, allen voran das LDL, das Apo-B, das Lp-PLA2 und der Blutdruck. Dann kann man je nach Labor schauen, was man mit E2 macht. Wenn Sie ein Mann mit einem MetS sind, bitte ändern Sie Ihre Ernährung, lassen Sie den Alkohol weg, bewegen Sie sich und nehmen Sie die Medikamente so ein, dass Ihr Blutdruck und Ihre Krankwerte gut eingestellt sind.

Präventive NHT für die Gefäßgesundheit

Was viele von Ihnen noch nicht so richtig verstehen, ist, dass eine individuelle NHT nach Labor immer Sinn macht, egal ob gesund oder krank. Es ist eine Methode oder ein Konzept, so wie Sport, die man allgemein oder auch ganz spezifisch anwenden kann. Egal, welches Problem man lösen will, erst sollte und muss man im Blut ausmessen, was genau an NHT individuell in welcher Dosis (Schlüssel- und Gesundmachstoff) genommen werden sollte. Beim Thema »Knochengesundheit« war es für mich noch leicht, auf den Knochen bezogen, überschaubar die wichtigsten Nährstoffe und die wichtigsten Hormone für die NHT aufzuzählen. Das Thema »Gefäßgesundheit« ist leider so viel größer und komplexer, sodass ich jetzt im Folgenden die therapeutischen Möglichkeiten der NHT nur anreißen kann. In Wahrheit sind alle Stoffe, über die ich in den zwei vorherigen Nährstofftherapie-Büchern und in diesem dritten Buch bei der NHT für die Knochengesundheit schon ausführlich geschrieben habe, auch für die dauerhafte Gefäßgesundheit lebenswichtig.

NHT früh für eine robuste IBSE nutzen: Verstehen Sie, ich gestalte mit der NHT eine robuste IBSE, ein stabiles biochemisch funktionierendes Haus, so wie man das im Sport, mit der Ernährung, mit der bewussten Haltung und der Zahngesundheit ja schon macht. Wir putzen nicht die Zähne bei oder gegen Migräne. Wir reinigen die Zähne mit Bürste und Zahnseide, um den Mund als Ganzes gesund zu halten. Denn mit gesunden Zähnen, gesundem Zahnfleisch, einem starken Kieferknochen und gut funktionierenden Kiefergelenken, ist die Wahrscheinlichkeit für viele Probleme, Krankheiten (auch Migräne) und auch Demenz im Alter kleiner. So ähnlich wie in der präventiven Zahnmedizin stelle ich mir den frühen Einsatz der Nährstoff- und Hormonmedizin vor. Wir kümmern uns lebenslang um eine optimale Stoffwechselfunktion mithilfe von Nährstoffen und Hormonen individuell nach Klinik (Symptome, Beschwerden, Aussehen, Diagnosen und Befunde) und Labor, damit wir gar nicht erst krank werden, vor allem nicht chronisch altersbedingt so unnötig pflegebedürftig krank. Damit Sie besser verstehen lernen, wann was Sinn macht und vor allem, warum das alles sicher und eben nicht gefährlich ist, müssen Sie lernen zu messen und sie müssen lernen, die NHT vor allem anhand der auffälligen Krank- und Schlüsselwerte für sich zu nutzen.

Das ist der Trick, die Basis der NHT: das Senken der Krankwerte und das Optimieren der wichtigsten Schlüsselwerte mit Nährstoffen und Hormonen, zu einem Zeitpunkt, an dem die Organebene noch gesund ist. Wenn es gelingt, mit Nährstoffen und Hormonen (Schlüssel- und Gesundmachwerten), die Zustandskrank- und -schlüsselwerte in der Gesundheit zu halten, ist und bleibt (!) das biochemische Haus robust gesund.

Basis für gesunde Gefäße sind gesunde Knochen: Eine der wichtigsten Säulen für die Gefäßgesundheit ist der Erhalt der Knochengesundheit. Insbesondere für die Arterien der Frauen ist der dramatische Verlust der Knochendichte im Rahmen der Wechseljahre ein Riesenproblem. So in dieser Deutlichkeit ist das im System noch nicht verankert. Ist aber so. Nein, es trifft nicht jede, aber viele eben doch, die Frau muss nur alt genug werden, um bei Osteoporose auch noch die schweren Folgen der Arteriosklerose zu manifestieren. Glauben Sie mir, dieser Cocktail aus Knochen*ent*kalkung und Gefäß*ver*kalkung ist sehr ungünstig, wenn Sie mit 80 Jahren fit eine gute Lebensqualität haben möchten. Und nein, meine Erfahrung ist nicht, dass es reicht, sich perfekt zu verhalten, um diese altersbedingten Prozesse zu vermeiden, abgesehen davon, dass das auch einfach unrealistisch ist. Ich will hier nicht gegen das gesunde Verhalten plädieren, ich will es »nur« mit NHT und ggf. Medikamenten ergänzen dürfen.

Meine Erfahrung ist, dass eine gute Alterung in der Breite (für das Volk) vor allem nur mit der Hormontherapie zu ermöglichen ist. Wichtige Hormone verlassen uns *peu à peu* ab dem 30. Lebensjahr; spätestens mit 50 sind die altersbedingten hormonellen Veränderungen für jede Frau und auch jeden Mann äußerlich sichtbar. Wir altern u. a. wegen drüsenbedingtem HORMON-VERLUST und/oder zellulärer HORMON-FUNKTIONS-SCHWÄCHE in den Empfängerzellen. Das ist gesichert, wird nur nicht so formuliert, weil man bisher gedacht hat, dass alles, was im Stoffwechsel gesund natürlich alt entsteht, »o.k.« ist. Ja, das war »o.k.«, als wir mit 60 gestorben sind, aber jetzt leben wir 20–30 Jahre länger und dann geht das biochemische funktionelle Gesundbleiben nicht ohne Hormone. Die sind dafür geschaffen, um uns gesund am Leben zu halten. Hormone haben die Macht, gesund den Zustand des Körpers zu halten oder zu verändern, nicht Nährstoffe und auch nicht Medikamente. Aber Hormone brauchen Nährstoffe als Cofaktoren, als »Geldgeber« und manches muss ergänzend zur NHT auch mit Medikamenten behandelt werden. So wie wir auch Brillen, künstliche Hüftgelenke und Zahnimplantate nutzen, wenn es zu spät für eine richtige Heilung ist.

Wir verkalken an den Arterien, wenn Vitamin D und Calcium fehlen: Welche Diagnostik und welche Therapien für die Knochengesundheit wichtig sind, habe ich im 3. Kapitel (Seite 66) ausführlich beschrieben. Besonders die HRT mit Progesteron (Seite 121) sowie Estradiol (Seite 129) und die TET (Seite 152) Vitamin D & Cofaktoren, wie auch weitere Nährstoffe, wie Vitamin A, Vitamin C, Vitamin B12 und Mangan, spielen hier eine entscheidende Rolle. Wichtig ist auch für die Gefäßgesundheit, dass die Knochenkrankwerte Beta-Cross-Laps (Seite 67) und Trap5b (Seite 70), ggf. unter HRT, möglichst niedrig sind und die D-Ratio (Seite 95) sollte mithilfe von vor allem Calcium, Magnesium und Bor bei < 1,0, am besten um 0,5 sein. Nein, Calcium ist nicht böse, es verkalkt nicht die Arterien, wenn wir es nach Labor richtig dosiert einnehmen. Wir verkalken bei vaskulären Risikofaktoren (in Anwesenheit von *Silent Inflammation* mit leicht erhöhtem hsCRP oder CRP sogar noch besser), wenn der Körper sich mithilfe von einem hohen 1,25-OH-Vitamin-D (Ursache: Vitamin-D-, Magnesium-, Bor- und vor allem Calcium-Mangel) und einem erhöhten PTH (Ursache: Vitamin-D- und Calcium-Mangel) das Calcium unphysiologisch in der Säure-Basen-Haushalts-Not zum Anheben des zu sauren Blut-pH-Wertes aus dem Knochen holt (ideal ist ein basischer pH von 7,4).

Die Lösung bei erhöhter D-Ratio mit erhöhtem CRP und »normalem« Serum-Calcium: Calcium geben (Seite 99)! Nein, die Ernährung reicht bei erhöhter D-Ratio dafür meiner Erfahrung nach NULL aus, auch wenn die osteologischen Leitlinien dies behaupten. Das PTH (Seite 93) muss unter der Therapie mit Calcium und Vitamin D optimal in der niedrigen Norm bei 20–30 ng/l

Das beeindruckendste Beispiel für die Kraft der Hormone ist die Schwangerschaft

Nur mit Hormonen – im Übrigen mit wahnsinnig hohen Spiegeln – und deren biochemischen Auswirkungen kommt nach 40 Wochen ein gesundes fertiges Kind zu Welt. Ja, Mutter und Kind brauchen zum Wachsen Nährstoffe, aber es sind die Hormone, die das ganze Geschehen steuern und gestalten. Deswegen ist hier auch mein Appell an alle Frauen: Bitte keine Angst mehr haben vor der HRT mit transdermal Estradiol (E2), oral oder vaginal Progesteron (P). Das sind die Guten, die sind bestens erforscht, die kennt unser Körper, die sind nicht böse und sie beschützen vor allem unseren Knochen vor dem Verfall. Nutzen Sie die HRT auch schon in der Perimenopause, wenn es Ihnen nicht gut geht und Sie unter den Hormonschwankungen leiden – das müssen Sie nicht ertragen. Und nutzen Sie die HRT auch für Ihre Gefäßgesundheit, dann beschützen Sie Ihr Herz, Ihre Nieren und auch vor allem Ihr Gehirn.

sein und das ucOC (Seite 105) muss unter einer Vitamin-K2-Therapie bei < 2,0 ng/ml (gern noch niedriger) liegen. K2-Mangel ist sowohl für die Knochen als auch für die Gefäße ganz schlecht, denn K2 sagt dem Calcium, wo es sich im Körper aufzuhalten hat. Und Calcium gehört in den Knochen und nicht in die Gefäße. Diese Verschiebung von Calcium aus dem Gewebe, rein in den Knochen wird von Vitamin K2 reguliert.

Was bei erhöhtem Lp-PLA2 wichtig ist: Auch das Lp-PLA2 (Seite 180), der fünfte Hauptgefäßkrankwert ist höher, wenn K2 fehlt. Deswegen bei erhöhtem Lp-PLA2 nicht nur das LDL und das Apo-B senken, sondern auch immer schauen, dass das ucOC unter K2-Therapie gut auf Werte unter 2,0 ng/ml gesenkt wurde. Nicht wundern, der K2-Bedarf ist von Mensch zu Mensch sehr unterschiedlich: Manche brauchen für ein niedriges ucOC täglich 3000 µg K2 und mehr, bei anderen reichen 100 µg/d. Was genau die oder der Einzelne z. B. an K2 benötigt, sieht man nur, wenn man funktionell das von K2 abhängige »Stoffwechselfeld« misst. Es geht um die Absenkung der Krankwerte (bei K2 sind das ucOC und LP-PLA2), das ist das Ziel von NHT, das die K2-Dosis bestimmt. Solange ucOC über 2,0 ng/ml liegt und Lp-PLA2 noch nicht niedrig genug ist, steigere ich die K2-Dosis und damit verdichte ich Knochen und entkalke Gefäße.

Auch die Vitamine A, C und B12 sind wichtig für die Gefäßgesundheit: Vitamin A (Seite 110) und Vitamin C (Seite 110) reduzieren als Antioxidanzien den oxidativen Stress und damit sinken oxidiertes LDL und MDA-LDL (Seite 235). Vitamin C ist zudem der Vorläufer von Kollagen, das ist auch wichtig für das bindegewebige Gerüst der Gefäße. Vitamin B12 (Seite 111) senkt das für die Gefäße ungesund erhöhte Homocystein (Seite 240). Mangan-Mangel ist nicht so direkt kausal mit der Entstehung von Arteriosklerose verbunden, aber Mangan ist für viele Enzymfunktionen im Stoffwechsel wichtig, insbesondere auch für die mitochondrialen Superoxid-Dismutasen (SOD), die mithelfen, den oxidativen Stress im Rahmen zu halten. Deswegen, wenn Sie auf Ihrer inneren Forschungsreise einen Mangan-Mangel in dem Mineralprofil des IMDs feststellen, lassen Sie das nicht so (Seite 113), vor allem, wenn neben Knorpelverlust und Arthrose auch oxidativer Stress und/oder *Silent Inflammation* bei Ihnen eine Rolle spielen.

Ja, ich weiß, dass es noch mehr gibt, was man für die Knochen machen kann (Aminosäuren, Kreatin, Kollagen etc.), aber hier ist die Messung im Blut unmöglich, schwierig oder nicht so linear kausal aussagekräftig. Das ist wesentlich komplexer und ich habe daher noch keine einfache Regel, die ich an dieser Stelle weitergeben könnte, wobei jede und jeder zur Verbesserung seiner Mitochondrienfunktion gesund und krank gern täglich 3–5 g Kreatin zu sich nehmen kann. Das schadet alles nicht, im Gegenteil, es ergänzt gut, aber stellen Sie die von mir genannten NH-Stoffe doch erst einmal ein, vor allem die Hormone, das ist eine sichere und vor allem spezifische gute Basis, mit der Sie so viel Stabilität und Prävention erreichen können. Alles, was dann noch sein muss und kann, wird man dann sehen.

Nährstofftherapie für gesunde Gefäße

Die Wahrheit ist, dass man alle essenziellen Nährstoffe für alles, was im Körper geschieht, auch für die Gefäßgesundheit, benötigt. Um da priorisieren zu können, ist es wichtig, den Bedarf der wichtigsten Basisnährstoffe bei sich auszumessen.

Nur so sehen Sie, was wirklich bei Ihnen zu substituieren ist. Wo sind Sie am weitesten weg von dem, was für eine gesunde Stoffwechselfunktion da sein müsste? Gibt es schon funktionelle Auswirkungen Ihres Nährstoff-Hungers, -Bedarfs oder -Mangels bei den damit zusammenhängenden, für Ihre Gefäßgesundheit wichtigen Krank- und Schlüsselwerten? Der Grundanker bei der NHT sind die erhöhten Krankwerte oder die aus der Gesundheit verschobenen Schlüsselwerte: Die will man mit der NHT behandeln und dafür gibt man therapeutisch vorsichtig die zu schlappen Schlüsselstoffe, großzügig zusammen mit den dazu passenden Gesundmachstoffen. Nährstoffe und Hormone sind in beiden Kategorien vorhanden. Weil es so wichtig ist, will ich den Unterschied noch einmal ganz deutlich fomulieren.

Schlüsselnährstoffe und Schlüsselhormone haben einen kleinen therapeutischen Optimalbereich: Hier gibt es ein unerwünschtes Zuviel, aber eben auch ein krank machendes Zuwenig (!). Wenn ein Schlüsselnährstoff nur schwach da ist, ist das schlecht, die Schwäche schadet nur nicht akut und deswegen gibt das in der Medizin niemand als Therapie, alle Blicke richten sich immer nur angstvoll auf das Zuviel. Das ist einer der Hauptfehler, den die klassische Medizin gerade begeht.

Gesundmachstoffe haben eine große therapeutische Breite: Wenn sie nicht da sind, sterben wir nicht, und wenn etwas zu viel davon da ist, ist das für den Notarzt auch »egal«. Am besten für die Gesundheit ist aber, wenn sie »satt« da sind. Zu viel muss nicht sein, aber nicht, weil das dann sofort gefährlich ist, nein, das ist dann meist nur Verschwendung von Aufwand und Geld. Theoretisch gibt es bei den Gesundmachwerten ein Zuviel, aber das ist so weit weg von unserer Mangel- oder Hunger-Realität, dass mich Warnungen vor Gesundmachstoff-Überdosierungen einfach nur noch nerven. Das Zuviel ist unter einer wohldosierten ausgemessenen Nährstofftherapie nicht das Problem, das Zuwenig ist unser Problem, nicht das Zuviel.

Therapeutische Breite bei Nährstoffen und Hormonen

Beispiele bei den Nährstoffen:

- **Calcium ist ein Schlüsselnährstoff:** Da muss man genau titrieren, was optimalerweise gebraucht wird. Man muss messen, machen und wieder messen, Schritt für Schritt.
- **Magnesium ist ein Gesundmachnährstoff:** Da kann man angstfrei »klotzen«. Wenn man Durchfall bekommt, reduziert man die Dosis. Oral überzudosieren geht nicht, ohne dass man das merkt.

Beispiele bei den Hormonen:

- **Cortisol ist ein Schlüsselhormon:** Da muss man wieder vorsichtig genau schauen, was die optimale Funktionsdosis ist, je nach Messung und Befinden.
- **Progesteron ist ein Gesundmachhormon:** Da kann man großzügig sein und nach Befinden die Dosis anpassen. Ein schadhaftes Zuviel gibt es nicht, man wird vorher müde. Ja, es gibt selten beim Progesteron Unverträglichkeiten, aber das merkt dann die Betroffene; so wie man ja auch merkt, wenn man eine Apfelallergie hat, dann isst man eben keine Äpfel. Aber deshalb würde dennoch keiner behaupten, dass Äpfel giftig sind. Es gibt einfach wenige Menschen, die sie nicht vertragen.

B-Vitamine: Gesundmachnährstoffe

Die B-Vitamine sind allesamt Gesundmachnährstoffe! Sie haben eine große therapeutische Breite und unsere innere biochemische Realität ist ein eklatanter Vitamin-B-Mangel oder, anders formuliert, ein enormer Vitamin-B-Hunger oder -Bedarf. Die B-Vitamine müssen für die Energiearbeit einer jeden Zelle satt da sein (siehe mein *1. Buch Nähstofftherapie*). Ein wichtiger Indikatorwert für das gute funktionelle Vorhandensein von vor allem B12, B9 (Folsäure), B7 (Biotin), B6 und auch B2 ist der Zustands-Schlüsselwert Homocystein (Seite 240). Der Homocystein-Wert steigt, wenn alle oder eines dieser B-Vitamine fehlen. Ein erhöhtes Homocystein schadet den Gefäßen, es wirkt unerwünscht proentzündlich und prothrombotisch. Deswegen ist ein wichtiges Ziel in der NT für die Gefäßgesundheit, das Homocystein auf optimale Werte von 6–8 µmol/l einzustellen. Wo unter Therapie das B12 sein soll, habe ich schon erläutert (Seite 111). Nun zu den anderen, für das Homocystein relevanten B-Vitaminen: B9, B7, B6 und B2 (Reihenfolge nach Wichtigkeit).

Vitamin B9 (Folsäure)

Zur Erinnerung: Der pinke Bereich soll symbolisieren, wo man in der statistischen Mangel-Referenz schon mit NHT behandeln kann. Das Labor sagt, alles »normal«, aber die Nährstoffmedizin sagt, nein, das reicht nicht, um für die Stoffwechselfunktion top versorgt zu sein. Hier ist ein Gap, wo wir funktionell und präventiv etwas tun können. Es geht nicht um die Vermeidung eines Todes aufgrund von Nährstoffmängeln, sondern es geht um eine robuste und fitte IBSE, die bereit ist, Alltagsprobleme wie Alterung und Stress gesund zu lösen.

Meist reicht es, vor und unter Therapie zur Dosisfindung aus, diesen günstigen Test auf Folsäure im Serum zu machen, man muss nur darauf achten, dass unter Therapie die Folsäure-Spiegel über 16 pg/ml liegen. Wenn man aber unsicher ist und genauer wissen will, ob es wirklich genug aktive Folsäureformen für die zelluläre Stoffwechselarbeit gibt, kann man eine besondere Untersuchung im IMD Berlin (ID-Vit[144]) machen, bei der von dem Wachstum Vitamin-B-abhängiger Bakterien auf das tatsächliche Vorhandensein der bioaktiven Folsäureformen geschlossen wird.

Vitamin B7 (Biotin)

Bei einer Biotin-Therapie gibt es oft Aufregung, weil Biotin, wenn man es direkt vor der Blutabnahme nimmt, bei bestimmten Labordiagnostik-Testsystemen die Werte einiger Parameter verfälschen kann. Da Sie meist nicht wissen, was genau im Labor der Arztpraxis für ein Verfahren eingesetzt wird, sollten Sie am besten Ihre Biotin-Therapie 24 Std. oder besser 48 Std. vor jeder Blutennahme (BE) nicht nehmen. Da wir in der Praxis sowieso immer alle BE morgens »blanko« machen, ist für die notwenige Biotin-Pause vor der BE automatisch gesorgt. Und das IMD Berlin nutzt beispielsweise mit dem Alinity System der Firma Abbott, auch kein Biotin-abhängiges Testsystem, da ist das Thema dann sowieso irrelevant. Auch das Cobas-System der Firma Roche, das das Labor Augsburg nutzt, ist deutlich Biotin-resistenter geworden, hier reicht dieser Abstand von 24–48 Std. Bevor Sie sich deswegen verrückt machen, fragen Sie Ihre Labore, ob deren Testsysteme Biotin-abhängig sind oder nicht. Oder Sie lassen das und legen einfach vor der BE eine Biotin-Pause von 1–2 Tagen ein.

Offizieller Referenzbereich **Folsäure (B9) im Serum, Labor A**[143]

Folsäure (B9) › 4,5 ng/ml (der Messbereich geht bis maximal 20 ng/ml)

- therapeutisch gesundes Ziel unter oraler Therapie: › 16–20 pg/ml (kann auch etwas höher sein)

G-Gesundheits-Skala: Folsäure (B9) (ng/ml)
(absolute Werte, laborunabhängig vergleichbar)

schw. Mangel	Mangel	Folsäure-Hunger	optimal	nicht nötig	Dosis reduz.
4,5	10	16	20	25	40 →

Unter Therapie sollte der Folsäure-Spiegel bei über 16 pg/ml liegen.

Offizieller Referenzbereich
Nachweis bioaktiver Folsäure mit einem mikrobiologischen Bioassay (ID-Vit) IMD Berlin[145]

bioaktive Folsäure (B9) im EDTA-Blut › 100–270 µg/l

- therapeutisch gesundes Ziel unter oraler Therapie: bei › 160 µg/l halten

Erinnerung: Was Blanko-Blutentnahme bedeutet

Zwölf Stunden vor der Blutentnahme (BE) nichts essen (nüchtern bleiben) und keinen Kaffee trinken, auch keinen Milchkaffee. Wenn die BE um 8 Uhr ist, dann ab 20 Uhr am Vorabend kein Essen mehr zu sich nehmen, auch keinen Alkohol. Dann morgens gern mit »Wasser satt« zur BE gehen, nicht »vertrocknet« zur BE kommen, gern vorher gut getrunken haben, nur Wasser oder auch Kräutertee. Am Morgen der BE nichts einnehmen, was gemessen wird, keine Nährstoffe und keine Hormone (auch nicht Schilddrüsen- und Nebennieren-Hormone), vor allem auch nicht die transdermalen Hormone, wie E2 und Testo. Alles aber zur Nacht ist o.k., das so nehmen, wie immer (Progesteron, Melatonin und/oder Eisen). Blutdrucksenker, Harnsäuresenker, Statine, Antidiabetika, Psychopharmaka oder andere wichtige Medikamente dürfen morgens vor der BE genommen werden.

Auch wichtig: Um präventiv die Gesundheit zu erforschen, ist es besser, nur zu messen, wenn man gesund ist (und eben nicht akut erkältet, das verfälscht einiges), besser vor dem Urlaub (und nicht danach, wenn man 3 Wochen nichts genommen hat), keine Nährstoff-Infusionen in den 2 Wochen vor der BE und bitte keine Cortison-Spritze beim Orthopäden bzw. wenn das erfolgt ist, es zumindest angeben. Die Idee ist mit diesem »Blanko«-Prozedere bei einer gesunden BE am Morgen, bei jeder BE eine Standard-Bedingung zu erzeugen, sodass man im Verlauf seine Daten möglichst gut vergleichen kann. So ist es auch besser möglich, zwischen den Menschen die erhobenen Laborwerte zu vergleichen. Alle Werte, auf die ich mich hier beziehe und auf die ich einstelle, sind so entstanden. Wenn Sie diese Referenzen für sich nutzen wollen, müssen Sie die Werte auch unter diesen Bedingungen herstellen. Natürlich kann ich alles, was davon abweicht, immer auch mit einbeziehen und einberechnen, wenn ich es denn weiß, ein-

Offizieller Referenzbereich Biotin (Vitamin H, B7) im Serum, Labor A[146]

Biotin (B7)	Mangel:	< 100 ng/l
	Grenzbereich:	100–249 ng/l
	ausreichende Versorgung:	ab 250 ng/l

- therapeutisch gesundes Ziel unter oraler Therapie: bei > 1000 ng/ml halten (höher misst das Labor nicht)

G-Gesundheits-Skala: Biotin (ng/l)
(absolute Werte, laborunabhängig vergleichbar)

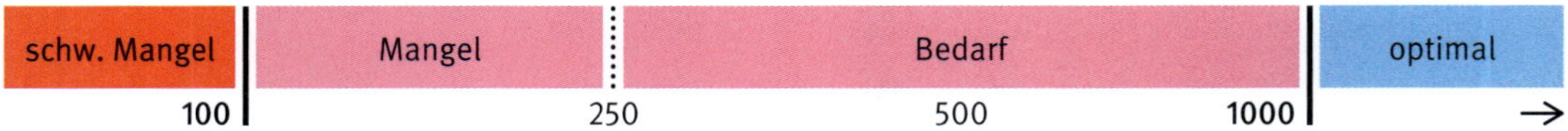

Biotin-Werte zwischen 200–300 ng/ml sind bei uns oft die »Normalität«. Werte unter 100 ng/ml sind dagegen ungewöhnlich und deuten auf eine schwere Störung der Darmflora (Dysbiose) hin, denn die guten Darmbakterien können Biotin herstellen. Wenn aber das Biotin so niedrig ist, müssen die Guten im Darm fehlen. Wenn es klinisch Sinn macht, lohnt es sich, hier evtl. auch ergänzend zum Blut eine Stuhldiagnostik vorzunehmen.

fach, weil ich so viele Jahrzehnte Laborlese-Erfahrung habe, aber für Sie, ohne diese Erfahrung ist es gut, wenn Sie sich an diesem Standard orientieren.

Vitamin B6

Bei B6 erlebe ich auch immer wieder, dass die Menschen durch Warnungen vor zu viel verunsichert werden. Man muss sehr hohe Dosierungen geben, um von B6 schadhaft zu viel zu haben. Sehr hohe Dosierungen wären 300 mg täglich und mehr. Meiner Erfahrung nach braucht man selten mehr als 50 mg aktives B6 als P5P täglich, um das bioaktive B6 in den optimalen Bereich anzuheben. Bitte nicht ohne Laborkontrolle dauerhaft Dosierungen von mehr als 50 mg täglich nehmen. Nutzen Sie in der Therapie die aktive Form von B6, das P5P (steht alles genau im *2. Buch Praxisleitfaden*). Und bitte keine Panik bekommen, wenn Ihr bioaktiver B6-Wert unter Therapie plötzlich bei > 36 µg/l liegt, das ist nicht schlimm, es ist dann einfach ein Hinweis, dass die Tagesdosis oder Wochendosis zum Erhalt einer guten Versorgung mit B6 etwas reduziert werden kann. Die Idee in der NT ist, anhand des bioaktiven B6-Spiegels, dem MCV (das bei B6-Mangel sinkt), dem HC (das bei B6-Mangel steigt), der DAO (die DAO-Synthese benötigt B6) und dem Serotonin- und dem Melatonin-Spiegel (die Synthese ist B6-abhängig) die beste funktionell unterstützende B6-Dosis herauszuarbeiten. Man muss immer den Nährstoffspiegel in den Kontext zum Stoffwechsel setzen. Es lässt sich dann sehen, ob im Inneren »genug« wirkt.

Vitamine B2 und B1

Vitamin B1 ist interessant und auch in sehr hohen Mengen nicht toxisch oder zu viel. Es gibt Hinweise, dass z. B. bei Parkinson eine sehr hohe B1-Dosis von 2 g bis zu 4 g täglich oral helfen kann, die Symptomatik zu reduzieren.[148] Ich habe hier keine Erfahrung, aber ich freue mich immer, wenn es zu einem einzelnen Nährstoff Daten gibt, die sogar bei sehr hohen Dosierungen über einen positiven Effekt berichten. Ähnlich wie

Offizieller Referenzbereich Nachweis bioaktives B6 mit einem mikrobiologischen Bioassay (ID-Vit), IMD Berlin[147]

bioaktives Vitamin B6 im Serum › 10,1 µg/l (der Messbereich geht bis maximal 36 µg/l)

- therapeutisch gesundes Ziel unter oraler Therapie: bei › 30–36 µg/l halten
- Wichtig bei der B6-Diagnostik: Bitte keine Panik, wenn in der normalen B6-Bestimmung (also nicht bioaktiv) die B6-Spiegel unter Therapie deutlich erhöht sind. Das passiert vor allem unter der Therapie mit dem inaktiven B6 als Pyridoxalhydrochlorid, aber eben nicht mit der aktiven P5P-B6-Form.

G-Gesundheits-Skala: bioaktives B6 (µg/l)
(hier nur Erfahrung mit dem ID-Vit des IMD Berlin)

schw. Mangel | Mangel | Bedarf | optimal | Dosis reduz.
10,1 | 25 | 30 | 36 | →

Es werden selten mehr als 50 mg aktives B6 als P5P täglich benötigt, um das bioaktive B6 in den optimalen Bereich anzuheben. Bei Werten › 36 µg/l kann die Dosis reduziert werden.

das Coimbra-Protokoll bei Vitamin D, wo auch sehr hohe D-Dosierungen von mehreren 100 000 IE pro Woche unter engmaschiger Kontrolle zur Behandlung der Multiplen Sklerose eingesetzt werden.

Es gibt Menschen, bei denen es trotz bester Spiegel aller einzelnen B-Vitamine nicht gelingt, das Homocystein (HC) zu senken. Dafür können genetische Gründe oder auch eine Niereninsuffizienz verantwortlich sein. Versuchen Sie es dann nochmal mit einer zusätzlichen Gabe von Betain 500 mg, ein- bis zweimal pro Tag. Und bitte keine Panik, wenn das HC etwas erhöht bleibt und Sie es einfach nicht perfekt gesenkt bekommen. Es ist nicht bei jedem in jedem Alter möglich, jede Zahl auf ihr Optimum einzustellen, das ist unrealistisch, denn bisher sind wir ja auf jeden Fall ein endliches System und wir al-

Offizieller Referenzbereich

Nachweis bioaktives B2 mit einem mikrobiologischen Bioassay (ID-Vit), IMD Berlin[149]

bioaktives Vitamin B2 im Serum › 85,4 µg/l (der Messbereich geht bis maximal 300 µg/l)

- therapeutisch gesundes Ziel unter oraler Therapie: bei › 250–300 µg/l halten

G-Gesundheits-Skala: bioaktives B2 (µg/l)
(hier nur Erfahrung mit dem ID-Vit des IMD Berlin)

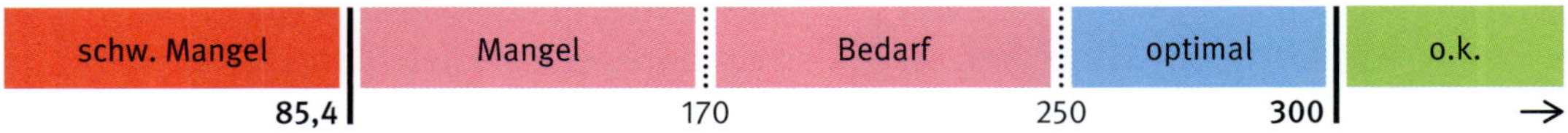

Vitamin B2 stellt man satt ein auf optimale Spiegel anhand des Homocystein-Wertes und u. a. der mitochondrialen Funktion zusammen mit Vitamin B3 (Nikotinamid, siehe *2. Buch Praxisleitfaden*).

Offizieller Referenzbereich

Nachweis bioaktives B1 mit einem mikrobiologischen Bioassay (ID-Vit), IMD Berlin[150]

bioaktives Vitamin B1 im EDTA › 39,8 µg/l (der Messbereich geht bis maximal 60 µg/l)

- therapeutisch gesundes Ziel unter oraler Therapie: bei › 60 µg/l halten

G-Gesundheits-Skala: bioaktives B1 (µg/l)
(hier nur Erfahrung mit dem ID-Vit des IMD Berlin)

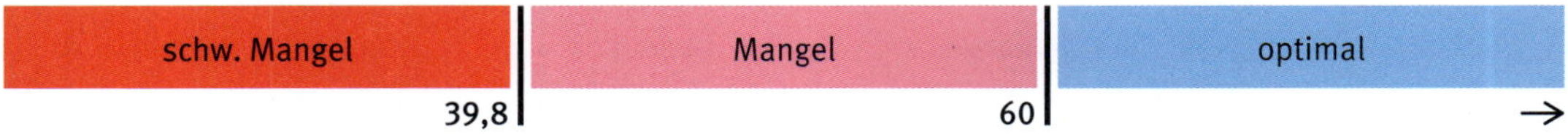

Vitamin B1 stellt man satt je nach Zuckerstoffwechsel (HOMA-Index, HbA1c, AGEs), GPT und pro-BNP ein.

tern, ob wir das wollen oder nicht. Und mit 40, 50 oder 60 Jahren sind ja auch schon einige Dinge »in den Brunnen gefallen«.

Sehen Sie das große Ganze und da ist das Wichtigste, das, was geht, pragmatisch, cool, rational in die Hand zu nehmen und zu gestalten und das, was man nicht verändern kann, zunächst einmal gelassen anzunehmen. Damit muss entweder gelebt werden oder, wenn man Glück hat, gibt es ein Medikament, das hilft, das individuelle Krankheitsproblem auszugleichen und auf gesunde Werte einzustellen. Sie können sich nicht auf Ihrer inneren Forschungsreise wegen jedem, nicht perfekt eingestellten Wert emotional ins Unglück stürzen, das ist Energieverschwendung. Dann hören Sie bitte auf, dieses Buch zu lesen. Ich kläre Sie auf, damit Sie anhand Ihrer Daten und Fakten klug, strategisch, logisch und pragmatisch am besten mit einer Ärztin oder einem Arzt im System in die Handlung gelangen können, nicht, damit Sie sich unsinnige Sorgen machen. Das bringt nichts. Wirklich: Immer, wirklich immer gibt es etwas, was Sie oder wir tun können, Sie brauchen nur mehr medizinisches Wissen um die Zusammenhänge. Dann können Sie mitdenken und mit in die Verantwortung gehen für das Tun oder Nicht-Tun.

Omega-3-Fette: Gesundmachnährstoffe

Die essenziellen Omega-3-Fette EPA und DHA müssen wir über die Nahrung aufnehmen, wir können sie nicht selbst ausreichend bilden, auch nicht aus Leinöl. Es gibt so viel wissenschaftliche Evidenz dazu, dass Omega-3-Fette nützlich sind, um so vieles, was wir altersgemäß krank bekommen, zu lindern oder gar zu vermeiden, dass ich nicht verstehe, wieso sie als Therapie nicht in den fachärztlichen Leitlinien enthalten sind. Vor allem, weil man die funktionelle Versorgung der Zellen (und ihrer Zellmembranen) so gut mit dem sogenannten Omega-3-Index objektivieren kann. Jede Zellmembran besteht zu einem gewissen Prozentsatz aus diesen lebensnotwendigen, ungesättigten Omega-3-Fettsäuren. Dank EPA und DHA sind diese Membranen geschmeidig, stabil und funktionstauglich. Membranen haben so viele wichtige Funktionen für jede Zelle, denn nicht nur die äußere Zellmembran muss gesund 10–12 % Omega-3-Fette enthalten, auch die doppelte Membran der Mitochondrien ist nach dem gleichen Schema F, wie die äußere Zellmembran, aufgebaut. Auch sie muss gut mit Omega-3-Fetten versorgt sein, sonst funktioniert der Energiestoffwechsel (ATP-Bildung), der sich ja in diesen Mitochondrien abspielt, nur ineffizient und fehlerhaft. Wenn man sich das bewusst macht, ist es nur logisch, dass alle Organsysteme mit allen Zellen und allen Mitochondrien von einem guten Omega-3-Index profitieren.

Wieso gebe ich als optimal den Bereich von 10–12 % an? Weil das meine Erfahrung ist. In meiner Beobachtung kann man erst bei einem Omega-3-Index von > 10 % mit dem Index zusammenhängende Krankwerte senken. Alles, was mit der Funktion von Zellmembranen direkt oder indirekt zusammenhängt, verbessert sich (Fettstoffwechsel, Organfunktionen, Parameter für Leaky Gut etc.). Besonders gut ist das am LDL zu beobachten. Es sinkt um etwa 20 Punkte, wenn der Omega-3-Index von 6 auf 11 % steigt, nicht viel, aber doch etwas. Bei Ausgangs-LDL-Werten von 200 mg/dl ist das irrelevant, aber bei einem LDL-Abfall von 118 mg/dl auf 98 mg/dl kann das ein wichtiger und auch therapeutisch ausreichender Unterschied sein. Und umgekehrt: 10–12 % sind sicher gut; es gibt keine Studie, die sagt, dass ein Index von 12 % schädlich ist. Mehr als ein Omega-3-Index von 12 % oder auch 13 % ist – mit dem Wissen von heute – aus meiner Sicht präventiv nicht nötig und könnte eher wieder für Ängste sorgen.

Achten Sie bei Ihren Produkten darauf, dass sie die Omega-3-Fette in der natürlichen Triglyzeridform (und nicht in der Esterform) enthalten. Es waren sehr hohe Dosierungen (> 4 g) dieser konzentrierten Esterformen, die in Studien dazu geführt haben, dass es zu einem vermehrten Auftreten von Vorhofflimmern gekommen ist. Das waren die Produkte, vor denen das BfArM in seinem Rote-Hand-Brief von November 2023 gewarnt hat, nicht die natürlichen Triglyzerid-Produkte, die in den meisten guten schadstofffreien Ölen enthalten sind. Meine Erfahrung ist, dass die meisten Menschen, die einen Ausgangs-Index von 5–6 % haben, etwa auch nur 2000–3000 mg aufgeteilt auf EPA und DHA brauchen, um ihren Index auf über 10 % zu steigern.

Mein Rat: Wenn Sie nicht täglich zweimal Fisch essen, was ich wegen der Schwermetallbelastung der großen Fische im Übrigen nicht empfehle, dann fangen Sie mit 1–2 Kapseln mit 600 oder 700 mg (an EPA und DHA zusammen) täglich an und messen Sie nach 6 Monaten einmal Ihren Omega-3-Index. Dann schauen Sie, was Ihnen genau an EPA und DHA noch fehlt, um den In-

Offizieller Referenzbereich

Fettsäurestatus in der Erythrozytenmembran, IMD Berlin[151]

Omega-3-Index 8–16 %

- therapeutisch gesundes Ziel unter oraler Therapie: bei 10–12 % halten
- Hier ist beim IMD die angegebene Referenz von 8–16 % in Wahrheit schon angehoben worden auf den therapeutischen Zielbereich. Die tatsächliche Realität ohne Substitution der Omega-3-Fettsäuren EPA und DHA liegt in meiner Praxis eher um 5 %. Der niedrigste Wert, bei einem sich seit 20 Jahren vegan ernährenden Patienten, lag bei 2,3 %. Das Beste, was jemand nur durch das Essen von viel Fisch und Wildfleisch geschafft hat (dann aber auch eher dick war) waren Werte um 7–8 %. Das bedeutet, niemand in Deutschland hat einen Omega-3-Index von über 8 % ohne Substitution!

G-Gesundheits-Skala: Omega-3-Index in % in der Erythrozytenmembran
(hier nur Erfahrung mit dem Index des IMD Berlin)

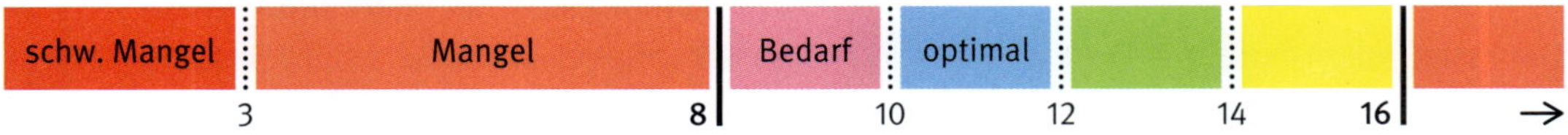

Der IMD-Omega-3-Index ist gut vergleichbar mit dem Omega-3-Index anderer Labore. Man muss nur darauf achten, dass nicht Omega-3-Blutspiegel angegeben werden, sondern, dass wirklich die Zellmembran der Erythrozyten zur Indexanalyse verwendet worden ist. Dieser Wert wird immer in % ausgedrückt und eben nicht in einer Einheit mit Angabe einer Konzentration pro Volumen.

dex auf über 10 % oder auch 12 % zu bringen. In den meisten Kapseln ist meist etwas mehr DHA als EPA enthalten, einfach weil EPA teurer ist. Es gibt aber auch Produkte, die mehr EPA enthalten, die müssen Sie suchen. Pauschal lässt sich sagen: Für die Herzgesundheit ist insbesondere ein sehr guter EPA-Wert wichtig, und wenn das Gehirn oder die Frau mit Kinderwunsch (Eizelle und kindliches Gehirn in der Schwangerschaft) unterstützt werden müssen, ist insbesondere ein guter DHA-Wert wichtig.

Chrom: Gesundmachnährstoff

Chrom ist wichtig, wenn der HOMA-Index zu hoch ist, also eine Insulinresistenz (IR) vorliegt. Chrom hilft, den Insulinrezeptor wieder für das Insulin empfindlich zu machen. Sowieso sollte man einen zu niedrigen Chrom-Wert, auch wenn man ihn gesund nur durch Zufall entdeckt, nicht niedrig lassen; aber erst recht macht es Sinn, den Chrom-Mangel auszugleichen, wenn ein Mensch Schwierigkeiten mit dem Zuckerstoffwechsel hat. Also, wenn Zucker ein Thema ist, das Insulin morgens nüchtern bei über 10 µU/ml, der HOMA-Index über 2,0 und das HbA1c bei über 5,6 % liegt oder schon ein Diabetes mellitus bekannt ist, bitte das Chrom überprüfen und ggf. auf Werte um 0,4 µg/l einstellen. Eine tägliche Dosis von 200 µg hebt den Chrom-Spiegel um etwa 0,2 µg/l an. Das ist aber auch von Mensch zu Mensch unterschiedlich. Chrom braucht nicht jeder, aber viele brauchen es doch regelmäßig. Mehr als täglich 600 µg musste ich zum Anheben des Chrom-Spiegels auf gute Werte bisher nicht geben. Meist reichen dreimal 200 µg pro Woche und bis 400 µg täglich, um diese 0,4 µg/l zu erreichen. Der Bedarf an Chrom ist eher etwas Stabiles, trotzdem ist dieses Vollblutmineralanalyse-Profil wirklich etwas, was man unter einer höheren und regelmäßigen Nährstofftherapie mindestens einmal pro Jahr im Labor bestimmen lassen sollte.

Offizieller Referenzbereich
Chrom im Vollblut, IMD Berlin, Teil der Vollblutmineralanalyse[152]

Chrom im Vollblut 0,14–0,52 µg/l

- therapeutisch gesundes Ziel: um 0,4 µg/l halten

G-Gesundheits-Skala: Chrom im Vollblut (µg/l)
(nur bezogen auf Werte des IMD Berlin)

schw. Mangel	deutl. Mangel	noch Bedarf	optimal	noch o.k.	unnötig
0,14	0,25	0,37	0,43	0,52	→

Die Einstellung von Chrom ist einfach, das funktioniert immer sehr gut. Man gibt eine tägliche Dosis und die Spiegel gehen in Relation zur Dosis hoch. Es gibt niemanden, der es nicht verträgt. Man kann es nehmen, wann man will, wie man will und mit wem man will. Es gibt nichts zu beachten, ein Traum. Chrom macht im Gegensatz zu Zink Spaß.

Zink: Gesundmachnährstoff

Eine Zink-Therapie macht keinen Spaß, sie ist knifflig, nein, nicht weil sofort ein Schaden droht, sondern weil es oft schwer ist, den Zink-Stoffwechsel-Funktions-Bedarf, messbar in die Zelle hineinzubekommen. Es gibt Substanzen, wie Quercetin, die helfen sollen, Zink in die Zelle zu »tragen«. Man nennt diese Substanzen Ionophore, sie erleichtern die Passage der Zink-Ionen durch die lipidophile Zellmembran. Wenn Sie also auch mit einer Dosis von zweimal 100 mg Zink täglich den Spiegel nur von 3,7 mg/l auf immerhin 4,5 mg/l hochbekommen haben, denken Sie mal an so etwas. Man kann dann zweimal 500 mg Quercetin dazugeben und manchmal steigt damit der Zink-Spiegel im Vollblut doch noch etwas an. Meiner Erfahrung nach nicht so beeindruckend, aber ich mag Quercetin, weil es als antioxidatives Flavonoid antientzündliche und antivirale Kräfte haben soll. Ich benutze hier bewusst den Konjunktiv, weil ich das nicht im Blut kausal objektivieren und überprüfen kann.

Zink ist wichtig, um erhöhte Krankwerte im Zuckerstoffwechsel (HbA1c und HOMA-Index) zu senken, und es hilft, antientzündlich CRP und BSG niedrig zu halten. Haut und Schleimhaut sind wichtige Zink-Nutzer und Verbraucher. Mit Zink, Selen, Vitamin C und Vitamin D, eingestellt nach Labor, bekommen die Menschen einfach nicht mehr so oft Infekte. Das Immunsystem stabilisiert sich, das ist gut, auch für die Knochen- und Gefäßgesundheit.

Sehr viele Menschen haben einen enormen Zink-Mangel: Werte um 4,4 mg/l und darunter sind keine Seltenheit. Das hat genetische und epigenetische Gründe. Aber auch die Werte im pinken Bereich sind für eine robuste IBSE zu niedrig. Hier gibt es ein Riesen-Gap für eine sinnvolle Nährstofftherapie mit Zink. Zink hilft aufzuräumen und viele von uns haben einfach so viel, was aufzuräumen ist. Stress und Umweltbelastungen kosten Zink, vor allem, wenn man hochsensibel ist (siehe unter HPU in meinem *1. Buch Nährstofftherapie*). Es wird oral nicht immer gut

Offizieller Referenzbereich

Zink im Vollblut, IMD Berlin, Teil der Vollblutmineralanalyse[153]

Zink im Vollblut 4,5–7,5 mg/l

- therapeutisch gesundes Ziel: auf 6,0–6,5 mg/l bringen und gern in dem Bereich halten

G-Gesundheits-Skala: Zink im Vollblut (mg/l)
(nur bezogen auf Werte des IMD Berlin)

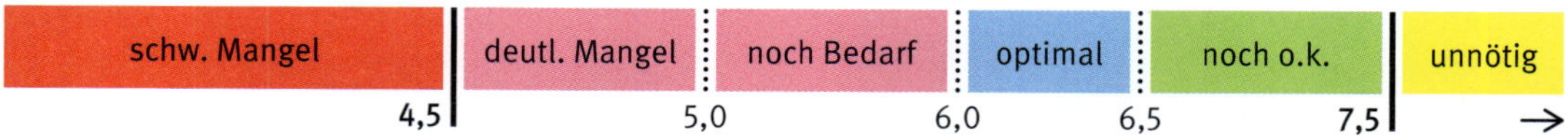

Viele Menschen haben einen enormen Zink-Mangel. Werte um 4,4 mg/l sind keine Seltenheit. Oft gelingt es trotz hoher Therapiedosierungen nicht, die Zink-Spiegel in den gewünschten Zielbereich zu bringen; nicht verrückt machen, dann ist das erstmal so. Achten Sie bei hohen Zink-Dosierungen (> 50–100 mg täglich) auf die Kupfer-Spiegel, die können unter Zink-Einnahme sinken (mehr steht in *2. Buch Praxisleitfaden*).

vertragen, manchen wird schlecht. Steigern Sie schrittweise die Dosis und, wenn Ihnen morgens davon übel wird, verlegen Sie den Einnahmezeitpunkt auf den Mittag und/oder den Abend. Auch wenn oft auf den Packungen steht, dass Sie es nüchtern nehmen sollen, machen Sie das nicht. Nehmen Sie es lieber mit, zum oder nach etwas Essen. Man kann auch hohe Dosierungen (bis 100 mg) auf einmal nehmen. Wenn Sie mehr nehmen müssen, verteilen Sie die Dosis etwas über den Tag. Dazu habe ich auch viel im *2. Buch Praxisleitfaden* geschrieben, wenn Sie mehr Infos benötigen. Zink ist für eine stabile und robuste IBSE sehr wichtig, fast alle Menschen brauchen es. Welche Verbindung an Zink Sie zur Zink-Substitution verwenden, ist irrelevant; Hauptsache Sie vertragen es und es hebt im Labor den Spiegel an.

Molybdän: Gesundmachnährstoff

Molybdän kannte ich aus der Inneren Medizin gar nicht. Nie wurde davon gesprochen. Da es beim IMD Berlin bei dem Vollblutmineralanalysen-Profil 11+4 immer mitgemessen wird, konnte ich es beobachten. Es fehlt nicht immer, aber doch oft. Das Spurenelement Molybdän ist für die Gefäßgesundheit insofern wichtig, als dass es mithilft, eine erhöhte Harnsäure und Krankwerte, die im Rahmen von oxidativem Stress steigen, zu senken. Das mit der Harnsäure ist komisch, denn eigentlich ist das Hauptenzym, das die Harnsäure entstehen lässt, die Xanthinoxidase, Molybdän-abhängig; und insofern müsste bei einem Molybdän-Mangel eigentlich die Harnsäure sinken, denn ohne Molybdän kann ja der Hersteller von Harnsäure nicht so gut arbeiten, aber das passiert so nicht. Meiner Erfahrung nach ist es nützlich für das Senken des Gefäßkrankwertes Harnsäure, einen Molybdän-Mangel auszugleichen. Warum das so ist, müssen andere herausfinden und klären. Wenn Sie in dem Mineralprofil einen niedrigen Wert finden, lassen Sie das nicht so. Bei den meisten Menschen kann eine Therapie mit 200 µg Molybdän täglich die Molybdän-Werte um 0,3–0,5 µg/l anheben. Ausführlicher können Sie das im *2. Buch Praxisleitfaden* nachlesen.

Solange die Harnsäure (Seite 186) nicht top ist, steigere ich die tägliche Molybdän-

Offizieller Referenzbereich
Molybdän im Vollblut, IMD Berlin, Teil der Vollblutmineralanalyse[154]

Molybdän im Vollblut 0,3–1,3 µg/l

- therapeutisch gesundes Ziel: um 1,0 µg/l halten

G-Gesundheits-Skala: Molybdän im Vollblut (µg/l)
(nur bezogen auf Werte des IMD Berlin)

schw. Mangel	deutl. Mangel	noch Bedarf	optimal	noch o.k.	unnötig
0,3	0,6	0,8	1,1	1,3	→

Der Molybdän-Bedarf kann mal größer, kleiner oder gar nicht vorhanden sein. Solange die Harnsäure nicht top ist, steigere ich die tägliche Molybdän-Dosis bis zu einem Wert von 1,0–1,2 µg/l.

Dosis bis zu einem Wert von 1,0 µg/l. Mehr als 600 µg bis maximal 800 µg Molybdän musste ich dafür bisher nicht geben. Bitte Dosierung über 300 µg täglich unter Therapie im Verlauf nach z.B. sechs Monaten kontrollieren. Der Molybdän-Bedarf des Stoffwechsels ändert sich und es kann sein, dass im Verlauf die Molybdän-Therapie auch wieder reduziert oder auch pausiert werden kann. Ich schreibe das nicht, weil ich Ihnen Sorgen bereiten will, ich schreibe das, weil Sie wissen sollen, dass manche funktionelle Erhaltungs-Nährstoffdosierungen lebenslang eher stabil sind, wenn man sie einmal erarbeitet hat (Vitamin D, K2, Selen oder auch B12) und andere Nährstoffdosierungen eher wackeln, weil der Bedarf wackelt. Molybdän gehört, wie auch andere Mineralien wie Mangan oder auch Kupfer, mehr zu den wackeligeren Kandidaten, das bedeutet, dass der Molybdän-Bedarf im Verlauf des Lebens mal groß, kleiner oder gar nicht vorhanden sein kann, je nachdem, was im Stoffwechsel Molybdän-abhängig so zu tun ist.

Coenzym Q10: Gesundmachnährstoff

Coenzym Q10 – oder kurz Q10 – ist ein superwichtiger Gesundmachnährstoff für alle »Innereien«. Aktive Organe, wie Gehirn, Herz, Nieren, aber auch Leber, Pankreas und Darm brauchen sehr viel Energie (ATP), um ihre tägliche Stoffwechselarbeit zu schaffen. Deswegen haben Herz-, Nieren-, Gehirn- und Leberzellen dafür sehr viele Mitochondrien pro Zelle. Und diese Mitochondrien sind in ihrer Arbeit maßgeblich von dem satten Vorhandensein von Q10 abhängig. Zu einem gewissen Anteil können wir Q10 selbst in den Zellen herstellen. Diese Fähigkeit wird im Rahmen der Alterung schlechter und Medikamente wie Statine hemmen nicht nur die Cholesterin-, sondern auch die körpereigene Q10-Synthese. Deswegen sollte ein Statin immer von der richtigen Dosis Q10 als Nebenwirkungsschutz begleitet werden.

Was »richtig« ist, um den Spiegel auf Werte von über 2500 µg/l anzuheben, ist individuell sehr unterschiedlich. Manche brauchen nur 30 mg Ubiquinol (das ist das aktive Q10), andere brauchen zweimal 400 mg Ubiquinol täglich, um innerlich mit Spiegeln über 2500 µg/l gut versorgt zu sein. Wichtig bei der Q10-Therapie: Es gibt zwei Formen von Q10, die man erwerben kann. Das aktive Q10 namens Ubiquino**l** (mit **L**udwig am Ende) und das inaktive Ubiquino**n** (mit **N**ordpol am Ende). Ubiquinon muss nach Einnahme noch im Körper im Stoffwechsel aktiviert werden in das aktive Ubiquinol. Meiner Erfahrung nach kann das nicht jede und jeder gleich gut. Deswegen würde ich beim Q10 eher dazu raten, direkt das aktive Q10 als Ubiquinol einzunehmen, vor allem, wenn man schon Organinsuffizienzen hat.

Der Punkt ist: Ubiquinol ist teurer, deswegen greifen viele, die den Unterschied nicht kennen, zu den günstigeren Ubiquinon-Produkten. Aber Achtung: Um mit Ubiquinon den gleichen Effekt wie von Ubiquinol auf den Q10-Spiegel im Blut zu bekommen, muss man die doppelte Dosis an Ubiquinon einnehmen. Das bedeutet 200 mg Ubiquinon sind so effektiv, wie 100 mg Ubiquinol. Dann gleicht sich das mit dem Preisunterschied fast wieder aus. Als Orientierung: 100 mg Ubiquinol bringen im Schnitt eine Anhebung des Q10-Spiegels um etwa 500 µg/l, aber das kann von Mensch zu Mensch auch sehr variieren. Fitte Gesunde, die viel Sport machen, haben spontan gute Spiegel von um die 1000 bis maximal 1500 µg/l. Wenn jemand spontan nur ein Q10 von 200–300 µg/l hat, ist das krankhaft und gestört »müde«, damit können die Mitochondrien nicht funktionieren.

Q10 stelle ich pragmatisch »nur« auf gute Spiegel ein, es reicht allein nicht, um einen deutlich erhöhten Krankwert wesentlich zu senken. Aber es hilft als Allrounder, mit dem Problem, das man hat, besser und stabiler zu leben, indem Q10 die mitochondriale Funktion unterstützt. Q10 steigert die ATP-Synthese, es reduziert oxidativen Stress (auch in den Mitochondrien) und vor allem bei schon vorhandenen Organinsuffizienzen (Herz, Nieren, Gehirn, aber auch Leber und Pankreas, mit den entsprechend erhöhten Krankwerten) ist es sehr wichtig. Schwedische Forscher um den Kardiologen Prof. Urban Alehagen haben in der KiSel-10-Studie mit 443 herzkranken Patienten zeigen können, dass nur 4 Jahre Therapie mit 200 mg Ubiquinon und 200 µg Selen täglich, die kardiovaskuläre Mortalität auch noch nach 10 Jahren statistisch signifikant reduzieren konnte. Ich habe letztes Jahr im November Prof. Alehagen in Berlin anlässlich eines Vortrags gehört und das Tolle war, dass auch er den Erfolg der Gesundung anhand von reduzierten Krankwerten aus dem Immunsystem beweisen konnte. Das war es, was dann auch seine Kollegen am meisten beeindruckt hat: die Vielzahl der Parameter, die sich bei den schwerkranken Patienten unter der Gabe einer minimalen Basis-Dosis von sogar inaktivem Q10 und Selen verbessern ließ. Mit Q10 kann man in der Dosierung sehr großzügig sein, es schadet nicht, Hauptsache es ist satt vorhanden. Sinken – oder zumindest nicht steigen – sollen damit u. a.: das ProBNP, das Kreatinin und das Cystatin C, die GPT und der HbA1c.

Offizieller Referenzbereich

Coenzym Q10 (Ubiquinon) im Serum, HPLC-Methode, Labor A[155]

Coenzym Q10 400–1500 µg/l (der Messbereich geht bis maximal 5000 µg/l)

- präventiv therapeutisch gesundes Ziel unter oraler Therapie: › 2500 µg/l
- Das ist meine Erfahrung, dass sich auf diese Weise im Q10-beeinflussbaren »Feld«, die Zahlen zur Gesundheit bewegen. Probieren Sie es einfach aus. Q10 ist für jede Zelle, die viel Energie zum Leben braucht, wichtig. Das betrifft vor allem die großen Innereien: Herz, Nieren, Leber und Gehirn.

G-Gesundheits-Skala: Q10 (µg/l)
(absolute Werte, laborunabhängig eher gut vergleichbar)

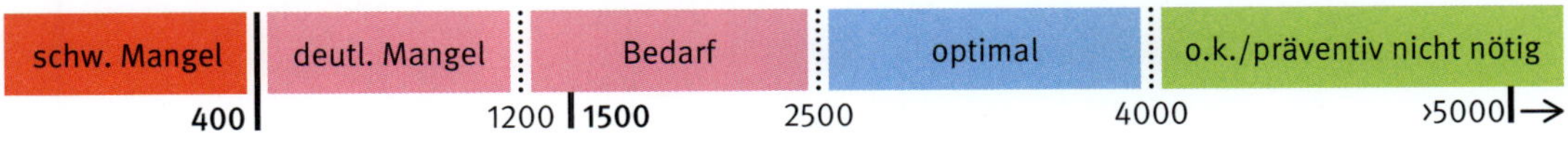

Q10 stelle ich »nur« auf gute Spiegel ein, es reicht allein nicht, um einen deutlich erhöhten Krankwert zu senken. In der Dosierung kann man mit Q10 großzügig sein, es schadet nicht, die Hauptsache ist, dass es satt vorhanden ist, vor allem, wenn Herz, Nieren oder das Gehirn etwas krank sind.

Selen: Gesundmachnährstoff

Selen ist so wichtig, noch wichtiger als Zink und auch als Q10, weil es uns in der Nahrung auch so dramatisch fehlt. Warum? Weil unsere Böden arm an Selen sind. Deswegen können wir uns noch so gesund ernähren, es reicht nicht. Punkt. Selen ist vielleicht nicht das Erste, was einem zum Thema Nährstofftherapie für den Erhalt der Knochen- und Gefäßgesundheit einfällt, aber Selen ist für so vieles andere, was wiederum indirekt in die Thematik hineinspielt, so wichtig, dass ich es hier nennen *muss*. Die Wahrheit ist: Auch wenn Sie gar kein Risiko für nichts haben und superfit und gesund sind, sollten Sie Ihr Selen auf gute Vollblutspiegel einstellen. Sie wissen nicht, was morgen kommt. Egal, was kommt, mit einer gut eingestellten Selen-Versorgung sind Sie jedem Stress, jeder Infektion und jeder Krankheit gegenüber besser und robuster aufgestellt und die Wahrscheinlichkeit,

Offizieller Referenzbereich
Selen im Serum (2 Std. nach Entnahme muss das Blut zentrifugiert werden), Labor A[156]

Selen im Serum 65–150 µg/l

- therapeutisch gesundes Ziel unter oraler Therapie: 120–140 µg/l und ggf. je nach Selen im VB und Selenoprotein-P anpassen (s. u.)

Offizieller Referenzbereich
Selen im Vollblut, IMD Berlin, Teil der Vollblutmineralanalyse[157]

Selen im Vollblut 90–230 µg/l (Hier hat das IMD den Referenzbereich auch schon an das therapeutische Ziel angehoben, denn im Schnitt haben Menschen in Deutschland ohne Substitution einen Selen-Mangel mit Werten um die 70 µg/l.)

- therapeutisch gesundes Ziel: um die 140–160 µg/l halten
- Je nachdem, wo parallel zum VB-Selen, das Selenoprotein-P (Seleno-P, s. u.) liegt, kann das Ziel für den Selenspiegel im VB auch höher oder auch niedriger sein. Z. B. bei einem eher niedrigen Seleno-P (das sind Werte < 5,5 mg/l) kann auch ein VB-Selen-Spiegel von 200 µg/l o.k. oder auch sinnvoll sein, um beispielsweise die T4- zu T3-Konversion zu verbessern. VB-Selen-Spiegel sollten nicht über 400 µg/l liegen, toxisch wären VB-Selen-Spiegel von 1000 µg/l.

G-Gesundheits-Skala: Selen im Vollblut (µg/l)
(nur bezogen auf Werte des IMD Berlin)

schw. Mangel	Mangel	noch Bedarf	optimal	o.k.	vermeiden, ggf.mit Se-P überprüfen, ob sinnvol	zu viel
70	**90**	140	160	200	**230**	400 →

Selen ist sehr wichtig, nicht nur für die Umwandlung des inaktiven T4-Schilddrüsenhormons in das aktive T3. Alle Krankheiten, die wir im Alter nicht haben möchten, »gehen« besser mit einem Selen-Mangel.

dass Sie sterben, fast egal, was der Grund dafür sein könnte, ist kleiner.

Selen – ein wichtiger Cofaktor für die Aktivierung von T4 zu T3

Ganz besonders wichtig ist Selen für die Umwandlung des inaktiven Schilddrüsenhormons T4 (das in der Schilddrüse gebildet wird) in das aktive Schilddrüsenhormon T3 in den Empfängerzellen selbst. Ohne eine sehr gute zelluläre Versorgung des aktiven T3 funktioniert in unserem Stoffwechsel so vieles nicht optimal: Die Leber ist träge, das LDL-Cholesterin steigt, das Gesamteiweiß sinkt, die Körpertemperatur auch, vor allem an Händen und Füßen, die Haare brechen, die Haut ist trocken, das Gehirn ist müde, die Reflexe lahm, die Muskeln schmerzen, das Fett ist so wabbelig, das Gewicht steigt, der Brainfog auch, die Leber verfettet, das Gesicht wirkt gequollen, der Zyklus ist gestört, die Periodenblutung schmerzhaft, die Pubertät schrecklich, die Wechseljahre grauenhaft und die Alterung ist voll mit Pech.

Das richtige Auslesen der Schilddrüsenhormon-Labordiagnostik aus dem Blickwinkel der Top-Gesundheit ist eine knifflige Sache. Einiges Wichtige zu diesem Thema habe ich schon bei der Knochengesundheit beschrieben (Seite 115), dazu später bei der Hormontherapie für die Gefäße noch mehr (Seite 311).

Mein Rat an alle, die eine Monotherapie mit L-Thyroxin nehmen: Bitte kümmern Sie sich begleitend zum T4 um eine perfekte Selen-Einstellung, damit Sie maximal das, was Sie an T3 zum guten Leben brauchen, auch aus Ihrem geschluckten T4 herstellen können. Machen Sie das, auch wenn die endokrinologischen Leitlinien das nicht vorsehen und einige sogar davon abraten, die haben dann nicht das Wissen über die essenzielle Bedeutung von Selen. Ist leider so.

Das Selenoprotein-P ist ein Parameter, den der Biochemiker und Selen-Experte Prof. Lutz Schomburg aus der Abteilung für experimentelle Endokrinologie der Charité Berlin intensiv erforscht hat. Prof. Schomburg ist *der* Selen-Forscher in Deutschland. Seit 2003 bis heute hat er über 240 Arbeiten und Studien zu dem Thema Selen und der krankhaften Auswirkungen des weltweiten Selen-Mangels veröffentlicht. Der Verlauf und die Sterblichkeit von u. a. Long-Covid, Alterung, Krebserkrankungen, Gestationsdiabetes und Autoimmunerkrankungen verschlechtern sich bei Selen-Mangel.[158] Alles, was wir im Alter nicht haben wollen, geht »besser«, wenn Selen fehlt.[159] Das Seleno-P liefert als Selen-Transportprotein ergänzend zum Selen-Spiegel im Vollblut eine sehr wertvolle funktionelle Ergänzung, denn der Seleno-P-Spiegel zeigt an, wie gut die wichtigsten Organe wirklich mit Selen versorgt sind. Seleno-P-Spiegel von < 4,5 mg/l sprechen für einen folgenschweren Selen-Mangel, selbst wenn der Vollblutspiegel über 100 µg/l liegen würde.

Selenoprotein-P-Antikörper: Ganz besonders interessant ist, dass sich auch gegen dieses Selenoprotein-P Antikörper bilden können, die dann dazu führen, dass Selen, obwohl es da ist, nicht an die Organzellen herangetragen werden kann. Klinisch kann dabei ein CFS (chronisches Müdigkeitssyndrom) zusammen mit einer Hypothyreose vorliegen. In solchen Fällen muss man Selen für die Therapie sehr hoch dosieren, selbst wenn das bedeutet, dass der Selenspiegel im Vollblut über 200 µg/l liegt und das Seleno-P auf Werte von 8 mg/l und mehr ansteigt.

Natriumselenit verwenden: Weil ich das immer wieder gefragt werde: Ich benutze therapeutisch in der Praxis nur das anorganische Natriumselenit, da es wasserlöslich ist, sich damit kaum toxisch ansammeln kann und, weil man es mit der Vollblutanalyse unter Therapie gut einstellen kann. Meiner Erfahrung nach geht das mit organischen Selen-Formen wie Selen-Methionin so nicht, denn da steigen schon unter geringen Dosierungen (200 µg) die Vollblutspiegel schnell auf komisch hohe Spiegel an, ohne dass ich sehe, dass Selen funktionell wirkt. Als Beispiel: T3 geht nicht so hoch und rT3 geht nicht so runter, wie ich das unter Natriumselenit gefühlt kontrolliert beobachtet habe. Deswegen mein Rat, gerade wenn Sie allein mit Selen höherdosiert arbeiten, nehmen Sie bei Dosierungen von mehr als 200 µg nur das Natriumselenit (anorganisch) und keine organischen Verbindungen, dann können Sie auch meine Selen-Vollblut-Spiegel zur Einstellung der Dosis nutzen.

Interessant ist, dass Prof. Alehagen in seinen Selen- und Q10-Studien als Selen-Produkt 200 µg einer organischen Selen-Hefe-Form verwandte und sich trotzdem diese grandiosen positiven Auswirkungen zeigten. Eine Erklärung ist, dass bei ihm in den Studien, die kranken und/oder alten Probanden wirklich einen sehr schweren Ausgangs-Selen-Mangel haben (< 70 µg/l), da reicht dann vielleicht jedes Selen aus, um die Zukunft positiv zu beeinflussen. Ich arbeite eher mit Halbgesunden daran, gesund zu bleiben, da muss die Vorgehensweise und Dosis anders sein, um Wirkung zu zeigen. Also, ich rede nicht gegen andere Selen-Formen, da muss einfach noch mehr geforscht

Offizieller Referenzbereich
Selenoprotein-P (Seleno-P) im Serum, Biovis[160]

Seleno-P 3,6–6,63 mg/l (das ist die »schreckliche« statistische deutsche Mangel-Normalität!)
präventivmedizinischer Optimalbereich 5,0–7,5 mg/l (laut Biovis)

- Präventiv therapeutisch gesundes Ziel unter oraler Selen-Therapie: mindestens 6,0–7,5 mg/l (meine klinische Erfahrung und auch die Erkenntnis von Prof. Schomburg).
- Zur Info: Dieser Optimalbereich gilt, wenn keine Seleno-P-Antikörper vorliegen. Wenn Antikörper gegen das Seleno-P vorhanden sind (bei Gesunden ist das nicht der Fall), kann es sein, dass man ggf. auch über die obere gesunde Referenz auf 8 oder 9 mg/l einstellen muss, damit trotz Antikörper noch genug Selen an oder besser in die Zellen kommt.

S-Gesundheits-Skala: Selenoprotein-P (mg/l)
(bisher nur Erfahrung mit dem Biovis-Wert, mittlerweile bestimmen auch andere Labore das Seleno-P, u.a. das IMD Berlin)

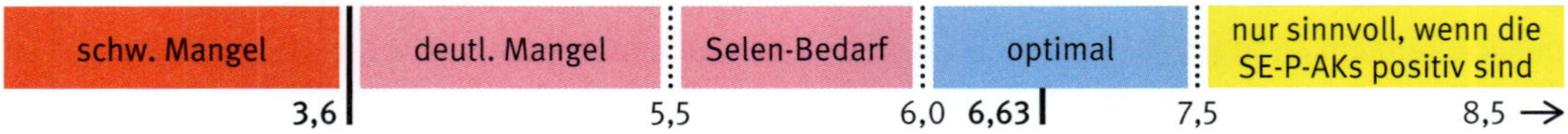

Ergänzend zum Selen-Spiegel im Vollblut ist das Seleno-P als Selen-Transportprotein eine wertvolle funktionelle Ergänzung, denn der Seleno-P-Spiegel zeigt an, wie gut die wichtigsten Organsysteme mit Selen versorgt sind.

werden. Ich sage nur, mit welchem Selen ich für die Prävention diese Erfahrungen gemacht habe. Alles, was ich schreibe und gemessen habe, bezieht sich immer nur auf eine Therapie mit Natriumselenit. Vielleicht auch noch als Info: Als ich in der Praxis vor ca. 10 Jahren alternativ mit Selen-Hefe gearbeitet habe (das war damals nämlich noch günstiger als das Natriumselenit aus den Apotheken), gab es noch nicht die Möglichkeit, parallel dazu das Seleno-P zu messen. Wer weiß, was ich beobachtet hätte.

Bisher kann man den Seleno-P-Wert und auch die Seleno-P-Antikörper nur bei Biovis bestimmen, ich weiß aber von Prof. Schomburg, dass bald auch andere Labore diesen Parameter werden bestimmen können. Sehr wahrscheinlich wird es zum Ende des Jahres 2025 auch möglich sein, das Seleno-P mit Fingerbeeren-Kapillarblut mit einem Test, den man zu Hause machen kann, zu bestimmen. Die Ergebnisse seien laut Prof. Schomburg mit dem Elisa-Seleno-P-Test geeicht worden und lassen sich insofern dann gut vergleichen.

Der Test bei Biovis »wackelt« noch etwas, das heißt, wenn Sie plötzlich nicht plausible Seleno-P-Ergebnisse von 1,0 oder 12,0 mg/l erhalten, obwohl die VB-Selen-Spiegel und die Selen-Dosis mit z. B. 600 µg/d Natriumselenit »langweilig« sind, lassen Sie sich nicht verunsichern. Irgend etwas stimmt dann nicht, das kann nicht sein. Rufen Sie im Labor an und fordern Sie, dass der Test kostenfrei wiederholt wird. Ich schreibe das nicht, um zu meckern, ich schreibe das, weil ich es so erlebt habe und ich nicht will, dass Sie auf Ihrer inneren Forschungsreise Angst bekommen. Immer cool bleiben und wenn etwas »Komisches« gemessen wird, rational überlegen, ob das auch wirklich sein kann. Im Zweifelsfall mit dem Labor Kontakt aufnehmen und besprechen. Auf dem Weg von Ihrem Arm bis ins Labor kann dem Blut viel passieren und von der Messung bis zu Ihnen zurück dem Wert auch. Seien Sie immer wach und auch kritisch, wir alle machen mal Fehler. Man lernt in diesem Prozess den Umgang mit den inneren Daten, so gewinnt man Erfahrung, das gibt Sicherheit.

Eisen: Schlüsselnährstoff

Eisen ist ein Nährstoff, den alle brauchen, wenn sie fit sein wollen. Viele Menschen, wirklich sehr viele Menschen haben aus den verschiedensten Gründen einen Eisenmangel. Insbesondere in der Nephrologie und auch etwas in der Kardiologie weiß man, dass der Verlauf von Nieren- und Herzinsuffizienz ohne Eisen noch schlechter verläuft. In der Nephrologie ist der Nährstoff Eisen zusammen mit dem körpereigenen Hormon Erythropoietin (das wird in den Nieren gebildet und regt die Bildung der roten Blutkörperchen an) bei prä- und terminal nierenkranken Menschen für die Behandlung der renalen Anämie ein fester Bestandteil der begleitenden Therapie. Man stellt mit diesen beiden Stoffen den Schlüsselwert Hämoglobin (Hb) auf den Zielwert 11 g/dl ein. Das ist genau das, was ich mit einer präventiven und kurativen Nährstoff- und Hormonmedizin erreichen und umsetzen möchte: mit NHT individuell nach Labor lebenswichtige Zustandswerte (Krank- und Schlüsselwerte) auf optimal gesunde Werte einstellen, am besten ultra-präventiv, sodass bestimmte krankhafte Veränderungen (die im Alter normal wären) gar nicht erst auftreten. Der wichtigste Laborwert, um eine Orientierung über den Eisenversorgungsstatus zu erhalten, ist der Schlüsselwert Ferritin.

Eisen ist ein Schlüsselnährstoff und Ferritin ist ein Schlüsselwert. Das bedeutet, dass es einen optimalen, engeren Zielbereich für die Gesundheit gibt. Eisen soll richtig da sein, nicht zu viel und nicht zu wenig! Da Eisen in der richtigen Dosis so wichtig ist, gibt es im Körper dazu eine sehr komplexe Regulation, ähnlich wie beim Calcium. Anders formuliert: Beim Eisen gibt es harmlosen Mangel und harmloses etwas Zuviel, aber es gibt auch die Möglichkeit eines krankhaften Zuwenigs (Blutung) und eines krankhaften Zuviels (bei chronischer Entzündung, Fettleber und Eisenspeicherkrankheit/Hämochromatose). Wenn das vorliegt mit einem Ferritin von < 10 oder > 1000 ng/ml, brauchen Sie einen Arzt, der Ihnen bei der Abklärung hilft. Hier ist mir wichtig, dass Sie, wenn Sie ein »langweilig« zu niedriges Ferritin von 20, 30 oder 50 ng/ml im pinken Bereich haben, das bitte nicht so lassen, auch wenn die Ärzteschaft dazu nichts sagt oder macht. Ferritin wird oft niedrig gemessen und trotzdem passiert nichts, weil es kein akuter Notfall ist.

Aber für das Morgen und in 20 Jahren ist ein Ferritin von 20 oder 30 ng/ml nicht egal, denn Eisen ist sehr wichtig für eine gute Stoffwechselfunktion. Man wartet in der Inneren Medizin zu lange mit der therapeutischen Intervention. Wenn Sie ein Ferritin von 450 ng/ml haben, bitte keine Panik, das ist erstmal o.k. Fakt ist: Sie haben dann eben keinen Eisen-Mangel, der ist damit ausgeschlossen. Was Sie haben, weiß ich nicht, aber erstmal ist das eher »o.k.« und kein Mangel-Problem. Wichtig ist bei Eisen, dass man mit Eisen nicht blind einfach so hochdosiert behandelt, man muss bei Eisen vor der Therapie genau messen, was Sache ist. Wer mehr zum Eisen und der Therapie wissen möchte, kann das genauer in meinen beiden Büchern nachlesen (*1. Buch Nährstofftherapie* und *2. Buch Praxisleitfaden*). Bei einem Ferritin von 20–30 ng/ml können Sie gern mit 50–100 mg Eisen oral täglich oder jeden zweiten Tag am besten zur Nacht beginnen, erst recht, wenn Sie eine Frau sind, die alle vier Wochen blutet.

Offizielle Referenzbereiche **Ferritin im Serum, Labor A**[161]

Ferritin	Mann	30–400 ng/ml
	Frau prämenopausal	15–150 ng/ml
	Frau postmenopausal	15–300 ng/ml
präventiv therapeutisch optimales Ziel unter Therapie:		
	Mann	100–300 ng/ml
	Frau	70–200 ng/ml

S-Gesundheits-Skala: Ferritin (ng/ml)
(absolute Werte, laborunabhängig eher gut vergleichbar, Referenzwerte je nach Geschlecht/Alter unterschiedlich)

schw. Mangel	Mangel	Bedarf	optimal	o.k.	Leber	v.a. Hämochromatose
15	70	100	200/300	**400**	700	1000 →

Ferritin repräsentiert den Eisenspeicher, wenn Eisen beginnt zu fehlen, sinkt als Erstes dieser Speicherwert. Er ist in der Eisendiagnostik der wichtigste Schlüsselwert.

Es wird so viel unsinnig Gefährliches und Schwieriges zur Eisen-Therapie berichtet. Lassen Sie sich nicht verunsichern.

1. Messen Sie oder lassen Sie messen: Blutbild, Ferritin und Transferrinsättigung. Das reicht zur Orientierung.
2. Immer, wenn es Ihnen unter der Therapie besser geht, machen Sie etwas richtig, egal was die anderen sagen.
3. Wenn Sie unsicher sind und/oder der Ferritin-Wert trotz 100 mg täglich nicht steigt oder Ihnen übel wird oder die Verdauung meckert, probieren Sie ein anderes Präparat oder suchen Sie sich eine Praxis für funktionelle Medizin, ggf. kann man Eisen auch intravenös als Infusion geben, wenn es oral – warum auch immer – zu anstrengend ist.

Leider ist im System die Eiseninfusion bei Halbgesunden nicht vorgesehen. Die Ärzte sind nicht verpflichtet, Ihnen bei der Eisen-Therapie zu helfen, es wird nicht bezahlt, es ist aufwendig, man braucht Personal und es kann auch mal allergische Reaktionen geben. Der Hämatologe gibt Eisen nur bei schlimmem Krebs, die Nephrologin nur, wenn man (fast) dialysepflichtig ist, der Gastroenterologe nur, wenn man schlimm blutet, die Frauenärztin gibt es nie, auch wenn die Frau bei der Periode ausblutet (sie gibt dann lieber die körperfremde Hormonderivat-Pille) und die Hausarztpraxen sind überfordert. Oral kann der Hausarzt Eisen nur auf Kasse verordnen, wenn der Mensch eine Blutarmut hat, vorher nicht. Wie verrückt ist das denn? Wir niedergelassenen Ärztinnen und Ärzte können für diese wirtschaftlichen Notfall-Regeln nichts. Es ist das System, das diese Regeln vorgibt.

Vitamin E: Gesundmachnährstoff

Vitamin E ist unser wichtigstes fettlösliches Antioxidans. Es fehlt nicht allen, aber doch vielen. Vitamin E ist besonders gut für uns tätig, wenn es in Begleitung von Vitamin C arbeiten darf. Es macht Sinn, es zu nutzen, wenn die Vitamin-E-Spiegel niedrig sind und wenn zu viel oxidativer Stress die Gefäßgesundheit stört, wenn also das oxidierte LDL und das MDA-LDL erhöht sind und wenn *Silent Inflammation* eine Rolle spielt. Bei zu niedrigen Spiegeln reichen meist 400 IE Vitamin E täglich, um die Werte auf über 16 mg/l anzuheben, selten muss ich

Offizieller Referenzbereich Vitamin E im Serum, Labor A[162]

Vitamin E 5,0–20,0 mg/l

- präventiv therapeutisch gesundes Ziel unter oraler Therapie: bei › 16 mg/l halten

G-Gesundheits-Skala: Vitamin E (mg/l)
(absolute Werte laborunabhängig vergleichbar)

Vitamin E fehlt nicht allen, aber vielen. Eine Gabe ist sinnvoll, wenn zu viel oxidativer Stress die Gefäßgesundheit stört.

zweimal 400 IE täglich geben. Bei der Produktauswahl ist wichtig, darauf zu achten, dass man ein Produkt nimmt, das alle acht natürlichen Formen von Vitamin E enthält und eben nicht nur die Alpha-Tocopherol-Form. Vitamin E nicht geben, ohne dass Vitamin C (Seite 110) satt vorhanden ist. Das oxidierte Vitamin E braucht Vitamin C, um wieder reduziert zu werden. Zu viel oxidiertes Vitamin E will man auch nicht.

Alpha-Liponsäure: Gesundmachnährstoff

Die Alpha-Liponsäure (aLPS) ist ein interessanter Stoff. Manche Menschen haben von Haus aus viel davon, manche haben kaum etwas. Warum das so ist, kann ich nicht sagen, aber Fakt ist, dass die aLPS, ähnlich wie Vitamin C oder auch Selen, Zink, Mangan und Vitamin B6, zum Aufräumen und Verstoffwechseln viel verbraucht werden kann. Die Synthese und der Bedarf sind individuell unterschiedlich. Wenn die Entgiftung (erhöhte Leber- und Nierenkrankwerte) unterstützt werden muss, die Nerven blank liegen (z. B. bei einer Polyneuropathie) und die aLPS-Spiegel im Blut niedrig sind, ist das etwas, was sich lohnt, in der Therapie zu probieren. Die aLPS hat den Vorteil, dass sie im wasser- und fettlöslichen Milieu aktiv sein kann.

An alle Biochemie-Expertinnen und -Experten, ich weiß, dass ich hier die Eigenschaften der aLPS nur andeute, aber es geht in diesem Buch nicht darum, wieder und wieder die Nährstoffe mit ihren Eigenschaften zu loben und zu preisen und dann nutzt sie doch keiner, weil niemand weiß, wie. Die aLPS ist genial und genial ist, dass man sie messen kann und ja, es gibt ein paar Dinge, die man beachten muss, wenn man die aLPS hochdosiert i. v. geben würde, aber wenn die Spiegel im Blut sehr niedrig sind, man relativ gesund ist und die IBSE sich über ein Mehr davon freuen würde, dann möchte ich, dass die Alpha-Liponsäure als antioxidative und ausleitende Hilfe (für z. B. toxische Metalle wie Blei und Quecksilber) von den Leserinnen und Lesern als therapeutisches Instrument für die Bekämpfung von *Silent Inflammation* u. a. bei den Themen »Knochen-« und »Gefäßschutz« in Betracht gezogen wird. Es

Offizieller Referenzbereich **Alpha-Liponsäure im Serum, IMD Berlin**[163]

Alpha-Liponsäure › 12 µg/l

- therapeutisch gesundes Ziel: bei › 100 µg/l halten, gern auch viel höher

G-Gesundheits-Skala: Alpha-Liponsäure (µg/l)
(nur bezogen auf Werte des IMD Berlin)

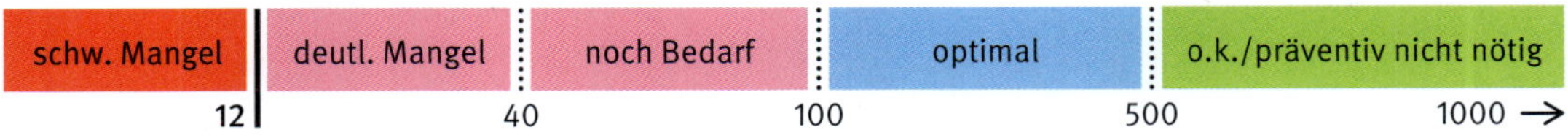

Als antioxidative und ausleitende Hilfe kann aLPS sehr sinnvoll eingesetzt werden. Synthese und Bedarf sind individuell jedoch äußerst unterschiedlich. Schwangere sollen bitte keine aLPS einnehmen. Die Dosierung bitte klein einschleichen, nicht direkt mit hohen Dosierungen reingehen. Die aLPS fördert die Entgiftung, das muss man sich leisten können.

passiert nichts Schlimmes, wenn man davon zweimal 150 mg oder zweimal 300 mg oder auch zweimal 600 mg täglich nimmt. Man kann niedrig dosiert beginnen und je nach Verlauf, Befinden und Labor steigern. Ganz einfach. Das vorliegende Buch ist ein Präventions-Leitfaden, keine Anleitung für eine kurative Therapie bei Schwerkranken. Das heißt nicht, dass man die NHT bei Schwerkranken nicht nutzen kann, kann man, aber das geht dann nicht ohne einen Arzt, der sich exzellent mit der Grunderkrankung auskennt, und der dann die NHT stimmig in das Krankheitsgeschehen einbetten und anpassen kann. Vergleichen Sie das mit Sport. Ich schreibe hier über Freizeitsport und meinetwegen auch Training für einen Marathon nach einer Knieverletzung und eben nicht über die Reha nach Schlaganfall, wo es zig Sachen zu beachten gibt …

Glutathion: Gesundmachnährstoff

Wenn ich über die aLPS schreibe, dann hier auch noch etwas zum Glutathion. Das Glutathion-System ist unsere wichtigste körpereigene Entgiftungsmaschine. Glutathion ist der Stoff, der in der Phase II der Leberentgiftung alles Radikale und Entzündliche, was aus der Phase I entstanden ist, antientzündlich neutralisiert. Als einfache Denkhilfe folgende Regel: In der Phase I wird aus Stoff A der Stoff A*, der wiederum wird in Phase II zu B umgewandelt.

Phase I: A → A* und Phase II: A* → B:

- A kann etwas Körpereigenes aus dem Stoffwechsel sein, es kann aber auch ein Umweltgift sein. Immer wird aus allen As im Körper in den Phasen I und II ein B daraus, das dann entweder wasserlöslich über die Nieren oder fettlöslich über die Gallenflüssigkeit und den Darm entsorgt wird.
- Die As und die Bs sind meist langweilig inert, aber A*, das ist ein Problem. Das kann, wenn es zu schnell aus Phase I anflutet, Probleme machen, weil es proentzündlich, radikal und/oder giftig ist. Das kann zu Symptomen, wie Übelkeit, Magenschmerzen, Kopfschmerzen, Migräne und sonst etwas führen. Viele die »Magen« haben, haben in Wahrheit eine empfindliche A*-Problematik in der Leber.

Was ist dann zu tun?

1. Die Nährstoffe, die die Phase I schneller machen, etwas reduzieren: Zink und B-Vitamine und
2. die Phase II unterstützen und dafür sorgen, dass diese besser abläuft.

Der Haupt-Game-Changer für die Phase II ist das Glutathion: Im Körper hergestelltes, reduziertes Glutathion umarmt und neutralisiert in Phase II das A* und sorgt so dafür, dass das oxidative A* schnell zum langweiligen B wird. Glutathion wird aus den drei Aminosäuren Glutamin, Glycin und Cystein (NAC) hergestellt. Da sich bei einem hohen Glutathion-Bedarf die Aminosäuren relativ schnell erschöpfen können, hat sich die Natur in uns etwas Geniales einfallen lassen, um das oxidierte Glutathion nach getaner Arbeit ressourcenschonend wieder recyceln zu können: das sogenannte Glutathion-S-Transferase-Enzymsystem (GST-Enzymsystem). Drei GST-Enzyme, M1+T1+P1, sollen u. a. in der Leber immer dafür sorgen, dass in Phase II oxidiertes Glutathion wieder zu reduziertem Glutathion umgewandelt wird. Und jetzt kommt's. Es stehen nicht jedem von uns gleich gut diese 3 GST-Enzyme zur Verfügung. Sehr viele Menschen haben in diesem GST-System Schwachstellen. Bei manchen fehlen sogar alle drei GST-Enzyme. Das lässt sich im Labor untersuchen und feststellen.[164] Für diese Menschen ist und kann die Therapie mit Glutathion und auch den drei Aminosäuren Glutamin, Glycin und Cystein (NAC) eine sehr wertvolle antientzündliche Hilfe und Entgiftungsunterstützung darstellen. Auch das intrazelluläre Glutathion in den Lymphozyten, Monozyten und NK-Zellen kann man z. B. beim IMD messen.[165] Wenn es absolut stark in den weißen Zellen des Blutes fehlt, verbirgt sich meiner Erfahrung nach dahinter eine genetische Disposition. Ich kann auch dieses Thema hier nur anreißen. Es gibt viele Praxen, die sich ausschließlich mit dem Thema »Entgiftung« beschäftigen, darüber kann man viele Bücher schreiben. Das ist hier nicht mein Schwerpunkt. Mein Schwerpunkt in diesem Buch ist es, Sie aufzuklären, wie Sie sich, orientierend an Ihren Krankwerten, je nach Risiko für Osteoporose und Arteriosklerose mit NHT, da wo die gemessenen Werte schlapp sind (Mangel und pinker Bereich), optimal zuarbeiten können.

Wenn Glutathion fehlt (zu hoher Verbrauch oder zu schwache Synthese) kann man entweder reduziertes Glutathion selbst und/oder die Aminosäure-Vorstufen Cystein (NAC), Glutamin und Glycin substituieren. Meiner Erfahrung nach funktioniert das bei den Halbgesunden ganz gut mit der oralen Glutathion-Substitution (zweimal 300 mg bis zweimal 1000 mg täglich), auch wenn oft das Gegenteil behauptet wird.

Nieren leiden, wenn die Leberentgiftung schwach ist

Mir als Nephrologin ist das mit der Leber-Entgiftungs-Problematik bewusst geworden, weil unter diesem ungünstigen Anfluten von A* natürlich auch die Nieren leiden. Darauf gekommen bin ich, weil mir in meiner Praxis doch öfter vor allem Frauen um die 50 aufgefallen sind, die eine CKD Grade 2–3 (schon fortgeschrittene Niereninsuffizienz mit einer GFR um die 60 ml/min) hatten, obwohl sie NULL vaskuläre Risikofaktoren hatten. Sie hatten nie geraucht, nie Schmerzmittel genommen, hatten keinen Bluthochdruck, keinen Zucker und noch ein langweilig niedriges LDL. Wieso waren da die Nieren geschädigt? Das habe ich nicht verstanden, bis mir bewusst geworden ist, dass diese Frauen genetisch bedingt eine schwache oder empfindliche Leberentgiftung (vor allem Phase II mit Mangel an GST-Enzymen) haben und deswegen die Nieren einfach nicht gut, mit dem, was die Leber nicht schafft, zurechtgekommen sind. Wenn das GST-System schwach ist, können beispielsweise toxische Metalle, wie Quecksilber und Blei, nicht so gut ausgeleitet werden und das wiederum belastet die Nieren. Also, wenn Sie empfindliche Nieren haben, weil Ihre Leberentgiftung schwach ist, kümmern Sie sich um beides, eine bessere Gesamtentgiftung (gutes, lebendiges Wasser trinken wäre da der erste Schritt, die Leber entlasten der zweite, und als dritten Schritt den Darm unterstützen) UND Knochen- und Gefäßschutz. Empfindliche Nieren müssen erst recht vor Arteriosklerose im Alter beschützt werden! Noch ein Tipp: Pflanzenextrakte wie Mariendistel und auch Brokkoli-Extrakte helfen der Leber in der Phase II, auch Taurin ist neben Glutamin, Glycin und NAC eine interessante Aminosäure, die die Leber in ihrer Arbeit unterstützt. Die Aminosäuren kann man auch alle ausmessen. Und auch hier ist die aLPS eine wichtige Unterstützerin, sie kann helfen, Glutathion zu sparen.

Die Leber muss vor allem »entleert« werden

Alle, die große Fans von Leberentgiftung und ganzheitlich-funktioneller Darmtherapie sind, werden mit meinem Buch ein bisschen unglücklich sein, weil ich das hier nicht zum Thema mache. Aber erstens bin ich eine nephrologische Blutleserin und Darm ist nicht mein Schwerpunkt, zweitens gibt es dazu woanders schon so viele gute Infos. Und seien wir ehrlich, wenn wir uns gesund ernähren würden und Sport machen würden, dann hätten es Leber und Darm so viel leichter. Bei den Nieren, dem Herz und dem Gehirn ist das aber nicht so leicht, ohne NHT bis 80 die Gesundheit zu halten, einfach, weil Knochen und Gefäße – unabhängig vom Verhalten – genetisch und ALTERSBEDINGT schlapp machen können. Und dann sind alle, die brav gelebt haben, so traurig und frustriert. Also: Bitte kombinieren Sie den gesunden Lifestyle, die NHT nach Labor und die Möglichkeiten der klassischen Medizin miteinander. Die Kombination je nach Risiko bringt den Erfolg, den Sie sich für Ihre Zukunft wünschen: ein möglichst langes, selbstbestimmtes und gutes Leben. Nun zu den Hormonen, die sind superwichtig.

Hormontherapie für gesunde Gefäße

Die Hormone, die für die Knochengesundheit essenziell sind, also Estradiol (E2), Progesteron (P), DHEA, Testosteron und die Schilddrüsenhormone (SDH), vor allem auch das aktive SDH T3, sind auch für den Schutz der Gefäßgesundheit wichtig.

Die Einstellung der Gefäßkrankwerte ist jedoch komplexer als die der Knochenkrankwerte. Mir war wichtig, Ihnen zu zeigen, dass man für den Knochenschutz allen voran die HRT und ggf. auch die TET braucht. Darüber hinaus wirkt E2 aber auch schützend auf den Erhalt von anderen Gewebestrukturen. Ganz pauschal gesagt, hilft E2, dass wir in unserem Bindegewebe und Halteapparat nicht vertrocknen, reißen und zerfallen. Davon profitieren u.a. Gefäßwände, die Haut, die Haare, Gelenke, Schleimhäute und vor allem auch das Gehirn. Aber auch das Immunsystem verändert sich zu unseren Ungunsten ohne E2 und Progesteron. Progesteron wirkt z.B. antientzündlich (u.a. auch wie ein Antihistaminikum), blutdrucksenkend und günstig auf die Insulinresistenz. Ganz allgemein gesagt, ist der alterungsbedingte »normale« Verlust aller Hormone (bei Mann und Frau) biochemisch mit der Hauptgrund für viele steigende Krankwerte und sich ungünstig verschiebende Schlüsselwerte. Ja, ich weiß, der Lifestyle hat einen großen Einfluss auf den Ablauf der Alterung, aber wenn jemand wirklich relativ gesund sehr alt werden will, geht das nicht ohne individuelle HT nach Labor, vor allem, wenn man etwas Pech gehabt hat, die Genetik zu empfindlich ist und man dann auch noch möglichst wenig Medikamente ab 50–60 Jahren nehmen möchte.

Die HRT mit P und E2 schützt Knochen und Gefäße

Die HRT der Frau mit transdermal Estradiol (E2), oral Progesteron (P) und gern dazu auch transdermal Estriol (E3) zum Schutz der vor allem urogenitalen Schleimhäute ist für Knochen- und Gefäßschutz relativ gleich. Die Frau soll sich wohlfühlen, gut schlafen und die Brust darf unter E2 nicht spannen. Die meisten Frauen kommen postmenopausal gut zurecht mit täglich Progesteron oral (oder vaginal) 100–300 mg zur Nacht und Estradiol (E2) transdermal 0,5–3 mg. Natürlich spielen sehr viele Faktoren mit hinein,

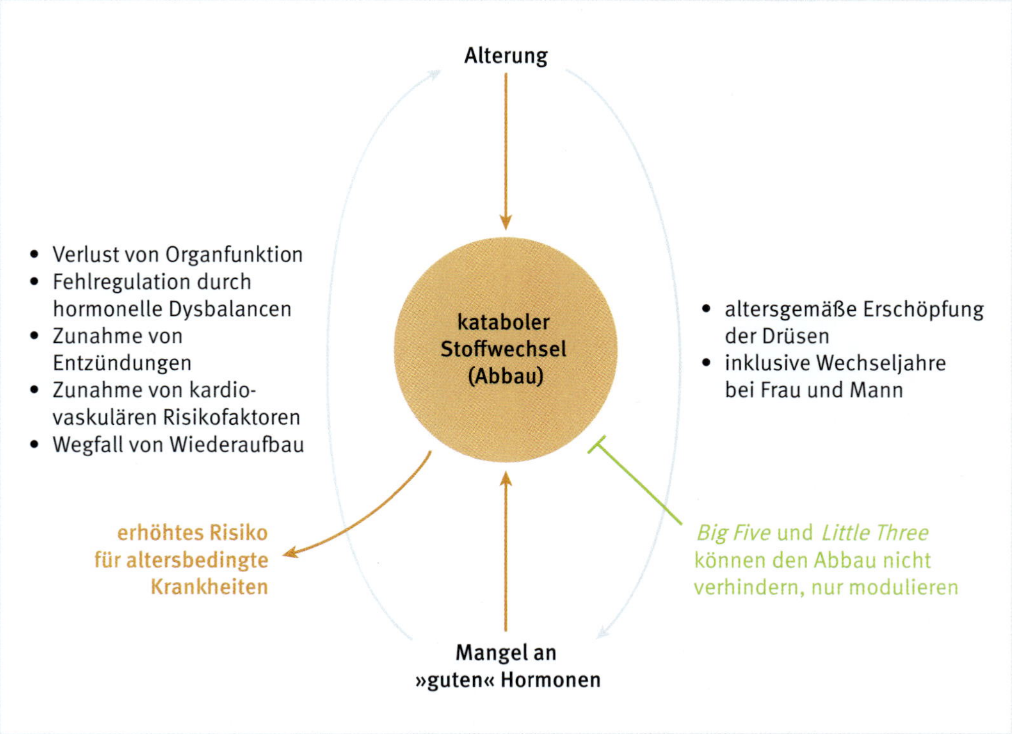

Der mit dem Alter zunehmende »normale Mangel« vor allem an vielen aufbauenden Hormonen und die »normale Alterung« wirken zusammen negativ auf unseren Stoffwechsel.

wie viel die Frau verträgt und aber auch bekommen muss, um im Inneren eine positive Wirkung zu erzielen. Der Östrogenabbau ist bei jeder von uns genetisch und epigenetisch bedingt unterschiedlich, was die Unterschiede der individuellen Dosierungen erklärt.

Bitte zur Kenntnis nehmen: Es gibt bei der HRT kein pauschales »Richtig«. Was richtig ist, ist individuell je nach Befinden, Krank-/Schlüsselwerten und Hormonstoffwechsel-Genetik bei jeder Frau unterschiedlich. Das gilt im Übrigen für alle Hormone im Rahmen einer funktionellen HT. Das wichtigste Ziel ist, dass sich die Frau mit ihrer HRT wohlfühlt und dann kann man im Labor schauen, was sich noch für eine robuste IBSE (niedrige Krankwerte und optimale Schlüsselwerte) optimieren lässt.

Das sind alles Möglichkeiten, wie die Frau die HRT täglich anwenden kann und es gibt noch viel mehr. Ich wiederhole mich, aber ich bin es so oft gefragt worden, deswegen noch einmal: Es gibt bei der HRT nicht ein schlimmes »Falsch« oder ein enges sicheres »Richtig«. Die Hauptsache ist, dass Sie sich gut fühlen. Für manche Frauen ist selbst 1 Hub Estreva mit 0,5 mg E2 zu viel und andere brauchen täglich 4 Hübe Lenzetto (= viermal 1,5 mg = 6 mg E2), um keine Östrogenmangel-Beschwerden mehr zu haben. Manche vertragen das Progesteron nicht und nehmen darunter zu und müssen auf Du-

Möglichkeiten der Hormon-Ersatz-Therapie (HRT) für die Frau

- Famenita 100 mg oral zur Nacht mit 1 Hub Gynokadin (= 0,75 E2) oder
- Utrogest 200 mg oral zur Nacht mit 2–3 Hüben Estreva (= 1,0–1,5 mg E2) oder
- Progestan 100 mg oral und vaginal zur Nacht (= 200 mg/d) mit 1 Hub Lenzetto (= 1,5 mg E2) oder
- Famenita 200 mg oral zur Nacht mit je 2 Hüben Gynokadin morgens und abends (= 3 mg E2/d) oder
- Utrogest 200 mg oral zur Nacht 2 Wochen/Monat mit täglich 2 Hüben Gynokadin (= 1,5 mg E2) oder
- Famenita 200 mg oral zur Nacht mit 2 Hüben Gynokadin vom 1. bis zum 25. Tag des Monats, mit also immer 5 Tagen/Monat Pause.

phaston 10 mg täglich eingestellt werden. Bitte machen Sie sich keinen Kopf, wenn es knifflig wird oder auch dauert. Es gibt immer eine Lösung für die Umsetzung und Anwendung der HRT. Sie ist auch für den Gefäßschutz wichtig, man muss nur dranbleiben und weiter forschen und ausprobieren.

Laborkontrolle: Ich überprüfe in der Praxis meist alle 6–12 Monate unter HRT, wo die FSH-, E2-, E1- und Progesteron-Werte in der Gesamtschau mit den Knochen- und Gefäßkrankwerten stehen. Wenn E2 noch fehlt (das sind E2-Werte unter HRT von unter 40 pg/ml) und ich es für das Absenken der erhöhten Krankwerte noch brauche, steigere ich die E2-Dosis und schaue, ob die Frau das verträgt und ob darunter das E1 nicht zu hoch ansteigt. Genauso beim Progesteron. Wenn die P-Spiegel unter täglich 100 mg Progesteron noch unter 2 ng/ml liegen und ich es z. B. für mehr Blutdrucksenkung noch gebrauchen kann, dann versuche ich zusammen mit der Frau, ob noch 100 mg täglich mehr vertragen werden. Beim Progesteron messe ich den Spiegel morgens, nachdem es so wie immer am Vortag zur Nacht genommen worden ist. Ja, ich weiß, das sind dann ggf. nur 9 Stunden Abstand, wenn es um 24 Uhr genommen wurde und die Frau um 9 Uhr zur Blutentnahme kommt. Aber, wenn man das weiß, kann man damit arbeiten. Die HRT im Rahmen einer präventiv-internistischen Herangehensweise ist nicht gleichzusetzen mit der HRT in den gynäkologischen Leitlinien. Das ist »nur« eine kurative Therapie bei den klassischen klimakterischen Beschwerden. Ist besser als nichts, aber so richtig verstanden hat man auch in der Gynäkologie das ganze Potenzial der HRT für die *Frauengesundheit* noch nicht.

Ich schreibe Ihnen das hier alles nicht auf, damit Sie jetzt allein die HRT machen, denn das ist schwierig. Erstens sind die Hormone in Deutschland rezeptpflichtig, und zweitens brauchen Sie Erfahrung mit der Therapie. Sie benötigen jemanden an Ihrer Seite, der die Rezepte ausfertigt, der Ihnen beibringt, was Sie spüren sollen und können, wenn z. B. E2 zu intensiv ist oder wenn es fehlt und der Ihnen die Hormone mit der Inneren Medizin nach Labor verbindet. Und damit Ihre Zukunfts-Ärztinnen und -Ärzte nicht mehr so viel Mühe haben, Ihnen Ihre Ängste zu nehmen, kläre ich Sie über die Zusammenhänge und die Möglichkeiten der NHT inklusive HRT auf. Dann sind sie vorbereitet. Ja, da gibt es noch zu wenige offene und ausgebildete Kolleginnen und Kollegen, aber das kommt, viele andere und ich arbeiten daran, aber es braucht auf Ihrer Seite erstmal die Offenheit, das Wissen und die Bereitschaft, in die Prävention zu investieren, weil so, wie ich es hier jetzt schreibe, ist das auf keinen Fall eine Kassenleistung. Auch daran wird gearbeitet.

Auch wenn unser System ein kuratives Krankensystem ist, immerhin ist die HRT mit körpereigenem E2, P und auch E3 eine Kassenleistung, wenn Sie eine Frau sind und wenn Sie im Rahmen der Wechseljahre Beschwerden haben. Alle Frauen haben Beschwerden, wenn P und später E2, E1 und E3 sie verlassen, sie wissen nur nicht, dass die Symptomatik mit den Wechseljahren zusammenhängt. Diesen Zusammenhang brauchen aber die gynäkologischen Kassenärztinnen und -ärzte, um Ihnen die HRT verordnen zu können: Beschwerden wie Schwitzen, schlechte Laune, Angst, schlechterer Schlaf, Schmerzen, Blasenschwäche, Blasenentzündungen, Libidoverlust, Müdigkeit, Traurigkeit, Tinnitus, trockene Augen, Gewichtszunahme und so weiter. Das müssen Sie so in diesem Zusammenhang formulieren, sonst gibt es keine Leistung. Zeigen Sie den Gyns Ihre KDM mit der Osteopenie oder sogar der Osteoporose, berichten Sie von den Gefäßkrankwerten (LDL, Lp[a], HbA1c und HOMA-Index), Ihrem erhöhten Blutdruck, zusammen mit 2–3 Symptomen, dann verordnen die Ihnen die HRT. Erzählen Sie, woran Ihre Mutter, Tanten, Großmutter und Schwestern erkrankt und verstorben sind: Schenkelhalsfraktur, Schlaganfall, Herzschwäche, Dialyse, Diabetes mellitus, Pflegeheim, Demenz. Unser System ist kurativ aufgestellt. Sie haben im System keine Rechte auf bezahlte Prävention, aber wenn Sie doch Beschwerden und ein objektiv gemessenes Risiko haben, müssen Sie lernen, das so zu kommunizieren, dass Sie von Ihren Rechten auf kurative Unterstützung Gebrauch machen können; denn Sie haben ja Beschwerden, es fragt nur niemand so richtig danach. Alles, was die Frau ab 40 hat, hängt auch mit den Wechseljahren zusammen. Selbst wenn der Auslöser etwas anderes ist, ist der Verlauf und die Antwort des Körpers auf diesen Auslöser hormonabhängig anders als früher und das kann man in die Behandlung mit integrieren.

Die TET beim Mann mit MetS kann schwierig sein

Wenn der Mann sehr schlank ist und das Testo und das daraus entstehende E2 absolut fehlen, dann ist die Testosteron-Ersatz-Therapie (TET) einfach, weil ja alles, was aus dem Testo werden kann (E2 und DHT) auch willkommen ist, weil es auch niedrig ist. Wenn aber der Mann ein Metabolisches Syndrom (MetS) hat mit vielen erhöhten Gefäßkrankwerten (LDL, TG, HbA1c, HOMA-Index), dann ist er meist eher übergewichtig und dann ist der Testo-Mangel erstens schwieriger zu diagnostizieren und auch die TET kann komplizierter sein, weil unter TET das Testo im Bauchfett durch die Aromatase evtl. in zu viel E2 und E1 umgewandelt werden kann, was für den Mann nicht gut ist.

Der Vorteil: Beim MetS ist ja meist genetisch/epigenetisch bedingt das SHBG niedrig, was zur Folge hat, dass das freie Testo und damit auch der FAI selbst bei einem eher niedrigen Gesamt-Testo noch ganz gut sein kann. Wenn aber das Testosteron fehlt, weil es a) absolut oder relativ eher niedrig ist und b) im Bauchfett in zu viel E2 umgewandelt wird, braucht es jemanden, der sich mit der TET gut auskennt, denn man kann Ihnen dann nicht einfach so Testo geben, ohne sich um den Abbau in E2 und DHT (Dihydro-Testosteron) Gedanken zu machen. Ein Mann mit MetS und Testo-Mangel ist für den Stoffwechsel (Fettverbrennung, Muskelaufbau, Proteinsynthese etc.) und die Lust, Sport zu machen, sehr ungünstig, aber zu viel Umwandlung in E2 und E1 ist auch ungünstig (Leber und Prostata). Bei schwerem MetS ist vor einer TET das Erste und Allerwichtigste die Veränderung Ihres Lifestyles: Die Ernährung muss auf Proteine, gute ungesättigte Fette, viel Gemüse und wenig Kohlenhydrate umgestellt werden und kein Alkohol, tut mir leid. Der nervt nur die Leber und fördert die Insulinresistenz, erst recht, wenn Sie den vor der Nacht trinken, was Sie ja tun. Kein Zucker, kein Gluten, kein Weizen – das brauchen Sie alles nicht. Wenn Sie das schaffen, dann macht dazu eine abgestimmte Testo-Therapie je nach Labor, evtl. auch begleitet durch Aromatasehemmer, Sinn, um Sie auf Ihrem Weg mit mehr Kraft, Libido und Muskelaufbau zu unterstützen. Aber eine Testo-Therapie mit dann daraus viel E2 und Alkohol und viel ungesundem Essen und kein Sport, das macht keinen Sinn.

Meiner Erfahrung nach wird das transdermale Testo etwas mehr im Bauchfett aromatisiert als das Testo aus den Depot-Injektionen. Deswegen ziehe ich bei Testo-Mangel bei Metabolischem Syndrom eine intramuskuläre Depot-Injektion der transdermalen Anwendung meist vor. Die gängigen Produkte habe ich Ihnen schon genannt (Seite 152). In den Praxen kümmern sich am ehesten Urologen mit der Zusatzbezeichnung Andrologie um die TET, was insofern praktisch ist, dass sie dann auch direkt die Prostata (mit Bestimmung der PSA mit einmal pro Jahr auch Sono der Prostata) im Blick behalten können. Es gibt auch endokrinologische Andrologen, die die TET durchführen. Meine Erfahrung ist leider, dass man in der Endokrinologie immer nur sehr zurückhaltend und maximal nur kurativ substituiert. Die Idee, dass man früher, also bevor im Körper irreversible strukturelle Schäden entstanden sind, die HT sanft mit Testo, E2, P, aber auch T3, DHEA und Cortisol nutzt, gibt es in den Endokrinologie-Leitlinien nicht.

Es ist tatsächlich für den erschöpften Mann – mit relativem Testo-Bedarf, also ohne absoluten Testo-Mangel – schwierig, an eine TET zu gelangen, selbst wenn er das selbst zahlen möchte, obwohl bekannt ist, dass auch beim Mann die Funktion der Hoden im Laufe des Lebens nachlässt und dass das ungünstige Folgen für den Stoffwechsel hat. Die altersbedingte Hodenerschöpfung passiert nicht so wechselhaft und abrupt wie bei der Frau, sondern so ganz allmählich, Schritt für Schritt, je nach Lifestyle, Stress und auch Genetik schneller oder langsamer. Sehr schnell wird bei der TET des Mannes aus meiner Sicht zu Unrecht von Doping gesprochen. Was soll denn das? Warum dürfen Männer nicht genauso wie die Frauen eine hormonelle Unterstützung bei der Alterung haben? Verstehe ich nicht.

Fünf ergänzende Punkte zur TET beim MetS

1. Der Mann mit MetS benötigt dringend einen gesunden Lifestyle, damit das viszerale Bauchfett um und in den Organen (vor allem Leber) das Testo nicht so viel in E2 umwandelt. An alle 25–40-jährigen Männer, bleiben Sie bitte in den nächsten 20–30 Jahren sportlich, trinken Sie wenig oder keinen Alkohol (erst recht, wenn sie genetisch eine Disposition zum MetS haben), hören Sie jetzt auf zu rauchen und lernen Sie gesund zu kochen, wenn Sie es

noch nicht können. Sie müssen Lebensmittel essen, die nicht verpackt waren. Keine Obstsäfte, keine Cola, keine Limonaden, kein Bäcker und beim Italiener keine Pasta etc. Wenn Sie zufällig ein Arbeitgeber sind, kümmern Sie sich darum, dass Ihre Mitarbeiter ordentliches und gesundes Essen bekommen mit genügend Pausenzeit, um das Essen gut zu kauen. Wenn nur alle in Deutschland bei der Arbeit, in der Schule, in der Kita und in den Universitäten und Ausbildungsstätten und Krankenhäusern ein gutes Essen bekämen, wie viel besser wäre alles ...

2. Wenn unter TET das E2 und das E1 zu sehr ansteigen, und man aber trotzdem Testo geben will oder muss, kann man die Aromatisierung von Testo im Bauchfett in E2 reduzieren, indem man ganz kleine Dosierungen von medikamentösen Aromatasehemmern gibt (z. B. Letrozol 2,5 mg oder Anastrozol 1 mg einmal ½ Tablette oder einmal 1 Tablette pro Woche). Ja, das sind richtige Medikamente, die man auch den Frauen mit Zustand nach Brustkrebs zur Antihormontherapie gibt. Aber keine Aufregung, die machen einfach nur, was sie sollen. Das ist eine Minidosis, die reicht, um die Testo-zu-E2-Umwandlung zu blockieren. Man muss dann nur genau im Labor schauen, was darunter mit Testo, DHT, E1 und E2 passiert. Fehlen sollen E2 und E1 ja auch nicht. Ein sanfter und körpereigener Aromatasehemmer ist das Progesteron. Das gebe ich beim MetS sowieso auch gern dem Mann z. B. mit 100 mg oral zur Nacht (50–200 mg könnte man nehmen), denn es senkt auch beim Mann den Blutdruck, lässt ihn gut schlafen, nimmt Ängste und wirkt sich positiv auf den Insulinstoffwechsel aus. Wenn der Mann das Progesteron mag (muss man ausprobieren) wirkt es zudem günstig hemmend auf die Aromatase, begleitend zur TET, und es schützt vor allem auch die Prostata antientzündlich vor zu viel proentzündlicher E1-Einwirkung. Man kann bei chronischer Prostatitis dem Mann das Progesteron auch rektal geben – nur so nebenbei.
3. Wenn Sie als jüngerer Mann noch einen Kinderwunsch haben, bitte nicht zum »Spaß« eine hochdosierte Depot-TET machen, damit wird Ihre Hodenfunktion stillgelegt und manchmal ist das dann nicht wieder rückgängig zu machen. Das spielt keine Rolle mehr, wenn Sie älter sind und Ihre Familienplanung abgeschlossen ist und die Hoden altersbedingt müde sind.
4. Unter einer TET kann es beim Mann zu einer Steigerung der roten Blutbildung im Knochenmark kommen, wodurch der Hb (Hämoglobin-Wert) und die Zahl der roten Blutkörperchen (Erythrozyten) ansteigen. Umgekehrt ist die Anämie des alten Mannes, meist durch einen altersgemäßen Testosteron-Mangel bedingt. Das Blut wird also unter einer wirksamen Testo-Therapie »dicker«. Dieses »dicker« kann man im Blutbild am sogenannten Hämatokrit (HK) ablesen, der beziffert den Anteil der Zellen im Blut im Verhältnis zur Flüssigkeit und er wird in Prozent ausgedrückt. Die Testo-Gabe macht daher erst recht Sinn, wenn der Hb vor der Testo-Therapie bei 12, 13 oder 14 g/dl liegt, was für den Mann etwas niedrig ist. Wenn aber der Hb vor der Therapie – warum auch immer – bei über 18 g/dl liegt mit einem HK von 54 % oder mehr, dann geht das mit dem Testo nicht. Dann muss man erst klären, was mit dem Blutbild los ist (z. B. eine Polycythaemia vera ausschließen, das macht dann der Hämatologe). Auch muss unter der Testo-Therapie auf das Blutbild geachtet werden. Der HK soll nicht über 55 % steigen und

der Hb nicht über 17–17,5 g/dl. Ggf. kann man mit Aderlässen etwas unterstützen.

5. Es ist besonders wichtig, an eine TET (wie auch eine HT mit den anderen Nebennieren-Steroidhormonen) zu denken, wenn Sie im Rahmen des MetS eine cholesterinsenkende Therapie durchführen müssen. Denn: Cholesterin ist die Ausgangssubstanz für alle Steroidhormone, allen voran für das erste Steroidhormon, das Pregnenolon (was in den Mitochondrien gebildet wird), aber auch DHEA, Progesteron, Cortisol und eben auch Testosteron werden unter z. B. einer Statin-Therapie noch weniger hergestellt als noch ohne Statin-Therapie, einfach, weil man ja mit der Senkung von LDL und Cholesterin der Steroidsynthese die Vorläufersubstanz wegnimmt. Also: wenn die LDL-Senkung zum Absenken des Gefäßrisikos sein muss, dann muss die Therapie immer begleitet werden mit
   - bei Statinen Q10 (so, dass der Spiegel über 2500 µg/l liegt, meist brauchen Sie dafür 100–400 mg Ubiquinol täglich) und
   - bei allen Cholesterinsenkern mit TET und ggf. auch weiterer ergänzender HT mit z. B. Pregnenolon und Cortisol, je nach Klinik und Labor.

Pregnenolon: Gesundmachhormon

Aus Cholesterin wird in den Mitochondrien der Zellen, die in Drüsen, aber auch im Gehirn, Steroidhormone synthetisieren (Seite 200), als allererstes Muttersteroid Pregnenolon hergestellt. Aus Pregnenolon entstehen dann DHEA und Progesteron. Aus DHEA entsteht im Weiteren Testosteron und aus den beiden Androgenen entstehen in weiteren Abbaustufen die Östrogene. Progesteron ist über verschiedene Zwischenmetabolite Vorläufer für die Nebennierenhormone Cortisol und Aldosteron. Pregnenolon entsteht hauptsächlich in der Nebenniere und hat in der klassischen Medizin, inklusive Endokrinologie, keine Bedeutung. Auch ich hatte in der Facharztausbildung an der Uni in der Abteilung für allgemeine Innere Medizin, Nephrologie, Endokrinologie und Rheumatologie noch nie davon gehört. Es wird nie gegeben, weil wir auch mit null Pregnenolon nicht sterben. Aber nur, weil wir ohne Pregnenolon nicht lebensbedrohlich akut krank sind, bedeutet das nicht, dass es egal ist, wenn es fehlt.

Pregnenolon ist ein sehr gutes Beispiel für ein Gesundmachhormon mit großer therapeutischer Breite, ähnlich wie Progesteron und auch DHEA. Mit Pregnenolon funktioniert der Stoffwechsel, insbesondere im Gehirn, besser. Es ist wichtig für unsere Kognition, macht wach und es hat auch antientzündliche Kräfte. Leider verlässt uns Pregnenolon, genauso wie DHEA, wenn wir älter werden, ganz normal altersgemäß, u. a. auch, weil die Mitochondrien altern und in ihnen deswegen weniger Pregnenolon hergestellt werden kann. Diese sowieso schon erniedrigten Werte werden dann unter cholesterinsenkender Therapie noch weiter abgesenkt. Es gibt dazu keine Forschung, aber ich denke, dass es begleitend zu allen cholesterinsenkenden Medikamenten (Statine, Ezetimib, Bempedoinsäure und PSCK9-Hemmer) Sinn macht, mit HT die Steroidhormone (die ja alle aus Cholesterin gebildet werden) individuell nach Labor zu substituieren. Am besten finde ich natürlich, dass man vor einer HT auch mit Pregnenolon erst im Labor misst, was benötigt wird, und dann mit der passenden Dosis einstellt.

Aber der Pregnenolon-Mangel oder -Bedarf ist ab 60 Jahren unter einer erfolgreichen LDL-Senkung so etwas von wahrscheinlich, dass man einfach ohne Messung 50 oder auch 100 mg Pregnenolon täglich morgens nüchtern (muss nicht, aber macht Sinn) begleitend zu den Cholesterinsenkern dazu nehmen kann. Die meisten merken von Pregnenolon nichts Besonderes, es ist ein Gesundmachstoff, kein Schlüsselstoff, es ist einfach gut, wenn es für das, was morgen passiert (Alterung), da ist. Nicht zur Nacht nehmen, weil es belebt. Man kann es online ohne Rezept erhalten und man kann es mit Rezept teurer auch in den Hormon-Apotheken herstellen lassen. Wenn man Pregnenolon im Labor misst, dann misst man wie beim DHEA immer die Sulfatform, die ist stabil, und an der Höhe lässt sich erkennen, ob der Körper versorgt ist oder nicht.

Als Orientierung für die Dosis: 100 mg Pregnenolon bringen im Schnitt eine Anhebung um etwa 50 ng/ml. Natürlich variiert das individuell je nach Größe, Alter, Gewicht und Aufnahme. Fangen Sie bei Spiegeln unter 100 ng/ml mit 50 mg täglich an und dann schauen Sie im Verlauf mit Messungen, was Sie für die 120–150 ng/ml als tägliche Dosis benötigen. Die höchste Dosis in meiner Praxis waren bisher 300 mg täglich bei Menschen, die viel Stress haben, eine schwache Nebennierenfunktion und ein niedriges LDL.

Es gibt einen Gehirnschlüsselwert, an dem man die Therapie von Pregnenolon etwas ausrichten kann, und das ist der schon beschriebene BDNF (Seite 257). Der BDNF soll als neuronaler Wachstumsfaktor nicht niedrig sein. Wenn also unter E2, P, Testo, DHEA und Melatonin oder 5-HTP (Serotoninvorläufer, 5-Hydroxytryptophan) der BDNF noch unter 20 ng/ml bleibt, obwohl der Schlaf schon gut ist und Sport auch Teil des Lebens ist, kann das Auffüllen von Pregnenolon auf Spiegel von 140–150 ng/ml einen erfreulichen Unterschied beim Anheben des BDNF-Wertes machen. Auch *Silent Inflammation* und oxidativer Stress sind Themen, die sich antientzündlich durch die Gesundmachhormone Pregnenolon, DHEA und auch Progesteron gut begleiten lassen. Sie wirken nicht so gezielt und stark, wie wir das von Pharmaka gewöhnt sind. Gesundmachstoffe (Nährstoffe und Hormone) schaffen eher ein Feld, in dem es dem Körper erleich-

Offizieller Referenzbereich Pregnenolon-Sulfat im Serum, Labor A[166]

Pregnenolon-S 20–155 ng/ml (das ist statistisch ein riesiger Normbereich von alt bis jung)

- präventiv therapeutisch gesundes Ziel unter oraler Therapie: bei › 100 ng/ml halten, gern auch höher

G-Gesundheits-Skala: Pregnenolon-S (ng/ml)
(absolute Werte, laborunabhängig eher gut vergleichbar)

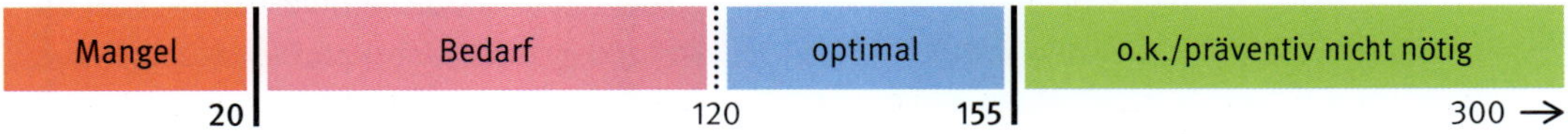

Egal, was Sie beim Pregnenolon messen, nichts ist »schlimm« und trotzdem sind Spiegel um gesunde und junge 140 ng/ml »nett«, es darf auch mal höher sein, muss aber nicht.

tert wird, sich selbst wieder helfen und ordnen zu können. Verstehen Sie? Das nächste Hormon, das körpereigene Cortisol, das ist ein Schlüsselhormon, das ist schlimm, wenn es krass fehlt und zu viel davon ist auf Dauer auch nicht gut.

Cortisol: Schlüsselhormon

Unser körpereigenes Hauptstresshormon aus der Nebennierenrinde ist das Cortisol. Interessanterweise wird genauso wie beim Insulin, vor allem in der Ganzheits- und funktionellen Medizin immer nur davon gesprochen, wie schlimm es ist, wenn diese beiden lebenswichtigen Hormone durch unseren ungesunden Lifestyle hochreguliert werden. Das hat dazu geführt, dass Sie sich wahrscheinlich auch vor diesen beiden Hormonen eher fürchten, als seien die ganz besonders gefährlich und akut in der Lage, zu schaden. Das ist Unsinn. Grundsatz: Je mehr Horrorstorys Sie über ein Zuviel eines Nährstoffes (z. B. Calcium, Jod, Eisen und Natrium) oder eines Hormons (z. B. Cortisol, Insulin, Vitamin D, Estradiol und T3) hören, desto bedeutsamer sind diese Stoffe für den Erhalt der Gesundheit. Sie müssen OPTIMAL da sein und dürfen eben auch *nicht* fehlen. Natürlich sind zu viel Wasser oder zu hohe Temperaturen (Sonne) schlimm, aber ohne sind wir erst recht sehr schnell tot. Genauso ist es auch mit Cortisol, dauerhaft zu viel davon, fördert Krankheit, aber ein Zuwenig ist auch nicht gut.

Cortisol reguliert alles, was in der Not da sein muss, allen voran einen stabilen Kreislauf, ein robustes (= nicht überschießendes und nicht versagendes) Immunsystem und ganz pauschal gesagt, unsere Kampfenergie. Ohne optimales Cortisol ist der Blutdruck schlapp, wenn wir ihn stark brauchen, die Basaltemperatur ist zu niedrig (uns ist kalt) und die Müdigkeit, die Erschöpfung und die Infektanfälligkeit sind groß. Ohne die Fähigkeit, Cortisol in der Not oder im Kampf »rausschießen« zu können, machen uns Allergien, Histamin, eine Dysbiose der Darmflora, Viren, Stress und *Silent Inflammation* fertig. Wir können nicht mehr: Burnout, das chronische Müdigkeitssyndrom (CFS) und Long-Covid sind Zustände, die mit einer guten Nebennierenfunktion von Anfang an nicht möglich gewesen wären. Nein, bitte, nicht jetzt denken, ich wüsste, wie man konkret das CFS behandelt, das weiß ich nicht. Aber ich weiß, dass auf jeden Fall eine schwache Nebennierenfunktion mit einem erschöpften Cortisol (und Pregnenolon, DHEA, Progesteron und bei Frauen postmenopausal auch Testo) am Anfang einer solchen chronischen Erschöpfung mit eine Rolle gespielt haben muss.

Cortisol-Mangel ist nicht kausal hauptverantwortlich für das Entstehen der Arteriosklerose. Nein, die Gefäßkrankwerte wie LDL, HbA1c und HOMA-Index sind eher unter einem Zuviel an Cortisol gestiegen; aber wenn das Cortisol nach Jahren von Zuviel – erschöpft – erst einmal relativ niedrig ist und damit nicht optimal für den Kampf zur Verfügung steht, kommt man aus dem Schlamassel (egal, was genau die Ursache war) nicht mehr so leicht, wenn überhaupt, wieder heraus. Dafür möchte ich Sie sensibilisieren, dass es im Verlauf von vielen Jahren Stress und ungesundem Verhalten (egal ob »schuldig« oder nicht) auch passieren kann, dass Sie *zu wenig* Cortisol haben. Und das ist ein sehr wichtiger Schlüsselstoff, den man sehr gut, wenn es denn nicht anders geht, substituieren kann.

Nebennierenschwäche

In jedem Falle bringt es etwas, wenn man erschöpft ist und chronische Entzündung eine Rolle spielt (CRP oder hsCRP > 1,0 mg/l) ein schlappes Cortisol zu substituieren. Und viele Menschen sind beim Cortisol erschöpft. Ja, Sie hatten vielleicht mal früher ein Zuviel an Cortisol, aber nach Jahren von Stress, ggf. Cortisontherapie, ggf. Kombi-Verhütungs-Pille, schlechtem Schlaf, zu viel Sport/Training, zu viel Social Media, existenzieller Not, Überforderung und Alterung ist bei vielen Menschen ab Ende 40 oder in den 50ern neben DHEA auch die Cortisol-Bildung in der Nebenniere erschöpft. Diese Drüsen (auch die Schilddrüse) sind endlich, die erschöpfen sich, so wie Augen, Haut und Gelenke. Der schlappe Output reicht zwar zum Überleben, aber für eine gute und stabile Lebensqualität reicht das nicht.

Wie diagnostiziert man so eine schwache oder erschöpfte Nebenniere? Es sind vor allem Anamnese (Scheidung, alleinerziehend, Pflege der Eltern, krankes Kind, eigene Krankheiten, Armut, virale Infekte mit z.B. EBV, erlebte Traumata, Mobbing am Arbeitsplatz etc.) und die Klinik, also die Beschwerden, die auf eine partielle Nebennierenfunktionsstörung hinweisen: ein »komisch« niedriger Blutdruck (90/60 mmHg), eine körperliche Erschöpfung ohne somatische Krankheit, eine nervige Infektanfälligkeit, wo die Infekte auch immer lange dauern und von denen man sich auch nicht schnell wieder erholt, und Sport tut nicht gut. Im Gegenteil, danach ist man erst recht fertig. Wenn man solche Symptomatik hat, liegt als Beweis, dass das Cortisol schlapp ist, der Cortisol-Spiegel morgens zwischen 8–10 Uhr nicht wie normal bei über 100 ng/ml, sondern meist bei unter 80 ng/ml oder noch niedriger. Wenn dazu im Blut dann noch das DHEA-S, das Pregnenolon-S und bei peri- und postmenopausalen Frauen auch das Testo gesamt noch niedrig sind, bei normalem SHBG (Frauen: um 60–100 nmol/l, Männer um 30–60 nmol/l), dann steht die Diagnose.

Ja, man kann ggf. noch ein Cortisol-Tagesprofil im Speichel[167] machen, aber ich brauche das meist nicht, weil ich es auch so sehe. Der Mensch ist eher etwas blass, hat Augenringe und sieht besonders um die Augen sehr müde aus. Wenn es klinisch passt und das Cortisol morgens früh unter 80 ng/ml liegt, kann man einen Therapieversuch mit 10 mg Hydrocortison morgens nüchtern (1-0-0-0 täglich) unternehmen, ggf. brauchen Sie auch eine höhere Dosierung von 15–20 mg morgens und 5–10 mg mittags (1,5-0-0-0 bis 2-1-0-0 täglich), wenn jemand ein Mittagsmüdigkeitstief hat.

Therapie mit Hydrocortison: In dieser funktionellen Störungsphase reichen meist 10 mg bis maximal 30 mg Hydrocortison täglich aus, um das Befinden der Menschen zu ver-

Angaben der täglichen Dosierung

So schreibt man in der Medizin die Dosierungen über den Tag verteilt auf. Für die 4 Einnahmezeitpunkte des Tages jeweils immer eine Ziffer: morgens – mittags – abends – zur Nacht. Die Ziffer bezieht sich auf die Anzahl der Tabletten, Kapseln oder Hübe, die von einem Stoff oder Medikament zum Zeitpunkt x verwendet werden soll. Zum Beispiel: 2-1-0-1 bedeutet 2 Tabletten etc. morgens, eine mittags, keine abends und eine zur Nacht.

bessern. Wie lange man das Hydrocortison gibt, hängt davon ab, ob man den Nebennieren (NN) im Alltag die Chance auf Erholung geben kann. Meiner Erfahrung nach ist das bei den meisten, während sie viel arbeiten müssen und/oder an den belastenden Lebensumständen nichts ändern können, eher unwahrscheinlich. Nein, das Hydrocortison in dieser Dosis unterdrückt nicht die körpereigene NN-Funktion. Das machen die körperfremden Corticosteroide. Wenn man mit dem Hydrocortison wieder aufhört, machen die NN entweder da weiter, wo sie erschöpft waren, oder – wenn man Glück hat und man sich etwas ausruhen konnte – wo sie unter Schonung erholt angekommen sind.

Nicht wundern: In der Apotheke heißt das körpereigene Cortisol (mit »l« also Ludwig am Ende) leider sehr irreführend Hydrocortison (mit »n« also Nordpol am Ende). Das ist aber kein körperfremdes Cortison (wie Prednisolon oder Dexamethason, alle mit »n« am Ende) und auch hier, ähnlich wie beim Progesteron, Estradiol und Estriol, passt der Hydrocortison-Beipackzettel nicht zum Hydrocortison. Hydrocortison (= Cortisol) hat keine bösen Nebenwirkungen, so wie die Corticosteroid-Medikamente, die in der Medizin zur antientzündlichen und immunsuppressiven Therapie sehr wirksam eingesetzt werden. Bei allen körpereigenen Hormonen gibt es nur ein Zuviel oder Zuwenig von der Dosis als Ganzes und die muss man eben finden, je nachdem, was man bewirken möchte.

In der Endokrinologie gilt als anerkannte Nebenniereninsuffizienz nur der Morbus Addison: Ich höre jetzt schon den Aufschrei in der Endokrinologie. Nein, die behandeln eine relative Nebennieren-Schwäche (englisch: *Adrenal Fatigue*) nicht, in der Endokrinologie wird nur der Morbus Addison (objektiver Totalausfall der Nebenniere) behandelt. Für diese Diagnose muss der Cortisol-Spiegel morgens niedriger sein als 40 ng/ml und dazu muss dann auch noch der ACTH-Test[168] passen. Hierbei wird zwischen 8–9 Uhr morgens das ACTH (= Hypophysen-Hormon, das die Cortisol-Produktion in der Nebenniere stimuliert) gespritzt (1 Ampulle Synacten): Ein Cortisol-Anstieg nach 60 Minuten um mehr als das Doppelte des Basalwertes bzw. auf über 200 ng/ml schließt eine Nebenniereninsuffizienz mit hoher Wahrscheinlichkeit aus. Umgekehrt formuliert: Egal wie niedrig die Cortisol-Spiegel im normal stressigen Alltag bei Ihnen sind, es muss der ACTH-Belastungstest pathologisch sein, nur dann gibt es die Diagnose Morbus Addison und nur dann substituiert man in der Endokrinologie das körpereigene Cortisol mit Hydrocortison. Es ist, wie schon so oft gesagt, ein kuratives System, das nur mit einer Therapie antwortet, wenn es schlimm ist. Ich verstehe das bei vielen Fachrichtungen, weil da die körperfremden Therapien (OP, Bestrahlung, Pharmaka) meist verbunden sind mit einem relevanten Nebenwirkungspotenzial, und deswegen der Nutzen groß sein muss, um das Nebenwirkungsrisiko in Kauf zu nehmen. Aber in der Endokrinologie verstehe ich das nicht, weil man durch die Therapie von fein justierten körpereigenen Hormonen so vieles früh regulatorisch wegBEHANDELN könnte, was ansonsten Jahre und Jahrzehnte später zu schweren Folgen führt (u. a. Depression, Osteoporose, Herzinsuffizienz und Demenz). Warum nutzt das System das nicht?

Primäre und sekundäre Nebenniereninsuffizienz

Zur Info: Auch die Nebennierenfunktion wird, so wie die Schilddrüsen- und die Gonadenfunktion (Ovarien und Hoden), vom Hypothalamus im Gehirn über die Hormone der Hypophyse reguliert. Für das Cortisol macht die Hypophyse das ACTH. Bei der primären NN-Insuffizienz (Nebennieren ohne Funktion = Morbus Addison) ist das ACTH erhöht (hier merkt die Hypophyse, dass das Cortisol im Blut fehlt, und durch ein gesteigertes ACTH erhofft das Gehirn, dass die Nebennieren die Cortisol-Produktion steigern). Bei einer reinen sekundären Nebenniereninsuffizienz ist die Hypophyse durch Krankheit defekt und das ACTH wird nicht gebildet. Dann sind im Labor ACTH und Cortisol niedrig. Bei der *Adrenal Fatigue* findet sich meist ein Mischbild von primärer und sekundärer Fatigue: Gehirn (Hypothalamus), Hypophyse und die Nebennieren sind müde, alle drei Organsysteme machen zu wenig. Dann ist eine Nährstofftherapie wichtig mit u. a. vor allem Omega-3-Fetten (EPA & DHA), B-Vitaminen, Q10, Selen, Eisen, Vitamin D, Calcium und Magnesium.

Ich weiß, dass ich Ihnen, indem ich Ihnen hier von der Möglichkeit für eine Therapie mit Hydrocortison berichte, das Leben nicht einfach mache. Denn neben dem Wissen benötigen Sie für das Hydrocortison ein Rezept. Hinzu kommt, dass viele Ärztinnen und Ärzte einen Heidenrespekt vor Hydrocortison haben, weil der Morbus Addison (das Vollbild der primären Nebennieren-Insuffizienz) eine echt schwere Krankheit ist und man uns das auch so gelehrt hat. Auch mir wurde in der Uniklinik in der Nephrologie und Endokrinologie nicht beigebracht, dass Hydrocortison körpereigen ist. Ich dachte auch noch als schon »fertige« Nephrologin, dass das Hydrocortison ein schwaches, körperfremdes Corticosteroid-Medikament ist. Es wird einfach nicht fein unterscheiden, genauso wie in der Gynäkologie das Progesteron und die körperfremden Gestagen-Derivate auch immer noch in einen Topf geschmissen werden. Medikamente und körpereignene Hormone sind aber eben nicht das Gleiche: Medikamente haben Nebenwirkungen, Hormone nicht. Genau das Gleiche war mir auch mit dem aktiven Schilddrüsenhormon T3 (Thybon) passiert. Davon wusste ich in der Klinik NICHTS. Hat mir niemand erklärt und es wurde auch nie verordnet. Sie merken, es gibt in der klassischen, universitären Medizin ein hormonelles Riesenchaos, ein Hormon-Wissens-Gap, daran sind nicht wir Ärztinnen und Ärzte schuld, wir lernen diese Unterschiede und Feinheiten nirgends, warum auch immer; war so und ist leider immer noch so.

Wenn nicht für Sie, für wen schreibe ich dann über das Hydrocortison hier? Ich schreibe das für Ihre zukünftige Ärztin für funktionelle Medizin, präventive Medizin und Nährstoff- und Hormonmedizin, die sich vielleicht allein ohne diese Erklärungen von mir nicht traut, Sie mit etwas Hydrocortison optimal zu unterstützen, obwohl so vieles dafür spricht, das zu probieren. Wichtige Voraussetzung ist, dass *Sie* keine Angst mehr vor dem Hydrocortison mit »n« am Ende haben. Wenn die Cortisol-Werte wiederholt schlapp sind und bleiben, und es Ihnen nicht stabil und stark gut geht, Sie Probleme mit vermehrter Autoimmunität und erhöhten Antikörpern, wie z. B. antinukleären Antikörpern (Seite 237), haben, Histamin Sie quält und Sie nicht mal eben für mehrere Monate Stress reduzieren und Urlaub nehmen können, probieren Sie es. Sie werden ihr dann sagen, ob die Therapie mit 10 mg Hydrocortison am Morgen gut ist oder nicht. Noch eine Sache: Wenn Sie einen manifesten und schwierig einzustellenden Bluthochdruck haben, dann kann es sein, dass das mit der Hydrocortison-Therapie nicht geht (weil der Blutdruck dann zu hoch spinnen könnte), ggf. müsste man dann sogar auf kleine Dosierungen von körperfremden »Cortisonen« wie Methylprednisolon oder Prednisolon ausweichen. Aber das ist dann wirklich etwas, wo jemand ärztlich Ahnung haben muss.

Wenn das Cortisol im Blut mal sehr hoch bei über 200 oder auch 300 ng/ml liegen sollte, dann bitte, wenn Sie sich o.k. fühlen, keine Panik. Das ist dann nicht sofort ein Morbus Cushing (hier wird in der Nebenniere meist in einem Adenom zu viel Cortisol hergestellt). Um Unsicherheiten zu vermeiden, lassen Sie so wie beim Gesamt-Testosteron (am besten auch beim DHEA-S und E2) immer das SHBG mitbestimmen, erst recht, wenn Sie eine Frau sind und eine Kombi-Pille nehmen. Wenn z.B. unter einer östrogenhaltigen Kombi-Pille das SHBG auf 400 nmol/l hochreguliert wurde (das kann sein), dann erhöht der Körper analog dazu die Cortisol-Produktion, damit der freie An-

Offizieller Referenzbereich Cortisol im Serum, Labor A[169]

Cortisol	morgens: 50–200 ng/ml abends: 20–120 ng/ml

- Präventiv optimal ist morgens früh zwischen 8–10 Uhr ein Spiegel um 100 ng/ml (90–120 ng/ml). Solange unter Hydrocortison-Therapie morgens die Spiegel unter 80 ng/ml bleiben, kann man je nach Klinik die Hydrocortison-Therapie fortsetzen. Wenn nach sechs Monaten Urlaub mit Fußmassage, Natur, tanzen, regelmäßig eine gesunde Ernährung, null Sorgen, null Müssen, alle Lieben sind perfekt versorgt, Geld verdienen nicht nötig, guter Schlaf, früh schlafen gehen, ausschlafen, Bewegung, Yoga, Meditation und Nährstofftherapie die Hydrocortisol-Werte morgens nüchtern ohne vorher Einnahme von Hydrocortison wieder an und über 100 ng/ml liegen, kann man mit der Hydrocortison-Therapie wieder aufhören. Bei Dosierungen über 10 mg täglich reduziert man, am besten in zwei oder drei Schritten, alle zwei Wochen die Dosis und kann so sehen, ob das gute Befinden anhält ... sechs Monate Auszeit? Das war nicht ganz ernst gemeint, ich weiß, dass das bei den meisten von uns absolut unrealistisch ist. Trotzdem, ich will bewusst machen: Das wäre die natürliche Therapie, damit die Cortisol-Produktion der Nebennieren sich wieder erholt, denn das könnte sie. Cortisol ist zusammen mit Insulin (im Gegensatz zu DHEA und bei Frauen E2 und P) eigentlich dazu gedacht, lebenslang in nennenswerten Konzentrationen bei uns zu bleiben.

S-Gesundheits-Skala: Cortisol morgens nüchtern zwischen 8 bis 10 Uhr (ng/ml)
(absolute Werte, laborunabhängig eher gut vergleichbar)

schw. Mangel	Bedarf	optimal	akut o.k.	auf Dauer zu hoch
40	50 – 90	120	160	**200** – 250 →

Wenn Sie das Schlüsselhormon Cortisol bestimmen lassen, schreiben Sie sich immer die Uhrzeit der Blutentnahme (BE) dazu auf, denn Cortisol hat einen Tagesrhythmus: Es ist morgens hoch und sinkt im Verlauf des Tages. Relativ niedrige Spiegel sind am Nachmittag »ok«, aber der gleiche niedrige Spiegel am Morgen, würde für eine Nebennierenschwäche sprechen.

teil von Cortisol für Ihren Kampf zur Verfügung steht und dann können Cortisol-Spiegel von 300 ng/ml adäquat und o.k. sein. Wenn es Ihnen aber nicht gut geht, Sie keine Pille nehmen, der Blutdruck sehr hoch ist, Sie komische Schwangerschaftsstreifen am Popo und den Beinen haben, der Bauch dick ist und die Arme und Beine eher dünn, und Ihr Gesicht vollmondig aussieht, dann ist das erhöhte Cortisol dafür die Ursache und Sie müssen das einer Ärztin oder einem Arzt zeigen. Achtung: Wenn Sie Cortisol bestimmen lassen, auch in der Arztpraxis, schreiben Sie sich immer die Uhrzeit der Blutentnahme (BE) dazu auf. In vielen großen endokrinologischen Praxen wird aus organisatorischen Gründen nicht nur morgens, sondern den ganzen Tag über Blut abgenommen. Wenn Cortisol aber um 15 Uhr abgenommen wird, ist ein Cortisol-Spiegel von 80 ng/ml normal und o.k., denn Cortisol hat einen Tagesrhythmus: Cortisol ist morgens hoch, dann sinkt es, dann kommt nochmal mittags ein kleiner Peak und dann sinkt es deutlich ab, nachts soll es nicht hoch sein. Erst am frühen Morgen steigt es wieder, wenn wir Nebennieren-fit sind.

Schilddrüsenhormon T3: Schlüsselhormon

Die Schilddrüsenhormone, vor allem das aktive SD-Hormon (SDH) T3, sind sehr wichtig für eine gesunde gesamtkörperliche Stoffwechselfunktion oder kurz eine robuste IBSE. Im Labor bestimmt man dafür: Die Schlüsselhormone TSH (Thyreoidea-stimulierendes Hormon), fT3 (freies T3) und fT4 (freies T4) und die Krankwerte rT3 (reverse T3 = inaktives T3) und SD-Antikörper TAK- und TPO-AK (bei SD-Unterfunktion) und TRAK (bei SD-Überfunktion). Bei der Hormontherapie zur Knochengesundheit (Seite 115) habe ich schon ein bisschen zum präventiven Umgang mit der TSH-Diagnostik und der SDH-Therapie geschrieben. Wir erinnern uns: Zu viel SDH-T3-Aktivität erhöht den Knochenabbau und bei zu wenig T3 fehlt es dem Knochen (und den Muskeln) an Aufbau- und Proteinsynthesekraft. Bei der Gefäßgesundheit wirkt sich die optimale T3-Unterstützung in erster Linie günstig auf die Leber aus – weil da ursächlich viele der Gefäßkrankwerte ihren funktionellen Ursprung haben; aber auch das Gehirn, das Herz und die Nieren arbeiten (wie Knochen und Muskeln) mit T3 einfach besser. In Wahrheit braucht jede Zelle, egal wo sie »lebt«, jeden Nährstoff und jedes Hormon, auch T3 in unterschiedlicher Konstellation, und trotzdem: Viele der Gefäßkrankwerte sind und bleiben von Haus aus niedrig, wenn satt T3 da ist, allen voran das LDL (und damit auch das Apo-B). Das weiß man auch in der klassischen Endokrinologie: Bei einer schweren Hypothyreose kommt es im Verlauf der Erkrankung zu einer ausgeprägten Fettstoffwechselstörung mit schwerer Hypercholesterinämie.

T3: Schlüssel zum zellulären Energiestoffwechsel (ATP-Bildung)

Das SDH T3, das zum Großteil erst aus dem SD-Vorhormon T4 in der SD-Hormon-Empfängerzelle (von Leber, Nieren, Herz, Darm, Pankreas, Gehirn, Muskeln, Uterus etc.) entsteht, entscheidet über vieles, was unseren Alltagszustand herstellt: mitochondriale Energieherstellung, Verwertung der Nahrung in den Zellen, Temperatur, Gewicht, Zyklus, Darmfunktion/Verdauung, Beschaffenheit von Haut, Haaren, Nägeln, Schleimhaut, Bindegewebe, Leberfunktion, Herzkraft und -rhythmus, Muskelkraft, Knochenstoffwechsel, Schmerzempfinden, Gehirnfunktion mit Psyche, Gefühlen, Denken und Konzentration, Wachheit und Schlafenkönnen und ob wir gut oder schlecht altern. Cortisol ist mehr so etwas wie Kaffee und T3 ist mehr so etwas ist wie eine Grundwärme, eine Basisglut oder ein Grundbrennen. Beide Hormonsysteme Cortisol und T3 brauchen einander, so wie wir das auch von anderen Hormonsystemen kennen, die gemeinsam an Prozessen wirken (E2+P, E2+T, C+DHEA, Vit D+PTH). Man kann von T3 nur optimal profitieren, wenn die Nebennierenhormone, vor allem das Cortisol, auch mit im Boot sind. Deswegen war mir das auch so wichtig, dass Sie wissen, dass es ein Zuwenig an Cortisol gibt. Oft ist das funktionell zu schwache Cortisol der Grund, warum eine SDH-Therapie (auch wenn Labor und die Beschwerden dafür sprechen) nicht so gut vertragen wird.

Ich möchte Sie dafür sensibilisieren, dass das TSH nicht die Wahrheit ist. Die Wahr-

Offizieller Referenzbereich TSH (Thyreoidea-stimulierendes Hormon) im Serum, Labor A[170]

TSH: Erwachsene 0,27–4,20 µIU/ml

- therapeutisch optimales Ziel ohne SD-Hormon-Therapie: um 1,0 µIU/ml
- therapeutisch optimales Ziel unter oraler T4-Therapie: um 1,0–2,0 µIU/ml
- therapeutisch optimales Ziel unter oraler T3-Therapie (mit oder ohne T4): ‹ 0,02–1,5 µIU/l je nach Befinden, rT3 und fT3, bei eher niedrigen fT4
- Info: TSH ist ein guter Screening-Wert, um in einer unbehandelten Population die Menschen rauszupicken, die unwissend eine relevante SD-*Über*funktion (TSH ‹ 0,27 µIU/l) oder eine relevante SD-*Unter*funktion (TSH › 4,20 µIU/l) haben. Es hilft auch orientierend, wenn es bei Werten ‹ 0,5 µIU/l liegt, eine Überdosierung einer Mono-T4-Therapie mit L-Thyroxin ausschließen zu können. Aber es ist kein verlässlicher Wert, um zu überprüfen, wie gut die Empfänger-Organzellen unter einer Therapie mit T4 und vor allem T3 versorgt sind. Da ist TSH nicht die beste Wahrheit, auch wenn das nach den gültigen Leitlinien noch so gehandhabt wird. Dazu hat das Ärzteblatt im Juni 2024 sogar einen Leserbrief von Prof. Schomburg und mir veröffentlicht.[171]
- TSH darf unter bestimmten Umständen unter einer Therapie mit T3 sogar auch supprimiert sein, also NULL, nicht messbar. Das entspricht dann nicht einer SD-Überfunktion, vor allem, wenn es darunter dem Menschen erstmalig wieder »energetisch« gut geht und die Werte für fT3 (eher hoch) und fT4 (eher niedrig) in der Referenz liegen (morgens früh ohne T4-/T3-Einnahme vor der BE). Meistens rutscht – bei einer täglichen Dosis von mehr als 10 µg T3 (= ½ Tablette Thybon 20) – das TSH unter 0,5 µIU/l. Mittlerweile ist es sogar so, dass ich das Sinken von TSH unter T3-Therapie diagnostisch benutze. Umgekehrt formuliert: Solange das TSH unter T3 nicht unter 1,0 µIU/l sinkt, kann man die tägliche T3-Dosis weiter steigern, wenn noch klinisch Unterfunktionssymptome vorhanden sind und/oder Gefäßkrankwerte wie das LDL noch nicht niedrig genug sind. Auch der HbA1c, der HOMA-Index, die GPT (Leber), das Pro-BNP (Herz) und der Gehirnschlüsselwert BDNF reagieren positiv auf eine gute Versorgung der Zellen mit T3. Auch ein leicht erhöhtes Prolaktin[172] von 20–30 ng/ml kann mal ein Hinweis auf eine zu schwache Zellversorgung mit T3 sein. Das kann bei unerfülltem Kinderwunsch mal ein Thema sein (bei einem erhöhten Prolaktin wird die Frau nicht so gut schwanger).

heit sind Sie, Ihr Befinden und das »Feld«, das man im Labor für die SDH-Auswirkungen messen kann: LDL, Apo-B, Triglyzeride, HOMA-Index, HbA1c, Gesamteiweiß, CK, GPT, Schilddrüsen-Antikörper, BDNF, Prolaktin, LH>FSH bei Progesteron-Mangel/Gelbkörper-Insuffizienz ... So vieles in der körpereigenen Biochemie wird durch T3 beeinflusst. Das TSH kann zu niedrig sein, weil das Gehirn und die Hypophyse schlapp sind oder weil T3 es senkt. Das alles weiß man nur, wenn man immer zum TSH auch fT3, fT4 und rT3 mitbestimmt. Bitte bestehen Sie darauf oder gehen Sie zur endokrinologischen Praxis, wenn die Hausarztpraxis, warum auch immer, diese Werte nicht mitbestimmt, wenn Sie sich – wie auch immer – nicht »gut« fühlen (das ist eins der Haupt-Symptome für ein gestörtes T3).

TSH allein sagt NICHTS aus darüber, WIE jemand mit den SDH auf Zellebene versorgt ist: Um bei Depression, Energiemangel, morgendlicher Lethargie, Verstopfung, Frieren, Haarausfall und Kinderwunsch abzuklären, dass wirklich die »brennende T3-Basisglut« o.k. ist, muss breiter im Labor gesucht werden. Die SDH fT3 und fT4 müssen satt da sein und das rT3 (das den T3-Rezeptor im Zellkern für das aktive T3 blockiert) darf nicht dauerhaft bei über 400 pg/ml liegen, das stört. Was senkt das erhöhte rT3? Meist ist bei einem erhöhten rT3 das richtige T3 niedrig in der »Norm« und dann besteht der IBSE-Trick darin, T3 zu geben, in kleinen täglichen 5-µg-Schritten. Meiner Erfahrung nach geht im Verlauf unter T3 und Selen das rT3 runter, das fT3 hoch und im Übrigen oft dann das fT4 auch so runter, dass man dann auch im Verlauf T4 dazugeben kann. Selbstverständlich im-

S-Gesundheits-Skala: TSH ohne Therapie (µIU/ml) morgens früh 8–10h
(absolute Werte, laborunabhängig eher gut vergleichbar)

v.a. Hyper-SD	v.a. zu hohes rT3	optimal	v.a. lowT3	v.a. SD-Unterfunktion
0,27	1,0	2,0	4,2	7 100 →
Differentialdiag.: Hypophyse schlapp? + Sek. Hypothyr.? Zu viel Jod? SD-Sono/Struma? + Autonom. Adenom? + AIT? TRAK positiv? (SD-AK für Morbus Basedow)	Selen? fT3 + fT4 o.k.? Hypophyse schlapp? Jod? SD-Sono? Knoten? Ferritin zu niedrig?	GESUNDE Befunde: fT4 um 1,2–1,4 ng/dl (0,9–2,0 ng/dl) fT3 > 3,0–3,5 pg/ml (2,0–4,4 pg/ml) rT3 < 180 pg/ml (110–264 pg/ml) negative SD-AKs: TAK, TPO-AK und TRAK nicht nachweisbar SD-Sono gesund: keine Knoten, keine Zysten, homogenes, echoreiches Parenchym mit guter Größe: Frau 10–16 ml (6–18 ml), Mann 12–20 ml (6–25 ml)	fT3 schlapp/low? rT3 zu hoch? Selen & Jod? Ferritin zu niedrig? SD-AK positiv? SD-Sono: Größe? SD klein? AIT? Knoten? Struma?	fT3 & fT4 niedrig? rT3 auch niedrig? Selen & Jod? Ferritin zu niedrig? SD-AK positiv? SD-Sono: Größe? SD klein? AIT? Knoten? Struma?

Unter T4-Monotherapie soll das TSH nicht auf Werte unter 1 µIU/l sinken, aber unter einer T3-Therapie von mehr als 10 µg täglich, ist es sogar »normal«, dass das TSH teilweise sogar auf sehr niedrige Werte sinkt, ohne dass es zu einer Überdosierung kommt, denn die SD-Hormone selbst bleiben in der Norm. Das TSH kann man deswegen unter T3-Therapie nicht zur Einstellungskontrolle verwenden, dafür muss allen voran das fT3 gemessen werden.

mer in Zusammenschau mit Befinden des Menschen und den Krank- und Zustands-Schlüsselwerten.

Um die SDH-Funktion auf Zellebene zu bewerten, braucht man fT3, fT4 und rT3: Das mit dem TSH ist da draußen, vor allem in der ambulanten Medizin, echt ein Riesenproblem, weil aus meiner funktionellen Sicht man mit dem TSH (und auch fT4) allein, nichts zur fT3- und rT3-Situation in den Zellen sagen kann. Das sind aber aus funktioneller Sicht *die* beiden wichtigsten Stoffe, die über das subjektive Befinden und die Qualität und gesunde Robustheit der Stoffwechselfunktion entscheiden. Durch diesen pauschalen und in Wahrheit aus funktioneller Sicht verzerrten Schwarz-weiß-Blick auf das TSH, ist viel – vermeidbares – Unglück (= chronisches Krankheitsgeschehen) entstanden. In den Leitlinien der Endokrinologie und auch der Hausarztmedizin findet man nichts über T3, es wird sogar davon abgeraten, es einzusetzen, genauso auch Selen.[173] Es ist ein kuratives System, das erst reagiert, wenn in unserem Inneren strukturell Schaden entstanden ist, erst dann wird gehandelt.

An alle Hausärztinnen und Hausärzte

Wussten Sie, dass Sie alles im Labor bestimmen dürfen, was medizinisch Sinn macht? Natürlich dürfen Sie neben TSH auch fT3, fT4, 25-OH-VD, 1,25-OH-VD, PTH, FSH, LH, E2, E1 und Cortisol auf Kasse bestimmen, wenn Sie einen klinischen Verdacht haben. Ja, das mag »teuer« sein, aber chronisch Kranke sind auch teuer für die Gesellschaft. Und den KV-Wirtschaftlichkeitsbonus halte ich für kompletten Blödsinn. Treten Sie aus, verzichten Sie auf dieses wenige Geld. Lassen Sie sich nicht kaufen, Ihr Wissen nicht anzuwenden. Sie sind Ärztin und Arzt geworden, um den Menschen zu helfen. Um zu wissen, was los ist, macht eine korrekte Diagnostik u. a. der Schilddrüsenhormone so viel Sinn. Es passiert nichts, wenn Sie ordentlich im Labor schauen, was mit Ihren Patientinnen und Patienten im Stoffwechsel los ist.
Natürlich macht das nur Sinn, wenn die Diagnostik dann auch eine therapeutische Konsequenz hat. Wenn Sie ausgeschlossen haben, dass die Schild*drüse* defekt ist, aber eingeschlossen haben, dass T3 bei Selen-Mangel funktionell fehlt, können Sie das in Ihrer Selbstzahler-Präventions-Sprechstunde mit Nährstoff- und Hormonmedizin besprechen und behandeln. Das macht glücklich und gibt mehr finanzielle Wertschätzung als der Bonus. Wenn Sie auf den Bonus verzichten, hört auch diese fürchterliche Statistik auf, wie viel Prozent Sie über oder unter Ihrem Budget liegen. Sie dürfen genauso, wie die Endokrinologen, neugierig sein. Für die Überweisung zur Radiologie (CT, MRT, Szinti, Röntgen, Angiografie, Sono und PET-CT) werden Sie ja auch nicht bestraft. Befreien Sie Ihren Kopf von diesen wirtschaftlichen Gefängnisgedanken das Labor betreffend. Sie werden Erleuchtungszustände bekommen, über das, was Sie alles aus dem Stoffwechsel erfahren können, wenn Sie neugierig sind und die Patientinnen und Patienten mit ihren Beschwerden ernst nehmen.

Das Verrückte ist, je kränker und älter jemand ist, desto mehr machen wir in den Kliniken eine abgefahrene, teure und aufwendige Hightech-Medizin. Aber niemand kümmert sich um die breite Masse der jungen und mittelalten, erschöpften, halbgesunden Menschen, denn das sind die chronisch Kranken von morgen. Aus meiner Sicht versagt da das System der ambulanten Medizin völlig. Das beste Beispiel sind dafür die Osteoporose und die Arteriosklerose. Es wird nur beobachtet und nichts spezifisch Systemisches unternommen, bis davon betroffene Organsysteme IRREVERSIBEL kaputtgehen. Immer nur wird die Last des Tuns (Lifestyle) auf die Schultern der Patientinnen und Patienten geladen. Als sei das möglich, mit Lifestyle alles, was die Alterung für uns bereithält, ohne spezifische Therapie zu vermeiden. Hier in diesem Gap, wo das System blind ist und deswegen VERSAGT, spielen biochemisch Nährstoff- und Hormonmangel eine Riesenrolle und das Schöne, man kann das Fehlen sehr gut behandeln: Eine schwache T3-Aktivierung, Jod-Eisen-Selen-Mangel (JES-Mangel), Vitamin-B-Mangel, erhöhtes Homocystein, Vitamin-D-Mangel, Magnesium-, Calcium-, Bor- und K2-Mangel, Gonadenerschöpfung, Wechseljahre und Adrenal Fatigue, alles das kann man behandeln und dann brechen Knochen nicht und Gefäße bleiben länger glatt. Es muss im System mehr in die Aufklärung, Gesundheitsbildung, Beratung und frühe Labordiagnostik und die dazu passenden Interventionen investiert werden, damit unser aller Schicksal auf dem Weg zur 90 ein besseres wird.

Bei vielen Menschen wird T4 nicht gut in T3 konvertiert

Meiner Beobachtung nach ist mindestens jeder Zweite (wenn nicht sogar Zwei von Dreien) im weitesten Sinne mit T3 nicht gut versorgt. Auch sehr viele Patientinnen und Patienten, die bei der Diagnose Hypothyreose unter einer Monotherapie mit T4 (L-Thyroxin) stehen, haben oft keine gute zelluläre T4-zu-T3-Konversion. Ein wichtiger Grund dafür ist der in Deutschland »normale«, aber eklatante Selen-Mangel, denn die Enzyme (Deiodasen), die die Aktivierung (= Abtrennen von Jod) durchführen, sind Selen-abhängig. Hinzu kommt, dass die T4-zu-T3-Umwandlungsfähigkeit genetisch bedingt schwach oder langsam *sein* kann oder auch epigenetisch im Rahmen von Alterung, Stress, Krankheit und Umweltbelastung schwach und langsam *werden* kann.[174] Es ist schlimm: So viele Menschen laufen unbehandelt mit einem nicht optimalen TSH (im pinken Bereich) herum und so viele T4-Behandelte laufen mit einem funktionellen Low-T3 und erhöhten rT3 rum, ohne dass sich jemand dieser Sache annimmt, obwohl es so einfach ist, hier zu helfen und Leid zu lindern.

Wieso kümmert man sich in der universitären Medizin nicht aktiv um ein besseres T3? Für mich ist das so, als würde man alle, die nicht gut sehen können, entweder ohne Brille oder, wenn mit Brille, dann mit schlechten Brillengläsern herumrennen lassen. Vielen fehlen schon in jungen Jahren die Hauptnährstoffe für die Schilddrüse: Jod, Eisen, Selen (JES) zusammen mit der Aminosäure Tyrosin. Meiner Beobachtung nach leiden gerade Frauen unter einer schwachen Schilddrüsen-*Hormon*-Funktion (nicht die Schilddrüse ist krank, die SDH funktionieren nicht auf Zellebene), weil die gesamten Belange der Gynäkologie unter dieser T3-Schmalspurversorgung leiden. Die Pubertät ist unangenehm, der Zyklus wackelt, die Periodenblutung schmerzt, der Kinderwunsch ist groß, die Fehlgeburtenrate auch, die Schwangerschaften schwierig und die Wechseljahre lassen dann – bei auch noch schwacher Nebennierenfunktion – das ganze wackelige Sein endgültig zusammenkrachen. Der Körper kann sich gar nicht mehr regulieren und altert schneller und schlechter mit besonders viel Knochendichteverlust, chronischer Entzündung, Übergewicht, steigenden Gefäßkrankwerten und Arteriosklerose. Es ist ein Teufelskreis und der fängt oft im jungen Erwachsenenalter an mit Nährstoffmangel, T3-Mangel, Stress und deswegen ungesunder Lebensweise etc.

Meiner Erfahrung nach sind die meisten Menschen unschuldig und der Rat für den gesunden Lifestyle kommt zu spät und man muss sich den leisten können, dafür müsste aber auch das System unterstützen. Ja, ich bin für die Selbstverantwortung, aber die braucht gute Bedingungen und deswegen kläre ich Sie auf und fordere einen Perspektivwechsel in der Inneren Medizin hin zur Prävention. Mein Rat: Bitte kümmern Sie sich im jungen Erwachsenenalter mit Nährstofftherapie um die Schilddrüsenhormon-Funktion, damit erstens die fruchtbare Zeit gut wird und zweitens es später Knochen, Gefäße, Leber, Herz, Nieren und Gehirn besser haben. Zur Diagnostik und Therapie von Jod, Eisen und Selen habe ich viel in den beiden vorherigen Büchern geschrieben (*1. Buch Nährstofftherapie* und *2. Buch Praxisleitfaden*). Das Wichtigste für die T4-zu-T3-Konversion ist, ausreichend Selen zu haben. Das Selen im VB muss unter der Therapie mit Natriumselenit dafür mindestens bei über 120 µg/l (je nach Seleno-P auch bis 160 µg/l oder sogar höher) liegen und das Selenoprotein-P muss mindestens bei über 6 mg/l (bis gern 7,5 mg/l) liegen. Damit machen Sie schon so viel im Stoffwechsel richtig und SICHER nichts falsch.

Relativer Mangel von T3 in den Zellen

Ja, ich weiß, mit der Empfehlung, das aktive SDH T3 zu nutzen, widerspreche ich der klassischen Endokrinologie, aber in Wahrheit widerspreche ich nicht, sondern ich ergänze, denn in der Endokrinologie kümmert man sich doch »nur« kurativ um defekte *Schilddrüsen* (die hauptsächlich ja auch nur T4 herstellen). Ich schreibe hier aber über den funktionellen Einsatz von T3 (für eine robuste IBSE), wenn T3 in den Zellen – warum auch immer – nicht gut hergestellt wird. Verstehen Sie: Die SD selbst kann o.k. sein und trotzdem kann T3 in den Empfängerzellen aus einem guten T4 nicht optimal aktiviert werden. Es kann sein, dass im Labor bei einem guten fT4, das fT3 zu niedrig ist und das rT3 zu hoch. Das fühlt sich für den, der das hat, nicht gut an: müde, traurig, depressiv, wenig Fröhlichkeit und keine Leichtigkeit, energiearm, Nebel im Kopf, Schwierigkeiten, sich zu konzentrieren, kalte Füße & Hände, schlimme Verstopfung, strohige Haare, aufgeschwemmtes Gesicht, komisch schnell Muskelkater, Zyklusprobleme, Kinderwunsch, Fehlgeburten, schlimme Wechseljahre und und und … Man kann die funktionellen Auswirkungen, wenn das fT3 zu niedrig und das rT3 zu hoch sind, im Labor an steigenden Krank- und verschobenen Zustands-Schlüsselwerten auch erkennen: Das LDL ist höher, das Apo-B dann auch, die GPT ist am oberen Rand der Norm, der HOMA-Index steigt, obwohl man sich gesund ernährt, die CK (Muskelwert) und das Prolaktin sind oft leicht erhöht, das Gesamteiweiß eher niedrig (schwache Proteinsynthese), der BDNF eher niedrig (Gehirn ohne T3 müde), TAK- und TPO-AK oft positiv (Hashimoto-Thyreoiditis) und die Knochenaufbauwerte P1NP und die Ostase (Knochen-AP) sind eher schlapp. Jeder Wert für sich allein ist »egal« und gern »altersgemäß«,

Wir brauchen einen Perspektivwechsel im Gesundheitssystem

Alles, was ich hier schreibe, ist präventiv aus der Gesundheit herausgelesen und nicht eine kurative Ausschlussdiagnostik eines Drüsendefekts, wie wir es an den Unis gelernt haben und noch lernen. Es ist so, wie ich das hier schreibe, nicht in Anwendungsstudien erforscht und belegt; aber es gibt auch keine Studie, die sagt, dass das so falsch ist, und es gibt so viel wissenschaftliche Evidenz für diese Zusammenhänge. Ich bitte Sie, mit diesem Wissen konstruktiv umzugehen, und ergänzend zum System das zu machen, was für Sie je nach präventiver Risikogruppe Sinn macht; aber bitte nicht mit denen, die im System kurativ arbeiten, diskutieren und sich zu deren Opfern machen. Die Haus- und Facharztpraxen haben die Aufgabe, Sie in der Not zu retten, dafür sind sie ausgestattet und trainiert und damit sind sie schon jetzt überfordert, weil zu viele in diesem Land schrecklich krank sind und es an Personal und Zeit fehlt und deswegen hat da die Prävention keinen Platz, nicht schimpfen. Die Regeln sind so, das kann die einzelne Person nicht kompensieren, dann geht sie kaputt.

Sie wollen Frieden, aber wenn der nicht da ist, sind nicht die Soldatinnen und Soldaten der Landesarmee schuld, die uns im Falle eines Krieges verteidigen. Das ist eine Metapher: mit den Soldatinnen und Soldaten meine ich die niedergelassenen Ärztinnen und Ärzte. Wenden Sie sich an die Politik, an die Kassen, an die Gremienvertreter, die im System etwas zu sagen haben, die müssen auf Ihren Druck hin antworten. Verlangen Sie Prävention und internistischen Schutz individuell nach Labor mit u. a. Nährstoff- und Hormonmedizin. Ja, Sie brauchen für die Umsetzung der Hormontherapie Ärztinnen und Ärzte, einige gibt es schon und es werden mehr, werden Sie sehen. Die Medizin ist weiblich geworden, es gibt mehr Medizinstudentinnen, mehr Ärztinnen und auch mehr sensible Ärzte. Wir wollen vor schweren Folgen schützen, wir wollen ursächlicher heilen, wir wollen nicht reparieren, was mit heutigem Wissen vermeidbar ist!

Es gibt schon Regierungen, die es anders machen. Vorbild ist hier Singapur. Seit den 1960er-Jahren ist dort die Lebenserwartung um 20 Jahre gestiegen mit doppelt so vielen Hundertjährigen wie noch vor 15 Jahren. In Singapur kümmert sich die Regierung im öffentlichen System aktiv um die Gesundheit der Bevölkerung und man überlässt es eben nicht dem Zufall und dem Einzelnen, was im Alter aus ihnen wird. Dort hat man verstanden, dass es auch aus wirtschaftlicher Sicht für die Gemeinschaft Sinn macht, in die Gesundheit der Alten präventiv zu investieren. In speziellen Health-Longevity-Kliniken will man anhand von vier Target-Key-Indikatoren überprüfen, ob die Maßnahmen wirken. Jetzt raten Sie mal, was die da nehmen: HbA1c, LDL-C, hsCRP und die Vo2max (Wert für die maximale Sauerstoffaufnahme unter Belastung), interessant, oder? Warum machen wir das nicht auch?[175] Bitte liebe neue Regierung, geht doch nach Singapur und lasst Euch da vor Ort zeigen, wie es geht, multifaktoriell in die Gesundheit der Menschen zu investieren, dann sind alle glücklicher.

aber trotzdem stimmt dann im Stoffwechselgeschehen etwas nicht. Wenn man erstmal gelernt hat, vernetzt die Auswirkungen der Schlüsselhormone (T3, Cortisol, E2, 1,25-OH-VD, PTH etc.) auf die Biochemie des Stoffwechsels auszulesen, fällt es einem wie Schuppen von den Augen, wie gut oder gestört alles im Inneren zusammenspielt oder eben auch nicht. Gerade diese Schlüsselhormone sind, wenn sie fehlen, gar nicht egal. Sie sind neben den Schlüsselnährstoffen (wie Calcium, Jod und Eisen), wenn sie fehlen und man damit nach Klinik und Labor behandelt, die Game-Changer in der Nährstoff- und Hormonmedizin. Selen ist, wenn man es eng sieht, eigentlich auch ein Schlüsselnährstoff, denn es gibt die Möglichkeit der Toxizität, aber unsere Realität ist so weit

Offizieller Referenzbereich **freies T4 (fT4 = aktives T4, was nicht an das Transportprotein TBP gebunden ist) im Serum, Labor A**[176]

fT4 0,9–2,0 ng/dl (Das ist der statistische Bereich, wo sich die meisten Menschen spontan ohne Therapie befinden.)

- therapeutisch optimales Ziel ohne und unter oraler Therapie: um 1,4 ng/dl (also am Übergang vom mittleren zum oberen Drittel, das kann man auch auf andere Einheiten mit anderen Referenzbereichen übertragen). Erinnerung: Diese Werte gelten unter Therapie nur, wenn eine Blanko-Blutentnahme (Seite 278) durchgeführt wurde. Dieser Wert (1,4 ng/ml) gilt nur, wenn am Morgen der BE das T4 nicht genommen wurde.
- Wichtig auch immer zu bedenken: Es geht »gesund« nicht primär darum, dass fT4 möglichst hoch ist, sondern, dass das fT3 möglichst hoch und das rT3 möglichst niedrig ist. Es kann sein, dass bei Stress und hoher »interner Umwandlung« von fT4 zu rT3 es besser ist, wenn fT4 niedriger als 1,4 ng/dl ist. Um bei hohem rT3 aktiv das fT4 niedrig zu halten, ist es wichtig, dann kein höherdosiertes Jod zu geben und mit mehr T3-Therapie erstmal zu versuchen, das rT3 zu senken.

S-Gesundheits-Skala: fT4 (ng/dl)
(Absolute Werte nicht immer so gut vergleichbar – achten Sie auf die Referenzbereiche, diese können etwas abweichen. Dann nicht 1:1 die absolute Zahl vergleichen, sondern die Position der Zahl in Bezug zur Referenz.)

Mangel	kann o.k. sein	optimal	eher etwas zu hoch	manifest zuviel
0,7 **0,9**	1,3	1,5	**2,0**	→
– wenn rT3 auch niedrig, dann T4-Therapie sinnvoll – wenn rT3 hoch, dann erst T3 geben	– wenn aber rT3 niedrig, dann mehr T4 sinnvoll, wenn TSH noch erhöht – wenn rT3 hoch, dann ggf. T4 reduzieren und/oder T3 steigern	Auch hier kann je nach fT3/rT3 noch eine Dosisanpassung Sinn machen, wenn das Befinden und bestimmte Krankwerte noch nicht optimal sind.	– wenn rT3 › 300, muss T4 reduziert werden, ggf. auch Jod reduzieren – wenn fT3 schlapp, dann T4 reduzieren und T3-Therapie hoch	– ohne Therapie: Dg.: Hyperthyreose – mit Therapie: Überdosierung T4/Jod → Therapie sofort pausieren und mit niedrigerer Dosis später fortfahren. Arzt aufsuchen!

Es kann sein, dass im Labor bei einem guten fT4 das fT3 zu niedrig und das rT3 zu hoch ist. Das passiert, wenn die T4-zu-T3-Konversion, z. B. bei Selen-Mangel, nur unzureichend funktioniert. Betroffen davon sind Schilddrüsengesunde wie auch Menschen, die bei einer SD-Erkrankung unter einer Monotherapie mit T4 (L-Thyroxin) stehen.

weg von zu viel im Sinne von toxisch, dass ich Selen zu einem Gesundmachwert gemacht habe, damit die Angst davor aufhört.

Low-T3-Syndrom

In meiner Beobachtung sind Frauen, vor allem in der Peri- und Postmenopause, mehr von einem Low-T3-Syndrom betroffen als Männer; warum das so ist, müssen andere herausfinden. Ein Grund wird u. a. das vermehrte Auftreten von Autoimmun-Thyreoiditiden (Hashimoto-Thyreoiditis) bei Frauen sein, denn hier ist die schwache T4-zu-T3-Konversion besonders auffällig zu beobachten. Auch hier ist, wie bei fT3, aber auch Cortisol, DHEA-S, E2, Testo gesamt und Pregnenolon-S, die »Blanko-BE« wichtig, da T3 schnell resorbiert wird. Wenn Thybon vor der BE genommen wurde, sieht man das an einem fT3, was so kurz nach der Einnahme dann meist über der oberen Referenz liegt, und dann erschrecken sich wieder alle. Nein, das ist nicht schlimm, man kann dann nur zur Optimierung der T3-Einstellung nichts sagen. Unter einer Therapie mit mehr als 20 µg T3 täglich (einmal 1 Thybon 20) sinkt das TSH meist auf sehr niedrige oder auch supprimierte Werte ab. Meiner Erfahrung nach fühlt sich oft erst dann der oder die Betroffene klinisch besser, im Sinne von energetisch fitter und wacher. Ja,

Offizieller Referenzbereich freies T3 (fT3 = aktives T3, was nicht an das Transportprotein TBP gebunden ist) im Serum, Labor A

fT3 2,0–4,4 pg/ml (Das ist der statistische Normbereich, wo sich die meisten Menschen ohne Therapie befinden.)

- therapeutisch optimales Ziel ohne und unter oraler Therapie: › 3,0 pg/ml, besser › 3,2–3,5 pg/ml, bei gutem Befinden gehen auch fT3-Werte von bis knapp über 4 pg/ml. Es gibt Menschen, die haben ohne SD-HT aber mit sattem Selen ein super fT3 von 4,2 pg/ml, aber das ist, je älter wir werden, eine absolute Ausnahme.

S-Gesundheits-Skala: fT3 (pg/ml/l) ohne (!!) vorherige T3-Einnahme am Morgen der BE
(absolute Werte, laborunabhängig eher gut vergleichbar)

schwer. Low-T3	deutl. Low-T3	Low-T3	optimal			zu viel
2,0	2,7	3,0	3,5	4,0	4,4	→

< 2,0	2,0–3,0	3,0–4,4	> 4,4
T3 fehlt absolut!! – wenn rT3 hoch, kein Jod, sondern ggf. erst mit T3 allein mit dazu Selen beginnen – wenn rT3 und fT4 niedrig und TSH hoch, dann Beginn T4 mit Selen und Jod je nach T4-zu-T3-Konversion, T3 noch dazu	Passiert oft unter T4-Monotherapie ohne Selen-Begleitung. T3 dazu wichtig, je nach rT3, ggf. vorher T4 reduzieren. – Bsp: statt L100/d ⇢ L75+T20+ dazu NaSe 800 µg/d mit einem Selen im VB von 140 µg/l und einem Seleno-P von 7 mg/l – spontan ohne T4-Therapie: Selen optimieren und ggf. Beginn einer Mono-T3-Therapie. Vor allem, wenn Befinden nicht o.k., rT3 zu hoch und T4 ganz gut	Ab hier ist vor allem zu sagen, dass zumindest bei T3 kein schlimmer Mangel vorliegt. Das ist schon mal großartig. Je nach Befinden/Labor muss man hier drumherum sehen, ob es etwas zu optimieren gibt. Unter T3-Therapie darf hier bei Wohlsein das TSH niedrig sein. Selen muss top sein. Wenn rT3 und T4 auch hoch sind, dann ggf. eine T4-Therapie reduzieren.	T3 und ggf. auch T4 reduzieren.

fT3 ist (zusammen mit rT3) aus funktioneller Sicht der wichtigste SD-Wert, der über das subjektive Befinden und die Qualität und gesunde Robustheit der Stoffwechselfunktion entscheidet.

es gibt auch Menschen, so wie bei den anderen Hormonen auch, die Thybon nicht vertragen, auch wenn die Klinik und die Laborwerte dafür sprechen, dass es fehlt. Dann spinnt nicht der Patient oder die Patientin, sondern irgendetwas in der inneren Biochemie stimmt dann noch nicht. Manchmal muss man erst die Wechseljahre und die *Adrenal Fatigue* behandeln, manchmal müssen erst der Darm und die Histaminintoleranz behandelt werden, damit man überhaupt etwas verträgt, und manchmal muss man auch auf die tierischen SD-Extrakte ausweichen (Seite 322).

Überweisungsvorlagen

Hier auch noch zwei Überweisungsbeispiele an die Endokrinologie; aber eine Warnung vorweg: Diese Texte sind jetzt echt nicht Teil der klassischen medizinischen Vorstellungen, die SD-Hormone betreffend. Meine Erfahrung ist, dass man in der Endokrinologie in beiden Fällen eine Substitution ablehnen würde, weil 1. das TSH nicht außerhalb der Norm liegt, weil 2. rT3 nicht gekannt wird und 3. weil mit Thybon kaum gearbeitet wird, schon gar nicht als erstes Hormon allein, ohne T4. Kann man aber machen und mache ich auch, und zwar mit

Offizieller Referenzbereich **reverse T3 (rT3) im Serum, IMD Berlin**[177]

rT3 110–264 pg/ml

- therapeutisch gesundes Ziel ohne und unter oraler SDH-Therapie: ‹ 180–200 pg/ml
- Info: Dieses reverse T3 hat das Jod an einer anderen Stelle – im Vergleich zum richtigen aktiven T3 – abgeschnitten bekommen, und nun setzt es sich (wie das richtige T3) auch auf den intrazellulären T3-Rezeptor, führt aber nicht wie das richtige T3 zu den für T3 typischen biochemischen Antworten. Im Gegenteil, das rT3 blockiert den Rezeptor für das richtige T3, wie ein internes Kondom oder ein köpereigener Blocker, sodass insgesamt der Effekt der SDH-Wirkung reduziert wird, selbst wenn fT3 und fT4 da sind. Das macht als Schutzmaßnahme Sinn, wenn eine schwere Hyperthyreose mit zu viel T4 und T3 vorliegt oder entsteht, denn das ist eine sehr unangenehme und ggf. auch akut lebensgefährliche Erkrankung, die milde SDH-Unterfunktion ist dagegen nicht akut gefährlich.

K-Gesundheits-Skala: rT3 (pg/ml)
(hier nur Erfahrung mit dem rT3 des IMD Berlin)

T4/Jod fehlen	o.k.	optimal	o.k.	»interessant«	erhöht	zu viel T4 und/oder Stress
80	110	180	200	264	400	800 →

Ist selten, auf Dauer fehlt hier was: Jod und ggf. T4 geben. Ist nicht schlimm, aber interessant, muss im Kontext von TSH, fT3+fT4 gesehen werden.	Im grün-blauen Bereich ist erst einmal alles gut, wenn der Mensch sich gut fühlt. Ggf. kann bei rT3-Werten ‹150 und niedrigen fT4-Werten, je nach Klinik und TSH, die T4-Therapie gesteigert werden.	Je höher rT3, desto mehr sollte, je nach Befunden, das T4 reduziert werden. Je höher rT3, desto wichtiger ist ein sehr guter fT3-Wert und ggf. sollte T3 dazugegeben werden.	Solch hohe Werte entstehen bei Extrem-Stress, totaler Überdosis von T4 oder Jod oder bei schwer manifestierter Hyperthyreose. So schützt sich der Körper vor zu viel T4+T3. Ggf. die T4 Therapie pausieren. Solche Werte mit einem Arzt besprechen. Je nach fT3, T3-Therapie sehr wichtig.

Neben dem fT3 ist das rT3 wichtig, um die Schilddrüsenhormonfunktion auf Zellebene bewerten zu können. Das rT3 (das den T3-Rezeptor im Zellkern für das aktive T3 blockiert) sollte nicht dauerhaft bei über 300–400 pg/ml liegen, das stört die zelluläre Funktion vieler Organsysteme.

gutem klinischem Erfolg, dazu anschließend dann zwei Fallbeispiele, falls das mit den beiden Überweisungen an die Endokrinologie nicht weiter vorangeht, und falls sich Ihre Ärztin für funktionelle Medizin allein nicht traut.

Fallbeispiele zur SDH-Therapie mit T3

Wenn Sie erschöpft, müde, träge, traurig, verstopft und aufgeschwemmt sind und man Ihnen immer wieder ein psychosomatisches Geschehen unterstellt hat, was dann bedeutet, dass Sie und Ihr Umgang mit Stress schuld ist: Schauen Sie mit diesem feinen funktionellen Wissen noch einmal ganz ge-

Beispiel-Überweisung an die Endokrinologie

Frau 44, BMI 22, Osteopenie, BD 135/85, LDL 130, GPT 60, HbA1c 5,7, TSH 3,5, fT3 2,0, fT4 1,3, rT3 300, Z. n. zwei Fehlgeburten vor 2 und 6 Jahren:

Diagnose/Indikation:
44-j. perimenopausale Pat. mit V. a. primäre Hypothyreose mit gestörter T4-zu-T3-Konversion, Z. n. zweimal Abort, manifeste Osteopenie, arterielle Hypertonie, Hypercholesterinämie, Prä-Diabetes und V. a. Steatosis hepatis (MASLD). Die Pat. lebt sehr gesund, sie trinkt keinen Alkohol und war immer schlank.

Auftrag:
Erbitte Abklärung der SD-Funktion mit SD-Sono: Größe, Bild wie bei AIT? Knoten/Zysten? Bitte auch Bestimmung der SD-AK und Ausschluss AIT/Hashimoto. Bitte Beginn der SD-Substitution erst mit Thybon (bei low-T3 mit high rT3) und je nach SD-Diagnose/Größe dann ggf. auch später L-Thyroxin dazu. Bitte Diagnostik und ggf. Therapie der notwendigen SD-Nährstoffe Selen, Jod und Ferritin. Bei AIT bitte Abklärung Vitamin-D-Haushalt und Verlaufskontrolle der osteologischen und diabetologischen Parameter.

Beispiel-Überweisung an die Endokrinologie

Mann 55 Jahre, MetS, BMI 32, BD 150/90, HbA1c 5,9, HOMA 3, Harnsäure 6,5 mit ED, TSH 0,8, fT3 2,3, fT4 0,9, rT3 250, Gesamt-Testo 2,3:

Diagnose/Indikation:
55-j. adipöser Pat. mit. V. a. sekundäre Hypothyreose, bei Metabolischem Syndrom, arterieller Hypertonie, Prä-Diabetes, Insulinresistenz, Hypercholesterinämie, Hyperurikämie und V. a. Steatosis hepatis (SLD) bei Alkohol ++ V. a. MetALD, ED/Erschöpfung

Auftrag:
Erbitte Abklärung Schilddrüsen-Hormonfunktion mit SD-Sono und AK-Diagnostik. Bei kleiner SD bitte Beginn Substitution mit T3+T4-Kombination, ggf. erst auch nur T3 allein. Abklärung Nährstoffmangel: Selen, Eisen, Jod und Vitamin D. Bitte auch andrologische Abklärung Testo-Mangel mit ggf. Beginn TET. Pat. hat eine Klinik mit ED/Erschöpfung. Hat trotz Sport keinen Muskelaufbau.

nau Ihre angeblich unauffälligen SD-Laborwerte an. Sind die auf den zweiten Blick nicht doch interessant? Hier zwei Beispielfälle, wie man funktionell mit NHT vorgehen kann.

Ich weiß, das liest sich jetzt ganz großartig, als sei das mit der NHT so leicht. Natürlich geht das im Verlauf nicht immer alles so glatt, besser und besser, aber ich wollte an einem Positivbeispiel ohne zig Probleme einmal zeigen, wie es gehen könnte. In Wahrheit ist alles komplexer, deswegen wäre es so schön, wenn mehr Ärztinnen und Ärzte sich für diese funktionelle Vorgehensweise interessierten.

Auch hier ist das ein wunderbar positiver Verlauf, mit einem Patienten, der super ergänzend mit Lifestyle-Verbesserungen mit- und zuarbeitet. Die Realität sieht oft anders aus. Aber auch nicht so viel anders, denn wenn Männer die Methode mit dem Absenken von Krankwerten und Verschieben von Schlüsselwerten hin zur Gesundheit erst einmal verstanden haben, sind sie meist sehr umsetzungsstark und sie haben nicht so die Ängste (etwas falsch zu machen und sich zu schaden), wie viele Frauen. Deswegen finde ich als Frau mit Ängsten das Messen auch so beruhigend. Es ist mit dem Messen genau objektivierbar und kontrollierbar, was unter der NH-Therapie und den Dosierungen im Inneren passiert. Wenn sich dann auch noch das funktionelle Befinden verbessert, muss etwas, von dem, was man macht, richtig sein. Zumindest richtiger als das, was man vorher nicht gemacht hat. Und wenn dann auch noch in der Bildgebung etwas verschwindet oder nicht schlimmer wird, obwohl das normalerweise so wäre, dann ist das einfach genial. Auch ist es allein, ohne diese biochemische NH-Unterstützung, oft so schwierig, die Erfolge der gesünderen Lebensgewohnheiten zu spüren. Und das ist dann frustrierend und dann hört man wieder auf, denn wie soll man sonst den Tag durchhalten und in der Nacht schlafen?

Einige werden sich jetzt fragen: Muss dann die Frau oder der Mann in dem Beispiel das ganze Leben die Nährstoff- und Hormontherapie mit NT, HRT, TET, Schilddrüsenhormonen und Nebennierenhormonen machen? Naja, allein ging es ja nicht, und wenn die oder der sich nicht wieder schlecht fühlen will, ist die Antwort: Ja. Eine Lese- oder Weitsicht-Brille würde man auch nicht mehr ohne Linsen-OP loswerden und wenn man mit Haarfärbemittel aufhört, wachsen die Haare auch grau wieder nach, so wie es ohne Färbemittel »normal« war und ist. Auch die Nebenniere-, die Schilddrüse- und die SDH-Funktion werden beim Älterwerden schwächer und weniger, nicht nur die Gonaden. Kann man so lassen oder man gleicht es aus. Ich bin für Letzteres.

SDH-Therapie mit tierischen Extrakten

Man kann die SDH-Funktionsstörung und die Hypothyreose auch mit Extrakten von tierischen SD (am besten vom Schwein) behandeln. Das hat laut Dr. Hertoghe, der damit viel Erfahrung hat, im Vergleich zur Gabe von nur T3 und T4, einige Vorteile, weil u. a. in diesen Extrakten, neben T4 und T3, auch T2, T1 und Calcitonin enthalten ist, was noch einmal einen Unterschied machen würde (ich nutze hier wegen Mangel an Erfahrung mal bewusst den Konjunktiv). Das ist aber noch ein anderes Thema. Ich habe die Therapie in diesem Buch nicht aufgenommen, weil diese Art der Therapie völlig außerhalb unseres Systemdenkens liegt. Mit SD-Extrakten kommt man in der deutschen Endokrinologie gar nicht zurecht. Das wird nicht gekannt und deswegen abgelehnt und als Konsequenz muss immer alles von den Betroffenen selbst bezahlt werden und, selbst wenn es ihnen gut damit geht, müssen Sie sich immer rechtfertigen und haben im System nur Probleme. Das finde ich ungerecht und es ist auch anstrengend für alle Beteiligten.

Meine Erfahrung ist, dass allein der Einsatz von T3 mit Thybon zusätzlich zum bekannten T4 mit den gängigen L-Thyroxin-Präparaten schon einen positiven Riesenunterschied macht. Thybon 20 (und im Übrigen auch Thybon 100) gibt es »normal« in den deutschen Apotheken zu kaufen, es ist bezahlbar und wenn es erst einmal bei den Patientinnen und Patienten mit Wohlsein etabliert ist, wird es von den endokrinologischen Kolleginnen und Kollegen auch auf Kasse verordnet, auch wenn sie immer wieder bei darunter niedrigen oder supprimierten TSH-Werten die SDH-Therapie reduzieren wollen, obwohl es den Menschen gut geht, das Herz brav ist und die Knochenabbauwerte niedrig sind. Die T3-Therapie ist in der Umsetzung, so wie unser System organisiert ist, schon schwer, aber immerhin mit etwas Aufklärungsarbeit auf Ihrer Seite doch möglich, zumindest hoffe ich das.

Aber die SD-Extrakte sind sehr schwer in die Umsetzung zu bringen, sie sind teurer und die Bestellung ist aufwendig, weil man sie ggf. auch aus dem Ausland bestellen muss. In Deutschland stellt z. B. die Klösterl-Apotheke SD-Extrakt-Kapseln (Thyreogland) her. Mit denen habe ich gute Erfahrungen gemacht, wenn das mit L-Thyroxin und Thybon einfach nicht funktionieren wollte. Aber im Grunde genommen, in 95 % der Fälle, wenn Patientin oder Patient und ich, sich mit Geduld etwas Mühe gegeben haben, funktioniert es mit L-Thyroxin, Thybon und dazu NHT gut.

Es kommt hinzu, dass unter den ausländischen Tier-SD-Extrakten meiner Erfahrung nach die Labordiagnostik nicht mehr zu verwenden ist, weil die fT3- und fT4-Werte zur Einstellung nicht genutzt werden können, weil diese bei Wohlsein meist im deutlich hyperthyreoten Bereich liegen. Als ich das das erste Mal erlebt habe, habe ich mich richtig erschrocken, aber dem Mann, der aus dem Ausland kam und den ich damals messen durfte, nachdem er sich selbst gut nach SD-Total-OP eingestellt hatte, ging es sehr gut. Mit den Extrakten muss man dann nach Klinik einstellen und dafür benötigt man echt Erfahrung. Dieses Chaos von ärztlicher Nicht-Akzeptanz im System, Schwierigkeiten bei der rezeptpflichtigen Bestellung plus Unmöglichkeit der Laborkontrolle kann ich Ihnen allein nicht zumuten, deswegen stelle ich die SD-Extrakte erstmal zurück.

Nicht weil sie nicht wirken, im Gegenteil, sie wirken, aber das ist etwas für darauf spezialisierte Praxen und vielleicht auch für besonders komplex kranke Menschen. Ich bin mir auch sicher, dass ein Grund dafür, dass ich sehr gut mit Thybon und den gängigen L-Thyroxin-Präparaten aus den Apotheken zurechtkomme, ist, dass ich mich grundsätzlich oder ganzheitlich internistisch um eine gute Stoffwechselfunktion (robuste IBSE) kümmere. Ich denke, es macht für das Befinden der Betroffenen einen Unterschied, ob man jemanden einfach nur »allein« mit den SDH behandelt oder ob man das Ganze funktionelle Geschehen einbettet in eine individuelle NHT nach Labor, ergänzt durch Lifestyle-Veränderungen und ggf. auch klassische pharmakologische Medikamente.

Fortsetzung auf Seite 331

Fallbeispiel: 48-j. Frau, 1,75 m, Gewicht 80 kg

BMI 26,12, müde, PMS, Zyklus um 24–26 Tage, Schlaf gestört, traurig, trockene Haut, strohige Haare, Verstopfung, kann sich nicht konzentrieren, keine Kraft, alles sei zu viel, LDL 140, BD 90/60, oft erkältet.

1. Labor: TSH 0,8 (–), fT3 2,7 (–), fT4 1,0 (–), rT3 300 (+), Se im VB 70 (–), SD-AKs negativ (o.k.) und SD-Sono mit 8 ml (6–18 ml) relativ klein.

Diagnose: Sekundäre Hypo-SD mit low-T3 und high rT3 bei vermutlich Stress, aber auch primärer Hypo-SD bei relativ kleiner SD in der Sono, Nährstoffmangel und hormoneller Dysbalance i. R. der Wechseljahre und V. a. Adrenal Fatigue.

Weitere Labordiagnostik: Ferritin 100 (o.k.), Cortisol 80 (–), DHEA-S 90 (–), Pregnenolon-S 60 (–), LH 12 (+) › FSH 6 (o.k.) am 6. ZT, E2 100 (o.k.), E1 100 (o.k.).

NHT: Bei Cortisol 80 (–), erst Beginn mit 10 mg Hydrocortison morgens, ggf. auch 15 mg und mittags 5 mg, dazu DHEA 10 mg morgens nüchtern und Progesteron 100 mg zur Nacht in der 2. ZH. Dazu Pregnenolon 50 mg und 400 µg Natriumselenit (NaSe) morgens nüchtern. Dann, wenn Befinden o.k., nach 4 Wochen

- Beginn dazu mit 5 µg T3/d (= ¼ Thybon 20) für 1 Woche morgens nüchtern. Wenn o.k. (keine Unruhe, Nervosität, Herzklopfen etc.) nach 1 Woche
- steigern auf 10 µg/d (= ½ Thybon 20), so lassen. Dazu NT mit Omega-3-Fetten, Zink, Vitamin C, Vitamin D & Cofaktoren und B-Vitamine.

Nach 4 Monaten: Kopf besser, BD besser bei 100/70, keine Erkältung mehr gehabt, Gewicht 77 kg, Schlaf besser, PMS weg, Verstopfung weg.

2. Labor: TSH 1,5 (o.k., sogar gestiegen, bestätigt, dass die Hypophyse schlapp war), fT3 2,9 (–, aber besser), fT4 0,8 (–, gefallen), rT3 220 (+, aber besser), Se im VB 100 (–, aber besser), Se-P 5,2 (–), Cortisol 90 (–, besser, aber weiter schlapp), DHEA-S 170 (–, besser, aber noch schlapp), Pregnenolon-S 100 (o.k.).

NHT anpassen: Thybon 20 bei Wohlsein hoch auf 20 µg/d und NaSe um 200 µg steigern auf 600 µg täglich, weiter Hydrocortison 10 mg und Pregnenolon 50 mg/d morgens nüchtern, DHEA hoch auf 15 mg/d.

Nach 5 Monaten: Befinden besser, Zyklus o.k., alle 28 Tage, Schlaf stabil gut, aber tagsüber noch müde und friert noch, LDL mit 110 besser.

3. Labor: TSH 0,5 (gesunken, aber unter T3 o.k.), fT3 3,4 (besser, o.k.), fT4 0,7 (–, weiter gefallen), rT3 170 (besser, o.k.), Se im VB 120 (–, besser), Se-P 6,2 (–, besser), DHEA 220 (o.k.), Cortisol 100 (o.k.).

NHT anpassen: Thybon bei 20 µg/d lassen, dazu neu L-Thyroxin 12,5/d, NaSe hoch auf 800 µg täglich, Hydrocortison 10 mg/d noch lassen, DHEA 15 mg/d weiter, wie auch weiter Pregnenolon 50 mg morgens und Progesteron 100 mg z. N. (2. ZH).

Nach 6 Monaten: Befinden stabil besser, Gewicht 75 kg, Zyklus unregelmäßig mit längeren Abständen, Schlaf weiter gut, Stimmung gut, Haare besser, Haut nicht mehr so trocken, BD 110/70.

4. Labor: TSH 0,2 (weiter gesunken, aber unter T3 mit gebessertem Befinden o.k.), fT3 3,4 (o.k.), fT4 0,8 (–, aber Tic hoch), rT3 150 (noch besser, o.k., Raum für mehr T4), Se im VB 130 (–, noch besser), Se-P 6,0 (–, gefallen), Jod 34 (–, Mangel), DHEA-S 230 (o.k. unter 15 mg/d), Cortisol 100 (o.k. unter 10 mg/d), LDL 90 (o.k. unter jetzt T3+T4).

NHT anpassen: L-Thyroxin (T4) hoch auf L 25 µg/d, T3 bei 20 µg/d lassen, wenn Befinden darunter o.k., NaSe weiter steigern auf 1000 µg/d, neu (bei gutem rT3) Jod 250 µg/d dazu, Hydrocortison mit 5 mg/d ausschleichen, dafür Progesteron hoch auf 200 mg zur Nacht mit nur noch Pause bei der Blutung.

Nach weiteren 6 Monaten (jetzt 50 J.): Befinden o.k., Gewicht 74 kg, LDL nun runter auf 80, Schlaf wieder schlechter, neu Schwitzen, trockene Schleimhäute, Regel seit 3 Monaten ausbleibend.

5. Labor: TSH 0,2 (idem o.k., unter L25+T20), fT3 3,5 (o.k.), fT4 0,7 (–, weiter niedrig), rT3 150 (weiter o.k.), FSH 40 (postMP +/o.k.), E2 40 (–, niedrig), E1 30 (–, Östrogenmangel), Se im VB 140 (o.k. jetzt unter 1000 µg/d), Se-P 6,8 (auch o.k. unter 1000 µg NaSe), DHEA-S 220 (o.k. mit weiter 15 mg/d), Testo gesamt 0,15 (–, Mangel), SHBG 80, Cortisol 120 (o.k. ohne Hydrocortison).

NHT anpassen: L-Thyroxin (T4) hoch auf L 50 µg/d, Thybon 20 (T3) runter auf 10 µg/d, NaSe bei 1000 µg/d lassen, E2 beginnen mit 1 Hub (= 0,75 mg) täglich, ggf. je nach Schlaf/Schwitzen E2 hoch auf 2 Hübe/d (= 1,5 mg E2), wenn die Brust spannt, E2 reduzieren. Progesteron nun täglich 200 mg z. Nacht, DHEA 15 mg/d morgens weiter nüchtern dazu und neu Testosteron-Creme 0,5 % 2 Hübe (= 1,3 mg), ggf. lokal vaginal Estriol/E3 dazu 1 g/d.

Nach weiteren 4 Monaten: Befinden gut, Regelblutung kam noch einmal, da wurde mit E2+P pausiert, dann wieder Beginn Progesteron 200 mg/d z. N. und mit Beginn des Schwitzens auch wieder E2 1–2 Hübe/d. DHEA 15 mg/d + Testo 0,5 % 2 Hübe/d weiter, Haut o.k., keine Pickel, Schlaf o.k., Gewicht 72 kg, Stimmung gut, Sport macht Spaß, LDL 80, Haare o.k., Konzentration gut.

6. Labor: TSH 0,2 (o.k. unter L50+T10/d), fT3 3,0 (–, etwas gefallen, noch o.k.), fT4 1,0 (o.k.), rT3 170 (o.k., aber etwas gestiegen), FSH 30 (postMP +/o.k.), E2 70 (o.k. unter 1,5 mg/d), E1 80 (o.k.), Se im VB 140 (o.k. unter 1000 µg/d NaSe), Se-P 7,0 (auch o.k.), DHEA-S 220 (o.k. mit 15 mg/d), Testo gesamt 0,4 (o.k. unter 1,3 mg), Cortisol 120 (o.k. ohne Hydrocortison), Jod 50 (–, besser unter 250 µg/d).

NHT anpassen: L 50 µg/d weiter und Thybon 20 wieder steigern auf T 15 µg/d, damit das rT3 nicht steigt. NaSe bei 1000 µg/d bleiben. Jod steigern auf 500 µg/d. HRT mit Progesteron 200 mg und 2 Hübe E2 weiter, Pregnenolon 50 mg/d, DHEA 15 mg/d und Testo 0,5 % 2 Hübe/d so weiter. Obwohl TSH niedrig ist, sind die Knochenabbauwerte Beta-CrossLaps und Trap5b gesund niedrig unter auch Therapie mit Vitamin D & Co-faktoren.

Einen ausführlichen beispielhaften Therapieplan finden Sie im Serviceteil (Seite 352).

Fallbeispiel: 55-j. Mann, 1,85 m, Gewicht 100 kg

BMI von gut 29, müde, erektile Dysfunktion (ED), MetS, traurig, schlechter Schlaf mit zweimal nächtlichem Wasserlassen, keine Kraft, komische Angst, im letzten Winter dreimal schwer erkältet, LDL 160, Apo-B 120, Lp-PLA2 600, HbA1c 6,0, HOMA 4,0, Harnsäure 6,8, BD 150/90, Lp(a) mit < 30 negativ.

1. Labor: TSH 4,0 (+, aber noch in der Norm), fT3 2,3 (–, total schlapp), fT4 1,2 (o.k.), rT3 400 (+, zu hoch, T4 wird mehr in rT3 statt in T3 umgewandelt), Se im VB 70 (–, normaler Mangel), SD-AKs negativ (o.k.) und SD-Sono mit 15 ml (6–25 ml) o.k. mit Nachweis von zwei Knoten und ein paar Zysten.

Diagnose: Struma, knapp latente Hypo-SD mit low-T3 und high rT3 bei vermutlich Stress, Nährstoffmangel und hormoneller Dysbalance mit V. a. Testo-Mangel und V. a. Adrenal Fatigue bei MetS. FKDS der Carotiden: bds. IMD mit 0,7 mm im Bulbusbereich o.k., aber rechts kleine Softplaque. Wichtig: Sofort beginnen mit medikamentöser BD- und LDL-Senkung, mit Candesartan 16 mg und Amlodipin 5 mg morgens und Atorvastatin 20 mg abends. Mit dieser Therapie nicht warten, ggf. später, wenn die Werte besser sind, kann man die Medikamente wieder reduzieren.

Weitere Labordiagnostik: ucOC 3,2 (+, zu hoch, K2 fehlt), Q10 600 (–, voll schlapp), Ferritin 350 (o.k.), Seleno-P 3,6 (–, schlimmer Selen-Mangel), Cortisol 130 (o.k.), DHEA-S 100 (–, voll schlapp), Pregnenolon-S 30 (–, voll schlapp), ergänzende Diagnose: Adrenopause (partielle Nebennierenschwäche).

NHT: Cortisol o.k., Beginn DHEA 25 mg/d, dazu Beginn mit 5 µg T3/d (= ¼ Thybon 20) für 1 Woche morgens nüchtern mit 400 µg Natriumselenit (NaSe). Wenn o.k. (keine Unruhe, Nervosität, Herzklopfen etc.)

- nach 1 Woche 10 µg/d (= ½ Thybon 20) und wenn weiter o.k.
- nach 2 Wochen Thybon 20 steigern auf T 20 µg/d. Das bis zum nächsten Labor so lassen, dazu Progesteron 100 mg z. N., neu dazu Pregnenolon 100 mg morgens nüchtern (unter LDL-Senkung wichtig), zusammen mit zweimal 100 mg Ubiquinol/d und 200 µg K2/d. Beginn blind mit EPA+DHA (zwei höher dos. Kaps./d mit z. B. 600 mg DHA und EPA).

Nach 4 Monaten: Schlaf besser, Energie besser, Gewicht 97 kg (mehr Sport, 16:8, wenig KH), BD mit Amlodipin 5 mg und Candesartan 16 mg morgens gut eingestellt auf 125/80 vor Tabletten, 20 mg/d Atorvastatin abends werden gut vertragen, keine Muskelbeschwerden.

2. Labor: TSH 2,5 (+, aber schon gesunken unter T 20 µg/d), fT3 2,6 (–, besser), fT4 1,2 (o.k.), rT3 280 (+, aber deutlich besser), Se im VB 90 (–, besser unter 400 µg/d), Se-P 5,0 (–, besser), CRP 1,8 (+, mit V. a. Silent Inflammation), LDL 120 (+, besser unter 20 mg Atorvastatin), Lp-PLA2 450 (+, geht so, besser), HOMA 3,0 (+, mit noch IR), HbA1c 5,8 (+, –2 Pkt. besser), Omega-3-Index 9 (–, geht schon), ucOC 2,5 (+, besser), Q10 1800 (–, aber viel besser), Bor 60 (–, deutlicher Mangel), im VB: Molybdän 0,3 (–, deutlicher Mangel), Zink 4,8 (–, Mangel), Chrom 0,15 (–, Mangel), Magnesium 30 (–, Mangel), Calcium 50 (–, schwerer Mangel), 25-OH-VD 20 (–, Mangel), 1,25-OH-VD 60 (+, zu hoch) mit D-Ratio von 3,0 (+, viel zu hoch).

NHT anpassen: Thybon 20 bei Wohlsein hoch auf 30 µg/d (1,5 Thybon 20) und NaSe um 200 µg/d steigern auf 600 µg täglich, bei weiter low-T3 mit noch zu hohem rT3. Q10 auf 300 mg/d Ubiquinol steigern, neu Molybdän 200 µg, Zink zweimal 25 mg (besser zum Essen) und Chrom 200 µg täglich dazu, Omega-3-Fette auf 3 Kapseln/d, K2 hoch auf 500 µg/d und neu auch noch täglich zweimal 250 mg Magnesium/d, 1200 mg Calcium/d, 6 mg Bor/d und 5000 IE Vitamin D.

Nach 5 Monaten: Befinden besser, Schlaf o.k., Gewicht nach Ernährungsumstellung und 16:8 runter auf 94 kg, aber noch müde, zu wenig Energie, nicht mehr krank.

3. Labor: TSH 1,5 (o.k., unter T 30 µg/d aber komisch, noch zu hoch), fT3 2,8 (–, aber unter T 30 µg/d weiter gestiegen), fT4 0,7 (–, jetzt erstmalig gefallen), rT3 200 (+, aber weiter besser, o.k.), Se im VB 110 (–, noch immer zu niedrig), Se-P 6,0 (–, besser, aber es fehlt noch), CRP 1,2 (+, etwas besser), Harnsäure 5,8 (besser mit Molybdän 200 µg/d, o.k.), LDL 110 (+, aber unter weiter Atorvastatin 20 mg/d und mehr T3 gefallen), Lp-PLA2 400 (+, aber weiter auch besser bei LDL 110), HOMA 2,8 (+, besser), HbA1c 5,7 (+, nochmal –1 Pkt. besser), Omega-3-Index 10,8 (besser, jetzt o.k.), ucOC 1,8 (besser, jetzt unter 500 µg K2/d o.k.), Q10 2800 (o.k. unter dreimal 100 mg Ubiquinol/d), 25-OH-VD 45 (–, aber besser mit 5000 IE/d) 1,25-OH-VD 44 (+, aber gesunken mit CMB), im VB: Mg 33 (–), Ca 54 (–), Bor 110 (–, besser mit 6 mg Bor/d), Zink 5,5 (–, besser), Chrom 0,4 (o.k. unter 200 µg/d), Molybdän 0,8 (o.k. unter 200 µg/d), HC 13 (+, viel zu hoch) bei B12 300 (–, Mangel) und Folsäure 4 (–, Mangel).

NHT anpassen: Thybon 20 auf T 40 µg/d steigern und, wenn Befinden darunter o.k., nach 2 Wochen dazu neu L-Thyroxin L 25 µg/d, NaSe steigern auf 800 µg täglich, Zink steigern auf dreimal 25 mg/d, Calcium steigern auf 1600 mg/d, Magnesium steigern auf dreimal 250 mg/d und, wenn o.k. ohne Durchfall, auch weiter auf viermal 250 mg/d, Bor hoch auf 9 mg/d, Vitamin D steigern auf 7500 IE/d, weiter DHEA 25 mg/d, Pregnenolon 100 mg/d und Progesteron 100 mg/d z. N. Neu dazu ein höher dosierter B-Komplex.

Nach 6 Monaten: Befinden viel besser, Gewicht runter auf 90 kg, aber ED weiter da, Muskelaufbau schwierig, Leistungsschwäche beim Sport, keine Lust, BD super bei 115/75 mmHg. BD-Medikamente reduzieren auf 2,5 mg Amlodipin und 8 mg Candesartan, 20 mg Atorvastatin weiter.

4. Labor: TSH 1,5 (o.k., sinkt weiter unter L25+T40/d), fT3 3,6 (jetzt mit T 40/d o.k.), fT4 0,7, rT3 150 (jetzt o.k.), Se im VB 130 (–, noch nicht optimal), Se-P 6,2 (–, noch nicht optimal), DHEA-S 190 (–, unter 25 mg/d noch nicht optimal), Pregnenolon-S 110 (o.k. unter 100 mg/d), Cortisol 110 (o.k.), CRP 1,2 (+), LDL 98 (o.k., noch besser unter mehr SDH), Lp-PLA2 360 (–, mit fallendem LDL und mit K2 auch besser), HOMA 2,5 (–, besser), Testo gesamt 2,5 ng/ml (–, neu Mangel), FAI 34 (–) bei SHBG von 25 mit einem freien Testo von 8 pg/ml (–, Mangel), PSA gesamt 1,2 (o.k.), Hb 14 g/dl, HK 42 %, 25-OH-VD 60 (o.k. unter jetzt 7500 IE/d), 1,25-OH-VD 30 (o.k.) mit D-Ratio 0,5 (o.k.), Bor 135 (o.k. unter jetzt 9 mg/d), Ca im Serum 2,4 (o.k. unter 1600 mg/d), im VB: Mg 35 (o.k. unter 1000 mg/d), Ca 60 (o.k.), Zink 6,0 (o.k.), Molybdän 1,2 (+, unter 200 µg/d), Chrom 0,42 (o.k. mit 200 µg/d), Jod 40 (–, Mangel) im Blut, HC 7 (o.k.), B12 700 (o.k. unter 1000 µg/d), Folsäure 16 (o.k., unter 800 µg/d).

NHT anpassen: L-Thyroxin hoch auf L 50 µg/d, Thybon 20 auf T 30 µg/d senken, wenn Befinden darunter o.k., so lassen. NaSe steigern auf 1000 µg/d, neu Jod 250 µg/d (bei Knoten-Struma und gesunkenem rT3) dazu. Weiter Q10-ol 300 mg/d, Ca 1600 mg/d, Mg viermal 250 mg/d, Bor 9 mg/d und VD 7500 IE/d. Auch weiter K2 500 µg/d, Zink 75 mg/d und Chrom 200 µg/d, nur Molybdän runter auf dreimal 200 µg/Woche. Omega-3-Fette 3 Kapseln/d weiter und neu dazu transdermal Testo-Gel morgens erst 40 mg/d, wenn o.k. steigern auf 60 mg/d. Dazu DHEA morgens nüchtern hoch auf 50 mg/d, weiter morgens auch Pregnenolon 100 mg/d und Progesteron 100 mg/d z. N. B-Komplex so weiter.

Nach weiteren 6 Monaten: Befinden deutlich besser, Psyche gut, Gewicht 88 kg, Schlaf o.k., ED besser, Muskelaufbau funktioniert mit Krafttraining. BD 125/80 morgens vor Tabletten unter Amlodipin 2,5 mg und Candesartan 8 mg/d gut eingestellt. Fährt dreimal pro Woche mit dem Rad zur Arbeit, weiter gesunde Ernährung, wenig KH, jetzt auch kaum noch Alkohol.

5. Labor: TSH 0,5 (unter T 30+L50/d o.k.), fT3 3,5 (o.k. mit T30), fT4 0,8 (–), rT3 140 (o.k.), Se im VB 140 (o.k. unter 1000 µg/d NaSe), Se-P 6,8 (auch o.k.), DHEA-S 280 (o.k. unter 50 mg/d), LH 8 (o.k.), E2 25 (o.k.), E1 60 (o.k.), Testo gesamt 6,0 (o.k. mit 60 mg/d), FAI 50 (o.k.), CRP 0,8 (o.k., im Verlauf), LDL 80 (o.k.), Lp-PLA2 300 (o.k.), Harnsäure 5,6 (o.k.), HOMA 2,0 (o.k.), Q10 2600 (o.k.), O3-Index 11 % (o.k.), Jod 50 (–), GPT 25 (o.k.), gGT 20 (o.k.), BDNF 30 (o.k.), GFR-Krea 90 ml/min (o.k.), MSU o.k., kein Eiweiß.

NHT anpassen: L-Thyroxin hoch auf L 63/d, Thybon 20 runter auf T 20/d, NaSe bei 1000 µg/d lassen, Testo-Gel weiter 60 mg/d, Progesteron 100 mg weiter z. N., DHEA 50 mg/d weiter, Jod steigern auf 500 µg/d+ probieren, Amlodipin 2,5 mg wegzulassen, Candesartan 8 mg täglich weiter.

Nach weiteren 4 Monaten: Befinden gut, Schlaf o.k., Gewicht 85 kg, Sport macht Spaß, Konzentration gut. ED viel besser, b. Bedarf Tadalafil 5 mg vom Urologen. BD mit 120/80 vor Tabletten gut unter nur 8 mg Candesartan.

6. Labor: TSH 0,7 (unter T 30+L63/d o.k.), fT3 3,2 (o.k.), fT4 0,8 (–), rT3 130 (besser, o.k., Raum für mehr T4), Se im VB 140 (o.k. unter 100 µg/d), Se-P 7,2 (auch o.k.), DHEA-S 350 (satt unter 50 mg/d), E2 22 (o.k.), E1 70 (o.k.), Testo gesamt 7,0 (o.k.), FAI 55 (o.k.), PSA gesamt 0,8 (o.k.), Hb 15 g/dl, CRP ‹ 0,6 (o.k., WEG!), LDL 70 (o.k., mit Atorvastatin 20 und SDH), Lp-PLA2 300 (o.k.), Harnsäure 5,6 (o.k.), HOMA 1,8 (o.k., IR ist WEG!), Q10 3000 (satt/o.k.), O3-Index 11 % (o.k.), Jod 65 (o.k. mit 500 µg/d), Bor 170 (satt unter 9 mg/d), D-Ratio weiter 0,5. Im SD-Sono: 13 ml, Knoten kleiner, Zysten WEG!

NHT anpassen: L-Thyroxin (T4) hoch auf 75 µg/d, weiter T3 20 µg/d mit dazu 1000 µg/d NaSe lassen. Jod weiter 500 µg/d, Atorvastatin reduzieren auf 10 mg/d. Q10 reduzieren auf 200 mg Q10-ol/d, weiter Testo 60 mg/d, DHEA reduzieren auf 5× 50 mg/Woche (Mo–Fr), weiter Pregnenolon 100 mg/d und Progesteron 100 mg/d z. N., Bor reduzieren auf 6 mg/d, VD, Ca, Mg, Zink, Molybdän, Chrom, B-Komplex, Omega-3-Fette so weiter.

Einen ausführlichen beispielhaften Therapieplan finden Sie im Serviceteil (Seite 353).

Strumektomie

Menschen, die keine SD mehr haben, weil sie operativ wegen Knoten oder einem SD-Karzinom entfernt werden musste, brauchen meiner Erfahrung nach immer T3 neben T4 dazu. Denen, denen ich begegnet bin, ging es unter Mono-T4 beim genaueren Hinschauen nicht richtig gut. Nur, dass niemand das mit dem meist vorhandenen low-T3 in Verbindung gebracht hat. Interessant ist auch, dass man bei Zustand nach SD-Karzinom in der Endokrinologie auch als Ziel-TSH ein supprimiertes TSH haben will. Man will potenziell noch vorhandenen Karzinomzellen, das TSH als Wachstumsstimulanz zu 100% wegnehmen. Da schreit niemand auf, dass das supprimierte TSH als Allererstes Osteoporose und Vorhofflimmern macht. Meiner Erfahrung nach ist das T3 in der oberen Hälfte der Referenz für Knochen und Herz protektiv. Auch in der Literatur finden sich viele Publikationen, die zeigen, dass wenn T3 fehlt, das Outcome von Herzkranken schlechter ist.[178] Wenn, dann hat zu viel T4 und vor allem zu viel rT3 einen ungünstigen Einfluss auf den Herzrhythmus, aber nicht T3 (siehe *2. Buch Praxisleitfaden* zum Thema Vorhofflimmern). Nein, T3 darf nicht zu hoch sein, aber eben auch nicht zu niedrig, denn ... genau: T3 ist ein sehr wichtiges *Schlüssel*hormon. Jetzt habe ich aber wirklich zu diesem schwierigen Thema SDH das Wichtigste erläutert. Ich hoffe, es nutzt und hilft Ihnen auf Ihrem Weg.

Und zum Schluss noch Folgendes: die Pharmaindustrie hat ein neues (teures) Medikament auf den Markt gebracht, das wie T3 am T3-Rezeptor wirkt, mit dem Namen Resmetirom. Resmetirom (Rezdiffra) ist ein selektiver Agonist am β-Schilddrüsenhormonrezeptor (THR-β), der zur Behandlung der »Metabolic Dysfunction-associated Steatohepatitis« (MASH, ehemals NASH) mit Leberfibrose eingesetzt wird. Das Medikament wurde im März 2024 in den USA zugelassen, in Europa, Stand heute April 2025, wartet man noch darauf. Das wird als der Game-Changer für die Therapie der MASH angekündigt.[179]

Das ist doch interessant, das ist genau das, was ich unter dem sehr günstigen Thybon u. a. auch beobachte: die Fettkrankwerte (LDL-C, Apo-B) und die Leberkrankwerte (GPT) sinken. Man meint, dass das Resmetirom besonders günstig sei, weil es nur die β-T3-Rezeptoren (die vor allem in der Leber vorkommen) stimuliert, und so würde man an Herz und Knochen (die haben mehr α-T3-Rezeptoren) ungünstige Nebenwirkungen vermeiden. Das mag alles sein, und wenn man gezielt nur die Leber behandeln will, macht das natürlich Sinn, dafür etwas Selektives zu haben. Aber, was ich nicht verstehe: Wenn schon die Pharmaindustrie verstanden hat, wie genial T3 ist und daraus für viel Geld sogar ein neues Medikament produziert hat, warum nutzen wir in der ambulanten hausärztlichen Medizin nicht das körpereigene, günstig zu bekommende T3 früher, um gar nicht erst so krank zu werden? Verstehe ich nicht. Meiner Erfahrung nach wirkt das körpereigene T3 in der richtigen Dosis in jeder Zelle protektiv.

Melatonin: Gesundmachhormon

Zum Melatonin gibt es schon viel zu lesen.[180] Wer noch mehr dazu wissen möchte: Der Kollege Jan-Dirk Fauteck hat über Melatonin ein ausführliches Buch (Seite 379) geschrieben, in dem man sich auf über 200 Seiten ausführlich über die mannigfaltigen

Funktionen und Auswirkungen dieses Hormons informieren kann. Hier nur kurz: Melatonin ist ein Gesundmachhormon mit einer sehr großen therapeutischen Breite. Melatonin wird mithilfe von u. a. B6, B12, Zink und Magnesium aus Serotonin in der Zirbeldrüse (Epiphyse) gebildet und die Synthese erreicht ihr Maximum zwischen 2–3 Uhr in der Nacht, wenn es ganz dunkel ist. Im Laufe des Älterwerdens nimmt unsere körpereigene Melatonin-Produktion immer weiter ab. Ab etwa unserer Lebensmitte ist es normal, nachts niedrigere Spiegel zu haben. Es ist das Haupthormon für einen gesunden Schlaf und »nebenbei« wirkt es sich auch günstig auf unser Immunsystem aus. Es ist ein wichtiges körpereigenes Antioxidans und es hat auch eine antivirale Wirkung, schützt uns also vor unnötig schwer verlaufenden viralen Infekten. Deswegen ist es auch gut, sich auszuruhen und zu schlafen, wenn man merkt, dass man sich vielleicht erkältet hat. Wenn man Glück hat, ist – nach einer guten Nacht – am nächsten Morgen der Spuk wieder vorbei. Wichtig, damit Melatonin gebildet werden kann, ist, dass unser Schlafplatz wirklich dunkel ist. Licht, vor allem blaues Licht (aus Handy, Tablet und Computer), insbesondere vor dem Zu-Bett-Gehen verhindert oder stört die gesunde Melatonin-Produktion.

Im Rahmen von Knochen-, Gefäß- und Organschutz ist Melatonin ein wichtiges ergänzendes Therapie-Tool, da für alles Kranke, was wir im Alter nicht haben wollen, ein guter und erholsamer Schlaf ein entscheidender Schutzfaktor zum Erhalt oder zum Wiedererlangen der Gesundheit ist. Und dieser gute, rhythmisch-gesunde Schlaf geht besser mit Melatonin. Aber selbst wenn der Mensch gefühlt gut schläft, kann die zusätzliche therapeutische Gabe von Melatonin dem Stoffwechsel helfen, besser mit Themen wie *Silent Inflammation* und oxidativem Stress umzugehen. Die Diagnostik von Melatonin ist insofern schwierig, als dass sie ja während der Nacht erfolgen muss, denn nur wenn es dunkel ist, kann man sehen, ob das Melatonin auch wirklich adäquat produziert wird oder nicht.

Wer braucht Melatonin?

Wenn das jemanden interessiert, es gibt dafür Speicheltests, die man zu mehreren Zeitpunkten vor und in der Nacht durchführen kann, u. a. auch beim IMD Berlin[181]. Damit habe ich keine Erfahrung und kann deswegen dazu nichts sagen. Ich mache es anders:

1. Bei allen älteren Menschen ist der Melatonin-Spiegel sowohl statistisch als auch niedriger als früher, als sie jung waren. Das bedeutet, dass sowieso jede und jeder ab 50 Jahren es eher vermisst, dafür muss man nicht unbedingt eine Spiegelbestimmung durchführen. Das lässt sich vergleichen mit anderen Gesundmachhormonen, wie Progesteron, Pregnenolon und DHEA. Hier sind auch die Spiegel ab 50 gern altersgemäß niedriger.
2. Ich orientiere mich an der Klinik. Die Menschen wissen meist sehr gut, ob sie gut, schlecht, leicht, tief, lange oder zu kurz schlafen. Und wenn ein schlechter Schlaf vorliegt und der Mensch älter ist, ist Melatonin auch ohne Diagnostik einen Therapieversuch wert. Mittlerweile kann man seinen Schlaf auch mit den verschiedensten digitalen Möglichkeiten »tracken« und sehen, ob die Schlafarchitektur gestört ist oder nicht und ob sie sich unter einer Maßnahme (wie eine Therapie mit Melatonin) dann eben auch bessert. Und wie oft man erkältet war, weiß man auch, und auch, ob man sich schnell davon er-

holt hat oder nicht. Das wäre dann noch ein Grund, an Melatonin zu denken.

3. Ich orientiere mich an den vorhandenen Krankwerten: CRP quantitativ, MDA-LDL, oxidiertes LDL und auch HOMA-Index, HbA1c und GPT sind hier interessant. Wenn die erhöht sind, denke ich an Melatonin als regulatorische Therapie. Auch ein niedriger Spiegel bei Schlüsselwerten wie dem BDNF oder dem Serotonin lassen mich unabhängig von der Klinik an Melatonin als Therapie denken.
4. Ich messe morgens bei meiner Blanko-BE den Melatonin-Spiegel, der aus der Nacht übrigbleibt, gern mit. Meine Erfahrung ist, dass die, die jünger sind (< 40 J) und gut geschlafen haben, morgens früh (8–10 Uhr) eher Spiegel von 20 pg/ml und mehr haben. Alles, was wiederholt bei Werten unter 10 pg/ml liegt, ist dagegen interessant niedrig und damit eine Einladung zur Therapie.

Therapie mit Melatonin

Für die Therapie stehen viele rezeptfreie Produkte (online, Apotheke, Drogerie) zur Verfügung. Man sollte sich vor der Therapie um zwei Aspekte der Melatonin-Produkte kümmern: die Höhe der Dosierung pro Tablette, Kapsel oder Spray-Hub und ob das darin enthaltene Melatonin kurz oder länger wirksam ist. Die nicht retardierten Formen haben eine eher kurze Halbwertszeit und deswegen helfen sie mehr bei Einschlafproblemen, bei z. B. Jetlag oder bei im Schichtdienst arbeitenden Menschen. Die über längere Zeit wirksamen Produkte sind besser, wenn es um Durchschlafprobleme geht oder auch, wenn es um eine nächtliche länger währende antientzündliche Therapie gehen soll. Niedrig dosierte Produkte sind die, die pro Dosiseinheit 250 µg, 500 µg oder 1000 µg (= 1 mg) enthalten. Höhere Dosierungen sind Produkte, die 2 mg und mehr enthalten. Bei den Dosisempfehlungen für Melatonin scheiden sich so ein bisschen die Geister: Die einen Experten empfehlen eher sehr niedrige Dosierungen (Dr. Hertoghe

Offizieller Referenzbereich **Melatonin im Serum, Labor A**[182]

Melatonin Tag bis 20 pg/ml
Nacht › 30 pg/ml

- präventiv/kurativ therapeutisch gesundes Ziel unter oraler Therapie: bei › 20 pg/ml halten, gern auch höher, bis z. B. 40 oder 50 pg/ml bei Wohlsein, gutem Schlaf und bei Vorhandensein von *Silent Inflammation* und oxidativem Stress

G-Gesundheits-Skala: Melatonin morgens nüchtern zwischen 8 bis 10 Uhr (pg/ml bzw. µg/l)
(hier nur Erfahrung mit den Werten des Labor A)

niedrig	Bedarf/Hunger	optimal	Nutzen unklar, eher nicht nötig
10	**20**	40	100 →

Das hier sind meine Erfahrungswerte. Die sollen eine Orientierung sein, für die, die es genauer wissen wollen.

in seinem *Hormone Handbook*), die anderen empfehlen sogar sehr hohe Dosierungen (Dr. Fauteck). Meine Erfahrung ist, dass beides stimmt: Tatsächlich vertragen oder mögen etwa ein Drittel der Menschen eher nur niedrige Dosierungen, während die anderen zwei Drittel mit Dosierungen von 2–10 mg oder ggf. auch mehr, sehr gut behandelt werden können.

Je älter und kränker, desto höher kann die Melatonin-Wirkdosis sein: Meine Regel zur Orientierung: Je jünger, je gesünder und je hochsensibler, desto mehr fange ich, bei entsprechender Klinik, mit niedrigen Dosierungen (unter bis 1 mg) an. Meine Erfahrung ist, dass besonders zarte, meist blonde Frauen retardiertes Melatonin in hohen Dosierungen eher nicht vertragen. Sie träumen dann wild oder haben morgens einen zu starken Hangover. Je älter, je kräftiger, je kränker und je mehr vor allem das MetS und oxidativer Stress krank machende Themen sind, desto höher können oder müssen die Dosierungen sein, um erstens den Schlaf zu verbessern, zweitens das Immunsystem zu beruhigen und drittens die niedrigen morgendlichen Melatonin-Spiegel anzuheben. Es muss einfach ausprobiert werden, was am besten passt. Wenn Sie unsicher sind, fangen Sie mit kleinen Dosierungen an und steigern Sie die Dosis, bis Sie die positive Wirkung auf Ihren Schlaf merken. Dann bleiben Sie da und lassen darunter eine Labordiagnostik machen. Melatonin kann die Schilddrüsenhormonfunktion verbessern. Wenn im Verlauf der NHT die Schlafenszeit plötzlich wieder kürzer wird (3–5 Stunden) und man zusätzlich etwas Herzklopfen und Schwitzen verspürt, dann kann das ein Zeichen sein, dass die Melatonin-Dosis reduziert werden sollte.

Nicht retardierte oder kurz wirksame Produkte gibt es oral als Tablette oder Spray von sehr vielen Firmen, hier habe ich keine spezielle Empfehlung, aber lang wirksame Produkte gibt es nicht so viele und hier habe ich Erfahrung. Zum einen kann man retardiertes Melatonin (wie z. B. Circadin 2-mg-Retardtabletten) in den deutschen Apotheken bekommen, die sind aber schon eher teuer und man braucht ein ärztliches Rezept dafür. Der Vorteil: Mit Rezept und aus der Apotheke zahlen dieses retardierte Melatonin, das es auch noch von anderen Firmen gibt, sogar manchmal die privaten Krankenkassen. Viele gute Erfahrungen habe ich mit dem Melachron der Firma Vitabasix gemacht, das in den Tabletten-Dosierungen von 3 mg und 5 mg zur Verfügung steht. Wenn jemand nicht gut *durch*schlafen kann, Stress und/oder chronische Entzündung hat und über 40 ist, gebe ich gern bei auch niedrigen morgendlichen Spiegeln die Tabletten mit 3 mg kurz vor dem zu Zubettgehen. Wenn diese Dosis gut vertragen wird, der Schlaf besser, aber noch nicht ganz zufriedenstellend ist, kann man diese Dosis auch erhöhen auf 6 mg bzw. 9 mg oder 5 mg bzw. 10 mg. Die meisten fühlen sich mit Dosierungen zwischen 3 und 6 mg am wohlsten.

Melatonin ist sicher

Melachron wird laut Hersteller pulsierend über die Nacht freigesetzt. Die besten Chancen zu wirken hat es, wenn man damit vor Mitternacht zu Bett geht. Und man sollte nach der Einnahme dann auch Zeit haben, mindestens 6, besser 7–8 Std. schlafen zu können. Es macht keinen Sinn, ein lang wirksames Melatonin zu nehmen, wenn man nur 4 Std. schlafen kann. Dann lieber nur etwas kurz Wirksames oder nichts nehmen, das stört nur den Rhythmus. Wichtig:

Bitte Melatonin, egal welches, nicht einfach so zum Spaß wiederholt bei und mit Tageslicht einnehmen. Das stört unsere zirkadiane Rhythmik und ist deswegen kontraindiziert. Wenn man es nimmt, macht das nur in der Dunkelheit Sinn. Bei dem Thema Melatonin (genauso wie auch bei den anderen Hormonen) ist das letzte Wörtchen noch lange nicht gesprochen. Es gibt sehr viel Forschung dazu, aber leider ist daraus bisher nichts bis zu uns in der Anwendung durchgedrungen. Nur für alle, die sich Sorgen machen: Melatonin ist sicher, es schadet nicht, selbst wenn es subjektiv nicht vertragen wird und selbst in sehr hohen kurativen Dosierungen bei Schwerkranken auf Intensivstation (30–100 mg oral oder bis 500 mg i. v.). Die viel schwierigere und viel interessantere Frage auch hier (wie bei vielen Nährstoffen und vielen anderen Hormonen): Wann, wie und in welcher Dosis nutzt man es so, dass es wirkt, präventiv oder auch kurativ?

Serotonin ist die Vorläufersubstanz von Melatonin

Ergänzend zum Melatonin noch ein paar Worte zu seiner Vorläufersubstanz Serotonin. Serotonin kann man auch im Blut messen und wenn der Spiegel niedrig ist, macht es Sinn, vor allem bei jüngeren Menschen, die nicht gut schlafen und denen es psychisch nicht super geht, erst einmal mit dem zu behandeln, was der Körper für die Herstellung von Serotonin und Melatonin braucht.

Stoffwechselkette: Tryptophan – 5-HTP – Serotonin – Melatonin: Am Anfang dieser Stoffwechselkette steht die essenzielle Aminosäure Tryptophan. Im Darm wird Tryptophan mithilfe von u. a. den Cofaktoren B6, Folsäure, Eisen, und Zink in 5-Hydroxy-Tryptophan (5-HTP) umgewandelt. 5-HTP wird dann mithilfe von B6, Magnesium und Zink zu Serotonin weiter verstoffwechselt, das dann weiter mit u. a. B6, B12, Magnesium und Zink in Melatonin umgewandelt wird. Da Tryptophan je nach Mikrobiomzusammensetzung und Aktivität seines Abbauenzyms (IDO, Indolamin-2,3-Dioxygenase) auch noch in etwas anderes, manchmal Ungünstiges (Kynurenine) verstoffwechselt werden kann, gebe ich bei niedrigen Serotonin-Spiegeln lieber direkt das 5-HTP.

Therapie mit 5-HTP: 5-HTP gibt es, extrahiert aus Griffonia, dem Samen der afrikanischen Schwarzbohne, in 50-mg-, 100-mg- und 200-mg-Kapseln. Als Orientierung: 100 mg 5-HTP heben den Serotonin-Spiegel um etwa 30–50 ng/ml an, aber das ist individuell sehr unterschiedlich. Man kann 5-HPT morgens, am Tag und zur Nacht geben. Meist gebe ich es zuerst zur Nacht. Bei höheren Dosierungen, bei mehr als 200 mg täglich, verteile ich die Dosis meist auf den Morgen und den Abend. Viele mit einem Serotonin-Spiegel unter 100 ng/ml sind mit zweimal 200 mg 5-HTP morgens und abends gut eingestellt auf ein Serotonin von um die 130–160 ng/ml. Wichtig dazu sind ergänzend nach Labor auch die Cofaktoren, vor allem spielen hier B6, Magnesium und Zink eine wichtige funktionelle Rolle.

Keine 5-HTP-Therapie unter einer Therapie mit Antidepressiva: Unter der Therapie mit Antidepressiva der SSRI-Gruppe (Serotonin-Wiederaufnahme-Hemmer wie Citalopram, Sertralin etc.) finden sich meist »normal« nicht messbare Serotonin-Werte. Das wusste ich am Anfang nicht, mittlerweile messe ich Serotonin nicht mehr mit, wenn ich weiß, dass solche SSRIs genommen werden, weil erstens der niedrige Serotonin-Spiegel dann keine Aussagekraft hat, sondern »nur« Folge der SSRI-Therapie ist, und zweitens gebe ich/gibt man unter antidepressiver Therapie (egal welcher) kein 5-HTP. Das wäre so, also würde jemand, der schon Turnschuhe hat, noch eine Sandale obendrauf bekommen. Das verwirrt und verunsichert nur und es kann ggf. auch schaden. Zu viel Serotonin ist auch nicht gut. Ich gebe auch kein 5-HTP, ohne vorher das Serotonin im Blut gemessen zu haben. Es hat nicht jede oder jeder einen Mangel. Serotonin ist eher ein Schlüsselstoff, auch wenn wir selbst bei niedrigen Werten nicht sterben und ich ein dramatisches Zuviel nur aus der klassischen Medizin kenne. Die Cofaktoren wie die B-Vitamine, das Magnesium und das Zink, die lassen sich dagegen sehr gut mit allen Pharmaka kombinieren, auch mit Antidepressiva. Das ergänzt sich gut, man muss nur messen, in welcher Dosierung der Nährstoff therapeutisch Sinn macht. Man kann auch die Gabe von Cofaktoren und 5-HTP mit der Gabe von Melatonin kombinieren. Wenn man gemessen hat, was Sinn macht, und dann unter Therapie ergänzend zum Befinden immer misst, kann man gut herausfinden, was antioxidativ und schlaffördernd hilft und unterstützt.

Andere Hormone können auch noch helfen

So wie es noch viel mehr Nährstoffe gibt, die essenziell und ggf. auch für die NHT sinnvoll sein können, so gibt es auch noch weitere Hormone, die man funktionell einsetzen kann, und die helfen können, im Alter an Knochen, Gefäßen und Organen biochemisch gesund zu bleiben, wie z. B. Wachstumshormon, Vasopressin (ADH), Insulin und Oxytocin, um nur einige zu nennen. Aber das steckt hier in Deutschland alles noch in den Kinderschuhen und allein schaffen Sie das nicht, weil davon noch kaum jemand gehört hat, dass man auch mit denen außerhalb eines schweren Krankheitsgeschehens arbeiten kann. In einem ersten Schritt soll es jetzt erst einmal um das gehen, was im System schon bekannt ist und was teilweise sogar auf Kasse zu erhalten ist, was es aber, warum auch immer, nicht bis zu Ihnen schafft.

Offizieller Referenzbereich
Serotonin im gefrorenen (!!) Serum, Labor A[183]

Serotonin bis 200 µg/l

- präventiv therapeutisch optimales Ziel unter oraler Therapie mit 5-HTP: um 150 µg/l halten

S-Gesundheits-Skala: Serotonin (µg/l)
(hier nur Erfahrung mit den Werten des Labor A)

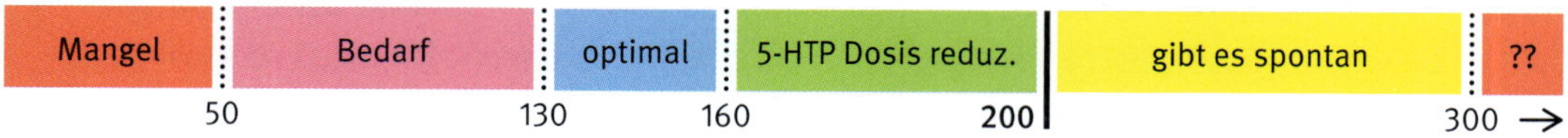

Bei niedrigen Serotonin-Spiegeln ist es aus meiner Sicht sinnvoll, direkt 5-HTP (und nicht Tryptophan) zu geben. Bei Serotonin-Spiegeln von unter ‹ 100 µg/l hat sich eine Gabe von zweimal 200 mg 5-HTP morgens und abends bewährt.

Überblick Gefäßschutz: Diagnostik & Therapie

Nach dem Thema Knochengesundheit haben Sie nun auch noch viel über Möglichkeiten erfahren, wie Sie Ihre arteriellen Gefäße vor Arteriosklerose beschützen können. Dieses Thema Gefäßschutz ist sehr komplex.

Der Knochen ist noch leicht zu überblicken: Mit nur zwei Knochenabbau-Krankwerten und der Knochendichtemessung (KDM) als Bildgebung lässt sich über die Erfassung des aktuellen Knochenzustands – je nach Alter – die Knochenzukunft sehr gut abschätzen und »berechnen«. Und wenn Sie für die Knochen im Laufe des Lebens viel »richtig« machen, brauchen Sie mit großer Wahrscheinlichkeit auch im höheren Alter keine osteologischen Medikamente. Bei den Gefäßen ist dieser Überblick deutlich schwieriger, weil es zum Thema Arteriosklerose-Risiko, also dem Risiko, sie zu bekommen, neben dem Schlüsselwert Blutdruck, nicht zwei, sondern viele potenzielle Gefäßkrankwerte gibt, die man in die Berechnung der Gefäß- und Organzukunft mit einbeziehen muss. Hinzu kommt, dass es zum Gefäßschutz erforderlich sein kann, dass man auch schon gefäßgesund in jungen Jahren Medikamente nehmen muss, wenn man im höheren Alter nicht die Folgen der Arteriosklerose auf Organebene erleben möchte. Das beste Beispiel dafür ist der arterielle Bluthochdruck und die genetisch bedingten familiären Fettstoffwechselstörungen, inklusive des positiven Lp(a). Daher das Wichtigste hier noch einmal zusammengefasst.

Diagnostik: Sie können jetzt anhand von Gefäßkrankwerten und der Ultraschalluntersuchung der Carotiden, der farbkodierten Dopplersonografie (FKDS), den Zustand Ihrer Arterien aus der Gesundheit sehr viel besser einschätzen und objektivieren (also anhand von faktischen Werten belegen). Sie können nun mitdenken und mitbeobachten, ob im Verlauf der Alterung Ihre arteriellen Gefäße ein Risiko haben, zu verkalken oder nicht.

Hormontherapie: Sie wissen nun, dass Sie sich insbesondere als Frau als Basis für den Gefäßschutz im Alter, um den Schutz Ihrer Knochen in Ihrer Lebensmitte (ab dem 40. Lebensjahr) kümmern müssen. Hier spielt, ergänzend zur proteinreichen Ernährung und Kraftsport (Training gegen Widerstand), die HRT mit Progesteron und Estradiol transdermal eine Schlüsselrolle, ggf. ergänzt noch durch eine HT mit auch Testosteron und DHEA. Prüfen Sie, ob Sie mit einer KDM (sinnvoll bei dem 45. LJ oder um die letzte Regelblutung herum) und den Knochenabbau-Krankwerten es sich leisten können, die HRT nicht zu nutzen.

Sie wissen, dass es zwei Gefäß-Krankwerte-Päckchen gibt: Es gibt das Diagnose-Päckchen mit den Krankwerten Lp(a), HbA1c, HOMA und Harnsäure zusammen mit dem Schlüsselwert Blutdruck. Und es gibt das Fettstoffwechsel-Päckchen mit den Krankwerten LDL-C, NONHDL-C, Apo-B und Lp-PLA2. Je mehr Diagnosen Sie – warum auch immer – aus dem ersten Päckchen haben (arterielle Hypertonie, Diabetes mellitus, Insulinresistenz und/oder Hyperurikämie/Gicht) und ergänzend dazu ggf. auch auf Organebene schon haben (KHK, CKD, cAVK, pAVK und Steatosis hepatis), desto strenger müssen Sie die Fettkrankwerte aus dem zweiten Päckchen senken, insbesondere das LDL-C, denn wenn das sinkt, sinken automatisch auch NONHDL-C, Apo-B und Lp-PLA2. Je höher das Gesamtgefäßrisiko, desto niedriger sind die therapeutischen Zielwerte für das LDL-C.

Vorgehen anhand der Gefäßrisikogruppe

Sie können sich anhand Ihrer Daten und Fakten nun ungefähr in eine der vier präventiven Gefäßrisikogruppen (Seite 196) zuordnen. Sie können nun selbst einschätzen, ob Arteriosklerose Sie betrifft und ob deswegen Ihre Organsysteme Herz, Nieren und Gehirn im Rahmen der Alterung bedroht sind oder nicht.

Gefäßrisikogruppe I

Sie haben verstanden, wie schwierig es ist, ab 40–50 Jahren in der Gruppe I mit einem sehr niedrigen Gefäßrisiko zu sein. Um das von sich behaupten zu können, müssen der Knochen in der Knochendichtemessung (KDM) und die Halsgefäße in der FKDS gesund sein und Sie dürfen keine Diagnosen aus erhöhten Knochen-, Gefäß- und Organkrankwerten und keinen Bluthochdruck haben. Allein ein positives Lp(a) schließt die Zugehörigkeit zu Gruppe I aus. Aber auch eine stark positive Familienanamnese für Schlaganfall oder Herzinfarkt, ein ungesunder Lebensstil mit Z. n. Rauchen, eine perimenopausale Osteopenie oder ein schon bekannter Bluthochdruck, ein BMI von 35, ein HbA1c von 6,0 % oder ein LDL-C von 160 mg/dl machen Sie zu einem Mitglied in einer höheren Gefäßrisikogruppe. Wenn Sie jung, glücklich und gesund in dieser Gruppe I sind, achten Sie für Ihre Ultra-Prävention neben einem weiterhin gesunden Lifestyle vor allem auf eine gute Nährstoffversorgung mit Vitamin D & Cofaktoren, den JES-Nährstoffen für eine gute Schilddrüsen- und Schilddrüsenhormonfunktion, ein optimales Homocystein mithilfe der B-Vitamine und einen optimalen Omega-3-Index mit höher dosierten EPA- und DHA-Produkten in der natürlichen Triglyzeridform.

Gefäßrisikogruppen II und III

Wenn Sie, wie die meisten von uns (auch wenn Sie alles perfekt gemacht haben, kann das sein und erst recht ist das so, wenn Ihr Lifestyle nicht so gut war), ab spätestens 50 in Gruppe II (FKDS der Carotiden noch sauber) und vor allem III (FKDS der Carotiden zeigt Plaques und/oder eine verdickte IMD) sind, wissen Sie nun, dass Sie selbst präventiv tätig werden müssen, da das System meist in den Gruppen II und III noch nicht greift. Das System braucht leider, um zu »greifen«, in der Inneren Medizin eine lebensbedrohliche Situation, die akut (Herzinfarkt oder Schlaganfall) oder chronisch (schwere Herz- oder Niereninsuffizienz) Ihr Überleben gefährdet. Wenn man solch ein akutes oder chronisches Organfunktions-Verlust-Geschehen aber hat oder hatte, dann gehört man in die Gruppe IV mit einem sehr hohen Gefäßrisiko, denn es sind dann schon auf Organebene schwere Folgen entstanden, die irreversibel sind. Diese Folgen auf Organebene bedrohen zeitnah unser selbstbestimmtes Leben und unsere Lebensqualität, deswegen muss das Ziel einer Gefäßprävention für einen möglichst langen Healthspan zu Lebzeiten sein, eben nicht in der Gruppe IV zu landen.

Wie wird man nun in Gruppe II und III präventiv tätig? Zum einen mit intensiver Nährstoff- und Hormontherapie (NHT) nach Labor und zum anderen macht es je nach Risiko vor allem in Gruppe III auch schon Sinn, dosierte Medikamente, vor allem zur LDL-Senkung, einzusetzen. Ich weiß, dass das sehr kontrovers diskutiert wird, aber es ist nun mal wissenschaftlich gesichert und auch meine klinische Erfahrung, dass die Senkung von LDL-C das Fortschreiten der Arteriosklerose hin zu Organschäden verhindert. Meiner Erfahrung nach wird in der ambulanten Medizin aus verschiedenen Gründen zu lange mit der medikamentösen Therapie gezögert. Ein Grund dafür war auch Ihr Nicht-Wissen über die großen Stoffwechselzusammenhänge in Ihrem Inneren und vor allem über Ihre persönliche Situation. Das ist nun anders. Wichtig für den Erhalt einer robusten IBSE ist, dass diese präventive LDL-Senkung durch eine HT mit Pregnenolon, HRT, ggf. TET und ggf. Substitution der Nebennierenhormone nach Labor begleitet wird. Auch die Q10-Therapie nach Labor, begleitend zur Statintherapie, ist präventiv wichtig.

In Gruppe II ist es am wichtigsten zu verstehen, dass man noch alle Chancen hat, gar nicht erst zu verkalken. Hier ist es wichtig, sich bewusst zu machen, was von den erhöhten Krankwerten ernsthaft durch eine Änderung Ihres Lifestyles in 3–6 Monaten wegzubekommen ist. Meine Erfahrung dazu ist – erst recht ab 50 – ziemlich ernüchternd, erst recht, wenn Sie bisher schon vieles gut gemacht haben. Deswegen mein Rat: Nutzen Sie direkt zu Beginn alles, was Ihnen ergänzend zum gesünderen Verhalten hilft, schnell das, was erhöht ist, zu senken. Warten Sie nicht, bis Sie das allein schaffen, das ist neben einem normalen Alltag unrealistisch. Senken Sie den Blutdruck mit Blutdrucksenkern und wenn Sie abgenommen haben und wieder gut schlafen und der BD nach einem Jobwechsel wieder niedrig normal ist, dann können Sie das Medikament doch wieder absetzen. Sie nehmen sich so im wahrsten Sinne den Druck. Nutzen Sie die Hormone, wenn sie beginnen zu fehlen.

Denken Sie als Frau daran, dass alles, was Sie ab 40 Jahren neu bekommen, auf dem Boden der hormonellen Umstellungen im Rahmen der Wechseljahre passiert. Die Ärzteschaft denkt da leider noch nicht dran. Nutzen Sie in den Vierzigern in der 2. ZH das Progesteron, wenn Sie schlechter schlafen, der Blutdruck bei Stress nach oben geht und Sie eine Osteopenie in der KDM haben. Progesteron lässt Sie gesund schlafen, nimmt Ängste, senkt den Blutdruck, wirkt antientzündlich, wirkt günstig auf den Insulinstoffwechsel und fördert den Knochenwiederaufbau, wenn Sie das mit Krafttraining kombinieren.

Nutzen Sie auch das Östradiol transdermal, ggf. auch schon, wenn Sie noch Ihre Blutung haben, wenn die Knochenabbau-Krankwerte hoch sind, Ihre Haare ausfallen, die Schleimhäute vertrocknen und Sie Gelenk- und Knochenschmerzen haben. Die HRT ist ein wichtiger Schlüssel für ein gesünderes Älterwerden. Ohne HRT haben es viele Frauen (wenn nicht fast alle) schwer, bis 80 nicht chronisch krank zu werden. Es geht, aber dann muss die Frau wirklich sehr gesund leben, viel Sport machen, Nährstofftherapie nach Labor nutzen, keinen Stress haben, keine ungünstige Genetik und sie muss ggf. früher Medikamente nutzen.

An die Männer der Rat: Bei Ihnen wäre, besser IST die Bewahrung und Herstellung von Gesundheit so leicht. Wenn Sie Ihren Körper »einfach« nur gut mit *Big Five* (gesunde Ernährung, Bewegung, kein Übergewicht, nicht rauchen, wenig oder auch kein Alkohol) behandeln würden, dann wäre für Sie schon so vieles gut und sicher. Dazu noch ein bisschen *Little Three* (Entspannung, Begeisterung, nicht einsam sein) und ganz wichtig: eine exzellente ultra-präventive medikamentöse Einstellung der Risikofaktoren-Klassiker »Bluthochdruck« und »familiäre Hypercholesterinämie«, erst recht, wenn Ihr Lp(a) positiv ist. Auch hier wichtig begleitend zur LDL-Senkung vor allem Pregnenolon und TET nach Labor. Viele von Ihnen haben eine genetische Disposition zum Metabolischen Syndrom (MetS). Wenn das bei Ihnen der Fall ist, müssen Sie Ihren Lifestyle ändern und Ihre Gefäßkrankwerte senken, sonst wird der Bauch weiter immer dicker. Sie brauchen eine gute Hausarztpraxis und eine kardiologische und eine urologische Praxis, wo sie sich regelmäßig ohne Beschwerden im Verlauf vorstellen müssen. Ja, ich weiß, Sie werden oft nicht ernst genommen, wenn Sie sportlich sind und besser aussehen als der Arzt, aber Sie wissen ja nun, auf welche Werte es ankommt und wo die Gesundheit liegt, nutzen Sie das. Bei Ihnen geht es meist nur darum, das, was Sie schon wissen, auch umzusetzen. Die Labordiagnostik hilft Ihnen dabei, systematisch vorgehen zu können, nach einem Plan. Gewinnen Sie Ihre Gesundheit (zurück).

An die Frauen der Rat: Seien Sie lieb mit sich, Sie haben es definitiv schwerer, gesund zu bleiben, obwohl Sie in Ihrem Verhalten vieles besser machen im Vergleich zu den Männern. Das ist Fakt, insbesondere angesichts der Themen Verhütung, gewollte und ungewollte Schwangerschaften, Schwangerschafts- und Geburtskomplikationen, Fehlgeburten, Kinderwunschbehandlungen, früherer Verlust der ovariellen Gonadenfunktion (im Vergleich zum Mann) und die falsche oder Nicht-Behandlung der Wechseljahre mit dann nochmal im Schnitt 30–50 Jahren Leben ohne Progesteron und vor allem E2. Wichtig für Sie ist, dass Sie Ihren Körper im Inneren kennenlernen, dass Sie lernen, objektivieren zu können, wo Sie genau stehen, und dass Sie lernen, mit guten Argumenten in den Arztpraxen Ihr Recht auf eine gute Versorgung einzufordern. Ich möchte Sie bei den Themen Knochen- und Gefäßgesundheit zum mutigen Widerstand auffordern. Lassen Sie sich das nicht mehr gefallen, dass, wenn Sie sich nicht gut fühlen, Sie nicht ernst genommen werden.

Meine Erfahrung ist, dass Frauen mit Ihrem Gefühl, dass etwas mit Ihnen nicht stimmt, fast immer recht haben. Man muss nur genau suchen und forschen, was fein nicht stimmt. Und meist gibt es im Bereich der NH-Therapie Lösungen, die helfen, sich wieder gut zu fühlen. Leider haben wir in den

Praxen keine Zeit ruhig und entspannt alles, was Sie bewegt, mit Ihnen durchzusprechen; und dass wir uns präventiv mit Diagnostik und NHT um Sie kümmern, ist im System nicht vorgesehen. Das tut mir leid, aber ich kann es nicht ändern. Sorgen Sie dann eben selbst für Fakten (Labor und Bildgebung); und wenn dann etwas da ist, was im System einen Namen hat, dann können Sie nun mithilfe dieses Buches (mit den Überweisungsbeispielen) im System weiter vorankommen. Für Sie ist Angst und Unsicherheit in Bezug auf medizinische Themen Gift. Gegen die Verwirrung, die die vielen umherschwirrenden Infos auslösen können, hilft nur, sich zu bilden. Dieses Buch will einen Beitrag dazu leisten.

Nun zur Gruppe IV

Mit einem Schaden auf Organebene mit vielen begleitenden Gefäßkrankwert-Diagnosen und dazu noch einer arteriellen Hypertonie, müssen Sie – je jünger Sie sind und je länger Ihre statistische Lebenserwartung ist – zuerst die entsprechenden pharmakologischen Medikamente nutzen. Das ist das Wichtigste. Dazu kann dann ergänzend und passend zu den Diagnosen und notwendigen Medikamenten kurativ die NHT eingesetzt werden, um möglichst lange eine gute Lebensqualität mit dem, was krank ist, zu erhalten. Ja, ich weiß, das ist oft schwierig, weil der, der die NHT macht, sich auch mit den Organdiagnosen und den Pharmaka auskennen muss. Hier in dieser Gruppe IV möchte ich vor allem an alle appellieren, die schon eine chronische Niereninsuffizienz haben. Wenn Sie in Ihren Unterlagen und Recherchen feststellen, dass Ihre Krea-GFR oder Cystatin-GFR wiederholt unter 60 ml/min liegt, dann sind anderthalb Nieren schon WEG. Bitte suchen Sie sich dann eine nephrologische Praxis und kämpfen Sie darum, dass man Ihnen hilft, in diesem Leben nicht dialysepflichtig zu werden. Das ist wichtig, wenn Sie 50 oder 60 Jahre alt sind, aber das ist auch wichtig, wenn Sie 70 oder 80 Jahre sind. Selbst wenn es dann in hohem Alter normaler ist, eine niedrigere GFR zu haben, ist das nicht egal für Ihre Zukunft. So vieles ist vermeidbar, wenn man Sie nur aufklären, schützen und mit NHT und Medikamenten gut einstellen würde.

An die funktionelle Hormontherapie denken

Im Zusammenhang mit den Gefäßkrankwerten ist mir wichtig, auf die Bedeutung der funktionellen HT mit Schilddrüsen- und Nebennierenhormonen, insbesondere Cortisol und T3, hinzuweisen. Über HRT und TET wissen viele von Ihnen ja schon einiges und u. a. liegt das daran, dass es in der Gynäkologie, der Osteologie, der Urologie, der Andrologie und auch in der präventiven und funktionellen Medizin schon Ärztinnen und Ärzte gibt, die darüber positiv berichten und diese Therapien auch anbieten. Aber über die Therapie mit Hydrocortison und Thybon gibt es bislang kaum etwas zu erfahren. Ja, u. a., weil das so, wie ich es schreibe, in der Endokrinologie nicht gemacht wird. Bitte nicht mit denen schimpfen, das ist nicht deren Blick, die schauen auf endokrinologische Krankheiten und (noch) nicht auf »feine«, aber relevante Störungen einer noch relativ gesunden Stoffwechselfunktion. Und weil das so ist, habe ich für die Anwendung von T3 zwei ausführliche Verlaufs-Fallbeispiele erstellt (Seite 324–330) und T3 (Thybon) ist auch in den Beispiel-Therapieplänen (Seite 352–353) enthalten.

Überblick zu den Therapieoptionen zur Gefäßgesundheit

Therapieoptionen für gesunde Gefäße

Nährstoff- und Hormontherapie (NHT)

Basis-NHT-Gefäßschutz ist der Knochenschutz mit:	• Vitamin D & Cofaktoren • Frau: HRT und je nach Labor auch DHEA und Testosteron (Androgene) • Mann: bei E2-/E1-Mangel TET und je nach Labor auch DHEA • NT: B12, Vitamin C, Vitamin A, Mangan • ggf. noch Aminosäuren und Kreatin
Gefäßschutz-Nährstofftherapie (NT) mit:	• B-Vitamine zur Einstellung und Optimierung von HC auf 7 µmol/l • Omega-3-Fette (EPA & DHA) auf einen Omega-3-Index von 10–12 % • optimale Chrom- und Zink-Versorgung (im VB) für das Senken von HbA1c und HOMA-Index • optimales Molybdän im VB für das Absenken der Harnsäure • Q10-Einstellung auf Werte von › 2500 µg/l für eine gute mitochondriale Funktion und ATP-Herstellung, insbesondere begleitend zu einer Statintherapie, da Statine die körpereigene Q10-Synthese hemmen. • Selen mit optimalen VB-Selen- und Selenoprotein-P-Spiegeln, wichtig insbesondere für die zelluläre T4-zu-T3-Konversion und das Glutathionsystem (Leber Phase II) • Eisen mit optimalem Ferritin (vor allem bei CKD), wichtig für die Eisenresorption sind gute Vitamin-C-Spiegel. • Vitamin E, Alpha-LPS und Glutathion ergänzend zu Vitamin C, Q10 und Selen als Antioxidans bei Nachweis von oxidativem Stress. Glutathion ist insbesondere wichtig für die Phase II der Leberentgiftung, die je nach genetischer GST-Ausstattung empfindlich sein kann. • Es gibt noch mehr Nährstoffe, die man je nach Klinik/Labor zur NT nutzen kann (siehe dazu *2. Buch Der Praxisleitfaden*).
ergänzend dazu Gefäßschutz-Hormontherapie (HT) mit:	• Estradiol (E2) insbesondere zum Gefäßschutz durch Absenken von LDL und zur Unterstützung von Schlaf und Bindegewebe. Ganz wichtig ist E2 zur Hemmung des Knochenabbaus. • Progesteron zur BD-Senkung und Schlafunterstützung (bei Frau und Mann), Progesteron wirkt zudem antientzündlich und günstig protektiv auf den Insulin-Stoffwechsel. • DHEA und Testosteron (Androgene) zur Unterstützung von Muskel- und Knochenaufbau und Verbesserung vieler Gefäß-Krankwerte. • Pregnenolon je nach Labor, vor allem unter medikamentöser LDL-Senkung, es wirkt günstig auf die kognitiven Gehirnfunktionen und ist antientzündlich. • Hydrocortison bei Klinik und Cortisol-Werten morgens ‹ 80 ng/ml wirkt regulierend auf BD, Immunsystem und Energiestoffwechsel. • Thybon (T3) bei Low-T3-Syndrom und ggf. auch L-Thyroxin je nach Labor (fT3, fT4, rT3 und TSH) und SD-Sono (Größe? Knoten/Zysten? Parenchym homogen?) zur Stärkung der anabolen Stoffwechselkräfte und Senkung von vor allem der Fettstoffwechsel-Gefäßkrankwerte: LDL-C, Apo-B, NONHDL-C und Lp-PLA2 • Melatonin je nach Labor, Schlafqualität und Nachweis von Entzündung/oxidativem Stress und/oder ggf. auch 5-HTP je nach Serotonin-Spiegel • Es gibt noch mehr Hormone, die man zur HT je nach Klinik/Labor nutzen kann.

Therapieoptionen für gesunde Gefäße

Pharmakologie mit spezifischen Medikamenten

Das ist hier eine Orientierung und kein Muss oder Befehl, was je nach Einzelfall Sinn machen könnte, damit Sie ggf. präventiv nützliche Medikamente nicht pauschal ablehnen. Was ein Muss ist, müssen Sie mit Ihren Ärztinnen und Ärzten der Hausarztmedizin, Kardiologie, Nephrologie, Lipidologie und Angiologie und ggf. in Gruppe IV auch in der Geriatrie besprechen.	• Blutdrucksenkung ggf. mit Sartanen (Candesartan oder Valsartan) und/oder Calciumantagonisten (Amlodipin) und ggf. wenn nicht ausreichend, noch weitere BD-Senker. Das Ziel ist: Vor Tabletteneinnahme einen BD von ‹ 125/80 mmHg lebenslang zu halten. • Harnsäuresenkung ggf. mit Allopurinol oder auch Febuxostat • Antidiabetika (Metformin, SGLT2-Hemmer, GLP1-Analoga etc.) • Cholesterinsenker (Statine, Ezetimib, Bempedoinsäure und PSCK9-Hemmer). Je nach Gesamtrisiko wird das LDL gesenkt. Bei positivem Lp(a) erfolgt präventiv die LDL-Absenkung besonders streng auf niedrige Zielwerte bis ggf. ‹ 70 mg/dl oder auch ‹ 55 mg/dl. Ggf. brauchen Sie noch mehr, je nach Fall/Labor/Klinik. • ASS 100 mg zur Hemmung der Thrombozytenaggregation bei nachgewiesener Arteriosklerose bei hohem Risiko oder schon Z. n. einem thromboembolischen Ereignis (Herzinfarkt, Schlaganfall). • CKD-Nephroprotektion: Sartane bei Proteinurie, auch wenn die GFR gut ist, bei CKD-Grad 3–4 neben Vitamin D & Cofaktoren, Eisen und Bs, auch SGLT2-Hemmer und/oder Finerenon. Ggf. brauchen Sie noch mehr, je nach Fall/Labor/Klinik.

andere therapeutische Optionen

zahnärztlich	Störfeld-Beseitigung im Zahn-/Kieferbereich bei leicht positivem hsCRP und positivem RANTES-Wert
bei Fettleber (Steatosis hepatis, SLD)	Ernährungsumstellung: weniger und proteinreicher essen, keinen Alkohol trinken, keinen Zucker und keine Weizenprodukte verzehren.
Ernährung/Nahrungsergänzung	Unterstützung durch Proteine, Aminosäuren, Peptide
generell, aber besonders bei SIBO, Nahrungsmittelunverträglichkeiten, Allergien und Histaminintoleranz	Unterstützung für das Darmmikrobiom
Sport	Kardio- und Krafttraining
bei Schlaf-Apnoe-Syndrom	Beseitigung des Schlaf-Apnoe-Syndroms: HNO/OP, Kieferschiene, Maske etc.
	Und sicher noch einiges mehr, aber das hier ist erst einmal eine gute BASIS.

Für alle Expertinnen und Experten zum Schluss

Ich weiß, dass es bei der Gefäßgesundheit noch mehr als beim Knochen echt anspruchsvoll ist, Laien kombiniert zum System einen Leitfaden zur Prävention zu geben. Ich weiß, dass ich viele Regeln, die in der ambulanten Medizin gelten, mit meinen präventiven Risikogruppen breche. Das sind aber Regeln der Ökonomie und Wirtschaftlichkeit und keine Regeln der Wissenschaft, die ich da breche – oder sagen wir es anders – dehne. Ich mache oder empfehle aus kurzfristig ökonomischer und notfallmedizinischer Sicht vieles »zu« früh und unnötig »zu« viel. Ja, das weiß ich, aber ich will vermeidbares Leid verhindern und Gruppe IV ist zu 80–90 % vermeidbares Leid. Wenn man Sie, die Leserschaft, nur über die Zusammenhänge aufklärt, und, wenn man viel früher beginnen würde, fachärztlich interdisziplinär vernetzt zu diagnostizieren und u. a. je nach Risikogruppe II oder III mit spezifischen Lifestyle-Änderungen, NHT nach Labor und ggf. auch Medikamenten therapeutisch intervenieren würde, könnte man stabilisieren und ggf. sogar krankhafte beginnende Veränderungen wieder reversibel verschwinden lassen. Wenn Sie die Folgen der Arteriosklerose auf Organebene (Gefäßrisikogruppe IV) genauso wie die osteoporotische Fraktur (Knochenrisikogruppe IV) vermeiden wollen, müssen Sie wissen, wo Sie 20–30 Jahre früher diesbezüglich mit Ihrem präventiven Knochen- und Gefäßrisiko stehen. Je nachdem, wo Ihre Krankwerte sind, können Sie jetzt beginnen, etwas konkret Wirksames zu tun, und Sie wissen außerdem, wie Sie den Erfolg Ihrer Maßnahmen auch objektivieren können. Das ist jetzt so richtig genial, denn damit gewinnen Sie Gesundheit und die Sicherheit, dass das, was Sie tun, wirkt, Sinn macht und nicht schadet.

Nachwort

Ich hoffe, dass Sie mit diesem dritten Buch, dem Leitfaden für Ihre Prävention, nun verstehen, wie Sie anhand bestimmter Krankwerte, ergänzt durch die passende Bildgebung, Ihr persönliches Risiko für die *Entstehung* von Osteoporose und die *Entstehung* von Arteriosklerose diagnostisch objektivieren und therapeutisch ergänzend zum gesunden Verhalten mit NHT und ggf. auch Medikamenten drastisch senken können.

In den Präventiv-Risiko-Gruppen II und III können Sie Ihr Schicksal noch hin zur Gesundheit drehen: Wichtig ist, sich bewusst zu machen, dass Sie in den Risikogruppen II und III noch alle Fäden in Ihren Händen haben, um nicht – ohne dass Sie das merken – in Gruppe IV zu geraten, denn da ist ja schon die Organebene irreversibel zu Schaden gekommen. Ein bisschen Osteopenie, ein etwas erhöhtes LDL-C und ein etwas erhöhter Blutdruck tun heute nicht weh, das ist kein Notfall und oft auch altersgemäß normal. Aber wenn Ihre Lebenserwartung noch mehr als 10 Jahre beträgt, dürfen Sie das nicht so lassen. In der kurativen Inneren Medizin, aber auch in anderen fachärztlichen Gebieten wird zu lange gewartet, bis etwas Proaktives, Spezifisches und Individuelles getan wird. In diesem Gap, wo Sie schon *messbar* dabei sind, Krankheiten zu entwickeln, macht eine individuelle NHT nach Labor, ergänzend zum gezielten gesünderen Verhalten und ggf. auch schon niedrig dosierten internistischen Medikamenten präventiv MEGA Sinn, denn mit einer gezielten und individuell an Ihren Stoffwechsel angepassten Strategie können Sie vieles, was im Alter »normal« auf- und eintritt, vermeiden.

Gruppe IV – bitte Kopf hoch, in der Medizin gibt es immer Möglichkeiten: Wir haben in Deutschland ein funktionierendes Krankensystem. Sie müssen die klassischen medizinischen Möglichkeiten nutzen. Sie brauchen gute Ärztinnen und Ärzte an Ihrer Seite und natürlich können auch Sie zur Verbesserung Ihrer Lebensqualität die NHT nach Labor nutzen. Ja, das ist etwas schwieriger, aber die Gesundmachwerte gehen beispielsweise IMMER. Vor allem muss präventiv unser Gehirn beschützt werden, weil es für die Demenz noch keine gute medikamentöse Therapie gibt, auch wenn da jetzt neue Medikamente kommen, die die Plaquebildung etwas verlangsamen können. Das ist bei Knochen, Herz, Nieren und Leber anders, hier gibt es sehr viel, was man medikamentös bei Organinsuffizienz therapeutisch machen kann. Deswegen: An alle in Gruppe IV, bitte nicht verzweifeln, handeln Sie!

Wenn die Krankzahlen niedrig bleiben, ist Gesundheit die automatische Folge: Für die Gesundheit auf Dauer im Alter ist es essenziell, dass die inneren Säulen der Gesundheit intakt bleiben, und diese inneren Säulen der Gesundheit sind auf der Laborebene die Krankwerte. Diese Krankwerte müssen lebenslang niedrig bleiben und dazu müssen die wichtigsten Schlüsselwerte, die diese Krankwerte beeinflussen und regulieren, optimal bleiben, und dafür brauchen Sie wiederum satte Gesundmachwerte. Wenn alle diese drei Laborkategorien an ihrem gesunden Platz sind (= robuste IBSE), bedeutet das einen stabilen und gesunden Stoffwechselzustand und alle Krankheiten, die bei hohen Krankwerten diagnostiziert werden würden, sind damit unmöglich. Es gibt keine Niereninsuffizienz ohne ein erhöhtes Kreatinin, es gibt keinen Diabetes mellitus ohne ein erhöhtes HbA1c, so wie es kein Fieber ohne eine erhöhte Körpertemperatur gibt. Verstehen Sie? Wenn es Ihnen nur gelingt, Ihre lebenswichtigen Zahlen im Optimalbereich zu halten, dann ist gesichert Krankheit abwesend und Gesundheit ist AUTOMATISCH die Folge. Den Bluthochdruck behandelt und senkt man doch auch, auch wenn Sie noch putzmunter gesund sind, und Ihre Zähne putzen Sie und Ihre Haut schützen Sie auch und Muskelaufbau machen Sie, warum sollen Sie dann nicht die 20 wichtigsten Krankwerte mit NHT nach Labor senken? Ich weiß, alles soll vom Geld abhängen, aber ich verstehe nicht, wieso man das in der Inneren Medizin, der Politik, den Kassen und auch der Wirtschaft noch nicht verstanden hat, dass es sich lohnt, dass man sich um die Biochemie der Menschen früher im Leben kümmert. Man müsste Ihnen in Wahrheit Geld *geben*, damit Sie auf sich aufpassen, und indem Sie das, was ich hier beschrieben habe, natürlich vom System bezahlt, für Ihre Gesundheit nutzen. Das kostet schließlich Ihre Zeit und ist auch anstrengend. Das System muss uns bei der Gesundheit helfen und unterstützen. Wenn wir gesund bleiben, sind wir doch »auch« wertvoll. Wir können gesund und alt der Gesellschaft mit Erfahrung dienen, wir können teilhaben, arbeiten, konsumieren, beten, Kindern helfen, Kunst schaffen, ausbilden, gärtnern, kochen, reisen, Bücher schreiben und Musik machen. Wieso hält man so fest an dieser fürchterlichen Reparaturindustrie, mit der so viel Leid verbunden ist?

Longevity – hier gibt es ein Gap: Wer es wirtschaftlich verstanden hat, dass ein langes, gesundes Leben im wirtschaftlichen Sinne finanziell attraktiv ist, ist die Longevity-Community. Der Markt wächst und immer mehr Investoren investieren hier ihr Geld in die Zukunft. Aber auch hier gibt es, wie in der klassischen Medizin, meiner Ansicht nach noch ein Gap, was noch nicht bewusst bedacht und vor allem effizient angegangen wird. Während man in der klassischen Medizin zu lange wartet, schreitet man in der Longevity-Medizin zu schnell voran und vergisst in gewissem Sinne, erstmal seine medizinischen ultra-präventiven Stoffwechsel-Hausaufgaben zu machen.

Die innere Stoffwechselgesundheit muss, wenn man bis ins sehr hohe Alter gesund bleiben will, strategisch spätestens ab 40 Jahren besser individuell erhalten und vor allem bei Frauen, aber auch Männern, vor der »normalen Alterung« spezifisch beschützt werden. Man muss innerlich biochemisch handeln, wenn man noch gesund ist. Man darf nicht warten, bis Symptome oder Diagnosen da sind, weil etwas kaputt gegangen ist.

Eine wirksame Körper-Longevity-Strategie beeinhaltet:

- die *Big Five*
  - gesund essen
  - nicht rauchen
  - Bewegung/Sport
  - wenig/kein Alkohol
  - kein Übergewicht

- die *Little Three*
  - Entspannung
  - Begeisterung
  - nicht einsam sein
- einen gesunden und erholsamen Schlaf
- ein ausgegl. autonomes Nervensystem
- gesunde stabile Beziehungen
- finanzielle Sicherheit
- Zähneputzen & Zahn-Hygieneprophylaxe
- gesunden Zahn-/Kieferstatus
- Krebsfrüherkennungsuntersuchungen (Haut, Darm, Brust, Prostata)
- KV-Check 35+, Schutzimpfungen
- täglich 30 g Ballaststoffe
- gesundes Mikrobiom
- eine gute Vo2max
- Longevity-Supplements
- Medikamente (wo nötig)
- in der Zukunft verjüngende Maßnahmen und intensivere Früherkennung
- Und in jedem Fall – als **Basis** – mit **individueller NHT nach Labor & robuster IBSE** dafür sorgen, dass im Inneren der Stoffwechsel keinen altersbedingten »normalen Blödsinn« macht, sonst funktioniert das mit der gesunden Langlebigkeit nämlich nicht.

Deswegen muss man früh die im Buch genannten Krank- und Schlüsselwerte, aber auch die Gesundmachwerte messen und im Blick haben. Wenn man dann feststellt, dass etwas nicht top in der gesunden Ordnung ist, kann oder muss man mit Nährstoff- und später Hormontherapie, ggf. auch Medikamenten, individuell nach Labor der Gesundheit zuarbeiten. Man braucht für ein langes *und* gesundes Leben innendrin gesunde Zahlen, damit sind im Umkehrschluss dann viele Folgen von altersbedingten Erkrankungen unmöglich. Das ist der IBSE-Trick, zu dem ich Sie einlade, den für sich zu erforschen und zu nutzen. Mit einer robusten IBSE, mit gesunden Blutzahlen, ist es ultra-präventiv möglich, innerlich auf vielen Ebenen gesund zu bleiben.

An alle, die im System, etwas zu sagen haben: Eine im System geförderte und bezahlte individuelle präventive und kurative Nährstoff- und Hormontherapie nach Labor kann helfen, die Zukunft in unserer Gesellschaft besser, menschenwürdiger, humaner, gerechter, freudvoller UND wirtschaftlicher zu gestalten.

Alles Gute,
Ihre Helena Orfanos-Boeckel

Meine Formel für die innere Stoffwechselgesundheit

Gesundheit = satte Gesundmachwerte + optimale Schlüsselwerte + als Folge niedrige oder negative Krankwerte

Meine Vision für die Zukunft

Universitäre Nährstoff- und Hormonmedizin/-wissenschaft individuell nach Labor für alle:

- präventiv, um die Gesundheit zu erhalten, ergänzend zu einem gesunden Lifestyle
- kurativ begleitend und ergänzend zur klassischen Medizin
- für akut & chronisch Kranke, Gesunde, Alte, Junge, Kinder, Babys und Schwangere
- für sportliche, gestresste, empfindliche und hochsensible Menschen
- analog zur Ernährungs- und Sportmedizin

Danksagung

Dieses dritte Buch hätte ich, neben der vollen Praxis und der Aufklärungsarbeit auf Instagram und Kongressen, in Vorträgen, den Medien, Interviews und Podcasts ohne meinen Mann Volker und mein Team in der Praxis mit Claudia, Dani und Steffi nicht geschafft. Seit Herbst 2024 hieß es wieder jeden Tag um 5 Uhr aufstehen, fast kein freies Wochenende und auch in den Ferien habe ich nur geschrieben. Sie alle haben mir komplett den Rücken freigehalten und mir so geholfen, neben alldem, was sein muss, die Zeit für das Schreiben überhaupt finden zu können. Danke euch dafür.

Ein großes Dankeschön auch an die wichtigsten Frauen, die mein Leben aktiv und lebendig begleiten und unterstützen, meine Tochter Vicky, meine Schwester Xenia, meine Schwestern im Herzen, Andi, Elli, Grisu und Karina, meine Tanten Christa und Ulla, und meine lieben Freundinnen und Kolleginnen hier vor Ort. Insbesondere möchte ich euch, Cornelie und Andrea, danken für euer Feedback, eure Unterstützung und unseren stetigen Austausch.

Danke auch dir, Simone, dass es dir so gut in der Praxis gefällt und du glücklich bist, diese neue Medizin anwenden zu können. Ich danke auch den Kolleginnen und Kollegen der #BerlinerGruppe und auf Instagram. Eure Unterstützung und eure Mitarbeit in Sachen Hormone, Nährstoffe, Prävention, Ganzheitsmedizin, Frauengesundheit und Bewusstmachung für die medizinischen Belange in den Wechseljahren haben mir ebenfalls sehr geholfen, die Kraft für dieses neue Buch zu finden. Ich danke auch der Bewegung #Wirsind9Millionen für ihr Engagement, insbesondere dir liebe Miriam Stein für dein stetiges Engagement für das Thema Wechseljahre, Frauengesundheit und Gerechtigkeit.

Monika Kopyczinski meiner Lektorin, digitalen Unterstützerin und Schrift-Ratgeberin möchte ich danken, denn sie hilft mir, mutig meine Worte zu formulieren und behält mit ihrem klugen Kopf immer den Überblick. Natürlich danke ich dem TRIAS Verlag, insbesondere Uta Spieldiener, dafür, dass sie an mich glauben und ich mein Wissen in diesen wunderschönen Büchern weitergeben darf. Danke auch an Anne Bleick, Anja Bippus und alle, die an den beiden vorherigen und dem neuen Buch mitgearbeitet haben. Danke auch an Martina und Markus für dieses und auch das vorherige wunderbare Autorinnen-Foto.

Bedanken möchte ich mich besonders bei allen Leserinnen und Lesern, die sich mithilfe der beiden vorherigen Bücher schon mit Erfolg auf den Weg zur Gesundheit gemacht haben. Die Bücher verbreiten sich durch Sie immer weiter und sie sind – das ist großartig – durch Ihre mutigen Empfehlungen auch bis in die ärztlichen Praxen durchgedrungen. Das positive Feedback der Kolleginnen und Kollegen, die sich – inspiriert durch meine Bücher – mutig auf diesen neuen Weg der funktionellen und präventiv orientierten Nährstoff- und Hormonmedizin begeben haben, ist sehr groß. Vor allem Ärztinnen scheint das Thema sehr zu interessieren. Allgemeinmedizinerinnen, Internistinnen, Dermatologinnen, Gynäkologinnen, Orthopädinnen, Psychiaterinnen, Neurologinnen, HNO-Ärztinnen, Chirurginnen, Urologinnen, Arbeitsmedizinerinnen und auch Apothekerinnen haben mir begeistert geschrieben und wir haben begonnen, uns zu vernetzen, das ist großartig und bestärkt mich, weiterzumachen, danke! Ein dickes Dankeschön auch an Prof. Lutz Schomburg. Seine Forschungen über Selen (als nur einen einzigen Stoff, von all den Stoffen, die ich so wichtig finde), bestärken mich, dass es Sinn macht, dafür zu kämpfen, dass Nährstoffe und Hormone einen Platz in der präventiven und kurativen Medizin erhalten müssen.

An all die interessierten Menschen, die mir Fragen gestellt haben: Bitte nicht böse sein, dass ich die nicht alle beantworten konnte, es ist einfach zu viel geworden. Schaffe ich nicht, aber gelesen habe ich schon das meiste und daran kann ich gut sehen, woran es Ihnen da draußen noch an Wissen und Umsetzungsmöglichkeiten fehlt: Das habe ich in diesem Buch alles aufgeschrieben – ich hoffe, es hilft Ihnen auf Ihrem Weg der Gesundheit weiter. Danke für Ihre Fragen.

Danke auch an an alle Med-Influencer auf Instagram, Podcast-Machende und in den Medien Tätige, denen ich Rede und Antwort stehen durfte: Ihr alle habt sehr geholfen, das Wissen aus den Büchern in die Welt zu tragen. Hier möchte ich insbesondere meine liebe Kollegin Dr. Yael Adler, den Kollegen Thiemo Osterhaus und den Gesundheits-Coach und YouTuber Patric Heizmann nennen. Danke euch dafür.

Danke auch an alle, die mich schon zu Kongressen, Panel-Talks, Q&As, Salons und anderen Events eingeladen haben um vorzutragen oder um Fragen zu beantworten. Ich habe mich über jede Möglichkeit, mein Wissen weiterzugeben, gefreut, auch wenn das immer wieder aufregend ist, vor Menschen zu sprechen.

Mein großer Dank geht auch an die beiden Haupt-Labore, das IMD Berlin und das Labor Augsburg. Es ist eine Riesenleistung, konstant jeden Tag solch eine gute und hochqualitative Laborarbeit abzuliefern. Insbesondere danke ich meinem Kollegen Volker von Baehr, ärztlicher Leiter des IMD Berlin, dass er meine IBSE-Methode mit den Krank-, Schlüssel- und Gesundmachwerten so gut angenommen hat. Es ist ihm ein großes Anliegen, über den praktischen Nutzen einer funktionellen Labormedizin in verständlicher Sprache aufzuklären. Ich danke ihm und seinem großartigen Team, dass sie so neugierig und wissenschaftlich fleißig sind.

Zum Schluss möchte mich auch bei allen Stoff-Herstellen bedanken, den großen und kleinen Nährstoffherstellern, den Hormon-Pharmafirmen, den Hormon-Apotheken und den Anbieterfirmen pharmakologischer Medikamente, die sich sehr viel Mühe geben, für uns gute Produkte herzustellen, damit das, was ich hier zur Nährstoff- und Hormontherapie vorschlage, auch in die Tat umgesetzt werden kann. Ohne diese Stoffe hätten wir gar nicht die Möglichkeit, das, was wir im Labor messen, auch einnehmen zu können.

DANKE an alle, die mithelfen, dass die Medizin hier in diesem Land noch besser wird.

Service

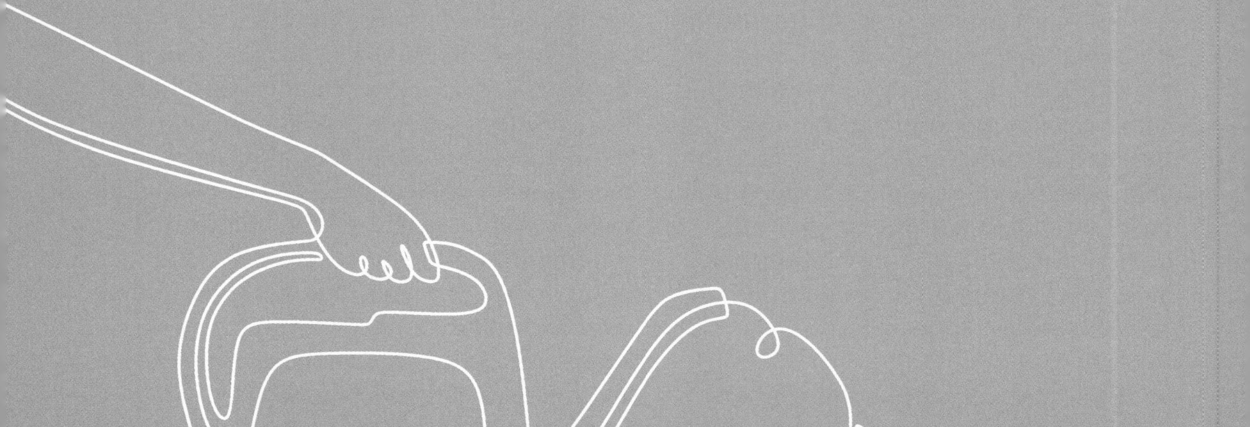

Therapiepläne: Muster und Beispiele

Therapieplan für: ______________________________ Datum: ______________

Nährstoff/ Hormon/ Medikament	Dosis pro Kaps./ Tabl./Pulv.	Produkt/Firma/ Ziel	morgens	mittags	abends	zur Nacht	Dosis/Tag

Beispiel-Therapieplan für eine 48-jährige Frau in den Wechseljahren mit Schilddrüsenunterfunktion (siehe Fallbeispiel Seiten 324–326)

Nährstoff/ Hormon/ Medikament	Dosis pro Kap./ Tabl./Pulv.	Produkt/Firma/ Ziel	morgens	mittags	abends	zur Nacht	Gesamt-Tagesdosis
L-Thyroxin (T4)	50 µg Tabl. nü.		1				50 µg
Thybon (T3)	20 µg Tabl. nü.	Henning	¾				15 µg
Vitamin D	5000 IE		1				5000 IE
Pregnenolon	50 mg Kap. nü.	z. B. Vitabasix	1				50 mg
DHEA	15 mg Kap. nü.	z. B. Vitabasix	1				15 mg
Testo-Creme 0,5 %	0,65 mg/Hub	z. B. St.-Charles-Apotheke	2 Hübe				1,3 mg
Famenita	200 mg Kap.	Exeltis				1	200 mg
Gynokadin-Gel	0,75 mg/Hub	Besins	2 Hübe				1,5 mg
B-Komplex forte	höherdos. Kap.		1				
Zink	25 mg Kap. z. Ess.				2		50 mg
Magnesium	250 mg Kap.		1	1		1	750 mg
Calcium	400 mg Kap.		2		2		1600 mg
Bor	3 mg Tabl.		1				3 mg
Jod	250 µg Tabl.		2				500 µg
Natriumselenit	200 µg Kap. nü.		5				1000 µg
Vitamin K2	500 µg Kap.		3				1500 µg
Ubiquinol Q10	100 mg Kap.		1		1		200 mg
Omega-3-Komplex	z. B. 350 mg DHA + 180 mg EPA/Kap.		2		2		z. B. 1400 mg DHA + 720 mg EPA

Beispiel-Therapieplan für einen 55-jährigen Mann mit Metabolischem Syndrom und Schilddrüsenunterfunktion (siehe Fallbeispiel Seiten 327–330)

Nährstoff/ Hormon/ Medikament	**Dosis pro Kap./ Tabl./Pulv.**	**Produkt/Firma/ Ziel**	**morgens**	**mittags**	**abends**	**zur Nacht**	**Gesamt-Tagesdosis**
Atorvastatin	10 mg Tabl.	LDL < 70			1		10 mg
Candesartan	8 mg Tabl.	BD < 125/80	1				8 mg
Amlodipin	5 mg Tabl.	b. BD > 125/80	½				2,5 mg b. B.
Tadalafil	5 mg Tabl.	b. Bedarf	1				b. B.
L-Thyroxin (T4)	75 µg Tabl. nü.		1				75 µg
Thybon 20 (T3)	20 µg Tabl. nü.	Henning	1				20 µg
Vitamin D	5000 IE + 2500 IE		1				7500 IE
Pregnenolon	100 mg Kap. nü.	z. B. Vitabasix	1				100 mg
DHEA	50 mg Kap. nü.	z. B. Vitabasix	5× 1/Woche				35 mg
Progestan	100 mg Kap.	Besins				1	100 mg
Testo-Gel	20 mg/Hub	Besins	3 Hübe				60 mg
B-Komplex forte	höherdos. Kap.		1				
Zink	25 mg Kap. z. Ess.				3		75 mg
Chrom	200 µg Kap.		1				200 µg
Magnesium	250 mg Kap.		2		2		1000 mg
Calcium	400 mg Kap.		2		2		1600 mg
Bor	3 mg Tabl.		2				6 mg
Molybdän	200 µg Kap.		3× 1/Woche				85 µg
Jod	250 µg Tabl.		2				500 µg
Natriumselenit	200 µg Kap. nü.		5				1000 µg
Vitamin K2	500 µg Kap.		2				1000 µg
Ubiquinol Q10	100 mg Kap.		2				200 mg
Omega-3-Komplex	z. B. 350 mg DHA + 180 mg EPA/Kap.		1		2		z. B. 1400 mg DHA + 720 mg EPA

Laboransage-Tabelle: Übersicht Labordiagnostik von Krank-, Schlüssel- und Gesundmachwerten für Knochen & Gefäße

In dieser Tabelle sind alle im Buch besprochenen Laborwerte enthalten, sortiert nach der Laborwert-Kategorie. So hat man alle Werte zusammen auf einen Blick für eine Laboransage schnell zur Hand. Das hilft, wenn man allein die Labordiagnostik veranlassen möchte und auch, wenn man das einer Ärztin oder einem Arzt zeigen möchte, die bzw. der einem bei der Blutdiagnostik helfen soll.

Überblick zu Krank-, Schlüssel- und Gesundmachwerten für Knochen & Gefäße

Knochen	Gefäße
Krankwerte (K) Beta-CrossLaps, Trap5b, ucOC, D-Ratio	**Krankwerte (K)** Lp(a), LDL-C, small LDLs, NONHDL-C, Apo-B, Lp-PLA2, TG, HbA1c, HOMA-Index, AGE, Harnsäure **Extra-Krankwerte (K)** BSG, CRP quantitativ/hsCRP, RANTES-Wert, oxidiertes LDL, MDA-LDL, Nitrotyrosin, ANA-AK, TPO-AK, TAK, I-FABP2, Zonulin, Kreatinin (+ GFR), Cystatin C (+ GFR), quantitativ MA/Eiweiß im Urin, ProBNP, GPT, GOT, AP, gGT, rT3 (reverse T3), CK
Schlüsselwerte (S) int. PTH, 1,25-OH-Vitamin-D, Calcium i. S., Calcium i. VB	**Schlüsselwerte (S)** HDL-C, HC, BDNF, Serotonin, Ferritin, Transferrinsättigung
Schlüsselwerte (S), die für Knochen & Gefäße wichtig sind: FSH, LH, Estradiol (E2), Östron (E1), SHBG, Testosteron gesamt (Frau), DHT, Cortisol, Prolaktin, fT3, fT4 und TSH, P1NP, Ostase	
Gesundmachwerte (G) Bor, Mangan, B12, Vitamin C, Vitamin A	**Gesundmachwerte (G)** Zink, Chrom & Selen im VB, Jod, Eisen, Q10, Vitamin E, Alpha-Liponsäure, reduziertes Glutathion, SCFA, Lithium im VB, Folsäure (ggf. auch bioaktiv), Biotin, bioaktive Formen von B1, B2 und B6, Omega-3-Index (EPA/DHA), Molybdän
Gesundmachwerte (G), die für Knochen & Gefäße wichtig sind: *Nährstoffe:* Magnesium, Omega-3-Fette (EPA & DHA) *Hormone:* 25-OH-Vitamin-D, freies 25-OH-Vitamin-D, Pregnenolon, Progesteron, DHEA-S, Testosteron gesamt und Testosteron frei (Mann), Melatonin	

Laborwerte-Tabellen (IMD Berlin, Labor Augsburg und Biovis) mit Angabe der therapeutischen Zielbereiche im Vergleich zur offiziellen Referenz

Auf den folgenden Seiten finden Sie von meinen beiden Haupt-Laboren die von mir häufig bestimmten Laborparameter mit den dazugehörigen offiziellen Referenzbereichen (Stand Juni 2025) sowie – in Relation dazu – meine therapeutischen »gesunden« Zielbereiche, mit denen ich über viele Jahre nun gute Erfahrungen gemacht habe. Leider sind vor allem bei den Gesundmach- und Schlüsselwerten die diagnostischen Methoden und auch die dazugehörigen Referenzwerte von Labor zu Labor noch zu unterschiedlich, sodass ich bei vielen dieser Werte keine pauschale, immer gültige absolute Zielantwort geben kann. Das bedeutet, dass Sie nicht immer automatisch die »nackten Zahlen« von anderen Laboren mit »meinen« Laborzahlen – bezüglich ihrer krank machenden oder schützenden Wirkung oder Aussage – vergleichen oder gleichsetzen können. Wenn Sie Werte von anderen Laboren haben, müssen Sie versuchen, Ihr Ergebnis in Relation zu den Referenzbereichen auf meine Werte zu übertragen. Es gibt im Internet Labor-Umrechner, die Ihnen dabei helfen, einen Wert, den Sie in einer anderen Laboreinheit bestimmt bekommen haben, umzurechnen in die Einheit, mit der die genannten Labore arbeiten. Das ist ehrlich gesagt auch für mich manchmal echt schwer und verwirrend. Diese therapeutischen Zielwerte sollen für Sie eine Orientierung zur präventiven oder kurativen Gestaltung von Gesundheit sein. Das sind meine Erfahrungswerte, wo ich mit der Nährstoff- und Hormontherapie (NHT) in Relation zu der offiziellen Labor-Referenz »hin will«. Diese Werte können sehr wohl von den etablierten Leitlinien zur Behandlung von Krankheiten abweichen.

Die Tabellen enthalten die wichtigsten Laborwerte und stellen damit einen guten Startpunkt für Ihre individuelle NHT dar. Sie sind ein Einstieg in die angewandte Labormedizin. Bei den Krankwerten will ich meist möglichst nach unten in der Referenz, bei den Gesundmachwerten will ich an oder meist über die Referenz und bei den Schlüsselwerten will ich meist an einen bestimmten Punkt in der Referenz. Bitte zeigen Sie vor allem von der Referenz abweichende Krankwerte (K) Ihren Ärztinnen und Ärzten, oder bitten Sie einen Ihrer behandelnden Ärztinnen und Ärzte, Ihnen mithilfe meines Buches eine Überweisung an den dafür zuständigen Facharzt oder -ärztin auszufertigen. Die Idee ist, mit diesem Buch zu lernen, was man wem wann zeigen muss und wie man das anstellen kann, sodass man im System »gehört« wird. Ja, die werden nicht froh sein, dass Sie »allein« Labor gemacht haben, aber so ist es nun mal. Das Wissen und die Möglichkeiten sind da, das Krankensystem und die Universitäten nutzen sie nur nicht. Ich bin dafür, dass Sie das Wissen bekommen sollen und damit dann eben selbst Ihre Gesundheit und Ihre Risiken, krank zu werden, erforschen. Ja, es ist ein anspruchsvolles Projekt; aber es lohnt sich und ich bin sicher, das System wird folgen. Suchen Sie sich Praxen, die präventiv arbeiten mit z. B. auch Funktioneller Medizin, Orthomolekularer Medizin, Bioidentischer Hormontherapie und/oder Mitochondrienmedizin, Stoffwechselmedizin, Umweltmedizin und angewandter Labormedizin, die helfen Ihnen.

In den Tabellen werden folgende Abkürzungen verwendet: G = Gesundmachwert, K = Krankwert, S = Schlüsselwert, im VB = im Vollblut, im S = im Serum, M = Mann, F = Frau, J = Jahre, ZH = Zyklushälfte

Alphabetische Auflistung der wichtigsten Laborwerte, die ich im IMD Berlin bestimmen lasse

Parameter	Kategorie	Referenzbereich	Therapeutischer Zielbereich (gesund bzw. präventiv)
AGEs (Advanced Glycation Endproducts)[184]	K	< 67 µg/ml	besser < 50 µg/ml, je niedriger, desto besser
Aluminium im VB[185]	K	< 11,4 µg/l	so niedrig wie möglich
Arsen im VB[186]	K	< 1,2 µg/l	so niedrig wie möglich
ATP, intrazellulär (mitochondriale Dysfunktion)[187]	G	> 2,5 µM	besser > 3,5 µM, gut > 5 µM gemessen wird bis 10 µM

<table>
<tr><th>Parameter</th><th>Kategorie</th><th colspan="2">Referenzbereich</th><th colspan="2">Therapeutischer Zielbereich (gesund bzw. präventiv)</th></tr>
<tr><td>BDNF (Brain Derived Neurotropic Factor)[188]</td><td>S</td><td colspan="2">18,3–31,4 ng/ml</td><td colspan="2">um 30–40 ng/ml
Werte ‹ 20 ng/ml vermeiden
Die Bedeutung von Werten › 60 ng/ml ist unklar, meiner Erfahrung nach »beruhigen« die sich unter Nährstoff- & Hormontherapie</td></tr>
<tr><td>Blei im VB[189]</td><td>K</td><td colspan="2">‹ 28 µg/l</td><td colspan="2">so niedrig wie möglich;
möglichst ‹ 10 µg/l</td></tr>
<tr><td>Bor im S</td><td>G</td><td colspan="2">37,4–140 µg/l</td><td colspan="2">um 140–150 µg/l (min. 120 µg/l)</td></tr>
<tr><td>Cadmium im VB[190]</td><td>K</td><td colspan="2">‹ 0,6 µg/l</td><td colspan="2">so niedrig wie möglich</td></tr>
<tr><td>Calcium im VB[191]</td><td>S</td><td colspan="2">55–70 mg/l</td><td colspan="2">60–61 mg/l (wichtig: nicht › 62 mg/l, dann fehlt Calcium!)</td></tr>
<tr><td>Chrom im VB[192]</td><td>G</td><td colspan="2">0,14–0,52 µg/l</td><td colspan="2">0,40–0,50 µg/l</td></tr>
<tr><td rowspan="7">Diaminooxidase (DAO)-Aktivität im S[193] (extrazellulärer Histamin-Abbau)
• alte Messung bis 30.09.2025: in IU/ml
• neue ELISA-Messung ab 01.10.2025: in %</td><td rowspan="7">G</td><td colspan="3">Bewertungsgrenzen</td><td rowspan="7">Die DAO-Synthese ist Kupfer- und B6-abhängig.
• alt: › 16 IU/ml
• neu: › 45 %</td></tr>
<tr><td>DAO ELISA (neu)</td><td>extrazellulärer Histamin-Abbau</td><td>DAO REA (alt)</td></tr>
<tr><td>‹ 25 %</td><td>vermindert</td><td>‹ 10,4 IU/ml</td></tr>
<tr><td>25–36 %</td><td>leicht vermindert</td><td>10,5–13,9 IU/ml</td></tr>
<tr><td>37–44 %</td><td>Aktivität im unteren Normbereich</td><td>14–15,9 IU/ml</td></tr>
<tr><td>45–60 %</td><td>normal</td><td>16–33 IU/ml</td></tr>
<tr><td>› 60 %</td><td>erhöht</td><td>› 33 IU/ml</td></tr>
<tr><td>DAO-Genetik</td><td>K</td><td colspan="2">genetische Untersuchung – extrazellulärer Histaminabbau</td><td colspan="2">keine verminderte Aktivität ist gut, genetischer DAO-Mangel wahrscheinlich bei einer DAO-Aktivität von › 16 IU/ml (alte Messmethode) und › 45 % (neue ELISA-Messung)</td></tr>
<tr><td>Fettsäuren, kurzkettig (SCFA), im S[194]</td><td>G</td><td colspan="2">Acetat: › 70 µmol/l
Propionat: › 7,0 µmol/l
Butyrat: › 4,5 µmol/l</td><td colspan="2">Je höher, desto besser. Wenn die Werte niedrig sind, fehlt es meist im Darm an Ballaststoffen.</td></tr>
<tr><td>Folsäure, bioaktiv im EDTA-Blut (ID-Vit)[195]</td><td>G</td><td colspan="2">› 100–270 µg/l</td><td colspan="2">bei › 160 µg/l halten</td></tr>
<tr><td>Glutathion (GSH-reduziertes Glutathion, intrazellulär)[196]</td><td>G</td><td colspan="2">Lymphozyten › 21 600
Monozyten › 66 600
NK-Zellen › 30 500</td><td colspan="2">möglichst hoch
Mangel in den Lymphozyten: spricht für einen erhöhten GSH-Verbrauch
Mangel in den Monozyten: Syntheseproblem bei entweder Mangel der Rohstoffe (Cystein, Glycin, Glutamin) oder genetisch bedingt (GST-Mangel mit GSH-Synthesedefekt)[197]</td></tr>
<tr><td>Histamin gesamt im Heparin-Blut[198]</td><td>S</td><td colspan="2">‹ 65,5 ng/ml</td><td colspan="2">gerne 30–60 ng/ml
Werte › 150 ng/ml sind meist »unangenehm«, Werte ‹ 30 ng/ml sind »komisch«</td></tr>
</table>

Parameter	Kategorie	Referenzbereich	Therapeutischer Zielbereich (gesund bzw. präventiv)
Histamin-N-Methyltransferase (HNMT)[199]	K	genetische Untersuchung – intrazellulärer Histaminabbau	keine verminderte Aktivität ist gut
I-FABP im S (Leaky Gut)[200]	K	‹ 1827 pg/ml, bis › 5000 pg/ml wird gemessen	‹ 1500 pg/ml gern auch ‹ 1000 pg/ml
Kalium im VB[201]	S	1386–1950 mg/l	1600–1700 mg/l
Kupfer im VB[202]	S/G	0,7–1,39 mg/l oft falsch hoch unter der Pille	1,0–1,1 mg/l (wichtig bei DAO-Mangel)
Lithium im EDTA-Blut		0,35 – 1,45 µg/l Diese Referenz spiegelt die Realität wider, dessen was ist, wenn man nicht mit Lithium supplementiert. Laut PD Dr. Michael Nehls ist diese »Normalität« ein schweres Lithium-Defizit.	Hier ist noch nicht klar, wohin man für die Gehirngesundheit einstellen muss. Dazu hat der Kollege Michael Nehls viel geforscht und geschrieben. Meine bisherige Erfahrung: Unter morgens täglich 1 mg Lithium als Orotat liegen die Spiegel meist um 10–20 µg/l. Unter morgens täglich 5 mg Lithium als Orotat liegen die Spiegel meist um 40–80 µg/l, was lt. PD Dr. Nehls präventiv und kurativ sinnvoll sein soll. Ich brauche noch Erfahrung mit Lithium, z. B., ob es helfen kann, einen niedrigen BDNF anzuheben.
Lp-PLA2 (Lipoprotein-Phospholipase-A2, »Plaque-Wert«)[203]	K	‹ 560 U/l Werte › 600 U/l sind präventiv »schlimm« und sollten gesenkt werden mit K2 und LDL-Senkung.	präventiv ohne RF ‹ 500 U/l kurativ mit pos. RF ‹ 350 U/l bei pos. RF und Z. n. ‹ 250 U/l Immer kombinieren mit Gefäßdiagnostik (z. B. einer FKDS der Carotiden).
Magnesium im VB[204]	G	30–40 mg/l	› 35 mg/l, ggf. ist bis 38 mg/l auch o. k.
Mangan im VB[205]	G	8,3–15,0 µg/l	10–11 µg/l
MDA-LDL im S (oxidativer Stress)[206]	K	‹ 70 U/l	sollte ‹ 30–40 U/l bleiben
Molybdän im VB[207]	G	0,3–1,3 µg/l	um 1,0 µg/l
Neuro- + Stoffwechsel-Aminosäure-Profile[208]	G	**Neuro-Profil:** Tryptophan, Phenylalanin, Tyrosin, Glycin, Threonin, Cystathionin, Arginin, Citrullin, Ornithin, Asparagin, Alanin **Stoffwechsel-Profil:** Valin, Leucin, Isoleucin, Taurin, Lysin, Glutamin, Methionin, Histidin, Prolin, Hydroxyprolin, Serin	Idealerweise sollte es keinen absoluten Mangel bei den einzelnen Aminosäuren geben. Noch besser wäre, wenn alle gemessenen Aminosäuren in der oberen Hälfte des Referenzbereiches liegen. Hier bin ich immer noch nicht richtig glücklich mit den Messungen und den Referenzbereichen, da fast alle Menschen, die ich messe – auch die, die Proteine nehmen – mit ihren AA-Ergebnissen eher in der unteren Hälfte liegen.
Nickel im VB[209]	K	‹ 3,8 µg/l	so niedrig wie möglich
Nitrotyrosin im EDTA-Plasma (nitrosativer Stress)[210]	K	‹ 630 nmol/l	negativ: ‹ 200 nmol/l, mindestens ‹ 400 nmol/l

Parameter	Kategorie	Referenzbereich	Therapeutischer Zielbereich (gesund bzw. präventiv)
Omega-3-Index (Fettsäurestatus der Erythrozytenmembran)[211]	G	EPA › 1,99 % DHA › 5,99 % Omega-3-Index 8–16 %	EPA gern › 2,5 % DHA gern › 7 % Omega-3-Index › 10 % gern auch 12 %
Quecksilber im VB[212]	K	‹ 1,0 µg/l	so niedrig wie möglich
reverse T3 im S (rT3)	K	110–264 pg/ml	‹ 180–200 pg/ml, das Höchste, was ich einmal bei einer gesunden jungen Frau gemessen habe im Rahmen von Extrem-Stress waren Werte um 800 pg/ml
Selen im VB[213]	G/S	90–230 µg/l	140–160 µg/l
Selenoprotein-P (seit 01.10.2025 Bestimmung im IMD möglich)	S	4,10–7,7 mg/l	6,0–7,5 mg/l (muss ich noch beobachten, ob das so wie bei Biovis ist)
ucOC im S[214]	K	0,6–3,30 ng/ml	‹ 2,0 ng/ml; bei Osteoporose und/oder Arteriosklerose gern auch ‹ 1,0 ng/ml
Vitamin B1 bioaktiv im EDTA-Blut (ID-Vit®)[215]	G	› 39,8–60 µg/l	bei › 60 µg/l halten, wenn die AGE's erhöht sind, großzügig dosieren, B1 kann helfen die AGE's zu senken
Vitamin B2 bioaktiv im S (ID-Vit®)	G	› 85–300 µg/l	bei › 250–300 µg/l halten
Vitamin B6 bioaktiv im S (ID-Vit®)[216]	G	› 10,1–36 µg/l	bei um die 30–36 µg/l halten
freies 25-OH-Vitamin-D im S (fVD)[217]	G	8,49–28,3 pg/ml	präventiv gern bei 19–25 pg/ml halten, ggf. auch höher
Zink im VB[218]	G	4,5–7,5 mg/l	um 6,0 mg/l (7,0 mg/l ist auch o.k.)
Zonulin im S (Leaky Gut)[219]	K	‹ 38 ng/ml	‹ 30 ng/ml, je niedriger, desto besser, hoch sind Werte › 70 ng/ml

Laborwerte, die ich bisher bei Biovis bestimmt habe

Parameter	Kategorie	Referenzbereich	Therapeutischer Zielbereich (gesund bzw. präventiv)
Selenoprotein-P	S	3,6–6,63 mg/l	Biovis: 5,0–7,5 mg/l Mein Ziel: 6,0–7,5 mg/l
Selenoprotein-AK im S	K	‹ 5 BI negativ	negativ

Alphabetische Auflistung der wichtigsten Laborwerte, die ich im Labor Augsburg bestimmen lasse

Parameter	Kategorie	Referenzbereich	Therapeutischer Zielbereich (gesund bzw. präventiv)
Alkalische Phosphatase (AP)[220]	S	M und F › 50 J: 40–130 U/l F unter 50 J: 35–105 U/l	M und F › 50 J: um 80–100 U/l F unter 50 J: um 60– 80 U/l
antinukleäre Antikörper (ANA, Indikator für Autoimmunität)[221]	K	Alles ab 1:640 ist schon auffällig und sollte je nach Befinden internistisch (ggf. rheumatologisch) abgeklärt werden.	negativ; Werte von 1:80, 1:160 oder 1:360 sind erstmal »egal«, da zu unspezifisch
Androgen-Index, freier (Quotient aus Testosteron gesamt und SHBG ×346,7)[222]	Mann G Frau S	M 20–49 J: 20,40–104,00 M ab 50 J: 21,60– 77,10 F 20–49 J: 0,18– 7,07 F ab 50 J: 0,10– 4,95	M 20–49 J: gern › 60 M ab 50 J: gern › 50 F 20–49 J: besser um 2–3 je nach Befinden F ab 50 J: besser um 1–3 je nach Befinden
Apo-B (Apolipoprotein-B, Basis-Gefäß-Krankwert)[223]	K	‹ 100 mg/dl (Zielwert bei Typ-2-Diabetes/Metabolischem Syndrom) ‹ 80 mg/dl (Zielwert bei sehr hohem kardiovaskulärem Risiko)	möglichst ‹ 50 mg/dl, gern auch ‹ 30 mg/dl
Beta-CrossLaps (Knochenabbau, Indikator für eine »Osteoporose-Aktivität«, Basis-Knochen-Krankwert)[224]	K	M bis 29 J ‹ 1,0 ng/ml M 30–39 J ‹ 0,9 ng/ml M ab 40 J ‹ 0,8 ng/ml F, prämenopausal ‹ 0,7 ng/ml F, postmenopausal ‹ 1,0 ng/ml	M gern lebenslang ‹ 0,5 ng/ml F gern lebenslang ‹ 0,5 ng/ml, darf postmenopausal nicht › 0,7 ng/ml steigen. Bei Werten › 1,0 ng/ml unbedingt eine Knochendichtemessung machen.
Biotin (B7) im S	G	› 250 ng/l	gern bei › 1000 ng/l halten
Bilirubin, gesamt[225]	K	bis 1,2 mg/dl manchmal genetisch bedingt erhöht (Morbus Meulengracht)	gern möglichst niedrig, gehört zu den Enzymen der Phase II in der Leber
Calcium im S (wenn man genau wissen will, wie viel Calcium man nehmen soll, braucht es weitere Laborwerte: D-Ratio, PTH und Ca/Mg im VB)[226]	S	2,13–2,56 mmol/l Achtung: bei Ca-Werten i. S., die deutlich über der Referenz liegen (hier › 2,7 mmol/l), stimmt etwas nicht. Bitte so eine Hyperkalzämie ärztlich abklären lassen und kein Vit D und kein Calcium nehmen.	2,45 mmol/l (gut ist der obere Referenzbereich) alles ‹ 2,4 mmol/l bedeutet noch einen »offenen« Bedarf an zusätzlichem Calcium
CCP-AK (rheumatoide Arthritis)[227]	K	‹ 17 U/ml	negativ, schlimm hoch sind Werte › 200 U/ml
Cortisol, basal, im S (wichtigstes Nebennieren-Stresshormon)[228]	S	morgens 50–200 ng/ml abends 20–120 ng/ml Erst ‹ 40 ng/ml stößt auf endokrinologisches Interesse.	Morgens um 120 ng/ml; Werte ‹ 80 ng/ml sind voll schlapp, nicht krank, aber »erschöpft«. Abends messe ich nicht.
Creatinkinase (CK) (geschädigte Muskelzellen)[229]	K	Mann ‹ 190 U/l Frau ‹ 170 U/l	Mann ‹ 170 U/l Frau ‹ 150 U/l
CRP quantitativ (Entzündungsmarker, Basis-Entzündungs-Krankwert)[230] hs-CRP	K K	‹ 5 mg/l ‹ 0,6 mg/l	am besten ‹ 0,6 mg/l, aber auf jeden Fall bei ‹ 1,0 mg/l halten am besten negativ

Parameter	Kategorie	Referenzbereich	Therapeutischer Zielbereich (gesund bzw. präventiv)
Cystatin C (glomeruläre Nierenfunktion, »Waschfähigkeit« der Nieren, Basis-Nieren-Krankwert)[231]	K	‹ 1,1 mg/l Werte › 1,1–1,19 mg/l = relevante Nierenfunktionsstörung Werte › 1,2 mg/dl = Niereninsuffizienz! Cystatin C ist muskelunabhängig, es reagiert mehr bei entzündlichen Prozessen.	besser ‹ 1,0 mg/l Die glomeruläre Filtrationsrate (GFR) sollte › 70 ml/Minute sein. Achtung: eine GFR (siehe dort) von Cystatin C ‹ 60 ml/Minute bedeutet fortgeschrittenen Verlust der Nierenwaschfähigkeit. 1½ Nieren arbeiten dann schon nicht mehr. Das bitte ärztlich abklären lassen.
DHEA-S[232] Dehydroepiandrosteron-Sulfat (das ist die Form, die man im Labor bestimmt, wenn man wissen will, ob DHEA da ist oder nicht)	G	Werte in µg/dl 10–14 J: M 24,4–247,0 F 33,9–280,0 15–19 J: M 70,2–492,0 F 65,1–368,0 20–24 J: M 211,0–492,0 F 148,0–407,0 25–34 J: M 160,0–449,0 F 98,8–340,0 35–44 J: M 88,9–427,0 F 60,9–337,0 45–54 J: M 44,3–331,0 F 35,4–256,0 55–64 J: M 51,7–295,0 F 18,9–205,0 65–74 J: M 33,6–249,0 F 9,4–246,0 › 75 J: M 16,2–123,0 F 12,0–154,0	Grundsätzlich gern im oberen Drittel des Referenzbereiches halten. In meiner Praxis messe ich DHEA-S (und auch die anderen Hormone) unter Therapie morgens nüchtern, ohne vorherige Einnahme an dem Tag der Blutabnahme. Ich messe also die Spiegel 24 oder 12 Stunden nach Einnahme. › 55 J je nach Befinden, gern bei › 150–200 µg/dl (bis 250 µg/dl bei Männern) halten, auch bei › 75 J
Dihydrotestosteron (DHT)[233] stark androgen wirkender Metabolit von Testosteron	S	Mann 10–90 ng/dl Frau ‹ 30 ng/dl	Je nach Befinden unterschiedlich (darf nicht zu hoch sein bei Männern [+Frauen], die zur Glatze neigen).
Estradiol (E2, Östradiol)[234]	S	Mann bis 40 pg/ml Frau: Follikelphase (1. ZH): 12–170 pg/ml Ovulationsphase 100–500 pg/ml Lutealphase (2. ZH): 40–200 pg/ml Postmenopause bis 40 pg/ml Anmerkung: »normal« in der Postmenopause sind E2-Werte ‹ 5 pg/ml	Mann: Um 20–25 pg/ml, darf wegen der Prostata nicht zu hoch sein und wegen der Knochen nicht fehlen. Frau: Bei einer menstruierenden Frau ohne »hormonelle« Verhütung sind erst mal schwankende Werte »normal«. Unter HRT: 60–80 pg/ml, max. 100, je nach Befinden und Östron (E1, soll ‹ 100 pg/ml bleiben).
Ferritin im S (Speichereisen)[235]	S	Mann 30–400 ng/ml Frau: prämenopausal 15–150 ng/ml postmenopausal 15–300 ng/ml	Mann 100–300 ng/ml Frau 70–200 ng/ml
Folsäure im S (Vitamin B9)[236]	G	4,5–20 ng/ml	auf › 16 ng/ml anheben und darüber halten

Parameter	Kategorie	Referenzbereich	Therapeutischer Zielbereich (gesund bzw. präventiv)
FSH (follikelstimulierendes Hormon)[237]	S	Mann 1,5–20,0 mIU/ml Frau: Follikelphase (1. ZH) 3,0–15,0 mIU/ml Ovulationsphase 4,0–23,0 mIU/ml Lutealphase (2. ZH) 1,5–9,0 mIU/ml Postmenopause 25,0–135,0 mIU/ml	Mann: ‹ 10 mIU/ml Frau: Unter HRT mit E2 um 40–60 mIU/l halten. Bei postmenopausalen Werten › 100 mIU/l fehlt E2 sehr, ggf. E2-Dosis erhöhen. Risiko für Osteoporose ist erhöht.
fT3 (freies T3)[238] unter Therapie (morgens vorher keine Einnahme)	S/G	2,0–4,4 pg/ml T3 = aktives Schilddrüsenhormon	je nach Befinden mindestens › 3,0 pg/ml, gern auch › 3,5 pg/ml
fT4 (freies T4)[239] unter Therapie (morgens vorher keine Einnahme)	S/K	0,9–2,0 ng/dl T4 = Schilddrüsen-Vorhormon, muss in der Zelle in T3 umgewandelt werden.	1,4 ng/dl (lieber nicht höher, wird sonst in zu viel rT3 umgewandelt)
Gesamteiweiß[240] (Parameter für die Proteinsynthese) ggf. ergänzen durch eine Eiweiß-Elektrophorese[241]	S	6,2–8,5 g/dl Eiweiß-Elektrophorese: Bei Mangel von Alpha-1-Protein: einen Alpha-1-Antitrypsinmangel[242] ausschließen. Bei niedrigen Gamma-Globulinen: einen AK-Mangel mit Immunglobulinen quantitativ ausschließen. Bei einem Peak in der Gamma-Welle ein MGUS mit Immunfixation ausschließen.[243]	gern 7,0–7,5 g/dl
eGFR – Krea und Cystatin C (e = estimated) Die sogenannte geschätzte glomeruläre Filtrationsrate (eGFR) wird vom Labor auf Nachfrage oder auch automatisch seit 2010 nach der CKD-EPI-Formel mitberechnet. Mit dieser eGFR lässt sich abschätzen, wie gut die Nieren waschen/filtern in ml pro Minute pro standardisierte Körperoberfläche von 1,73 m^2. Je schlechter die Nierenfunktion, desto genauer ist diese GFR.	S	GFR (ml/min/1,73m^2) G1 normal = › 90; gute Nierenfunktion G2 leicht vermindert = 89–60; milde Nierenfunktionseinschränkung G3a leicht bis mäßig vermindert = 59–45; mittelgradige Nierenfunktionseinschränkung G3b mäßig bis stark vermindert = 44–30; höhergradige Nierenfunktionseinschränkung G4 stark vermindert = 29–15; hochgradige Nierenerkrankung G5 terminale Niereninsuffizienz = ‹ 15; Nierenversagen	Alles unter einer GFR von 60 ml/min/1,73m^2 entspricht einer fortgeschrittenen Niereninsuffizienz (St.3). Bei einer GRF von ‹ 60 funktionieren nur noch die Glomeruli von einer halben Niere. 75 % der Filterfähigkeit ist dann schon weg. Dann muss man nephrologisch vorstellig werden um 1. Ursachen abzuklären, die man ggf. behandeln kann, und 2. um Maßnahmen, ggf. auch medikamentös, in die Wege zu leiten, die die Nieren in Zukunft beschützen (Nephroprotektion).
gGT (Gamma-GT)[244] (Verletzung/Entzündung Gallengang)	K	Mann ‹ 60 U/l Frau ‹ 40 U/l	Mann ‹ 40 U/l Frau ‹ 30 U/l Wichtig: schon in der Norm steigt bei Werten › 30 (40) das CVD-Risiko.
GOT (Leber- oder Muskelverletzung/-Entzündung)[245]	K	Mann ‹ 50 U/l Frau ‹ 35 U/l	Mann ‹ 35 U/l Frau ‹ 30 U/l

Parameter	Kate-gorie	Referenzbereich	Therapeutischer Zielbereich (gesund bzw. präventiv)
GPT (spezifisch für Leberverletzung/ -entzündung)[246]	K	Mann < 50 U/l Frau < 35 U/l	Mann < 35 U/l Frau < 30 U/l
Harnsäure im S[247]	K	Mann < 7,0 mg/dl Frau < 5,7 mg/dl	Mann max. < 6,0 mg/dl Frau max. < 5,0 mg/dl (bei erhöhten Werten fehlt meist Molybdän)
Harnstoff im S[248]	K	10–50 mg/dl	< 50 mg/dl
Hb (Hämoglobin): transportiert den Sauerstoff im Blut (roter Blutfarbstoff, Teil vom Blutbild, EDTA-Röhrchen) Die Höhe des Hbs hängt auch ab von der Anzahl der Erythrozyten (Erys), die auch im Blutbild genannt werden.	S	Männer: 13,0–17,5 g/dl Frauen: 11,5–15,5 g/dl 11,5 g/dl ist eine ANÄMIE und gar nicht gesund/optimal! Diese Referenz ist absolut irreführend.	14,5–16,5 g/dl Unter einer TET sollte der Hb nicht auf Werte > 17 g/dl steigen, ggf. braucht es dann einen Aderlass mit dann auch Eisentherapie. 12,5–14,5 g/dl
HbA1c (Langzeitblutzucker, Diabetes-Screening)[249] Die Bestimmung kann auch nicht nüchtern durchgeführt werden.	K	< 5,7 % (< 39 mmol/mol) = Ausschluss eines Diabetes 5,7–6,4 % (39–47 mmol/mol) = Grenzbereich ≥ 6,5 % (≥ 48 mmol/mol) = Diabetes mellitus wahrscheinlich	Soll lebenslang < 5,7 % bleiben; alles darüber spricht für einen schon gestörten Zuckerstoffwechsel. Richtig gut sind niedrige Werte bis 5,3 %.
HDL-Cholesterin (»gutes« Cholesterin)[250]	G/S	> 45 mg/dl (Hier spielt die Genetik die größte Rolle.)	> 60 mg/dl ist besser Durch Sport kann man das HDL etwas anheben.
Holo-Transcobalamin (Holo-TC) im S[251] »aktives« Vitamin B12	G	> 37,5–150 pmol/l	bei > 100 pmol/l halten
HOMA-Index (Insulinresistenz)[252]	K	< 2,5 HOMA = Nüchtern-Insulin (µU/ml) × Nüchtern-Blutzucker (mg/dl) ÷ 405	noch besser < 2,0 Insulin sollte nüchtern < 5 µU/ml sein, Werte > 10 µU/ml sind schon beginnend auffällig.
Homocystein[253] Um falsch hohe Werte zu vermeiden, muss man für die HC-Bestimmung 12h vor BE nichts gegessen haben.	K/S	< 12 µmol/l = optimal 12–15 µmol/l = grenzwertig 15–30 µmol/l = moderate Hyperhomocysteinämie > 30 µmol/l = Hyperhomocysteinämie	Wirklich optimal sind Werte um 7 µmol/l. Der Wert sollte max. bei < 10 µmol/l liegen. Werte < 6 µmol/l sind »komisch«: Aminosäuren überprüfen.
IgA (Schleimhaut-Antikörper, hier ist das der Pool aller IgA-AK)[254]	G	0,7–4,0 g/l	besser > 1,0 g/l
IgE-Gesamt (Antikörper, der meist auf eine Typ-I-Allergie hinweist)[255]	K	< 100,0 kU/l	negativ, möglichst niedrig

Parameter	Kategorie	Referenzbereich	Therapeutischer Zielbereich (gesund bzw. präventiv)
IGF BP3 (Insulin-like-Growth-Factor-binding Protein 3)[256]	S	Altersabhängig, je höher, desto mehr wird IgF-1 »weggebunden«, um 3,4–6,8 mg/l	Hier habe ich (noch) keinen Zielwert, ich beobachte »nur«, wie es sich in Relation zu IgF-1 verhält.
IGF-1 (Insulin-like-Growth-Factor I)[257] (Indikator für das Vorhandensein von Wachstumshormon)		bis 20 J: F 170–454 ng/ml M 272–490 ng/ml bis 29 J: F 80–360 ng/ml M 100–360 ng/ml bis 49 J: F 80–300 ng/ml M 85–320 ng/ml ab 50 J: F 55–255 ng/ml M 50–255 ng/ml	gern oberes Drittel der Referenz, sinkt (leider) im Alter
IgG (Antikörper, der anzeigt, dass eine Infektion oder auch eine Impfung in der Vergangenheit stattgefunden hat. Hier ist das der Pool aller IgG-AK.)[258]	S	7,0–16,0 g/l Ein IgG-Mangel ist »ungünstig«, → Hier bitte sinnvolle Impfangebote nutzen!	gern › 9 g/l Wenn › 16 g/l → MGUS? Immunfixation, wenn Hinweis dafür in der Elektrophorese
IgM (Antikörper, der bei Infektionen akut als Erstes ansteigt. Hier ist das der Pool aller IgM-AK.)[259]	S	0,4–2,3 g/l Ein IgM-Mangel ist ebenfalls »ungünstig«. → Hier bitte die Vorsorgeangebote und sinnvolle Impfangebote nutzen!	besser › 1,0 g/l Darf etwas erhöht sein, wenn die Elektrophorese o.k. ist.
Jod im S[260]	G	40–80 µg/l (entspricht dem »normalen« deutschen Jodmangel in der Bevölkerung)	› 70–100 µg/l (ggf. ist auch mehr o.k., je nach TSH, fT4 und rT3)
Kalium im S (kann »falsch« gut sein, denn Kalium »wohnt« in der Zelle)[261]	S	3,5–5,6 mmol/l (Achtung, wenn das Blut lange gestanden hat, kann das K »falsch« hoch sein)	um 4,5 mmol/l, wichtig ist, dass das Kalium auch im VB nicht niedrig ist. Das Serum-Kalium kann »o.k.« sein und trotzdem kann Kalium in der Zelle fehlen.
Kreatinin im S (Parameter für die glomeruläre Nierenfunktion, abhängig von der Muskelmasse)[262]	K	15–59 J: F ‹ 1,00 mg/dl M ‹ 1,20 mg/dl ab 60 J: F ‹ 1,10 mg/dl M ‹ 1,30 mg/dl Das Kreatinin steigt erst über die Norm, wenn 70 % der Nierenfilterchen »weg« sind. D. h. es arbeiten etwa 1½ Nieren nicht mehr, erst dann steigt das Kreatinin, da ist schon sehr viel »kaputt«. Ggf. zur Bestätigung noch das Cystatin C bestimmen lassen.	Sollte je nach Gewicht und Muskelmasse knapp unter der oberen Referenz bleiben bei einer GFR von besser › 70 ml/Minute. Alles unter einer GFR (siehe dort) von 60 ml/Minute weist auf eine Niereninsuffizienz hin und sollte nephrologisch überdacht werden. Hausarzt/-ärztin zeigen.
LDL-Cholesterin[263] (»schlechtes« Cholesterin), morgens nüchtern Werte › 180 mg/dl → familiäre Hypercholesterinämie (genetisch bedingt), bitte Arzt/Ärztin zeigen.	K	Je höher das vaskuläre Risiko ist, desto stärker sollte das LDL-Cholesterin gesenkt werden: bei mäßigem Risiko ‹ 115 mg/dl bei hohem Risiko ‹ 100 mg/dl bei sehr hohem Risiko ‹ 70 mg/dl Werte › 180 mg/dl sind sehr auffällig und hier braucht es meist eine medikamentöse Behandlung und Einstellung. Nur Ernährungsumstellung reicht dann nicht.	»gut«, wenn gesund lebenslang ‹ 100–120 mg/dl bei anderen vaskulären RF besser ‹ 100 mg/dl bei beginnender/manifester Arteriosklerose besser ‹ 70 mg/dl Bei Zustand nach Herzinfarkt/Schlaganfall und bei positivem Lipo(a) eher ‹ 50 mg/dl

Parameter	Kategorie	Referenzbereich	Therapeutischer Zielbereich (gesund bzw. präventiv)
Leukozyten (unsere Polizei) (Leukos, weiße Blutkörperchen, BKs, Teil vom Blutbild, EDTA-Röhrchen) Wenn die Leukozyten eher niedrig oder relativ hoch sind, kann weiterführend ein Differenzialblutbild (kl. BB+Diff. = großes Blutbild) helfen, welches die weißen BK weiter differenziert in vor allem Neutrophile, Eosinophile, Monozyten und Lymphozyten. Mit dem Diff. kann man weiter erforschen, was die Ursache der Vermehrung oder Verminderung der Leukos ist, um dann gezielt therapeutisch vorgehen zu können.	S	4–10 Tsd/µl ‹ 4–5 Tsd/µl Leukopenie (Viele Menschen haben Leukos von nur 3,5–4,5 Tsd/µl. Das ist dann nicht schlimm, ist dann so. Werte unter 2 sind »schlimm«, da stimmt dann was nicht.) › 8–10 Tsd/µl Leukozytose Bei einer schweren Lungenentzündung sind die Werte auf › 20 Tsd/µl erhöht, bei einer Leukämie können auch noch viel höhere Werte vorkommen, da braucht es dann eine ärztliche Abklärung.	unauffällig ist um 5–6 Tsd/µl Hinweisend oft auf ein virales Geschehen. Hinweisend meist auf ein bakterielles Geschehen, oft bei Rauchern erhöht.
LH (luteinisierendes Hormon)[264]	S	Mann 1,5–10,0 mIU/ml Frau: Follikelphase (1. ZH): 2,5–13,0 mIU/ml Ovulationsphase 9,0–70,0 mIU/ml Lutealphase (2. ZH): 1,0–13,0 mIU/ml Postmenopause 16,0–55,0 mIU/ml	Die FSH:LH-Ratio sollte in der 1. und 2. ZH 2:1 sein. normal: FSH › LH mit 2:1-Ratio Wenn LH › FSH, spricht das für eine Gelbkörperinsuffizienz = Progesteronmangel. unter HRT gern ‹ 40 mIU/l
Lipase (Parameter für die Pankreaszellen)[265]	K	bis 60 U/l Bei einer richtigen Pankreatitis sind die Werte weit über 200 U/l erhöht.	manchmal normal etwas erhöht bei Pankreas divisum (→ Sonografie)
Lipoprotein (a)[266] (Lp(a), genetischer Risikofaktor für eine Arteriosklerose)	K	‹ 75 nmol/l Erhöhte Werte bitte den Hausärzten/Kardiologen zeigen, vor allem bei positiver Familienanamnese mit Schlaganfall und Herzinfarkt. Auch an Ihre Geschwister und Kinder denken. Bei pos. Lp(a) nicht rauchen!	max. ‹ 30 nmol/l noch besser: negativ
Lipoprint (LDL 1–7, LDL-Subfraktionen)[267]	S	Aufteilung von LDL in die Subfraktionen LDL 1–7: Typ A: LDL besteht »nur« aus LDL 1+2. Typ B: Neben LDL 1+2 sind auch LDL 3 und höher nachweisbar → höheres Risiko für Arteriosklerose, Insulinresistenz, Metabolisches Syndrom.	Gut ist, wenn die small LDLs 3–7 negativ sind und LDL »nur« aus LDL 1+2 besteht. Wenn LDL 3 und höher nachweisbar sind, ist meist auch das Lp-PLA2 höher, dann LDL »strenger« ggf. auch medikamentös senken!

Parameter	Kategorie	Referenzbereich	Therapeutischer Zielbereich (gesund bzw. präventiv)
Magnesium im S[268]	G	0,75–1,0 mmol/l (Da Magnesium in der Zelle »wohnt«, schließt ein normales Serum-Magnesium einen intrazellulären Magnesiummangel nicht aus.)	› 0,85–1,0 mmol/l, wichtig ist, dass das Magnesium auch im VB nicht niedrig ist. Das Serum-Magnesium kann »ok« sein und trotzdem kann Magnesium in der Zelle fehlen.
Melatonin im S[269]	G	Tag ‹ 20 pg/ml bzw. µg/l Nacht › 30 pg/ml bzw. µg/l	morgens nüchtern mind. › 10 µg/l, besser › 15 µg/l, je nach Befinden gern noch viel höher
Mikroalbuminurie (MA): hier erscheint das kleinste Bluteiweiß, das Albumin, krankhaft im Urin, als Zeichen einer Schädigung der glomerulären Filterwand in den »Nierenwaschmaschinen«.	K	Mikroalbuminurie (MA): Spontanurin: 20–200 mg/l 24-Std.-Urin: 30–300 mg/24 h Kreatinin-Bezug: 30–300 mg/g Kreatinin → Stadium A2 Makroalbuminurie (MA): Spontanurin: › 200 mg/l 24-Std.-Urin: › 300 mg/24 h Kreatinin-Bezug: › 300 mg/g Kreatinin → Stadium A3	Gesund ist es, gar kein MA im Urin zu haben. Eine signifikante MA (Stadien A2 und A3) ist die »Angina pectoris der Niere«. Eine MA schadet den Nieren und verkürzt das Nierenleben. Hier muss nephrologisch gehandelt werden. Ursachen müssen beseitigt werden und ggf. müssen Medikamente wie ACE-Hemmer oder Sartane gegeben werden, die das MA senken.
Natrium im S[270]	S	134–150 mmol/l	um 140 mmol/l
Nikotinamid, Vitamin B3 (Nicotinsäureamid)[271]	G	8–100 µg/l	› 40 µg/l
NT-proBNP[272] (Marker für Herzinsuffizienz, steigt im Alter), schon minimale Erhöhungen sollten kardiologisch abgeklärt werden.	K	bis 44 J: M ‹ 63 pg/ml F ‹ 116 pg/ml 45–54 J: M ‹ 84 pg/ml F ‹ 169 pg/ml 55–64 J: M‹ 161 pg/ml F ‹ 247 pg/ml 65–74 J: M‹ 241 pg/ml F ‹ 285 pg/ml ab 75 J: M‹ 486 pg/ml F ‹ 738 pg/ml Auf der Intensivstation sind Werte › 30 000 pg/ml möglich.	gut ‹ 120 pg/ml (bis 50 Jahre) gut ‹ 200 pg/ml (bis 70 Jahre) Bei chronischem Vorhofflimmern sind Werte um 1000 pg/ml »normal«. Werte über der oberen Altersnorm bitte kardiologisch mit einem ECHO abklären lassen.
Oxidiertes LDL im Serum	K	‹ 170 ng/ml	‹ 170 ng/ml, je niedriger desto besser
Östron (E1, Speicheröstrogen in der Leber)[273] Östron ist der Abbau-Metabolit von vor allem DHEA, Testosteron und Estradiol. Je nach Genetik in der Leberentgiftung und je nach »Leberbelastung« wird Östron schnell oder langsam abgebaut.	S	Mann: 31,5–126 pg/ml Frau: Follikelphase 40–130 pg/ml Periovulationsphase 60–260 pg/ml Lutealphase 55–180 pg/ml Postmenopause 30–100 pg/ml (manchmal findet man auch postmenopausal »normal« Werte von ‹ 30 pg/ml) unter Östrogentherapie 50–490 pg/ml (Bemerkung: Außerhalb des Eisprungs finden sich Werte › 200 nur unter oraler Einnahme von Östrogenen, vor allem der körperfremden Derivate in der Pille.)	Mann: 30–50 pg/ml, zu hohe Werte sind nicht gut u. a. für die Prostata. Frau: Unter HRT mit transdermal E2: 50–80 pg/ml, bei Werten › 100 pg/ml, ggf. E2 reduzieren und/oder die Phase II in der Leber stärken. Werte von ‹ 30 pg/ml bedeuten »schlimmen« Östrogenmangel. Achtung: Hier ist das Risiko für Osteoporose erhöht.

Parameter	Kategorie	Referenzbereich	Therapeutischer Zielbereich (gesund bzw. präventiv)
Parathormon, intaktes[274] (Hormon der Nebenschilddrüse, sehr wichtiger Indikator für den Knochen-/Ca-/Vit.-D-Stoffwechsel)	S	15–65 ng/l	20–30 ng/l, Werte › 45 ng/l sind schon nicht mehr »normal« → es fehlen dann Calcium und/oder Vitamin D.
Phosphat im S[275]	S	2,5–5,0 mg/dl	2,5–4,0 mg/dl
Pregnenolon-S (Muttersteroidhormon, entsteht als Erstes aus Cholesterin in den Mitochondrien, Vorläufer von DHEA und Progesteron)	G	20–155 ng/ml, sinkt »normal« im Alter Achtung: Methodenänderung Frühjahr 2024 mit neuem Referenzbereich!	gern › 100 ng/ml lebenslang
Progesteron[276] (Gelbkörperhormon)		M/F in der Postmenopause ‹ 0,15 ng/ml F prämenopausal abhängig von der Zyklus- bzw. Schwangerschaftsphase. Progesteron hat die nicht schwangere Frau »nur« hoch in der 2. ZH, wenn ein Eisprung stattgefunden hat, dafür muss per Definition das Progesteron am 19.–21. Zyklustag mindestens › 10 ng/ml sein. In der Schwangerschaft steigen die Werte auf › 300 ng/ml an.	Mann: unter Therapie dürfen die Werte gern etwas höher sein: 1–2 ng/ml Frau: unter HRT je nach Befinden gern Spiegel von 2–6 ng/ml, ggf. sind je nach Befinden/Schlaf auch höhere Spiegel o.k. Progesteron schützt die Brust und die Gebärmutterschleimhaut vor zu viel Östrogen-Stimulation.
Prolaktin[277] Werte von › 100 sind auffällig → Prolaktinom ausschließen lassen.	K (wenn nicht schwanger)	Mann bis 15 ng/ml Frau: Follikelphase bis 20 ng/ml Lutealphase bis 25 ng/ml Postmenopause bis 20 ng/ml	‹ 20 ng/ml Leicht erhöhte Werte findet man häufig bei Stress und/oder Schilddrüsenunterfunktion und zellulärer Konversionsstörung mit niedrigem fT3.
Q10 (Coenzym Q10)[278]	G	400–1500 µg/l, gemessen wird bis 5000 µg/l	bei Gesunden mit intakten Mitochondrien: › 2000 µg/l bei Organkrankheiten oder mitochondrialer Dysfunktion:› 2500 µg/l
Quick (Gerinnung und Funktionsmarker für K1)[279]	S	70–100 % (Gerinnungsfaktoren II, VII, IX und X [1972] damit o.k.)	› 80 % Werte darunter lassen vermuten, dass K1 fehlt.
Retinol-bindendes Protein (RBP)[280]	S	3–6 mg/dl (bindet/transportiert Vitamin A im Blut, wenn es hoch ist, ist der freie Anteil klein und umgekehrt)	Manchmal interessant zu wissen, wenn Vitamin A ein Thema ist.
Serotonin im S[281]	S	‹ 200 µg/l (höhere Werte sind aber nicht schlimm)	morgens nüchtern mind. › 120 µg/l, besser › 150 µg/l

Parameter	Kategorie	Referenzbereich	Therapeutischer Zielbereich (gesund bzw. präventiv)
SHBG (Sexualhormon-bindendes Globulin)[282] Werte < 30 nmol/l → ist dann genetisch bedingt niedrig und geht meist einher mit einer Veranlagung zum Metabolischen Syndrom.	S	Mann bis 49 J: 20–55 nmol/l Mann ab 50 J: 20–75 nmol/l Frau: 30–130 nmol/l Hohe SHBG-Werte binden die Steroidhormone (vor allem das Testosteron) »weg«.	SHBG steigt mit dem Vorhandensein von Östrogenen, ggf. hier optimieren und die Leber »entlasten«. Achtung: Unter östrogenhaltiger Verhütung steigt das SHBG oft auf > 200, dann werden auch andere Steroidhormone, wie Testosteron und DHEA, weggebunden. Das ist nicht gut.
TAK (Schilddrüsen-Antikörper)[283]	K	negativ: bis 115 U/ml	negativ
Testosteron, freies[284]	G Mann S Frau	18–29 J: M 8–30 pg/ml F < 4 pg/ml 30–39 J: M 7–26 pg/ml F < 3 pg/ml 40–59 J: M 5–21 pg/ml F < 3 pg/ml > 60 J: M 4–16 pg/ml F < 2 pg/ml	Mann: gern hoch, obere Referenz, im Alter ggf. je nach Befinden auch über der oberen Referenz Frau: Je nach Befinden, die richtige Dosierung finden (eher Mitte der Referenz). Auch Frauen brauchen Testosteron.
Testosteron, gesamt (freies + an SHBG geb. Testosteron)[285]	G Mann S Frau	Mann 3,00–9,00 ng/ml Frau bis 50 J. < 0,52 ng/ml Frau > 50 J. < 0,46 ng/ml	Mann: gern im oberen Bereich, besser das freie Testosteron messen Frau: gern um 0,3–0,45 ng/ml oder höher, je nach Befinden und SHBG
TG (Triglyceride)[286]	K	< 150 mg/dl	nüchtern < 120 mg/dl
TPO-AK (Schilddrüsen-Antikörper)[287]	K	negativ: < 34 U/ml	negativ
TRAK (TSH-Rezeptor-Antikörper, Morbus Basedow)[288]	K	negativ < 1,5 IU/l Grenzbereich < 3,0 IU/l	negativ
Transferrinsättigung (TFS)[289]	S	16–45 % (Werte > 50 % lassen bei einem Ferritin von > 600 ng/ml an eine Hämochromatose denken.)	Frauen > 20–40 % Männer > 25–45 %
Trap5b (Knochenabbauparameter)[290]	K	Mann 1,30–4,82 U/l Frau 1,00–4,15 U/l	< 3,5 U/l Bei Werten > 5,0 baut sich sicher der Knochen ab, Knochendichtemessung machen!
Thrombozyten (wichtig für die Blutgerinnung) (Blutplättchen, Teil vom Blutbild, EDTA-Röhrchen)	S	150–400 Tsd/µl < 150 Tsd/µl Thrombopenie (alles was dauerhaft < 80 Tsd/µl liegt, ist komisch und sollte abgeklärt werden. Werte zwischen 100–150 sind häufig, ohne dass es dafür einen schlimmen Grund gibt) > 400 Tsd/µl Thrombozytose (alles was dauerhaft > 600 Tsd/µl liegt, ist komisch und sollte abgeklärt werden. Werte um 400–500 Tsd/µl sind häufig, vor allem im Rahmen von chronischen Entzündungen)	unauffällig ist um 200 Tsd/µl Es gibt einige Medikamente (wie bspw. Allopurinol), die als NW eine Thrombozytopenie machen, daran denken und ggf. diese Medikamente absetzen.

Parameter	Kategorie	Referenzbereich	Therapeutischer Zielbereich (gesund bzw. präventiv)
TSH (Hormon der Hypophyse, welches die Schilddrüse stimuliert)[291]	S/K	0,27–4,20 µIU/ml Bemerkung: Das ist ein statistischer Referenzbereich, der als Screening-Wert Sinn macht, wenn man unter bisher »SD-Gesunden« diejenigen rausfischen will, die bei erhöhtem oder erniedrigtem TSH eine bisher noch unbemerkte SD-Unter- oder -Überfunktion haben. Dieser TSH-Bereich ist nicht gleichzusetzen mit dem therapeutischen Ziel unter einer Schilddrüsenhormon-Therapie.	gesund und ohne T4-/T3-Therapie: < 2,0 µIU/ml o.k. bei Kinderwunsch: um 0,5 µIU/ml, mind. < 1,0 µIU/ml bei Nachweis von Knoten als Struma-Prophylaxe: < 1,0 µIU/ml bei Wohlsein unter T4-Monotherapie: um 1,0 µIU/ml o.k. Bei Wohlsein unter T3-Therapie (und T4) darf TSH auch < 0,5 sein, vor allem bei einer relativ kleinen oder zu kleinen Schilddrüse bei V. a. Autoimmun-Thyreoiditis.
Vitamin A im S (Retinol)[292] (freies und an RBG gebundenes Vitamin A)	G	300–1100 µg/l (Bei guten Werten von > 800 µg/l + Vitamin-A-Mangel-Symptomen ggf. noch das RBG mitbestimmen. Wenn das hoch ist, ist der freie Anteil niedrig und eine Vitamin-A-Therapie ist sinnvoll.)	> 700–900 µg/l (Das ist eine gute Orientierung, hier macht man viel richtig.)
Vitamin B12 im S[293]	G	Mangel: < 200 pg/ml Grenzbereich: 200–300 pg/ml ausreichende Versorgung: > 300 pg/ml Bis 2000 pg/ml wird gemessen. Alles unter 600 pg/ml ist für die Gestaltung von Gesundheit zu wenig.	um 1000 pg/ml halten Achtung: Nach einer B12-s. c.-Spritze ist es normal, dass die Spiegel länger bei > 2000 pg/ml liegen.
Vitamin C im S[294]	G	> 2,0 mg/l Bis 100 mg/l wird gemessen!!	bei > 10–20 mg/l halten
Vitamin D im S (1,25-OH-VD = Calcitriol)[295]	S	20–80 pg/ml (Achtung: In der Schwangerschaft sind auch Werte > 80 pg/ml »normal«.) Vor allem bei bekannter Osteoporose sollte dieser Wert nicht über 50 pg/ml steigen. Hier lohnt sich dann ein Blick auf das PTH und das Calcium im VB. Wenn diese beiden Werte erhöht sind, fehlt vor allem Calcium (und meist auch noch K2).	30–40 pg/ml D-Ratio: 1,25-OH-VD (pg/ml): 25-OH-VD (ng/ml) = 0,5 (mindestens aber < 1,0). Bei einer D-Ratio > 1,0 fehlen meist Magnesium, Bor und vor allem Calcium.
Vitamin D im S (25-OH-VD = Calcidiol)[296]	G	schwerer Mangel: < 10 ng/ml moderater Mangel: 10–20 ng/ml ausreichende Versorgung: > 20 ng/ml empfohlener Spiegel: > 30 ng/ml Toxizität möglich: > 100 ng/ml (ng/ml Einheit des Labor A) 25–250 nmol/l (andere häufige Einheit; wichtig: auf verwendete Einheit achten)	50–70 ng/ml (125–175 nmol/l). Auch höhere Werte sind o.k., solange die D-Ratio < 1,0 und das Serum-Ca in der Norm sind.

Parameter	Kategorie	Referenzbereich	Therapeutischer Zielbereich (gesund bzw. präventiv)
Vitamin-D-Ratio	K	1,25 VD in pg/ml geteilt durch 25-VD in ng/ml	= 0,5, mindestens aber ‹ 1,0
Vitamin E im S[297]	G	Erwachsene: 5,0–20,0 mg/l Kinder: 4,1–11,6 mg/l	mind. › 16 bis gern auch 25 mg/l (bei gutem Vitamin C!)

Abkürzungsverzeichnis

Verzeichnis der wichtgsten in der Medizin üblichen und im Buch verwendeten Abkürzungen:

16:8	Intervallfasten (16 Std. fasten, 8 Std. Nahrungsaufnahme)
AIT	Autoimmunthyreoiditis
AP	Angina pectoris
ATP	Adenosintriphosphat, Zellenergie
AZ	Allgemeinzustand
b. B.	bei Bedarf
BD	Blutdruck
BE	Blutentnahme
cAVK	zerebrovaskuläre Verschlusskrankheit
CKD	Chronic Kidney Disease (chronische Niereninsuffizienz)
CMB	Calcium, Magnesium, Bor
CVD	Cardiovascular Disease
d	daily (täglich)
DD	Differenzialdiagnose
Dg.	Diagnose
DHEA	Dehydroepiandrosteron
DM	Diabetes mellitus
E1	Östron
E2	Estradiol
E3	Estriol
e.n.	existiert nicht/ gibt es nicht
EZ	Ernährungszustand
FA	Familienanamnese
FKDS	farbcodierte Dopplersonografie
FSH	Follikel-stimulierendes Hormon
GFR	glomeruläre Filtrationsrate
Hk	Hämatokrit
HRT	Hormone Replacement Therapy (Hormonersatztherapie)
HT	Hormontherapie
HWI	Harnwegsinfekt
i. S.	im Serum
i. VB	im Vollblut
IBSE	Individuelle Biochemische Stoffwechsel-Empfindlichkeit
IDO	Indolamin-2,3-Dioxygenase
IE	Internationale Einheiten
IMD	a) Labor IMD Berlin b) Intima-Media-Dicke
IR	Insulinresistenz
i. v.	intravenös
J.	Jahre
KDM	Knochendichtemessung
KHK	koronare Herzkrankheit
KI	Kontraindikation
Labor A	Labor Augsburg
LH	luteinisierendes Hormon
LJ	Lebensjahre
LR	letzte Regelblutung
LVH	linksventrikuläre Hypertrophie
Mamma-Ca	Mamma-Karzinom (Brustkrebs)
MASH	Metabolic Dysfunction-associated Steatohepatitis
MASLD	Metabolic Dysfunction-associated steatotic Liver Disease
MetALD	Liver Disease with Metabolic Syndrome and Alcohol Abuse
MetS	Metabolisches Syndrom
MSU	Mittelstrahl-Urin
NHT	Nährstoff- und Hormontherapie
NN	Nebenniere
nü.	nüchtern
NW	Nebenwirkungen
o. B.	ohne Befund
PTH	Parathormon
P	Progesteron
RA	rheumatoide Arthritis
RF	Risikofaktoren
RR	Blutdruck
SD	Schilddrüse
SHBG	Steroid-Hormon-bindendes Globulin
SLD	Steatotic Liver Disease
T3	Trijodthyronin (aktives Schilddrüsenhormon)
T4	Thyroxin (Schilddrüsenhormon)
TET	Testosteron-Ersatz-Therapie
TG	Triglyzeride
TSH	Thyreoidea-stimulierendes Hormon
V. a.	Verdacht auf
VB	Vollblut
VD	Vitamin D
z. N.	zur Nacht
Z. n.	Zustand nach
ZH	Zyklushälfte

Stichwortverzeichnis

D

E

F

G

Quellenangaben

Die Quellenangaben finden Sie online zum Download unter extras.thieme.de/trias.htm

Liebe Leserin, lieber Leser,

hat Ihnen dieses Buch weitergeholfen? Für Anregungen, Kritik, aber auch für Lob sind wir offen.
So können wir in Zukunft noch besser auf Ihre Wünsche eingehen.
Schreiben Sie uns, denn Ihre Meinung zählt!

Ihr TRIAS Verlag

support.thieme.com/de-DE • thieme.com/produktsicherheit

/trias.tut.mir.gut
/trias_verlag
naturlich.thieme.de/natuerlich-gesund
www.trias-verlag.de/newsletter

Weiterführende Infos der Autorin

Die Blanko-Vorlage eines Therapieplans zum Ausfüllen finden Sie auch online zum Download unter extras.thieme.de/trias.htm

Apotheken, die sich mit Nährstoffen und Hormonen gut auskennen

Klösterl Apotheke
Färbergraben 12 Rgb.
80331 München
Tel.: +49 89/54 34 32 11
www.kloesterl-apotheke.de

Saint Charles Apotheke
Pariser Str. 20
10707 Berlin
Tel.: +49 30/88 72 53 00
www.saint-charles.eu/pages/apotheke-berlin

Receptura Apotheke
Altenhöferallee 5
60438 Frankfurt/Main
(Uni-Campus Riedberg)
Tel.: +49 69/92 88 03 00
www.receptura.de

Waage Apotheke
Kurfürstendamm 142
10709 Berlin
Tel: +49 30/8 90 49 76 00
www.waage-apotheke.de

Apotheke Stahnsdorf
Wannseestr. 10
14532 Stahnsdorf
Tel: +49 33 29/6 21 84
www.apotheke-stahnsdorf.de

Labore

Labor Augsburg MVZ:
www.labor-augsburg-mvz.de

Selbstdiagnostik unter:
www.meindirektlabor.de

IMD Labor Berlin:
www.imd-berlin.de

Selbstdiagnostik unter: www.imd-laborwerte-direkt.de/home

Das IMD Berlin holt die Blutröhrchen sogar per Kurierdienst bei Ihnen oder Ihren Therapeutinnen und Therapeuten ab.

biovis' Diagnostik MVZ:
www.biovis.eu

Zur Umrechnung der Einheiten von Laborwerten gibt es im Netz viele Laborwerte-Umrechner, z. B. unter: www.synlab.de/human/service/labor-rechner/einheiten-umrechner (Stand 09.05.2025)

Weiter-, Fortbildungs- und Informationsmöglichkeiten

Dr. Hertoghe Medical School:
www.hertoghemedicalschool.eu

German Society of Anti-Aging Medicine e. V., GSAAM-Healthy Longevity:
www.gsaam.de/fortbildungen/termine-veranstaltungen

Akana Hormonakademie, Marianne Krug:
www.hormoncoach.com

Netzwerk für Bioidente Hormone: www.hormon-netzwerk.at/fortbildung-2

Inflammatio: www.inflammatio.de/fortbildungen

IMD-Fortbildungen: Online, Kongresse:
www.imd-Berlin.de/fortbildungen

Medletics Academy:
www.medletics-academy.de

Europäische Gesellschaft Funktionelle Medizin e. V. (EGFM):
www.egfm.eu

Dr. Laura Jahn, Laborwerte verstehen: www.drjahn.de

Frauengesundheit, FEM-Academy:
www.fem-academy.at

International Mitochondrial Medicine Association (IMMA):
www.imma-org.eu

AMM-Akademie für Mikronährstoffmedizin: www.mikronaehrstoff.de

Internationale Gesellschaft für autonome Funktionsdiagnostik und Regulationsmedizin (IGAF):
www.igafev.com

Meno-Campus, Anke Sinningen:
www.wexxeljahre.de

Akademie für Funktionelle Medizin, Dr. Sebastian Eismann: www.akademie-funktionellemedizin.com

Website und Instagram-Account der Autorin

www.praxis-dr-orfanos.de

www.instagram.com/dr.orfanosboeckel

Übersicht über alle Medienbeiträge: www.praxis-dr-orfanos.de/medienbeitraege

Buchtipps zum Weiterlesen

Adler Y. Genial vital! Wer seinen Körper kennt, bleibt länger jung. München: Droemer Knaur; 2023

Adler Y. Genial ernährt. München: Droemer Knaur; 2025

Attia P. Outlive: Wie wir besser und länger leben können als wir denken. Berlin: Ullstein; 2024

Bildau J. Hormonkarussell. München: Gräfe und Unzer; 2024

Bluming A, Tavris C. Östrogene! Kirchzarten bei Freiburg: VAK; 2019

Brownstein D. Iodine. Medical Alternative Press; 2024

Burgerstein Foundation. Handbuch Nährstoffe. Stuttgart: TRIAS; 2023

De Liz S. Woman on Fire. Alles über die fabelhaften Wechseljahre. Hamburg: Rowohlt Polaris; 2020

Eichunger U, Kauffmann K. Der Burnout-Irrtum: Von wegen Psyche. München: Riva; 2025

Fauteck D. Melatonin – Das Geheimnis eines wunderbaren Hormons. Wien: Brandstätter; 2024

Gröber U. Arzneimittel und Mikronährstoffe. Medikationsorientierte Supplementierung. 4. Aufl. Stuttgart: Wissenschaftliche Verlagsgesellschaft; 2018

Gröber U, Kisters K. Aminosäuren in Prävention und Therapie. Eine Auswahl für die klinische Praxis. Stuttgart: Wissenschaftliche Verlagsgesellschaft; 2020

Gröber U. Arzneimittel als Mikronährstoffräuber. Stuttgart: Wissenschaftliche Verlagsgesellschaft; 2022

Gröber U. Covid 19 und Long-Covid. Bessere Resilienz durch immunrelevante Mikronährstoffe. Stuttgart: Wissenschaftliche Verlagsgesellschaft; 2023

Hamm C. Save your heart. München: dtv; 2024

Hertoghe T. The Hormone Handbook. The keys to safe hormone therapies: How to do it and how to solve therapy problems. International Medical Books; 2010

Hertoghe T. Atlas of Endocrinology for Hormone Therapy. International Medical Books; 2019

Hertoghe T. Testosterone. The Therapy for Real Gentlemen. International Medical Books; 2019

Hertoghe T. Growth Hormone. Treatment for Adults. The Hormone therapy for leaders! International Medical Books; 2023

Hertoghe T. Lifespan and Anti-Aging Medicine. Textbook. International Medical Books; 2023

Hielscher S. So alt war ich noch nie. Hamburg: Rowohlt; 2024

Hoffmann K, Kauffmann S. Jod. Schlüssel zur Gesundheit. Wiederentdeckung eines Heilmittels. Neue Power für Ihre Körperzellen. 2. Aufl. Lünen: syste-med; 2016

Jarisch R. Histaminintoleranz. Ursachen, Symptome, Behandlung: Alles für ein beschwerdefreies Leben. Vom Entdecker der HIT. Stuttgart: TRIAS; 2021

Kamsteeg J. HPU und dann ...? Beschwerden und Erkrankungen infolge von »Pyrrolurie«. Kerkrade: KEAC; 2010

Kharrazian D. Schilddrüsenunterfunktion und Hashimoto anders behandeln: Wenn Sie sich trotz normaler Blutwerte schlecht fühlen. Kirchzarten bei Freiburg: VAK; 2016

Kharrazian D. Was ist bloß mit meinem Gehirn los? Wie Funktionsstörungen entstehen und was wir effektiv dagegen tun können. Kirchzarten bei Freiburg: VAK; 2018

Krug M. Hormoncoaching. Stuttgart: TRIAS; 2023

Kuklinski B, Schemionek B. Mitochondrientherapie – die Alternative. Schulmedizin? Heilung ausgeschlossen! Bielefeld: Aurum; 2014

Kuklinski B, Lunteren I. Gesünder mit Mikronährstoffen. Schützen Sie Ihre Zellen vor »Freien Radikalen«. Bielefeld: Aurum; 2010

Kuklinski B. Mitochondrien. Symptome, Diagnose und Therapie. Bielefeld: Aurum; 2015

Lee J. Natürliches Progesteron. Ein bemerkenswertes Hormon. AKSE; 2001

Liedtke S, Enzmann C. Nobody/Somebody told me. Wien: Brandstätter; 2024

Löffler BM. Sie leiden an einer stillen Entzündung? Berlin: IMM; 2015

Medletics-Akademie-Fachbücher:
Jäger L, Osterhaus T. Blutwerte – Ganzheitliche Blutdiagnostik nach aktuellen wissenschaftlichen Standards mit praxisnahen Leitfäden. Grünwald (E-Book)
Jäger L, Osterhaus T, Thase C. Nährstoffmedizin – Wissenschaftlich gestützte orthomolekulare Medizin mit Dosierungsempfehlungen für die Praxis. Grünwald (E-Book)

Mengden T. Expertenwissen: Bluthochdruck. Stuttgart: TRIAS; 2024

Mosconi L. Das weibliche Gehirn. Hamburg: Rowohlt; 2024

Mosconi L. Das Gehirn in der Menopause. München: dtv; 2025

Nehls M. Das Lithium-Komplott: Plädoyer für ein essentielles Spurenelement. Mental Enterprises Deutschland; 2025

Oehlschläger A. Stabilität kann man leben – Psychische Gesundheit erlangen und behalten. BoD; 2023

Orfanos-Boeckel H. Nährstoff-Therapie. Orthomolekulare Medizin & Bioidentische Hormone: Mangel ausgleichen, Beschwerden lindern, Alterungsprozesse aufhalten. Stuttgart: TRIAS; 2022

Orfanos-Boeckel H. Nährstoff-Therapie – Der Praxisleitfaden. Orthomolekulare Medizin richtig dosieren und anwenden. Vorbeugen und heilen mit Vitaminen, Mineralstoffen & Co. Stuttgart: TRIAS; 2023

Osterhaus T. Der Blutwerte-Code. München: Riva; 2023

Platt M. Die Hormonrevolution. Kirchzarten bei Freiburg: VAK; 2014

Reichelt P. Woman in Balance. München: Gräfe und Unzer; 2024

Reiter R, Robinson J. Melatonin Breakthrough Discoveries. Random House; 1996

Ritter T, Baumeister-Jesch L. Stoffwechselstörung HPU. Diagnose, Vitalstoffe und Entgiftung bei Hämopyrrollaktamurie für Patienten und Therapeuten. Kirchzarten bei Freiburg: VAK; 2015

Römmler A (Hrsg.). Hormone – Leitfaden für die Anti-Aging-Sprechstunde. Stuttgart: Thieme; 2014

Ruge N. Ab morgen jünger. München: Heyne; 2025

Saleh H. Mission Gesundheit – Mit Köpfchen gesund alt werden. Wien: Carl Überreuter; 2024

Sander S, Schweiger B. Vitamin D: Heilung gezielt unterstützen und gesund bleiben. Stuttgart: TRIAS; 2023

Schaudig K, Schwenkhagen A. Kompass Wechseljahre. Stuttgart: TRIAS; 2014

Scheuernstuhl A, Hild A. Natürliche Hormontherapie. München: Goldmann; 2024

Schmiedel V. Nährstofftherapie. Stuttgart: Thieme; 2022

Schmollich M. Der Nährstoff-Kompass. München: Gräfe und Unzer; 2025

Strienz J. Nebennierenunterfunktion. München: Zuckschwerdt; 2019

Schweikart J. True Clean Label – Reinheitsphilosophie von Sunday Natural. Berlin: Dr. Schweikart; 2023

Sinningen A. Wechseljahre – das Upgrade. München: Herder; 2024

Stein M. Die gereizte Frau. München: Goldmann; 2022

Stein M. Weise Frauen. München: Goldmann; 2024

Strunz U. Blut. München: Heyne; 2016

Strunz U. Neue Wege der Heilung – Gesundheit geschieht von innen. München: Heyne; 2017

Strunz U. 77 Tipps für ein gesundes Herz. München: Heyne; 2019

Strunz U. Die Amino-Revolution. München: Heyne; 2021

Thomasius F (Hrsg.). Sequenztherapie der Osteoporose – Theorie und moderne Praxiskonzepte. UNI-MED; 2023

Wilson J. Grundlos erschöpft? Nebennieren-Schwäche. München: Goldmann; 2011

Buchtipp zum Weiterhören

Orfanos-Boeckel H. Nährstoff-Therapie. Orthomolekulare Medizin & Bioidentische Hormone: Mangel ausgleichen, Beschwerden lindern, Alterungsprozesse aufhalten. Stuttgart: TRIAS; 2022. Hörbuch, gesprochen von Yara Blümel. Berlin: Hörblume; 2024

Bibliografische Information der Deutschen Nationalbibliothek
Die Deutsche Nationalbibliothek verzeichnet diese Publikation in der Deutschen Nationalbibliografie; detaillierte bibliografische Daten sind im Internet über dnb.d-nb.de abrufbar.

Programmplanung: Uta Spieldiener
Projektmanagement: Anja Bippus
Redaktion: Anne Bleick
Bildredaktion: Marie Crämer
Covergestaltung: © Thieme
Layout: CYCLUS · Visuelle Kommunikation, Stuttgart

Bildnachweis Cover: © Thieme unter Verwendung von Frau © lululand/stock.adobe.com – edited by Thieme
Autorinnenfoto: © Markus C. Hurek
Zeichnungen: Christine Lackner, Ittlingen; S. 6 © ngupakarti/stock.adobe.com, S. 10 © sahs94/stock.adobe.com, S. 14 © OneLineStock/stock.adobe.com, S. 34 © Chaya/stock.adobe.com, S. 65 © line drawing/stock.adobe.com, S. 163 © Марина Чаленко/stock.adobe.com, S. 350 © berkahlineart/stock.adobe.com

1. Auflage 2026

TRIAS Verlag in Georg Thieme Verlag KG
Oswald-Hesse-Straße 50, 70469 Stuttgart

Satz: Fotosatz Buck, Kumhausen
Druck: Mohn Media, Gütersloh

Gedruckt auf chlorfrei gebleichtem Papier
Printed in Germany

ISBN 978-3-432-12065-2
eISBN (ePub) 978-3-432-12066-9

3 4 5 6

Wo datenschutzrechtlich erforderlich, wurden die Namen und weitere Daten von Personen redaktionell verändert (Tarnnamen). Dies ist grundsätzlich der Fall bei Patient*innen, ihren Angehörigen und Freund*innen, z. T. auch bei weiteren Personen, die z. B. in die Behandlung von Patient*innen eingebunden sind.

Thieme Publikationen streben nach einer fachlich korrekten und unmissverständlichen Sprache. Dabei lehnt Thieme jeden Sprachgebrauch ab, der Menschen beleidigt oder diskriminiert, beispielsweise aufgrund einer Herkunft, Behinderung oder eines Geschlechts. Thieme wendet sich zudem gleichermaßen an Menschen jeder Geschlechtsidentität. Die Thieme Rechtschreibkonvention nennt Autor*innen mittlerweile konkrete Beispiele, wie sie alle Lesenden gleichberechtigt ansprechen können. Die Ansprache aller Menschen ist ausdrücklich auch dort intendiert, wo im Text (etwa aus Gründen der Leseleichtigkeit, des Text-Umfangs oder des situativen Stil-Empfindens) z. B. nur ein generisches Maskulinum verwendet wird.